妇产科护理学

主编 ◎ 何平平 吴 斌

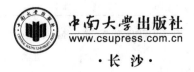

中南大学出版社
www.csupress.com.cn

·长沙·

图书在版编目(CIP)数据

妇产科护理学 / 何平平,吴斌主编. —长沙:中南大学出版社,2021.3

百校千课共享联盟护理学专业融媒体教材

ISBN 978-7-5487-0636-6

Ⅰ.①妇… Ⅱ.①何… ②吴… Ⅲ.①妇产科学—护理学—医学院校—教材 Ⅳ.①R473.71

中国版本图书馆 CIP 数据核字(2020)第 109101 号

妇产科护理学
FUCHANKE HULIXUE

主编 何平平 吴 斌

□责任编辑　孙娟娟　王雁芳
□责任印制　易红卫
□出版发行　中南大学出版社
　　　　　　社址:长沙市麓山南路　　　　邮编:410083
　　　　　　发行科电话:0731-88876770　　传真:0731-88710482
□印　　装　长沙市宏发印刷有限公司

□开　　本　787 mm×1092 mm 1/16　□印张 30　□字数 711 千字
□互联网+图书　二维码内容　字数 320 千字　视频 154 分钟　PPT 413 张
□版　　次　2021 年 3 月第 1 版　□2021 年 3 月第 1 次印刷
□书　　号　ISBN 978-7-5487-0636-6
□定　　价　76.00 元

编委会

百校千课共享联盟组织结构

丛书序一

20世纪早期，熊彼特提出著名的"创造性毁灭"理论：一旦现有的技术受到竞争对手更新、效率更高的技术产品的猛烈冲击，创新就会毁灭现有的生产技术，改变传统的工作、生活和学习方式。今天，网络技术的影响波及全球，各种教育资源通过网络可以跨越时间、空间距离的限制，使学校教育成为超出校园向更广泛的地区辐射的开放式教育。而融媒体教材，正在以一种新型的出版形式影响着教育和教学。

随着社会的进步，人民大众对享有高质量的卫生保健需求日益增加，特别是目前国内外对高层次护理人才的需求增加，要求学校护理教育更快、更多地培育出高质量的护理人才。为加强高校优质课程资源共享，实现优势互补，共建共享高质量融媒体课程，推动我国护理专业教育质量的提升，针对远程教育的教学特点，我们组织全国三十余所高等院校有丰富教学经验的专家编写了这套"百校千课共享联盟护理学专业融媒体教材"。

融媒体教材建设的实质就是将纸质图书与多媒体资源进行链接，使资源的获取变得更加容易，使读者能高效、深度地获取知识。在本套教材中，我们以纸质教材为载体和服务入口，综合利用数字化技术，将纸质教材与数字服务相融合。学生可以随时随地利用电脑和手机等多个终端进行学习。纸质教材的权威、视频的直观以及其中设计的互动内容，可以让学习更生动有效。

另外，本套教材在编写中根据《国家中长期教育改革和发展规划纲要（2010—2020年）》《全国护理事业发展规划（2016—2020年）》提出的"坚持以岗位需求为导向""大力培养临床实用型人才""注重护理实践能力的提高""增强人文关怀意识"的要求，注重理论与实践相结合、人文社科与护理学相结合，培养学生的实践能力、独立分析问题和解决问题的评判性思维能力。各章前后分别列有"阅读音频""学习目标""预习案例""本章小结""学习检测",便于学生掌握重点,巩固所学知识。能切实满足培养从事临床护理、社区护理、护理教育、护理科研及护理管理等人才的需求。

由于书中涉及内容广泛,加之编者水平有限,不当之处在所难免,恳请专家、学者和广大师生批评指正,以便再版时修订完善。

唐四元

2020 年 6 月

丛书序二

教材是学生学习一门功课最基本，也是最权威的学习资源。过去如此，"互联网+"时代的今天也不例外。国家教材委员会认为"课程教材是学校教育工作的核心内容，集中体现了教育思想和理念、人才培养的目标和内容"。习近平总书记在2016年全国高校思想政治工作会议上明确提出"教材建设是育人育才的重要依托"，在2018年全国教育大会上更是明确地指出"要把立德树人融入思想道德教育、文化知识教育、社会实践教育各环节，贯穿基础教育、职业教育、高等教育各领域，学科体系、教学体系、教材体系、管理体系要围绕这个目标来设计"。足见教材在回答教育"培养什么人""如何培养人""为谁培养人"这一根本问题中的重要根本价值。

教材之于高等教育(无论是全日制高等教育，还是非全日制高等教育，即高等学历继续教育)同样意义重大。2016年10月15日，教育部陈宝生部长在武汉高等学校工作座谈会上首次提出高等教育要实现"四个回归"，分别是"回归常识""回归本分""回归初心""回归梦想"。当谈到"回归常识"时，他首先阐述的内涵就是"教育的常识就是读书"。当然，这里的"书"不仅仅是教材，还包括其他类型的"书"，甚至"社会书""国情书""基层书"，但首选是"教材"！这是毫无疑问的。

在高等学历继续教育领域，特别是师生多处于分离状态的远程高等教育领域，教材肩负着更加重要的使命——它不仅要呈现教的内容，而且要承担部分教师教的职能，也就是让学习者通过阅读教材产生"对话"，就仿佛学习者在与教师(编者)进行双向交流。这在远程教育领域叫做"有指导的教学会谈"。过去，由于教材受到表现形式的束缚，要实现这类"对话"，只能通过编写指导性文字的方式来实现。伴随以互联网为主的现代信息技术的发展，传统印刷教材可以通过二维码、配套学习卡等方式，与网络上的在线学习平台、微信小程序、多媒体资源、在线学习服务等建立链接。这不仅打破了传统图书内容封闭、无法更新的不足，还使学习者能通过教材获得相应的资源，服务更加便捷，获取知识更加高效、个性化，且更有深度。我们称这样的教材为"融媒体教材"。

显然，融媒体教材的编写不是一件简单的事情，编者既需要掌握扎实的学科专业知识，做到深入浅出；又需要丰富的媒体技术运用能力，尤其是要掌握在线学习资源的设计能力。融媒体教材已经不是简单的图文著述，而是变成了一个相对完整的教学资源系统的开发。除了传统教材所需要的文字、图表等内容外，还需要作者配套相应的授课微视频、测试题、学习活动(如投票、讨论等)、拓展学习资料等。根据课程特点，还可以有动画、音频、VR(AR、MR)等更加富有表现力的资源。因此，开发高质量的融媒体教材，需要专业化的团队合作。

2018 年，为贯彻落实党的十九大提出的"办好继续教育"要求，推动我国远程与继续教育事业健康、可持续发展，由全国高校现代远程教育协作组发起，在全国范围力邀了一大批志同道合的高水平大学、出版社，与北京网梯(技术支持)共同组建了"百校千课共享联盟"。很荣幸，我任联盟理事长。我们成立这个联盟的初心就是以开发融媒体教材为突破口，加强高校优质课程资源的共建共享，避免低水平重复建设，打破高校、出版社、企业的合作壁垒，实现优势互补，共建共享高质量课程，推动我国在线教育质量的提升。可喜的是，联盟得到了会员单位，以及各方面的大力支持，迅速发展壮大，已经有不少学科专业组建了专业编委会，成立了教材研发团队，启动了相关教材编写、资源制作工作，将传统图书与网络资源相融合成新型立体化融媒体教材。这套丛书有如下特点。

一是立德树人，育人为本。丛书注重知识、技能与价值观的综合，将学科知识与人文知识、人文精神有效融合，坚持以文化人、以文育人。丛书编写注重增进文化自信，在具体内容的取舍上，既瞄准世界前沿，又紧密结合国情，坚持古为今用，推陈出新。

二是语言活泼，对话风格。丛书改变传统教科书刻板、艰涩的语言风格，倡导使用轻松活泼的语言，以对话的方式，深入浅出地将要教给学生的知识点、技能点呈现出来，帮助图书使用者更好地学习。

三是既有内容，也有活动。丛书绝不是知识点的简单罗列，而是将要教的内容与教学的活动在技术的支持下有机组合，以实现印刷教材与网络资源、学习平台的有效结合，实现学习者"学—练—测—评"一体化。

四是版面活泼，模块设计。丛书版面设计活泼，在适应读者阅读习惯基础上，注重提升读者的阅读舒适度和使用教材的便捷度(如可以方便地做笔记、扫码等)。此外，模块化的栏目设计让读者更容易区分不同内容的价值，有利于提升阅读。

五是链接资源，开放灵活。丛书通过二维码、学习卡等方式，实现了传统教材与在线学习课程、微信学习小程序的无缝链接。通过扫描教材内页的资源码，学习者能够轻松地访问配套学习资源。

丛书是多方面共同努力的结果和集体智慧的结晶。每一本融媒体教材的诞生，都有着至少4支队伍的共同贡献。第一支队伍是由主编带领的学科专业编写团队，这支团队往往由国内同领域多个大学的老师组成，共同编写、共同审校；第二支队伍是协助完成图书配套视频、动画、测试等资源建设的多媒体资源开发团队和北京网梯科技发展有限公司的平台、小程序研发团队，他们是立体化资源的建设者和技术研发者；第三支队伍是负责教材设计和图文资源审校的出版社工作团队，他们从出版的专业角度，为丛书的每一个细节进行把关；第四支队伍是"百校千课联盟"的所有成员单位及专家委员会，他们参与了需求研判、丛书设计、标准拟定、制作开发、推广应用等全过程。在此，一并表示衷心的感谢！

是以为序。

严继昌

2018 年 12 月于清华园

前　言

为加强高校优质课程资源共享，实现优势互补，共建共享高质量融媒体课程，推动我国护理专业教育质量的提升，由"百校千课共享联盟"发起，中南大学出版社牵头成立了护理专业融媒体教材建设委员会。护理专业融媒体教材以传统教材为载体和服务入口，综合利用数字化技术，将纸质图书与数字内容(文本、图像、声音等内容)相融合形成新型立体化教材。融媒体教材建设的宗旨是建设护理学专业继续教育国家级精品课程教材，从而提升我国护理学教育教学质量和教学水平，为培养高质量、高水平、高素质的卓越护理人才服务。

秦承该建设宗旨，编写《妇产科护理学》融媒体教材的目的是让学生具有运用妇产科护理知识对护理对象进行护理评估、制订护理计划及实施整体护理的基本能力；掌握妇产科护理基本技术和具有配合实施常用诊疗技术的能力；具有对妇产科常见病、多发病的病情观察和护理能力；具有配合妇产科急危重症的抢救和突发事件的应急救护的初步能力；具有批判性思维和临床决策的能力；具有自主学习和创新发展的基本能力；具有在护理实践中有效沟通与合作的能力；关爱生命，尊重护理对象的价值观、文化习俗、个人信仰和权利，平等、博爱，具备人道主义精神和全心全意为护理对象的健康服务的专业精神。

《妇产科护理学》教材包括产科护理学、妇科护理学、计划生育及妇女保健等内容。产科护理围绕妇女妊娠期、分娩期、产褥期正常过程护理，在此基础上介绍异常妊娠、妊娠合并症、异常分娩、分娩期并发症及相关护理。妇科护理围绕女性生殖系统的自然防御功能、妇科常见疾病的临床表现、防治原则、护理措施及自我护理技能。计划生育妇女的护理主要对女性生育调节开展指导。妇女保健为健康女性提供自我保健、预防疾病并维持健康等相关知识和技能。本教材强调了妇产科护理的基本理论和实践，贯穿整体护理的思想，涵盖了生理、心理、社会各个方面的内容。

为培养学生批判性思维和临床决策能力，本教材每章设置学习目标、预习案例、本章小结，课程视频、PPT课件、图片、解说、课后习题、拓展内容(包括最新的疾病诊疗指南、分娩指南和国内外相关的研究成果)等均以二维码形式植入，以利于学生适应信息时代的发展需求，利用碎片化时间高效、深度、系统地获取知识。同时，为了培养学生平等、博爱的人道主义精神和全心全意为护理对象服务的专业精神，我们深入挖掘了本课程每章节的思政元素，以期进行德育渗透，实现专业教育与思政教育的有机融合。

本教材能够顺利出版，是全国多所护理学院及多家医院的护理老师共同努力的成果，是大家多年教学与临床经验的总结。编写中，第一章和第二十二章由何平平教授撰写；第二章由李婷讲师撰写；第三章由秦春香主任护师撰写；第四章由周昔红主任护师撰写；第五章由龚小戎主管护师撰写；第六章由王爱华教授撰写；第七章由王美燕护师撰写；第八章由赵琼兰讲师撰写；第九章由苏华副主任护师撰写；第十章由吴斌副教授撰写；第十一章由刘芬主管护师撰写；第十二章由李静副主任护师撰写；第十三章由黄舒蓉主管护师撰写；第十四章由欧阳丽讲师撰写；第十五章由夏琳娟讲师撰写；第十六章由米薇讲师撰写；第十七章由刘艳辉讲师撰写；第十八章由舒庆霞主任护师撰写；第十九章由张莉副主任护师撰写；第二十章由唐灵芝副主任护师撰写；第二十一章由廖红伍副教授撰写；第二十三章由李健副教授撰写；第二十四章由刘珊主管护师撰写；第二十五章由王艳红副教授撰写。为保证教材质量，评审实行互审、交叉审、副主编二审、主编三审制，各位编委为教材编写付出了辛勤的劳动，在此特别感谢！同时中南大学出版社编辑部的老师们也辛苦付出，特在此向他们表示感谢！

由于护理学科在迅速发展，编者水平有限，编写中难免有不足之处，恳请广大师生和读者提出宝贵意见和建议，以便我们进一步提高，诚挚感谢！

主　编

2020 年 7 月

目 录

第一章

绪 论

绪论PPT

学习目标

识记："以家庭为中心"的产科护理模式。
理解：妇产科护理学的发展特点和趋势展望。

一、妇产科护理学在我国的起源与发展

妇产科护理学的产生与发展，与社会发展水平、人类的健康需求和科学技术的发展紧密相关。在封建社会时期，受生产力和科学技术水平、人类对医学的认知实践能力等多种因素的影响和制约，护理活动仅是医疗诊治活动的延伸，护理学一直没能成为一门独立的学科，妇产科护理作为护理的重要分支自然也没有形成完整理论体系。但护理工作，特别是妇产科护理工作却伴随着人类的生殖健康需求而诞生，最初的产科和产科护理雏形是专人参与照顾妇女的生育过程，妇产科护理学最早源于产科护理。历史古医著作中分别记载了诸多的中医护理方法、经验和理论，众多医学书籍和专著中也大量记载有关于养胎、妊娠、产后护理及尿崩症的详尽分析和讨论。早在公元前1300至公元前1200年间，甲骨文中就有王妃因分娩而感染疾病的记载。最早的医学经典《黄帝内经》中的《素问》篇有对女性成长、发育、月经疾患以及妊娠等现象诊断及治疗方法的记载。唐代医学家孙思邈著有三卷专论《千金要方·妇人方》，详细地记载了妊娠、分娩、调经及其他妇科疾病。唐朝《经效产宝》是我国有文字记录的较早的一部中医妇产科专著。

进入现代社会以后，随着医学科学的发展，以及人类健康保健和临床医疗实践的需要，护理学逐渐发展成为医学领域内一门独立的学科，而妇产科护理学作为护理学的一

个亚学科，其不断丰富的护理理论或护理工作模式反映了当代妇产科护理发展的新趋势。我国真正意义上的产科护理起源于 1901 年英国医生 MC poulter 到福州开展产科工作，打破了在家分娩的传统。1906 年开始进行护理学教育，1908 年办产科训练班，传授分娩基本知识，并于 1911 年建立了我国最早的产科病房。1929 年由国民政府卫生部和教育部正式批准建立北京国立第一助产学校。1930 年政府印发了《助产士管理法》，标志着我国妇产科护理学不断发展并与国际接轨。但直至 1949 年，受积贫积弱的国力影响，我国的妇产科护理学始终停滞在起步阶段。1949 年以后，特别是改革开放以来，我国妇产科护理学得到了极大的发展。护理理念更加注重以人为本，从"以疾病为中心"的护理到"以患者为护理中心"的护理，再到现在"以人的总体健康为中心"的护理，逐步进化、演变。20 世纪 90 年代以后，我国的妇产科护理学开始不断追逐世界前沿护理理念与护理技术发展的脚步，产科护理理念与模式也不再局限于以孕产妇为中心的护理，而是发展为以"家庭为中心的产科护理"，目的是提供更专业、更温馨、更人性化的服务，从而保障母亲身体状况良好、婴儿健康，促进家庭和睦。

我国助产专业研究现状
与发展趋势分析

二、当前妇产科护理学发展特点和趋势展望

我国人口年龄结构的变化、《中华人民共和国人口与计划生育法》的修订、妇产科诊疗技术的进步、国际先进国家和地区妇产科护理经验的借鉴等，都对我国妇产科护理的发展产生了重要影响。妇产科护理已从单纯的"护理疾病"发展为"保健人类健康的护理"；护士的工作场所逐渐由医院扩大到家庭、社区和社会；工作内容从传统机械地、被动地执行医嘱，完成分工的常规技术操作和对患者的躯体护理，扩大到提供整体化护理。

（一）产科护理的新模式——以家庭为中心的产科护理

课程思政

重视家庭和谐建设，促进社会文明进步

在五千年的华夏文明中，中国人始终重视家文化。《礼记·大学》提出"欲治其国者，必先齐其家"。党的十八大以后，中央把家庭、家教以及家风及其相互关系摆到了治国理政的层面。习近平总书记指出："无论时代如何变化，无论经济社会如何发展，对一个社会来说，家庭的生活依托都不可替代，家庭的社会功能都不可替代，家庭的文明作用都不可替代。""以家庭为中心的产科护理"提倡家庭成员共同参与，充分发挥家庭作用，减轻了产妇的恐惧心理，促进了家庭的和谐，提高了产科护理质量，推动了社会文明进步。

"以家庭为中心的产科护理"（family centered maternity care，FCC）是一种新的产科护理模式，以孕产妇及其家庭成员为服务对象，以现代科学护理理念为依据，以照护者、

家庭成员、产妇共同参与为主要模式，以家庭作用贯穿于整个护理过程为目的，以产妇身心健康为根本目标的健康服务，达到"以孕产妇为中心，以家庭为主体，确保母婴安全，建立温馨家园"，是当代护理学中最具典型意义的整体化护理，代表了妇产科护理的发展趋势，具有综合性、整体性、全面性、有效性的特点，是一种将生理护理与心理护理有机结合的健康护理模式。

实施FCC过程中应遵循的九大原则

"以家庭为中心的产科护理"贯穿产前、产时、产后以及出院后全过程，其要求营造温馨氛围的护理环境，推行全程护理服务方式，护理内容以健康教育为主，分娩时提供全程支持及改进分娩技术，强调母婴同室、早吸吮、早接触以及提倡早期出院计划及做好出院指导。其核心优势在于提供了全面、灵活、个性化的护理，真正做到"以人为中心"，根据孕产妇及其家庭的实际状况和需求给出最优的方案，极大地提升了产科护理质量。

(二)科学指导护理实践——循证护理

循证医学已成为医疗领域发展的主流，循证护理的发展源于循证医学。循证护理在我国还是一个比较新的领域，近年来有了一定的发展。其核心是使以经验为基础的传统护理向以科学为依据的现代护理发展，这已成为21世纪护理实践的标准。循证护理倡导的是一种科学的工作方法，例如面对日益上升的剖宫产率，寻求可利用的护理研究依据，参照护理人员的个人技能和临床经验，分析剖宫产的利与弊，寻求有效的、科学的护理方法，以满足产妇的需求。循证护理模式在产科的运用使产妇更好地适应产程，产妇能轻松、愉快地度过分娩期，保护和促进产妇安全分娩，提高产科护理质量。

(三)以人为本的护理理念——人文关怀

人文关怀的核心在于肯定人性和人的价值，对于改进护理理念和提升护理工作质量十分重要。近年来，随着妇产科研究领域的不断深入，新技术、新成果层出不穷，护士不仅要紧跟医疗科技发展的步伐，提高自我能力，但又不能仅仅借助于技术手段和力量完成护理工作，更要注意对患者的人文关怀，提倡以人为本的护理理念，提升护理工作质量。我国2016年1月起实施修订后的《中华人民共和国人口与计划生育法》，由过去提倡一对夫妻生育一个孩子改为生育两个孩子。在我国符合"全面两孩"政策的育龄妇女中，35岁以上的妇女占60%，加上部分"失独家庭"对生育的渴望，应充分认识新生育政策下高危孕妇之高危影响因素的变化。对于这些重点人群，护理人员一方面要做好母婴保健、孕妇及产妇保健、胎儿保健、新生儿保健等方面的指导，另一方面也要注意关爱患者，无论在什么场合，在什么时候，都应尊重患者，关爱生命，因为护理中的人文关怀集中体现在一个字——"爱"。

(四)提高妇女生活质量——健康保健指导

现代女性忙于自己的事业，忽视了自身的健康。据世界卫生组织(WHO)对中国妇女的调查显示，妇女中各种妇科疾病的发病率为65%，其中已婚女性发病率更高，一部分白领女性可同时患有包括宫颈疾病在内的3种或3种以上的妇科病。在临床妇科中，宫颈癌、卵巢癌、子宫内膜癌三大类疾病的发生也逐渐增多，并呈现年轻化趋势。月经不调、多次流产、生育过晚三个问题涵盖了大部分妇科疾病，而通过健康保健指导可以有效预防这些疾病。因此，必须对妇女进行健康教育以提高自我保健意识，进而掌握保健知识，促进健康的行为，达到预防或早期发现一些妇产科常见病和多发病。《中国妇女发展纲要(2011—2020年)》中强调协调发展原则，加大妇幼卫生工作力度，优化卫生资源配置，增加农村和边远地区妇幼卫生经费投入，如在全国范围内开展农村妇女"两癌"检查。随着我国人口老龄化社会进程的加速，老年妇女群体比例增加，科学的妇女保健显得尤为重要，同时这一群体对享有护理服务的需求也十分强烈。2019年1月，国家卫健委发布《关于开展"互联网+护理服务"试点工作的通知》，正是契合了这部分群体的需求，也表明了国家对健康保健指导护理工作的重视。

(五)妇产科护理学新的支撑——人工智能大数据

随着云计算、大数据、移动互联网、物联网、远程医疗等信息技术快速发展、推广应用，大数据时代悄然来临。在大数据时代来临的今天，开展大数据研究已成为学科发展的重要趋势。大规模、多渠道、形式多样的数据可以为妇产科护理工作提供新方法和新思路，在护理评估、护理实践水平改进、疾病监测、护理科研和临床决策支持等方面都具有应用价值。20世纪50年代末，美国学者Wittson首先将双向电视系统用于医疗。我国的远程医疗也可以使身处偏僻地区和没有良好医疗条件的患者获得良好的诊断和治疗。在这方面，北京、上海、广州、深圳等先进发达地区的医院已有大量成功的实践，这也是国家精准扶贫政策中对落后地区医疗进行帮扶的重要举措。

三、妇产科护理学的内容、学习目的和方法

妇产科护理学是现代护理学的重要组成部分，是一门诊断并处理女性对现存和潜在健康问题的反应、为女性健康提供服务的学科。它讲述了女性的妊娠期、分娩期、产褥期正常生理过程并应提供整体化护理；也讲述了女性孕产期的异常过程及妇科常见病的护理、计划生育和妇女保健指导等内容。强调了妇产科护理的基本理论和实践，按照整体护理的思想，涵盖了生理、心理、社会各个方面的内容。

学习妇产科护理学，可以使护士在工作中能清晰、准确、全面地描述、解释各种现象及其规律，从而指导护理实践。培养评判性临床思维的能力，发挥妇产科专科护理特有职能，帮助女性预防疾病、减轻痛苦、促进康复，进而提高生活质量。

护士能以整体护理观念为指导，运用妇产科基础理论和系统化的护理程序对妇科疾病患者、孕产妇及新生儿进行整体护理，并实施妇女保健和计划生育指导等方面的工作。

妇产科护理学也有日趋完整的指导理论，如Maslow人类基本需要层次论、Orem自我护理模式、Roy的适应模式及家庭理论等。因此，在学习妇产科护理学的方法上，首先应该熟悉、理解相关理论，不断丰富及更新自身知识，进而在实践中运用理论，并与女性的需求相结合，促进直接经验与间接经验在实践中的综合运用，解决妇产科护理问题。

四、妇产科护理实践的特点

妇产科护理学是一门专业性、实践性很强的学科。妇产科服务对象为女性，涵盖女

性生长发育的各个阶段。妇产科检查大部分具有有创性、伴疼痛、隐私性强等特点，要求妇产科护理人员提供良好的人性化护理，尊重服务对象，维护其尊严，为其保守秘密；涉及暴露私密部位的操作时，注意做好解释和有效遮挡，保护患者隐私。妇产科是医院高风险科室之一，妇产科护理人员的责任重大，在临床实践中妇产科护理人员应用爱心、细心、耐心、责任心更好地为患者服务，杜绝护理不良事件的发生，建立和谐的护患关系。

本章小结

　　妇产科护理学的发展历史悠久，随着医学科学的进步，妇产科护理理念、护理内容、工作范畴及护理模式也都发生了变化，未来妇产科护理将开展以循证护理和价值医学为指导、以人为核心、以家庭为中心的整体护理，更加关注人的健康和疾病预防。学习妇产科护理学，既要注意理论学习，又要加强实践训练；既要注意患者生殖系统内各器官疾病的相互影响，又要注意机体内不同系统间疾病的相互影响，特别要注意机体慢性疾病对妊娠母体和胎儿的影响。妇产科护理实践常涉及护理对象的隐私，护士应尊重服务对象，保护其隐私，加强人文关怀。

客观题测验

主观题测验

第二章

女性生殖系统解剖与生理

女性生殖系统解剖与生理PPT

学习目标

识记：女性内外生殖器的构成、名称；骨盆的组成以及子宫4对韧带；月经、初潮的概念；雌激素、孕激素的生理作用。

理解：内外生殖器的结构特点和功能；女性骨盆底的解剖特点；生殖系统的邻近器官及其临床意义；女性一生各阶段的生理特点；卵巢功能及周期性变化。

运用：能应用女性生殖系统解剖知识辅助解决患者现实问题。

第一节　女性生殖系统解剖

预习案例

某女孩，16岁，骑自行车时与另一骑车人相撞，外阴部碰到自行车横杆上，局部形成约3 cm×4 cm大小的血肿。

思考：

1. 请问最有可能形成血肿的是哪个部位？为什么？

2. 请问如行妇科检查，该部位和其他外生殖器的关系如何？

女性生殖系统包括内生殖器、外生殖器相关组织以及邻近器官。内生殖器位于骨盆腔中，周围由韧带及骨盆底组织支托，与血管、神经及淋巴有密切联系，外生殖器显露于骨盆外。骨盆与妊娠、分娩关系密切，故一并叙述。

一、外生殖器

女性外生殖器（external genitalia）又称外阴，指生殖器官的外露部分。前为耻骨联合，后为会阴，两侧为两股内侧（图 2-1）。

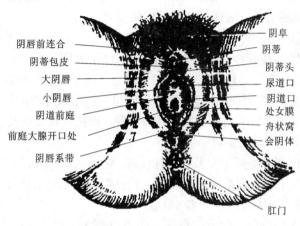

图 2-1　女性外生殖器

（一）阴阜

阴阜（mons pubis）位于外阴的上部，为耻骨联合前方隆起的脂肪垫。青春期，阴阜上的皮肤开始生长阴毛，呈尖端向下的倒三角形分布，为女性第二性征之一。阴毛疏密、粗细和色泽因个体和种族不同而异。

（二）大阴唇

大阴唇（labium majus）是一对纵行隆起的皮肤皱襞，位于两股内侧，起自阴阜，向下、向后止于会阴。大阴唇外侧面皮下有皮脂腺和汗腺；内侧面湿润似黏膜。大阴唇皮下组织疏松，有丰富的血管、神经和淋巴管，外伤后容易形成血肿。未婚女性两侧大阴唇自然合拢，遮盖阴道口和尿道口；经产妇因阴道分娩后大阴唇向两侧分开；绝经后妇女大阴唇呈萎缩状。

（三）小阴唇

小阴唇（labium minus）为一对薄皮肤皱襞，位于大阴唇内侧，表面湿润、色褐、无毛、神经末梢丰富，极敏感。两侧小阴唇前端相互融合，再分为两叶包绕阴蒂，前叶形成阴蒂包皮，后叶形成阴蒂系带。两侧小阴唇后方与大阴唇后端会合，在正中线形成一条横皱襞，称为阴唇系带。经产妇受分娩影响此系带已不明显。

（四）阴蒂

阴蒂（labium minus）位于两小阴唇顶端下方，部分被阴蒂包皮围绕，与男性阴茎同源，由海绵体构成，在性兴奋时勃起。阴蒂分为 3 部分，前为阴蒂头，暴露于外阴，富含神经末梢，对性刺激敏感；中为阴蒂体；后为两阴蒂脚，附着于两侧耻骨支上。阴蒂有丰富的静脉丛，受伤后易出血，是重要的性敏感器官。

（五）阴道前庭

阴道前庭（vaginal vestibule）为两小阴唇之间的菱形区域，前为阴蒂，后为阴唇系带。阴道口与阴唇系带之间有一浅窝，称为舟状窝（又称阴道前庭窝），此窝分娩后常因会阴撕裂而消失。在此区域内尚有以下各部：

1. 前庭球（vestibular bulb）

前庭球又称球海绵体，位于前庭两侧，由具有勃起性的静脉丛构成。其前部与阴蒂相接，后部与前庭大腺相邻，表面为球海绵体肌覆盖。

2. 前庭大腺（major vestibular gland）

前庭大腺又称巴多林腺体（bartholin glands），位于大阴唇后部，为球海绵体肌所覆盖，如黄豆大小，左右各一。腺管细长（1~2 cm），开口于阴道前庭后方小阴唇与处女膜之间的沟内。性兴奋时可分泌黄白色黏液润滑阴道。正常情况下不能触及此腺，若腺管口闭塞，使分泌物集聚可形成前庭大腺囊肿或脓肿，则能看到或触及。

3. 尿道外口（external orifice of urethra）

尿道外口位于阴蒂头的后下方及前庭的前部，略呈圆形。其后壁上有一对并列的腺体为尿道旁腺，其分泌物有润滑尿道口作用。但此腺常为细菌潜伏处。

4. 阴道口（vaginal orifice）及处女膜（hymen）

阴道口位于尿道外口后方的前庭后部。阴道口覆盖一层较薄的黏膜，称为处女膜，膜的两面均为鳞状上皮所覆盖，其间含结缔组织、血管及神经末梢，中央有一孔，圆形或新月形，少数呈筛状或伞状。孔的大小变异很大，小至不能通过一指，甚至闭锁需手术切开，大至可容两指，甚至处女膜缺如。处女膜的厚薄及孔的形状、大小因人而异。处女膜可因性交或剧烈运动而破裂，阴道分娩后进一步破损，仅留处女膜痕。

课程思政

云南大理白族自治州剑川县石宝山中，隐藏着十六个美妙绝伦，足以惊动世界的石窟，这就是被中外史学界誉为南方敦煌的石宝山石窟。石宝山石窟是全国上百个石窟中，唯一出现女性生殖器雕刻造像的石窟，白族话称女性生殖器为"阿央白"。由此可见，南诏大理国时期白族妇女极高的社会地位。女性处女膜，在第一次性交时就会破裂，在此，呼吁年轻女性应多尊重、爱惜自己，慎重对待自己的性行为。

二、内生殖器

女性内生殖器（internal genitalia）位于真骨盆内，包括阴道、子宫、输卵管和卵巢，后二者称为子宫附件（uterine adnexa）。

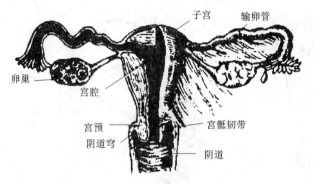

图 2-2 女性内生殖器(后面观)

女性生殖器(视频)

(一)阴道

阴道(vagina)是性交器官,也是月经血排出和胎儿娩出的通道。

1. 解剖结构

阴道上宽下窄,前壁长度为 7~9 cm,与膀胱和尿道相邻,后壁长度为 10~12 cm,与直肠紧贴。上端包绕宫颈阴道部,下端开口于阴道前庭后部。子宫颈与阴道间的圆周状隐窝,称为阴道穹隆(vaginal fornix),分为前、后、左、右 4 个部分,其中后穹隆最深,其顶端与盆腔最低的直肠子宫陷凹紧密相邻,经阴道后穹隆进行腹腔内穿刺或引流,是临床诊断和治疗某些疾病的重要手段。

2. 组织结构

阴道壁由内向外由黏膜、肌层和纤维组织膜构成。阴道黏膜层由非角化复层鳞状上皮覆盖,无腺体,受性激素影响呈周期性变化。阴道肌层由外纵与内环形的两层平滑肌构成,育龄期女性阴道富含横纹皱襞和弹力纤维,伸展性较大,有利于分娩;幼女和绝经后女性因卵巢功能低下,阴道皱襞少,阴道黏膜上皮薄,伸展性差,易受创伤及感染。阴道壁富含静脉丛,损伤后易出血或形成血肿。

(二)子宫

子宫(uterus)是女性产生月经的部位,也是男性精子进入女性体内的通道和孕育胎儿的器官。

1. 位置

子宫位于盆腔中央,前为膀胱,后为直肠。下端接阴道,两侧有输卵管和卵巢。宫颈下端处于坐骨棘水平稍上方。当膀胱空虚时,成年女性子宫的正常位置呈轻度前倾前屈位。

成年女性子宫呈前后略扁的倒置的梨形,上宽下窄,表面光滑,重量为 50~70 g,长度为 7~8 cm,宽度为 4~5 cm,厚度为 2~3 cm,宫腔容量约为 5 mL。子宫上部较宽,称为子宫体(corpus uteri),其上端隆突的部分称子宫底(fundus uteri);子宫底两侧为子宫角(cornua uteri),与输卵管相通;子宫下部较窄呈圆柱状,称子宫颈(cervix uteri)。成年女性子宫体与子宫颈的比例为 2:1;婴儿为 1:2。

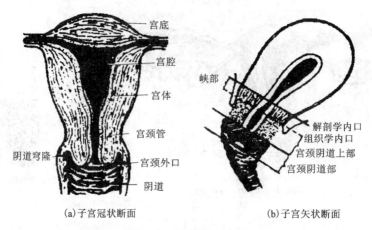

(a)子宫冠状断面   (b)子宫矢状断面

图 2-3   子宫各部形态

子宫体与子宫颈之间相连接的部位最狭窄，称为子宫峡部（isthmus uteri），在非孕期长度约为 1 cm。子宫峡部的上端因在解剖上较狭窄又称为解剖学内口，下端因黏膜组织在此处由子宫腔内膜转变为子宫黏膜，又称组织学内口。妊娠期子宫峡部逐渐伸展变长，妊娠末期可达 7~10 cm，形成子宫下段，成为软产道的一部分，也是剖宫产术常用切口部位。子宫颈内腔呈梭形，称为子宫颈管（cervical canal），成年人宫颈管长度为 2.5~3 cm，其下端为宫颈外口，宫颈下端伸入阴道内的部分称宫颈阴道部，阴道以上的部分称为宫颈阴道上部。未产妇的子宫颈外口为圆形，经产妇宫颈外口由于分娩的影响而形成横裂，呈"一"字形。

2. 组织结构

子宫体和子宫颈的结构不同。

1）子宫体：宫体壁由 3 层组织构成，由外向内可分为浆膜层、肌层、子宫内膜层。

（1）浆膜层：位于子宫的表面，为覆盖宫体的盆腔腹膜，前面在子宫峡部处向前反折覆盖膀胱底部，形成膀胱子宫陷凹；后面向下延伸覆盖直肠，形成直肠子宫陷凹（rectouterine pouch），亦称道格拉斯陷凹，为盆腔、腹腔最低部位。

（2）肌层：肌层是子宫最厚的一层，非孕时厚度约为 0.8 cm，由大量平滑肌组织、少量弹性纤维与胶原纤维组成。肌束纵横交错如网状，大致分为"外纵、内环、中交叉"三层，即外层为纵行排列的较薄肌纤维，是子宫收缩的起始点；内层为环行排列的肌纤维，其痉挛性收缩可导致子宫收缩环形成；中层为交叉排列的肌纤维，在血管周围呈"8"形围绕，收缩时可有效地压迫其间穿行的血管达到止血目的，为肌层大部分，能有效止住子宫出血。

（3）黏膜层：即子宫内膜，子宫内膜从青春期开始受卵巢性激素影响，其表面 2/3 能发生周期性变化，称为功能层；靠近子宫肌层的 1/3 内膜不受卵巢性激素影响，无周期性变化，称为基底层。月经期功能层脱落以后由基底层修复。

2）子宫颈：主要由结缔组织构成，含少量的平滑肌纤维、血管及弹力纤维。宫颈管黏膜为单层高柱状上皮，黏膜内腺体能分泌碱性黏液，形成宫颈管内的黏液栓，堵塞宫颈管。宫颈阴道部由复层鳞状上皮覆盖，表面光滑。在子宫颈外口柱状上皮与鳞状上皮交界处是子宫颈癌的好发部位。

　　3. 子宫的韧带

　　子宫的韧带主要为结缔组织，相互作用以维持子宫正常位置，最重要的有 4 对，包括阔韧带、圆韧带、主韧带和宫骶韧带。

　　（1）阔韧带（broad ligament）：是子宫两侧翼形腹膜皱褶。起于子宫侧浆膜层，止于两侧盆壁；上缘游离，下段与盆底腹膜相连。维持子宫处于骨盆腔的正中位置。阔韧带上缘内侧 2/3 包裹输卵管，外侧 1/3 自输卵管伞端延伸至盆壁，称为骨盆漏斗韧带或卵巢悬韧带，卵巢动静脉由此穿行。卵巢内侧与子宫角之间的阔韧带稍增厚，称为卵巢固有韧带或卵巢韧带。在子宫颈与子宫体两侧的阔韧带内有大量疏松结缔组织，其中有丰富的血管、淋巴管和神经。子宫动脉、静脉和输尿管均从阔韧带基底部穿过。

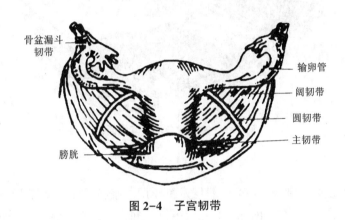

图 2-4　子宫韧带

　　（2）圆韧带（round ligament）：为圆形条状韧带，长度为 12~14 cm。起于两侧子宫角的前面，输卵管起点下方，穿行于阔韧带内并弯向盆壁，向前达骨盆侧壁，穿越腹股沟管终止于大阴唇前端，维持子宫前倾的位置。

　　（3）主韧带（cardinal ligament）：位于阔韧带下部，呈扇形横行于子宫颈和骨盆侧壁之间，故又称宫颈横韧带，是固定子宫颈并维持子宫在坐骨棘水平以上，防止子宫脱垂的重要韧带。子宫血管与输尿管下段自此韧带穿过。

　　（4）宫骶韧带（uterosacral ligament）：从宫颈后面上部两侧起（相当于子宫狭部水平），经直肠两侧，达第 2、3 骶椎前面的筋膜内，将子宫颈向后向上牵引，保持子宫前倾的位置。

　　由于上述 4 对子宫韧带的牵拉与盆底组织的支托作用，使子宫维持在轻度前倾前屈位。

　　（三）输卵管

　　1. 位置和形态

　　输卵管（fallopian tube）是一对起自两侧子宫角向外伸展的细长弯曲的肌性管道，全长 8~14 cm，远端 1~1.5 cm 游离，是精子和卵子相遇结合的场所，也是受精卵被输送到子宫腔的通道。由近及远可将输卵管分为 4 个部分：①间质部(interstitial portion)，潜行于子宫角的肌壁内，长度约为 1 cm；②峡部(isthmic portion)，紧接间质部外侧，是管腔较狭窄的部分，长度为 2~3 cm；③壶腹部(ampulla)，位于峡部外侧，管腔较宽大，壁薄，皱襞丰富，长度为 5~8 cm，是正常情况下精子和卵子相遇受精的部位；④伞部(fimbria)，是输卵管的最外侧端，长度为 1~1.5 cm，开口游离于腹腔，管口为许多指状突起，呈伞状，有"拾卵"作用。

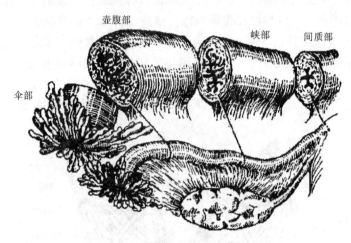

图 2-5　输卵管各部及其横断面

2. 组织结构

输卵管由外及内分别为浆膜层、肌层及黏膜层。浆膜层即阔韧带上缘腹膜延伸包绕输卵管而成；肌层分外、中、内三层，外层纵行排列，中层环行排列，与环绕输卵管的血管平行，内层又称固有层，自间质部向外伸展 1 cm 后呈螺旋状，肌层有节奏地收缩可引起输卵管由远端向近端的蠕动；黏膜层为单层高柱状上皮，部分上皮细胞有纤毛，纤毛摆动和输卵管肌肉蠕动均朝子宫腔方向，有输送受精卵的作用。

（四）卵巢

卵巢(ovary)为一对扁椭圆形的腺体，是产生与排出卵子，并分泌甾体激素的性器官。卵巢位于输卵管的后下方，卵巢外侧以骨盆漏斗韧带连于骨盆壁，内侧以卵巢固有韧带与子宫相连。卵巢的大小、形状随年龄大小而有差异。青春期前，卵巢表面光滑；青春期开始排卵后，表面逐渐凹凸不平；育龄期妇女的卵巢大小为 4 cm×3 cm×1 cm，重量为 5~6 g，呈灰白色；绝经后卵巢萎缩变小变硬。

卵巢表面无腹膜，表层为生发上皮，其下为致密的纤维组织，称卵巢白膜。再往内为卵巢实质，由皮质和髓质两部分构成。外层的皮质中含有数以万计的各级发育卵泡、黄体和它们退化形成的残余结构及间质组织组成，随着年龄增大，卵泡数减少，皮质层变薄；内层的髓质在中央，无卵泡，含疏松结缔组织和丰富的血管、淋巴管和神经等。

三、内生殖器邻近器官、血管、淋巴、神经

(一)邻近器官

女性生殖器官与尿道、膀胱、输尿管、直肠及阑尾相邻。当女性生殖器出现病变时，常会累及邻近器官，在疾病的临床诊疗和护理方面相互影响。

1. 尿道(urethra)

尿道为一肌性管道，从膀胱三角尖端开始，穿过泌尿生殖膈，止于阴道前庭部的尿道外口。长度为4~5 cm，直径约为0.6 cm。由于女性尿道短而直，且尿道与阴道均开口在前庭区域，故易发生泌尿系统感染。

2. 膀胱(urinary bladder)

膀胱为一囊状肌性器官，排空的膀胱为锥体形，位于耻骨联合之后，子宫之前。膀胱充盈时可凸向盆腔甚至腹腔，膀胱空虚时全部位于盆腔内。前腹壁下部腹膜覆盖膀胱顶，向后移行达子宫前壁，两者之间形成膀胱子宫陷凹。由于膀胱充盈时妨碍盆腔检查，且容易造成误诊；在妇科下腹部手术中易被误伤，故妇产科检查及手术前必须排空膀胱。膀胱底部与子宫颈及阴道前壁相连，其间组织疏松，盆底肌肉及其筋膜受损时，膀胱与尿道可随子宫颈及阴道前壁一并脱出。

3. 输尿管(ureter)

输尿管是肾盂与膀胱之间的一对肌性圆索状管道，长度约为30 cm。从肾盂开始下行，进入膀胱之前，在子宫颈外侧约2 cm处的子宫动、静脉下方与之交叉，子宫手术中应特别注意避免伤及输尿管(图2-6)。

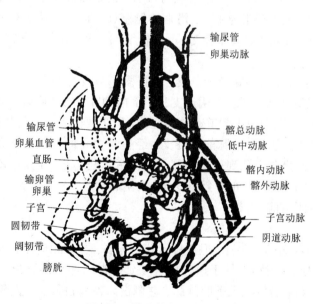

图2-6　输尿管与子宫动脉

4. 直肠(rectum)

直肠前为子宫及阴道,后为骶骨,上接乙状结肠,下连肛管,全长15~20 cm。腹膜于直肠中段折向前上方,覆盖于子宫颈及子宫的后壁,形成子宫直肠陷凹,是人体最低的部位,腹腔液体容易积聚于此,盆腔的肿瘤也易转移至该处。肛管长度为2~3 cm,周围有肛提肌及肛门内、外括约肌,而肛门外括约肌为骨盆底浅层肌的一部分。因此,妇科手术及产科分娩处理时应注意避免损伤肛管、直肠。

5. 阑尾(vermiform appendix)

阑尾的根部连于盲肠的后内侧壁,全长7~9 cm,通常位于右髂窝内。其位置、长短、粗细变化较大,有的下端可达到右侧输卵管及卵巢部位,而妊娠期阑尾位置因子宫的增大而向上、向外移位,妇女患阑尾炎时可波及子宫附件,在诊断与鉴别诊断时应特别注意。

(二)血管

1. 动脉

女性内生殖器、外生殖器官的血液供应主要来自卵巢动脉、子宫动脉、阴道动脉及阴部内动脉。除卵巢动脉外,其余的动脉均来自髂内动脉。

(1)卵巢动脉:卵巢动脉来自腹主动脉分支,沿腰大肌向外下行至骨盆缘处,跨越输尿管与髂总动脉下段,经骨盆漏斗韧带向内横行,再向后穿过卵巢系膜,分支经卵巢门进入卵巢,供应卵巢和输卵管,其末梢在宫角旁与子宫动脉上行的卵巢支相吻合。

(2)子宫动脉:为髂内动脉前干分支,在腹膜后沿骨盆壁向下向前行,穿越阔韧带基底部及宫旁组织到达子宫外侧,距宫颈内口水平约2 cm处横跨输尿管至子宫侧缘,此后分为上、下两支。上支较粗为主支,沿宫体侧壁迂曲向上行称为子宫体支,至子宫角处又分为子宫底支、卵巢支、输卵管支;下支较细,向下行分布于子宫颈及阴道上部,称为子宫颈—阴道支。

(3)阴道动脉:为髂内动脉前干分支,有许多小分支分布于阴道中下段前后壁、膀胱顶及膀胱颈。阴道动脉与子宫颈阴道支和阴部内动脉分支相吻合。阴道上段由子宫动脉宫颈-阴道支供应,而中段由阴道动脉供应,下段主要由阴部内动脉和痔中动脉供应。

(4)阴部内动脉:为髂内动脉前干终支,经坐骨大孔的梨状肌下孔穿出骨盆腔,绕过坐骨棘背面,再经坐骨小孔到达坐骨肛门窝,并分出4支:①痔下动脉,供应直肠下段及肛门部;②会阴动脉,分布于会阴浅部;③阴唇动脉,分布于大、小阴唇;④阴蒂动脉,分布于阴蒂及阴道前庭球。

2. 静脉

盆腔静脉均与同名动脉伴行,但数目较其动脉多,并在相应器官及其周围形成相互吻合的静脉丛,因此盆腔感染易于通过血管蔓延扩散。卵巢静脉出卵巢门后形成静脉丛,与同名动脉伴行,右侧汇入下腔静脉,左侧汇入左肾静脉,故左侧盆腔静脉曲张较多见。

(三)淋巴

女性内生殖器、外生殖器和盆腔组织具有丰富的淋巴系统,淋巴结通常沿相应的血管排列，成群或成串分布，其数目、大小和位置均不恒定，主要分为外生殖器淋巴与盆腔淋巴两组。外生殖器淋巴组包括腹股沟浅淋巴结和腹股沟深淋巴结；盆腔淋巴组包括髂淋巴组、骶前淋巴组和腰淋巴组。当内生殖器、外生殖器发生感染或恶性肿瘤时，往往沿回流的淋巴管转移，导致相应部位淋巴结肿大。

（四）神经

女性内生殖器、外生殖器由躯体神经和自主神经共同支配。

1. 支配外生殖器的神经

外阴部神经主要由阴部神经支配，由第2~4骶神经分支组成，含感觉和运动神经纤维，走行与阴部内动脉途径相同。外阴部神经在坐骨结节内侧下方分成3支，即会阴神经、阴蒂背神经及肛门神经（又称痔下神经），分布于会阴、阴唇、阴蒂和肛门周围。

2. 支配内生殖器的神经

内生殖器主要由交感神经与副交感神经支配。交感神经纤维自腹主动脉前神经丛分出，下行入盆腔分为两部分：①卵巢神经丛，分布于卵巢和输卵管；②骶前神经丛，大部分在宫颈旁形成骨盆神经丛，分布于宫体、宫颈、膀胱上部等。骶前神经丛中有来自第2~4骶神经的副交感神经纤维，并含有向心传导的感觉神经纤维。而子宫平滑肌有自主节律活动，完全切除其神经后仍有节律性收缩，还能完成分娩活动。临床上可见低位截瘫的产妇仍能顺利自然分娩。

四、骨盆

骨盆（pelvis）是由骨骼、关节及韧带构成，左右对称性的空腔结构，内生殖器位于其中。女性骨盆除了具有传导重力、连接支持躯干和保护盆腔脏器等功能外，也是胎儿经阴道分娩必经的骨性通道，其大小、形状对分娩有直接影响。

（一）骨盆的组成

1. 骨骼

骨盆由1块骶骨、1块尾骨及左右2块髋骨组成。骶骨由5~6块骶椎融合而成，呈楔形或三角形，前面凹陷成骶窝，上缘明显向前突出，形成骶岬（相当于髂总动脉分叉水平），骶岬是产科骨盆内测量对角径的重要指示点。尾骨由4~5块尾椎组成，略可活动。每块髋骨由髂骨、坐骨及耻骨融合而成。坐骨的后侧方有突出的坐骨棘，是产科检查的重要指示点。

2. 关节

关节：①耻骨联合（pubic symphysis），为两耻骨之间的纤维软骨，正常人两耻骨之间距离为4~5 mm，无上下错位现象；在妊娠后期，耻骨联合可出现轻度的分离，使骨盆的径线暂时性的增大，以利于分娩；②骶髂关节（sacroiliac joint），骶骨与髂骨之间的连接处；③骶尾关节（sacrococcygeal joint），连接骶骨与尾骨，有一定的活动度。

3. 韧带

韧带主要有骶结节韧带和骶棘韧带。

（1）骶结节韧带（sacrotuberous ligament）：骶骨、尾骨与坐骨结节之间的韧带。

（2）骶棘韧带（sacrospinous ligament）：骶骨、尾骨与坐骨棘之间的韧带，其宽度称坐

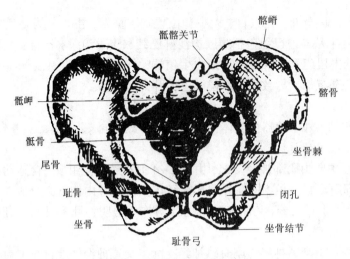

骶髂关节　　髂嵴

骶岬

骶骨　　　　　　　　　　　　　　　　　　　　髂骨

尾骨　　　　　　　　　　　　　　　　　　　　坐骨棘

耻骨　　　　　　　　　　　　　　　　　　　　闭孔

坐骨　　　　　　　　　　　　　　　　　　　　坐骨结节

耻骨弓

图 2-7　正常女性骨盆(前上观)

骨切迹宽度,是判断中骨盆是否狭窄的重要指标。

妊娠期受激素变化的影响,韧带可变松弛,关节之间的活动度略有增加,尤其骶尾关节的活动增加有利于胎儿的娩出,但少数孕妇在妊娠后期可能因为耻骨联合的分离造成疼痛。

(二)骨盆的分界

骨盆以髂耻线,即耻骨联合上缘、髂耻缘、骶岬上缘的连线为界,分界线以上部分为假骨盆(又称大骨盆),分界线以下部分为真骨盆(又称小骨盆)。①假骨盆:为腹腔的一部分,其前方为腹壁下部、两侧为髂骨翼,其后方为第 5 腰椎。假骨盆与产道没有直接关系,但是临床上可以通过直接测量假骨盆的某些径线间接了解真骨盆的大小。②真骨盆:又称骨产道(bony birth canal),是阴道分娩中胎儿必须经过的通道,各径线的大小决定胎儿能否通过阴道分娩。真骨盆有上、下两口,即骨盆入口与骨盆出口,两口之间为骨盆腔。骨盆腔的后壁是骶骨与尾骨,两侧为坐骨、坐骨棘和骶棘韧带,前壁为耻骨联合和耻骨支。

(三)骨盆的标记

(1)骶骨岬(promontory):第 1 骶椎向前突出形成,它是测量真骨盆前后径的重要骨性标志点。

(2)坐骨棘(ischial spine):坐骨后缘中点突出的部分,临床上可以经肛诊或阴道检查触摸到,是分娩时胎先露下降程度的重要标志,左右两个坐骨棘之间的距离(坐骨棘间径)为中骨盆平面的横径。

(3)耻骨弓(arcus pubis):耻骨两降支的前部相连构成,正常角度为 90°~100°,耻骨弓角度大小影响骨盆的出口。

(四)骨盆的平面

一般将骨盆的入口和出口平面之间的骨盆腔人为地分为 3 个与分娩有关的假想平面:①骨盆入口平面,为真假骨盆的交界面,呈横椭圆形,前为耻骨联合上缘,两侧为髂耻缘，后为骶岬上缘；②中骨盆平面，是骨盆最狭窄的平面，多呈纵椭圆形，其前为耻骨联合下缘，两侧为坐骨棘，后为骶骨下端；③出口平面，由两个不同平面的三角形组成。坐骨结节间径为前后两个三角形共同的底边，前三角的顶端为耻骨联合下缘，后三角的顶端是骶尾关节。

（五）骨盆的类型

根据骨盆的形状（按 Callwell 与 Moloy 分类）可分为 4 种类型。骨盆的类型可构成骨产道对分娩的影响。

（1）女性型：骨盆入口呈横椭圆形，髂骨翼宽而浅，入口横径较前后径稍长，耻骨弓较宽，两侧坐骨棘间径≥10 cm。此型最常见，为女性正常骨盆。在我国妇女骨盆类型中占 52%～58.9%，最适宜分娩。

（2）扁平型：骨盆入口呈扁椭圆形，入口横径明显长于前后径。耻骨弓宽，骶骨失去正常弯度，变直向后翘或呈深弧形，故骨盆腔浅。在我国妇女中较常见，占 23.2%～29%。

（3）类人猿型：骨盆入口呈长椭圆形，骶骨常有 6 节，较直或向后倾斜，骨盆两侧壁稍内聚，坐骨棘较突出，坐骨切迹较宽，耻骨弓较窄，但骶骨向后倾斜，故骨盆前部较窄而后部较宽，较其他型深。骨盆入口、中骨盆和骨盆出口的横径均缩短，前后径稍长，容易发生胎头高位或持续性枕后位。在我国妇女骨盆类型中占 14.2%～18%。

（4）男性型：骨盆入口略呈三角形，骶骨较直而前倾，两侧壁内聚，坐骨棘突出，坐骨切迹窄，呈高弓形，耻骨弓呈锐角致出口后矢状径较短。骨盆腔呈漏斗形，容易造成难产。此型骨盆较少见，在我国妇女骨盆类型中占 1%～3.7%。

上述 4 种骨盆类型只是理论上的归类，临床上多见混合型骨盆。骨盆的形态、大小除有种族差异外，其生长发育还受遗传、营养及性激素的影响。

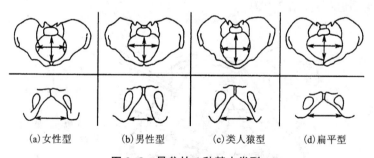

(a)女性型　　(b)男性型　　(c)类人猿型　　(d)扁平型

图 2-8　骨盆的 4 种基本类型

五、骨盆底组织

骨盆底（pelvic floor）由多层肌肉和筋膜组成，封闭骨盆出口，起到支撑各种盆腔脏器的作用。若骨盆底的结构和功能发生异常，可影响盆腔脏器的位置与功能，甚至导致分娩障碍，而分娩处理不当，亦可损伤骨盆底。

骨盆底前为耻骨联合下缘，后为尾骨尖端，两侧为耻骨降支，坐骨升支及坐骨结节。两侧坐骨结节前缘的连线将骨盆底分为前、后两部：前部为尿生殖三角，向后下倾斜，有尿道和阴道通过；后部为肛门三角，向前下倾斜，有肛管通过。骨盆底由外向内分为三层：

（1）外层：即浅层筋膜与肌肉（图 2-9）。在外生殖器、会阴皮肤及皮下组织的下面，为会阴浅筋膜，它的深面由 3 对肌肉及一括约肌组成盆底浅肌肉层，各肌肉的肌腱会合于阴道外口与肛门之间，形成中心腱，其主要结构有：①球海绵体肌，位于阴道两侧，覆盖前庭球及前庭大腺，向后与肛门外括约肌相互交织。此肌收缩时能紧缩阴道，又称阴道缩肌；②坐骨海绵体肌，从坐骨结节沿坐骨与耻骨向上，集合于阴蒂海绵体；③会阴浅横肌，自两坐骨结节内侧中线汇合于中心腱；④肛门外括约肌，是围绕肛门的环形肌束，前端汇合于中心腱，有紧缩肛门的作用。

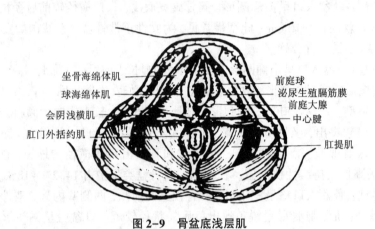

坐骨海绵体肌
球海绵体肌
会阴浅横肌
肛门外括约肌
前庭球
泌尿生殖膈筋膜
前庭大腺
中心腱
肛提肌

图 2-9　骨盆底浅层肌

（2）中层：既往称为泌尿生殖膈。由上、下两层坚韧的筋膜及其间的会阴深横肌、尿道括约肌组成，覆盖于骨盆出口前部的三角形平面的尿生殖膈上，亦称为三角韧带，其中有尿道与阴道穿过（图 2-10）。

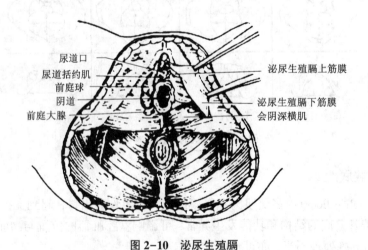

尿道口
尿道括约肌
前庭球
阴道
前庭大腺
泌尿生殖膈上筋膜
泌尿生殖膈下筋膜
会阴深横肌

图 2-10　泌尿生殖膈

（3）内层：即盆膈（pelvic diaphragm）。由肛提肌及内、外面两层筋膜组成，由前向后有尿道、阴道及直肠穿过，是骨盆底最内层最坚韧的组织。

肛提肌(levator ani muscle)是一对称分布的三角形肌肉，向下向内合成漏斗形，可增强盆底的承托力。每侧肛提肌由前内向后外分成3部分：耻尾肌、髂尾肌和坐尾肌。肛提肌收缩时可括约直肠与阴道，并可上提肛门，是组成盆底最主要的一对肌肉(图2-11)。

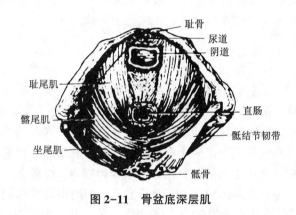

图 2-11　骨盆底深层肌

第二节　女性生殖系统生理

预习案例

> 李女士，25 岁，已婚，平素月经周期规律，每隔 28 天月经来潮 1 次，末次月经时间是 2019 年 3 月 2 日。
>
> **思考：**
> 1. 请问李女士最近一次排卵是哪天？
> 2. 请问对于月经史的描述，还应该询问哪些内容？
> 3. 请问如果李女士受孕了，预产期怎样推算？

女性从出生以后，各系统在不同阶段具有不同的生理特征，其中以生殖系统的生理变化最显著。了解生殖系统的生理特点，对认识和理解女性的生理功能及进行相应的护理具有重要的指导意义。

一、女性一生各阶段的生理特点

女性从胎儿形成到衰老是一个循序渐进的生理过程，也是下丘脑-垂体-卵巢轴功能发育、成熟、衰退的过程。女性一生根据其年龄和生理特点可分为 7 个阶段，各阶段之间并没有截然界限，可因为遗传、环境、营养等因素的影响具有个体差异。

(一)胎儿期(fetal period)

胎儿由卵子和精子结合后形成的受精卵发育而来,父系和母系来源的23对(46条)染色体组成新的个体,其中1对性染色体决定性别,XX的合子发育成为女性,XY合子发育成男性。胚胎6周后原始性腺开始分化。若胚胎细胞不含Y染色体,或Y染色体短臂上缺少决定男性性别的睾丸决定因子基因时,性腺分化缓慢,至胚胎8~10周性腺组织才出现卵巢的结构。原始生殖细胞分化为初级卵母细胞,性索皮质的扁平细胞围绕卵母细胞构成原始卵细胞。卵巢形成后,因无雌激素、无副中肾管抑制因子,致使中肾管退化,两条副中肾管发育成女性生殖道。16周以后的胎儿可以辨别出性别,出生前胎儿的各器官都已具雏形,出生后继续发育。

(二)新生儿期(neonatal period)

出生后4周内的一段时期。此期女婴由于受胎盘及母体卵巢产生的女性激素影响,出生的女婴外阴较丰满,可有乳房略隆起或少许泌乳。出生后脱离母体环境,血中女性激素水平迅速下降,阴道可出现少量血性分泌物。这些生理现象短期内均可自然消退。

(三)儿童期(childhood)

从出生后4周到12岁左右称儿童期。此期女孩体格生长发育很快,但生殖器官发育缓慢。8岁以前的儿童下丘脑—垂体—卵巢轴的功能处于抑制状态,生殖器官为幼稚型,抵抗力弱,容易发生生殖道炎症。子宫小,宫颈较长,宫体与宫颈之比为1:2,子宫肌层较薄;输卵管弯曲细长;卵巢长而窄,卵泡虽能自主生长,但发育到一定阶段即萎缩、退化。8岁之后的儿童下丘脑促性腺激素释放激素抑制状态解除,卵巢内的卵泡受垂体促性腺激素的影响有一定发育并分泌性激素,但仍达不到成熟阶段。卵巢形态逐步变为扁卵圆形。子宫、输卵管及卵巢逐渐由腹腔向骨盆腔内下降。皮下脂肪在胸、髋、肩部及外阴部堆积,乳房开始发育,开始初显女性特征,逐步进入青春发育早期。

(四)青春期(adolescence or puberty)

WHO规定青春期的年龄范围为10~19岁。这一时期是个体生长发育的重要时期,是儿童到成人的转变期,生殖器官、内分泌和体格均逐渐发育至成熟。青春期一般始于8~10岁,此时中枢性负反馈抑制状态解除,促性腺激素释放激素开始呈脉冲式释放,继而引起促性腺激素和卵巢性激素水平增高、第二性征出现,生殖功能逐渐成熟。第一次月经来潮称月经初潮(menarche),是青春期的重要标志。

青春期主要的生理特点有:①身体发育,表现为全身各部位迅速发育,尤其身高增长明显。②第一性征,即生殖器官的发育。在下丘脑及垂体促性腺激素作用下,卵巢逐渐发育并分泌性激素,从而使女性的内生殖器、外生殖器官进一步发育,表现为阴阜隆起、阴蒂增大、大小阴唇变厚变大、子宫增大、输卵管变粗、卵巢增大。③第二性征，除生殖器官以外的其他女性特征为第二性征。主要有乳房丰满、出现腋毛及阴毛、胸部和肩部皮下脂肪增多、骨盆横径发育大于前后径、出现女性体态、音调变高等。④月经来潮，随着卵巢的发育，性激素水平逐渐上升，当达到一定高度而下降时，引起子宫出血即月经来潮。女性第1次月经叫初潮，是青春期开始的一个重要标志。由于青春期卵巢功能尚不健全，初潮开始几年月经周期多无规律，经过2~4年建立周期性排卵后月经逐渐正常。

青春期少女除了生理变化外，心理上也会发生较大变化，性意识开始出现，情绪容易激动或焦虑，想象力和判断力明显增强。社会、家长和教师应引导她们理性地接受自身变化。

（五）性成熟期（sexual maturity）

性成熟期又称生育期，从18岁左右开始历时约30年。此期是卵巢的生殖和内分泌功能最旺盛的阶段，生殖器官以及乳房在卵巢分泌的性激素作用下发生周期性变化。由于生殖功能旺盛，应当特别做好月经期、妊娠期、分娩期、产褥期的健康教育和计划生育的指导。

（六）绝经过渡期（menopausal transition period）

绝经过渡期是指卵巢功能开始衰退直至最后一次月经的时期，可始于40岁，历时短至1~2年，长至10~20年。女性月经永久性停止称为绝经。WHO将卵巢功能开始衰退直至绝经后1年内的时期称为围绝经期。此期由于卵巢功能逐渐衰退，卵泡数明显减少且易发生卵泡发育不全，因而月经不规律，常出现无排卵性月经。由于卵巢激素水平下降，女性可出现潮热、出汗、失眠、烦躁以及情绪不稳定、不安等自主神经功能紊乱症状，称为围绝经期综合征。

（七）绝经后期（postmenopausal period）

绝经后期是指绝经以后的整个生命时期。在此时期，卵巢缩小、变硬、表面光滑，卵巢功能进一步衰退、老化，主要表现为雌激素水平降低；阴道、子宫和输卵管也进一步萎缩。60岁后女性机体逐渐老化，进入老年期（senility），此期卵巢功能已经衰竭，容易出现感染，发生老年性阴道炎；由于骨代谢功能减退，容易引起骨质疏松，故老年女性容易发生骨折。

二、卵巢的功能及其周期性变化

（一）卵巢的功能

卵巢是女性的生殖和内分泌器官，具有产生并排出卵子和分泌性激素的功能。这种功能是女性能够繁衍后代并且维持其各种生理特点的基础。

（二）卵巢的周期性变化

卵泡自胚胎形成后即进入自主发育和闭锁的轨道，此过程不依赖于促性腺激素，其机制尚不清楚。胎儿期的卵泡不断闭锁，出生时约剩200万个，儿童期多数卵泡退化，到青春期时只剩下约30万个。

从青春期开始到绝经前，卵巢在形态和功能上都发生周期性变化，称为卵巢周期（ovarian cycle）。其主要变化如下：

1. 卵泡的发育和成熟

女性自青春期开始，在腺垂体促卵泡素的作用下，卵巢中的原始卵泡逐渐发育成生长卵泡。在许多生长卵泡中，每个月经周期一般只有一个卵泡能够发育成熟，称为成熟卵泡。其余的卵泡在发育不同阶段通过细胞凋亡机制而自行退化，称为卵泡闭锁。成熟卵泡直径可达 15~20 mm，其结构从外向内依次为卵泡外膜、卵泡内膜、颗粒细胞、卵泡腔、卵丘、放射冠、透明带。妇女一生中仅有 400~500 个卵泡发育成熟并排卵。

2. 排卵

卵泡随着发育逐渐向外部突出，当接近卵巢表面时卵泡破裂，卵细胞和卵泡液流入盆腔，称为排卵(ovulation)。排卵一般发生在下次月经来潮前 14 日左右，一般两侧卵巢轮流排卵，也可由一侧卵巢连续排出。卵细胞排出后由输卵管伞部捡拾、输卵管蠕动以及输卵管黏膜纤毛摆动等作用，经输卵管运送到子宫腔。排卵前后是女性最容易受孕的时间。

3. 黄体形成及退化

排卵后卵泡液流出，卵泡腔内压力下降，残留的卵泡壁塌陷，形成黄体(corpus luteum)。若排出的卵子受精，黄体则在胚胎滋养细胞分泌的人绒毛膜促性腺激素作用下增大，转变为妊娠黄体，至妊娠 3 个月末退化。排卵后 7~8 日黄体的体积和功能达高峰，直径为 1~2 cm。若卵子未受精，在排卵后第 9~10 日即开始退化，黄体的寿命平均为 14 日，黄体细胞萎缩变小，周围的结缔组织及成纤维细胞侵入，组织纤维化，外观色白，称为白体(corpus albicans)。黄体衰退后月经来潮，卵巢中又有新的卵泡发育，开始新的周期性变化(图 2-12)。

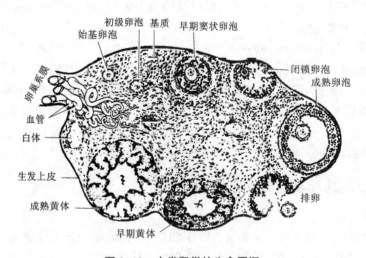

图 2-12　人类卵巢的生命周期

三、卵巢分泌的性激素及其生理功能

卵巢分泌的性激素主要包括雌激素(estrogen)、孕激素(progestin)以及少量的雄激素(androgen)，均为甾体激素。人体内主要雌激素有雌二醇(E2)、雌酮(E1)以及代谢产物雌三醇(E3)；人体内孕激素以黄体酮为主，其代谢产物为孕二醇。雄激素在人体内主要为睾酮。

(一)雌激素的生理作用

(1)子宫肌：促进子宫肌细胞增生和肥大，使肌层增厚；增加血运，促使维持子宫发育；增加子宫平滑肌对缩宫素的敏感性。

(2)子宫内膜：使子宫内膜腺体和间质增生、修复。

(3)宫颈：使宫颈口松弛、扩张，宫颈黏液分泌增加，性状变稀薄，富有弹性，易拉成丝状。

(4)输卵管：促进输卵管肌层发育及上皮的分泌活动，并可加强输卵管肌节律性收缩的振幅，加速卵子或受精卵的运输。

(5)阴道上皮：使阴道上皮细胞增生和角化，黏膜变厚，并增加细胞内糖原含量，使阴道维持酸性环境。

(6)外生殖器：使阴唇发育、丰满、色素加深。

(7)第二性征：促使乳腺管增生，乳头、乳晕着色，促进其他第二性征的发育。

(8)卵巢：协同 FSH 促进卵泡发育。

(9)下丘脑、垂体：通过对下丘脑和垂体的正负反馈调节，控制促性腺激素的分泌。

(10)代谢作用：促进水钠潴留；促进肝脏高密度脂蛋白合成，抑制低密度脂蛋白合成，降低血循环中胆固醇水平；维持和促进骨基质代谢。

(二)孕激素的生理作用

孕激素通常是在雌激素作用的基础上发挥效应的。

(1)子宫肌：降低子宫平滑肌兴奋性及其对缩宫素的敏感性，抑制子宫收缩，有利于胚胎及胎儿宫内生长发育。

(2)子宫内膜：使增生期子宫内膜转化为分泌期内膜，为受精卵着床做好准备。

(3)宫颈：使宫口闭合，黏液分泌减少，性状变黏稠。

(4)输卵管：抑制输卵管肌节律性收缩的振幅。

(5)阴道上皮：加快阴道上皮细胞脱落。

(6)乳房：促进乳腺腺泡发育。

(7)下丘脑、垂体：孕激素在月经中期具有增强雌激素对垂体 LH 排卵峰释放的正反馈作用；在黄体期对下丘脑、垂体有负反馈作用，抑制促性腺激素分泌。

(8)体温：兴奋下丘脑体温调节中枢，可使基础体温在排卵后升高 0.3℃ ~0.5℃。临床上可以此作为判定排卵日期的标志之一。

生殖器官的周期性变化

(9)代谢作用：促进水钠排泄。

(三)孕激素与雌激素的协同和拮抗作用

一方面，孕激素在雌激素作用的基础上，进一步促使女性生殖器和乳房的发育，为妊娠准备条件，二者有协同作用。另一方面，雌激素和孕激素又有拮抗作用，雌激素促进子宫内膜增生及修复，孕激素则限制子宫内膜增生，并使增生的子宫内膜转化为分泌期。其他拮抗作用表现在子宫收缩、输卵管蠕动、宫颈黏液变化、阴道上皮细胞角化和脱落以及钠和水的潴留与排泄等方面。

(四)雄激素的生理作用

1. 对女性生殖系统的影响

自青春期开始,雄激素分泌增加,促使阴蒂、阴唇和阴阜的发育,促进阴毛、腋毛的生长。但雄激素过多会对雌激素产生拮抗作用,如减缓子宫及其内膜的生长和增殖,抑制阴道上皮的增生和角化。长期使用雄激素,可出现男性化的表现。雄激素还与性欲有关。

2. 对机体代谢功能的影响

雄激素能促进蛋白合成,促进肌肉生长,并刺激骨髓中红细胞的增生。在性成熟期前,促使长骨骨基质生长和钙的保留;性成熟后可导致骨骺的关闭,使生长停止。可促进肾远曲小管对水、钠的重吸收并保留钙。

四、内生殖器的周期性变化

卵巢周期使女性生殖器发生一系列周期性变化,尤以子宫内膜的周期性变化最为显著。

(一)子宫内膜的周期性变化

子宫内膜从形态学上可分为功能层和基底层。子宫内膜功能层是胚胎植入的部位,受卵巢激素变化的调节,具有周期性增殖、分泌和脱落性变化;基底层在月经后再生并修复子宫内膜创面,重新形成子宫内膜功能层。据其组织学变化将月经周期分为增殖期、分泌期、月经期 3 个阶段(以一个正常月经周期 28 日为例)。

1. 增生期

增生期(proliferative phase)是指月经周期第 5~14 日,即月经周期的前半期。在卵巢分泌的雌激素作用下,子宫内膜逐渐增生变厚,腺体和间质细胞、血管均呈增殖性变化,称增殖期。该期子宫内膜厚度自 0.5mm 增生至 3~5 mm。此期相当于卵泡发育至成熟阶段,故也称为卵泡期。

2. 分泌期

分泌期(secretive phase)是指月经周期第 15~28 日,即月经周期的后半期。此时卵巢主要分泌大量孕激素、雌激素,使增殖期子宫内膜进一步增厚,腺体更增长屈曲,血管迅速增加,更加弯曲,间质水肿、疏松,呈现分泌变化。此时内膜厚且松软,含有丰富的营养物质,有利于受精卵着床发育。此期相当于黄体发育、成熟、退化阶段,故又称为黄体期。

3. 月经期

月经期是指月经周期的第 1~4 日。体内雌激素、孕激素水平降低,子宫内膜失去激素支持发生剥脱,经前 24 小时,内膜螺旋动脉节律性收缩及舒张,继而出现逐渐加强的血管痉挛性收缩,导致远端血管壁及组织缺血坏死、剥脱,脱落的内膜碎片及血液一起从阴道流出,即为月经来潮。

(二)阴道黏膜的周期性变化

排卵前,阴道上皮在雌激素的作用下,阴道黏膜上皮增厚,涂片在显微镜下可见以表层角化细胞为主;其程度在排卵期最明显。排卵后在孕激素的作用下,阴道黏膜上皮表层细胞大量脱落,镜下可见以中层细胞为主。临床上可借助阴道脱落细胞的变化了解体内雌激素水平和有无排卵。

（三）子宫颈的变化主要表现在宫颈液的周期性变化

1. 排卵前

随着雌激素水平的不断提高，至排卵前黏液分泌量增加，黏液稀薄、透明，拉丝度可达 10 cm 以上。若将黏液作涂片检查，干燥后可见羊齿植物叶状结晶，这种结晶在月经周期第 6~7 日开始出现，到排卵期最为清晰且典型。

2. 排卵后

排卵后，受孕激素影响，子宫颈黏液分泌量逐渐减少，质地变黏稠而混浊，拉丝易断，不利于精子通过，涂片检查时结晶逐步模糊，至月经周期第 22 日左右完全消失，而代之以排列成行的椭圆体。临床上根据宫颈黏液检查可了解卵巢功能。涂片在显微镜下可见成排的椭圆体。

根据上述变化，可见排卵前宫颈黏液最适宜精子通过。雌激素、孕激素的作用使宫颈在月经周期中对精子穿透发挥着生物阀的作用。

（四）输卵管的周期性变化

输卵管的周期性变化包括形态和功能两方面。在雌激素的作用下，输卵管黏膜上皮纤毛细胞生长，体积增大；非纤毛细胞分泌增加，为卵子提供运输和种植前的营养物质。雌激素还促进输卵管发育及输卵管肌层的节律性收缩振幅。

（五）乳房的周期性变化

雌激素促进乳腺管增生，而孕激素则促进乳腺小叶及腺泡生长。某些女性在经前期有乳房肿胀和疼痛感，可能是由于乳腺管的扩张、充血以及乳房间质水肿所致。由于雌激素、孕激素撤退，月经来潮后上述症状大多消退。

五、性周期调节及月经护理

（一）下丘脑—垂体—卵巢轴的调节及作用

下丘脑—垂体—卵巢轴主要涉及下丘脑、垂体和卵巢。下丘脑分泌促性腺激素释放激素（gonadotropin- releasing hormone，GnRH），通过调节垂体促性腺激素的分泌，调控卵巢功能。卵巢分泌的性激素对下丘脑—垂体又有反馈调节作用。下丘脑、垂体与卵巢之间相互调节、相互影响。月经周期的调节是一个非常复杂的过程（图 2-13），主要通过下丘脑、垂体和卵巢之间的相互调节、相互影响形成一个完整而协调的神经内分泌系统，称为下丘脑—垂体—卵巢轴（hypothalamic- pituitary-ovarian axis，HPOA）。

1. 下丘脑

下丘脑主要通过产生 GnRH 调节月经周期，包括促卵泡激素释放激素和黄体生成素释放激素两种。二者通过下丘脑与脑垂体之间的门静脉系统进入脑垂体，使其分泌相应激素影响卵巢的功能。

2. 脑垂体

当脑垂体受到下丘脑分泌激素的刺激后，主要分泌以下 3 种促性腺激素，通过血液循环进入卵巢：①促卵泡激素（follicle stimulating hormone，FSH），能促进卵泡发育；②促黄体生成素（luteinizing hormone，LH），能促进卵泡发育及排卵，促进黄体形成；③泌乳素(prolactin，PRL)，具有促进乳汁生成的功能，对产后哺乳起主要作用。

3.卵巢

在促性腺激素的作用下主要分泌雌激素和孕激素入血，保证女性的正常生理和生殖功能。同时卵巢分泌的性激素对于下丘脑和垂体激素的合成和分泌具有反馈调节作用，使下丘脑—垂体—卵巢轴之间形成平衡，而这种平衡的任何环节异常，都会引起女性内分泌功能失调。

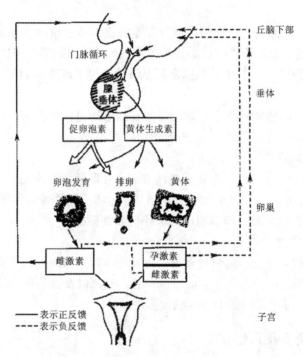

图 2-13　下丘脑—垂体—卵巢轴之间的相互关系示意图

(二)调节激素的周期性变化

1.促卵泡激素

在卵泡期的前半期水平较低，至排卵前 24 小时出现高峰，持续 24 小时呈直线下降，此后维持在较低水平，直至月经来潮。

2.促黄体生成素

卵泡期的前半期处于较低水平，以后逐渐上升，在排卵前 24 小时左右出现一个陡峰，较 FSH 更高，并于 24 小时左右骤降。在黄体期维持较 FSH 略高的水平，至黄体后期逐渐下降，至月经前达最低水平。

3.雌激素

雌激素在卵泡早期量很少，随着卵泡的发育分泌量逐渐增加，至排卵前达到第一个高峰后下降。在黄体成熟时达到第二个高峰，以后逐渐降低，在月经前降至最低水平。

4.孕激素

孕激素在卵泡期量极少，排卵后随黄体的发育孕激素分泌量显著增加，排卵后 7~8 天，黄体成熟时达高峰，以后逐渐下降，至黄体后半期急剧下降，月经前达最低水平。

（三）月经的定义、临床表现及护理

1.月经的定义

月经（menstruation）是指随着卵巢的周期性变化，子宫内膜出现周期性出血的现象。月经第 1 次来潮，称为初潮（menarche），多在 13~14 岁之间。女性初潮发生的早晚受遗传、营养、气候和环境等诸多因素的影响。

月经周期随着卵巢的周期性变化，月经具有周期性。两次月经第 1 日的间隔时间称为月经周期（menstrual cycle），一般为 21~35 日，平均为 28 日；一次月经持续的时间称月经期，一般为 2~8 日，平均为 3~5 日。正常情况下，一次月经量为 30~50 mL。每个女性的月经周期有自己的规律性，但这种规律有时也受到精神和神经因素的影响。月经周期的建立是女性进入青春期及生殖功能发育成熟的重要标志。

2.月经的临床表现

月经血通过阴道排出，呈暗红色，不凝固，其中除血液外，还有脱落的子宫内膜碎片、宫颈黏液以及脱落的阴道上皮细胞等。

3.经期的护理

月经期由于经期盆腔充血及子宫血流量增多，有些妇女可出现下腹及腰骶部坠胀感、头痛、失眠忧郁、容易激动、食欲不振、恶心、呕吐、便秘或腹泻，以及鼻子黏膜出血、皮肤痤疮等症状。经期反应一般不严重，不影响妇女正常的工作和学习。但在经期妇女仍要注意保持会阴部清洁卫生，工作生活劳逸结合，饮食起居合理，保持乐观情绪。

本章小结

女性生殖系统包括外生殖器、内生殖器及邻近器官和相关组织。内生殖器包括阴道、子宫、输卵管和卵巢。阴道是排出经血和胎儿娩出的通道。子宫是产生月经和孕育胎儿的器官，正常子宫呈轻度前倾前屈位，有 4 对主要韧带和相应的肌肉筋膜一起来维持子宫的生理位置。输卵管是精子和卵子结合的部位。卵巢是一对具有生殖和分泌功能的性腺器官。妇女一生按年龄可大致划分为胎儿期、新生儿期、儿童期、青春期、性成熟期、绝经过渡期及绝经后期 7 个阶段，但并无截然界限，各个阶段有其不同的生理特点。其中青春期和围绝经期的生理心理变化最大，应给予适度的关心和护理。

客观题测验

主观题测验

第三章

妊娠期妇女的护理

妊娠期妇女的护理PPT

学习目标

识记：胎儿附属物的结构与功能；妊娠及各期的概念与诊断；产前检查的检查时间、预产期的推算及产科检查的内容；先兆临产的概念及征象。

理解：受精与着床过程；胚胎、胎儿发育特征及胎儿生理特点；妊娠期母体变化；妊娠早期、中晚期孕妇的心理社会、高危因素的评估。

运用：妊娠期的护理评估与护理措施；妊娠期诊断；妊娠期管理的体格检查；产前运动与分娩有关自我护理技巧。分娩的准备。

妊娠期（trimester of pregnancy）是指女性受孕后至分娩前的生理时期。在不同的妊娠时期，母体和胎儿会发生一系列解剖结构与生理功能的变化，以满足妊娠期母体及胎儿的需求。妊娠诊断与妊娠期管理可以明确孕妇及胎儿的健康状况，及早发现并治疗妊娠合并症与并发症，及时纠正胎位异常，及早发现胎儿发育异常。妊娠期护理对促进母婴健康有着重大的意义。

第一节 妊娠生理

预习案例

王女士，27 岁，已婚，停经 51 天，疲乏、恶心、食欲下降及晨吐 1 周，同时感尿频。自购尿妊娠试纸在家测试晨尿显示两条红线。在丈夫的陪同前来产科就诊，诊断为宫内早孕。

思考：

1. 受精卵是如何形成的？
2. 胎儿及胎儿附属产物的构成和功能是什么？

妊娠(pregnancy)是胚胎和胎儿在母体内发育成长的过程，从卵子受精开始到胎儿及其附属物自母体排出终止。妊娠是一个非常复杂而又协调的生理过程。

一、受精与着床

(一)受精卵形成

成熟卵子与获能的精子结合形成受精卵的过程称为受精(fertilization)。一般发生在输卵管的壶腹部。精子与卵子相遇后，精子释放出顶体酶，在酶的作用下穿过卵子外围的放射冠和透明带与卵子的表面接触开始受精(图 3-1)。卵原核与精原核融合成受精卵，标志着新生命的诞生。

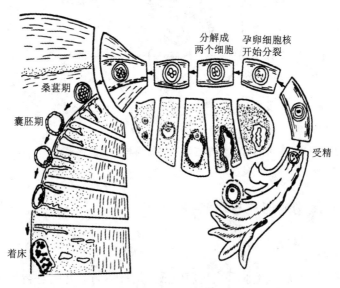

图 3-1 受精与着床

（二）受精卵的输送与发育

受精卵形成后随着输卵管蠕动和纤毛上皮推动，向宫腔方向移动，同时进行有丝分裂，发育形成多个子细胞。约在受精后第 3 日分裂为 16 个细胞的实心细胞团，称为桑葚胚，也称早期囊胚。约在受精后第 4 日早期囊胚进入宫腔，受精第 5~6 日透明带消失继续分裂发育成晚期囊胚。

（三）受精卵着床

1. 受精卵着床过程

晚期囊胚透明带消失后逐渐埋入并被子宫内膜覆盖的过程，称受精卵植入，也称为受精卵着床（implantation）。囊胚开始着床的时间在受精后 6~7 天。受精卵着床需经过定位、黏附和侵入 3 个过程，且必须具备 4 个条件：①透明带消失；②囊胚细胞滋养细胞分化出合体滋养细胞；③囊胚和子宫内膜同步发育并功能协调；④孕妇体内需有足够量的孕酮。子宫有一个极短的窗口期允许受精卵着床（图 3-1）。

2. 受精卵着床后子宫内膜的变化

受精卵着床后，子宫内膜迅速发生蜕膜变，致密层蜕膜样细胞增大变成蜕膜细胞。按与囊胚的部位关系可将蜕膜分为 3 个部分（图 3-2）。

（1）底蜕膜：位于囊胚与子宫肌层之间，将来发育成胎盘的母体部分，为孕卵着床处。

（2）包蜕膜：覆盖在囊胚表面的蜕膜，随囊胚发育逐渐凸向宫腔并退化，因羊膜腔明显的增大，使包蜕膜与真蜕膜逐渐融合，分娩时二者无法分开。

（3）真蜕膜：除底蜕膜及包蜕膜以外覆盖子宫腔其他部分的蜕膜。

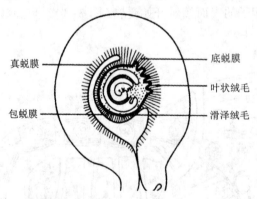

图 3-2　早期妊娠子宫蜕膜与绒毛的关系

二、胎儿附属物的形成与功能

（一）胎盘

1. 胎盘的形成

胎盘是由羊膜、叶状绒毛膜和底蜕膜组成，是母体与胎儿间进行物质交换的重要器官。胎盘于妊娠 6~7 周时始形成，至妊娠 12 周时基本形成。

（1）羊膜：是胎盘的最内层，构成胎盘的胎儿部分，羊膜光滑，无血管、神经及淋巴管的半透明膜。

（2）叶状绒毛膜：受精后约12天，滋养层表面即可见到绒毛，继续发育称为绒毛膜。与底蜕膜接触的称为叶状绒毛膜，是构成胎盘的主要部分。其余的称平滑绒毛膜，将发育成胎盘膜。

（3）底蜕膜：是胎盘的主体部分，由孕卵与子宫肌层之间的蜕膜发育而成，为胎盘的母体面。

2. 胎盘的结构

正常妊娠足月时的胎盘呈盘状，圆形或扁圆形，直径为18~20 cm，厚度为2.5~3.5 cm，中间厚边缘薄，重量为500~600 g，约为初生儿体重的1/6。胎盘分为子面和母面，其母面粗糙，色暗红，有18~20个胎盘小叶。胎盘子面光滑，由羊膜覆盖呈灰白色，表面带有血管分布，脐带附着于中间或偏侧。

3. 胎盘的功能

胎盘既是维持胎儿在宫腔内正常发育的器官，又是胎儿气体交换、消化吸收、排泄废物的器官。

（1）气体交换：维持胎儿生命最重要的物质是 O_2。胎儿通过胎盘与母体进行气体交换，利用胎血与母血中氧分压差，吸收 O_2 而排出 CO_2。

（2）供给营养：可替代胎儿消化系统的功能。胎盘可提供胎儿生长发育所需要的营养物质，如葡萄糖、氨基酸、脂肪酸、水、电解质和水溶性维生素等。胎儿通过绒毛血管从绒毛间隙的母体血液中摄取各种营养，以保证其生长及发育的需要。

（3）排泄废物：可代替胎儿泌尿系统。胎儿的代谢产物如尿素、尿酸、肌酐等均经胎盘进入母血，而后再由母体代谢排出体外。

（4）防御功能：胎盘具有一定的屏障作用，但这种屏障作用是有限的。一般细菌及较大病原体不能通过胎盘，但病毒（如风疹、疱疹、流感、巨细胞等病毒）及分子量小对胎儿有害的药物（如吗啡、巴比妥类、氯丙嗪、乙醚、抗生素等），均可通过胎盘进入胎体，导致胎儿畸形、甚至死亡。有些病原体（如结核分枝杆菌、疟原虫）等还可在胎盘形成病灶，破坏绒毛后进入胎儿血液中感染胎儿。但母亲血液中的部分免疫物质如 IgG 可以通过胎盘，使胎儿得到抗体，对胎儿起到保护作用。

（5）合成功能：胎盘具有活跃的合成物质的能力，主要合成激素和酶。合成的激素有甾体激素和蛋白激素2大类。甾体激素有雌激素、孕激素等；蛋白激素有人绒毛膜促性腺激素、人胎盘生乳素、人绒毛膜促甲状腺激素、妊娠特异性 β_1 糖蛋白等。合成的酶有缩宫素酶、耐热性碱性磷酸酶等。

（6）免疫功能：胎儿胎盘存在于母体子宫内，类似异体移植，但并不会发生异体排斥现象，这可能是由胎盘产生免疫抑制物质使母体对胎儿组织具有免疫耐受性所致。

（二）胎膜

胎膜由绒毛膜和羊膜组成，内层为羊膜，外层为绒毛膜。胎膜的功能：①与甾体激素代谢有关，含有甾体激素代谢所需的多种酶活性；②保持羊水液体平衡和防止细菌进入宫腔避免感染的作用；③因具有大量花生四烯酸的磷脂和能催化磷脂生成游离花生四烯酸的溶酶体,故在分娩发动上也有一定作用。

(三)脐带

脐带是连接胎儿与胎盘的纽带。脐带一端连于胎儿腹壁脐轮,另一端附着于胎盘胎儿面,表面被羊膜覆盖。足月胎儿的脐带长度为30~70 cm,平均长度为55 cm,直径为1.0~2.5 cm,其中有两条脐动脉及一条脐静脉。由于脐血管较长,常使脐带呈螺旋状迂曲。脐带是胎儿与母体进行营养和代谢物质交换的通道,一旦受压使血流受阻即可导致缺氧从而危及胎儿生命。

(四)羊水

羊膜腔内的液体称羊水。

1.羊水的来源

妊娠早期的羊水主要来源于母体血清的透析液,妊娠中期以后,主要来源于胎儿的尿液。

2.羊水的吸收及平衡

胎儿通过吞咽羊水使羊水量趋于平衡,故羊水是不断更新的。母体与羊水的交换主要通过胎膜进行。而羊水与胎儿的交换主要通过胎儿消化道、呼吸道、泌尿道以及角化前皮肤等,交换量较少。

3.羊水量、性状及成分

妊娠足月时羊水为1000~1500 mL,呈弱碱性、略浑浊,内含胎脂、毳毛、上皮细胞、激素、酶和少量无机盐及有机物质如钾、钠、氯、激素及酶等。

4.羊水的功能

羊水的功能:①保护胎儿,胎儿在羊水中自由活动,防止挤压、粘连;羊水保持羊膜腔内恒温;临产时,分散宫缩时压力,避免胎儿受压导致胎儿窘迫。②保护母体,减少胎动所致的不适感;临产后,前羊水囊扩张子宫颈口及阴道;破膜后羊水冲洗阴道减少感染。③宫内诊断,孕期进行羊水检查,可以监测胎儿成熟度、性别及某些先天性疾病和遗传性疾病。

三、胚胎、胎儿发育特征及胎儿生理特点

(一)胚胎、胎儿发育特征

孕周是从末次月经第1日开始计算,通常比受精时间提前2周,比受精卵着床提前3周,妊娠全过程约280日,即40周。妊娠10周(即受精后8周)称为胚胎,是胎体的主要器官发育形成时期。妊娠11周(即受精后9周)称为胎儿,是各器官进一步发育成熟的时期。以4周为一孕龄单位,来描述胚胎、胎儿发育的特征(表3-1)。

表3-1 不同孕周胚胎、胎儿的发育特征

孕周	身长与体重	其他发育特征
4周末	—	可以辨认胚盘与体蒂
8周末	—	初具人形可辨五官及四肢,B超可见早期心脏搏动

续表 3-1

孕周	身长与体重	其他发育特征
12 周末	身长约 9 cm，体重约 20 g	外生殖器已发育，部分可辨性别，四肢可活动
16 周末	身长约 16 cm，体重约 110 g	可辨性别，毛发体毛出现，皮肤菲薄深红，有呼吸运动，部分孕妇自觉胎动
20 周末	身长约 25 cm，体重约 320 g	皮肤暗红，有胎脂与毳毛，出现排尿与吞咽功能，经腹壁可闻及胎心音
24 周末	身长约 30 cm，体重约 630 g	各脏器官均已发育，皮下脂肪开始沉积，此时出生可有呼吸，但生存力极差
28 周末	身长约 35 cm，体重约 1000 g	皮肤呈粉红色，皮下脂肪沉积不多，此时出生能啼哭，可呼吸，可存活，但由于肺泡Ⅱ型细胞中表面活性物质含量低，易患特发性呼吸窘迫综合征
32 周末	身长约 40 cm，体重约 1700 g	面部毳毛已脱落，此时出生，有一定生存力
36 周末	身长约 45 cm，体重约 2500 g	皮下脂肪发育好，指（趾）甲已达指趾端，生后能啼哭与吸吮，生存力良好，基本可以存活
40 周末	身长约 50 cm，体重约 3400 g	外观体型丰满，皮肤呈粉红色，皮下脂肪多，足底皮肤有纹理，男性睾丸下降，女性大小阴唇发育良好，出生后哭声响亮，吸吮能力强，能很好地存活

（二）胎儿生理特点

1. 呼吸系统

母体和胎儿的血液在胎盘进行气体交换。但胎儿出生前必须完成呼吸道、肺循环及呼吸肌的发育。妊娠 11 周完善 B 型超声检查可见胎儿胸壁运动，妊娠 16 周时出现能使羊水进出呼吸道的呼吸运动，具有使肺泡扩张及生长的作用，每分钟 30~70 次，时快时慢，有时也很平稳。但当发生胎儿窘迫时，可出现大喘息样呼吸运动。

2. 循环系统

（1）解剖学特点：脐静脉 1 条，出生后闭锁为肝圆韧带，脐静脉的末支为静脉导管出生后闭锁为静脉韧带。脐动脉 2 条，出生后闭锁与相连的闭锁的腹下动脉成为腹下韧带。动脉导管位于肺动脉及主动脉弓之间，出生后闭锁为动脉韧带。卵圆孔位于左右心房之间。

（2）血循环特点：①来自胎盘的血液经胎儿腹前壁分 3 支进入体内，一支直接入肝，一支与门静脉汇合入肝，此两支血液经肝静脉入下腔静脉；另一支经静脉导管直接入下腔静脉。②卵圆孔开口处正对下腔静脉入口，下腔静脉入右心房的血液，绝大部分经卵圆孔入左心房。胎儿体内无纯动脉血，而是动静脉混合血。注入肝脏、心脏、头部及上肢的血液含氧量较高及营养较丰富；进入肺及身体下半部的血液含氧量及营养较少。③胎儿出生后开始自主呼吸，肺循环建立，胎盘循环停止，左心房压力增高，右心房压力下降, 卵圆孔在胎儿出生后数分钟开始关闭, 多在生后 6~8 周完全闭锁。

3. 血液系统

(1) 红细胞: 胎儿血循环约于受精后 3 周末建立, 红细胞生成在妊娠早期, 主要来自卵黄囊。妊娠 10 周时, 肝脏是主要生成器官, 以后骨髓、脾脏逐渐有造血功能。妊娠足月时至少 90% 红细胞是由骨髓产生的。妊娠 32 周后红细胞生成素大量产生, 故妊娠 32 周以后的早产儿及妊娠足月儿的红细胞数均增多, 约为 $6×10^{12}$/L, 在整个胎儿期的红细胞体积较大, 红细胞的生命周期为成人的 2/3。

(2) 血红蛋白: 包括原始血红蛋白、胎儿血红蛋白和成人血红蛋白。血红蛋白在原红细胞、幼红细胞和网织红细胞内合成, 在妊娠前半期均为胎儿血红蛋白, 至妊娠最后 4~6 周, 成人血红蛋白增多, 至临产时胎儿血红蛋白仅占 25%。含胎儿血红蛋白的红细胞与红细胞膜通透性增加有关, 对氧有较高亲和力。

(3) 白细胞: 妊娠 2 个月以后, 胎儿血循环出现白细胞, 形成防止细菌感染的第一道防线, 妊娠足月时白细胞计数可高达 $(15~20)×10^{9}$/L。妊娠 12 周时胸腺、脾脏产生淋巴细胞, 成为体内抗体的主要来源, 构成防止病原菌感染及对抗外来抗原的第二道防线。

4. 消化系统

(1) 胃肠道: 妊娠 11 周时小肠有蠕动, 到妊娠 16 周左右胃肠功能基本建立。胎儿能进行吞咽羊水, 吸收水分、氨基酸、葡萄糖等可溶性营养物质, 同时能排出尿液控制羊水量。

(2) 肝脏: 胎儿肝脏功能不够健全, 特别是胎儿肝内缺乏许多酶, 不能结合因红细胞破坏产生的大量游离胆红素。少部分在肝内结合经胆道胆红素排入小肠氧化成胆绿素。胆绿素的降解产物导致胎粪呈黑绿色。

5. 泌尿系统

妊娠 11~14 周时胎儿的肾脏已有排尿功能, 妊娠 14 周的胎儿膀胱内已有尿液, 妊娠中期起胎儿尿液便成为羊水的重要来源之一。

6. 内分泌系统

胎儿甲状腺是胎儿最早发育的内分泌腺, 于妊娠第 6 周开始发育, 妊娠 12 周已能合成甲状腺激素。胎儿肾上腺发育良好, 能产生大量甾体激素, 与胎儿肝脏、胎盘、母体共同完成雌三醇的合成与排泄。

7. 生殖系统

生殖系统及性腺分化发育。①男性胎儿睾丸开始发育较早, 约在妊娠第 9 周分化发育, 至妊娠 14~18 周形成细精管。有睾丸后刺激间质细胞分泌睾酮, 促使中肾管发育; 支持细胞产生副中肾管抑制物质, 副中肾管发育受到抑制而退化。睾丸于临产前降至阴囊内。②女性胎儿卵巢于妊娠 11~12 周

胚胎及胎儿生长发育(视频)

分化发育, 因缺乏副中肾管抑制物质使副中肾管系统发育, 形成阴道、子宫及输卵管。

第二节　妊娠期母体变化

预习案例

王女士，28岁，已婚，G_1P_0，孕28周，无不适，胎动正常，前来例行产前检查。

思考：

1. 孕妇妊娠期母体变化最大的器官是什么？

2. 如何对此孕妇进行母体变化的评估？

在胎盘产生的激素参与神经内分泌的作用下，孕妇不仅在身体外形还是体内各系统均发生一系列的生理变化，尤其是生殖系统，以适应胎儿的生长发育需要，并为分娩做准备。

一、身体外形变化

随着孕周的增长，孕妇的外观变化主要表现在体型、体重与皮肤变化3个方面。

（一）体型

在孕早期，孕妇体型与孕前基本没区别。进入孕中期后，随着胎儿发育，子宫体积不断增大，孕妇的腹部会慢慢隆起。到孕晚期时，孕妇子宫、乳房明显增大，腹部会明显突出，行走或站立时表现为腰椎前凸，头部和肩部向后仰，形成孕妇特有的体型姿势。随着孕周的增加，孕妇的行动也会变得迟缓，行走时两脚稍向外，甚至站立或坐下时表现吃力。

（二）体重

正常孕妇在孕早期体重一般无明显变化，部分因妊娠反应体重轻微下降也属正常现象。自13周后随着孕周的推进，平均每周约增加350 g，一般不超过500 g。体重的增加不仅包含孕妇自身的脂肪沉积、血容量与组织间液，还包括胎儿、胎盘、羊水及子宫的增大。至孕足月时，孕妇平均增加体重12.5 kg。

（三）皮肤

妊娠期间垂体分泌的促黑色细胞激素增多，加之大量的孕、雌激素的黑色素细胞刺激效应，使体内黑色素增加，导致色素沉着在孕妇的面颊、乳头、乳晕、腹白线及外阴等处。妊娠期肾上腺皮质分泌的糖皮质激素增多，该激素可分解弹力纤维蛋白，加之随着子宫增大，孕妇腹部皮肤弹力纤维过度延伸而断裂呈紫色或淡红色不规律平行的裂纹，称为妊娠纹。产后变为持续不退的银白色。

孕妇体重对胎儿的影响

二、乳房和生殖系统变化

(一)乳房

在垂体及胎盘分泌的孕激素、雌激素及胎盘泌乳素等激素影响下，乳房发育，腺管及腺泡增生，乳房逐渐增大。乳头和乳晕色素沉积明显，乳晕周围皮脂腺呈散在的结节状隆起，称蒙氏结节(Montgomery tubercles)。妊娠晚期，尤其是接近分娩时，挤压乳房可有数滴稀薄的黄色液体溢出，称为初乳(colostrum)。

(二)生殖系统

1. 外阴

妊娠期外阴局部充血，皮肤增厚，大小阴唇有色素沉着；大阴唇结缔组织松软，伸展性增强，有利于胎儿分娩。

2. 阴道

妊娠期黏膜充血水肿，呈蓝紫色。阴道皱襞增多，结缔组织松软，伸展性增加。阴道脱落细胞增多，致白色糊状分泌物增加。阴道内 pH 降低，不利于致病菌的生长，有利于防止感染。

3. 子宫

子宫是生殖系统变化最大的器官。

1)子宫体：

(1)总体变化：随孕周逐渐增大变软，早期子宫呈不对称球形状，孕 12 周时子均匀增大且超出盆腔。妊娠晚期，子宫略右旋，与左侧乙状结肠占据有关。孕足月时，子宫长度约为 35 cm，重量约为 1000 g，子宫腔内容积增至 5000 mL，是非孕期的 1000 倍。

(2)子宫增大原因：主要是肌细胞的肥大和延长，另有少量肌细胞、结缔组织增生及血管增加。细胞质内富含具有收缩能力的肌钙蛋白和肌动蛋白，为临产后子宫进行收缩提供物质基础。

不同部位的子宫肌细胞增长速度不一，宫底在妊娠后期增长速度最快，而宫体含肌纤维最多，其次子宫下段，子宫颈部最少。这为适应临产子宫收缩力自宫底部向下递减，有利于胎儿娩出。从妊娠 12~14 周起，子宫会出现由腹壁可触及的不规则、不对称、无痛性的收缩，又称 Braxton Hicks 收缩。

(3)子宫血流量：妊娠期子宫血管增粗、扩张，子宫血流量增加，以满足胎儿—胎盘循环的需要。孕早期的子宫血流量约为 50 mL/分钟，主要供应子宫蜕膜和子宫肌层。孕足月时子宫血流量为 450~650 mL/分钟，其中 80%~85%供应胎盘，10%~15%供应子宫蜕膜层，5%供应子宫肌层。子宫螺旋血管行走于子宫的肌纤维间，子宫收缩时血管被紧压，子宫的血流量明显减少。

2)子宫峡部：位于子宫体与子宫颈间最狭窄的组织。非孕期长度约为 1 cm，妊娠后峡部变软，逐渐拉长变薄，形成子宫下段，临产时可伸展到 7~10 cm，成为软产道的一部分，称子宫下段，是产科手术的重要解剖位置。

3)子宫颈：在激素的作用下，子宫颈充血肥大、柔软，呈紫蓝色。妊娠期黏液变稠，形成"黏液栓"，可防止宫腔感染。

4. 输卵管、卵巢

妊娠期的输卵管伸长，黏膜可呈蜕膜样变。卵巢略增大，一侧卵巢可见妊娠黄体，12 周后其功能由胎盘替代。妊娠期的卵巢不排卵。

(三)其他系统变化

1. 血液循环系统

自妊娠 6~8 周起母体血容量开始增加，妊娠 32~34 周达高峰，增加 30%~45%，平均约为 1500 mL。其中，血浆增加多于红细胞增加，红细胞被相对稀释，出现生理性贫血。血液中的白细胞、纤维蛋白原、凝血因子也增加，血液黏稠处于高凝状态，血沉加快。

妊娠期心排血量增加，心率增快，于妊娠 20~28 周达高峰，心率可增快 10~15 次/分钟。妊娠晚期，增大的子宫使膈肌上抬，心脏向左前上方移位，大血管扭曲，故心尖部和肺动脉瓣区可听到柔和的吹风样收缩期杂音。如孕妇合并心脏病，在妊娠 32~34 周、分娩期（尤其是第二产程）及产褥期最初 3 日之内，因心脏负荷较重，需密切观察病情以防止出现心力衰竭。

妊娠期收缩压不变，舒张压因外周血管扩张而降低，脉压稍增大。随着妊娠的进展，增大的子宫压迫下腔静脉使血液回流受阻，孕妇易发生下肢和外阴静脉曲张、痔。若孕妇长时间仰卧，子宫压迫下腔静脉，使回心血量和心排血量减少，血压下降，称为仰卧位低血压综合征(supine hypotensive syndrome)。

2. 呼吸系统

妊娠早期，孕妇的胸廓即发生改变，表现为胸廓的横径加宽，周径加大期，横膈上升，呼吸时膈肌活动幅度增大。妊娠中期，孕妇耗氧量增加 10%~20%，而肺通气量增加约 40%，有过度通气现象，这有利于供给孕妇及胎儿所需要的氧气。妊娠晚期，随着子宫增大，腹部与膈肌活动幅度均减小，孕妇则以胸式呼吸为主，呼吸稍快，但不超过 20 次/分钟。妊娠期上呼吸道黏膜增厚，轻度充血水肿，使局部抵抗力降低，易发生感染。

3. 消化系统

消化系统：①妊娠早期常出现恶心、呕吐、食欲减退、择食等表现；②口腔，受雌激素影响，孕妇牙齿龈肥厚，容易发生充血、水肿及出血；③胃肠道，受孕雌激素影响，胃肠平滑肌张力降低，肠蠕动减弱，易发生肠胀气和便秘；④妊娠中晚期，胃内酸性容物可反流到食管下部，引起胃部烧灼感；⑤胆囊，排空时间延长，胆汁稍黏稠则可致胆汁淤积，易诱发胆囊炎及胆石症。

4. 泌尿系统

妊娠期肾血流量增加，尿量尤其夜尿增多；肾小球滤过率增加，肾小管对葡萄糖再吸收能力不能相应增加，而出现生理性糖尿。受孕激素影响，自妊娠中期肾盂及输尿管轻度扩张，蠕动减弱，且右旋子宫压迫右侧输尿管，易发生以右侧多见的肾盂肾炎。

5. 内分泌系统及新陈代谢

妊娠期脑垂体、甲状腺、肾上腺等内分泌都是增加的，但无功能亢进的表现。妊娠中期后，基础代谢率加快，蛋白质和脂肪合成增加，血糖偏低，钙、铁需要量增加，如不足可发生肌肉痉挛、缺铁性贫血。孕中期则应开始注意补充维生素 D、钙及铁剂。

第三节　妊娠诊断

预习案例

> 陈女士，25 岁，已婚半年，未采取避孕措施。现月经过期 10 天，近日晨起有恶心感，厌油腻，食欲减退，偶有乳房胀痛。
>
> **思考：**
> 1. 如何对患者进行初步评估？
> 2. 为确诊患者是否妊娠，需进行哪些检查？

妊娠期从末次月经第一日算起，约 40 周。根据妊娠不同时期的特点，临床上将妊娠分为 3 个时期：妊娠未达 13 周末以前称为早期妊娠（first trimester）；第 14 周至 27 周末称为中期妊娠（second trimester）；第 28 周及其后称为晚期妊娠（third trimester）。《孕前和孕期保健指南》2018 版推荐产前检查的孕周分别为妊娠 6~13 周[+6]，14~19 周[+6]，20~24 周，25~28 周，29~32 周，33~36 周，37~41 周，共 7~11 次。有高危因素者，应酌情增加次数。

一、早期妊娠诊断

早期妊娠也称早孕，是胚胎形成、胎儿分化的重要时期，早期妊娠的诊断主要是确定妊娠、胎数、孕龄，排除异位妊娠等病理情况。

（一）症状与体征

1. 停经

月经周期正常的育龄女性，有性生活史，一旦月经过期，应考虑妊娠的可能，停经 10 日以上，应高度怀疑妊娠。停经是妊娠最早的症状。但停经不一定就是妊娠，精神、环境因素也可引起闭经，应注意鉴别。哺乳期妇女月经未恢复，但可能再次妊娠。

2. 早孕反应

有 50% 左右的妇女，在停经 6 周左右出现畏寒、头晕、乏力、嗜睡、食欲减退、喜食酸物或偏食、晨起恶心呕吐等症状，称为早孕反应（morning sickness），部分患者有情绪变化，可能与体内人绒毛膜促性腺激素（HCG）增多、胃酸分泌减少及胃排空时间延长有关。这些症状多于妊娠 12 周左右自行消失。

3. 尿频

尿频是因妊娠早期增大的子宫在盆腔内压迫膀胱而引起，至 12 周左右，增大的子宫进入腹腔，尿频症状自然消失。

4. 乳房变化

自妊娠 8 周起，在孕激素、雌激素作用下，乳房体积逐渐增大，乳头增大，乳头乳晕着色逐渐加深，孕妇自觉乳房胀痛、乳头刺痛。乳晕周围皮脂腺增生出现深褐色结节，称为蒙氏结节。

5. 妇科检查

子宫随妊娠进展逐渐增大变软，呈球形。妊娠 6~8 周时，阴道黏膜及宫颈阴道部充血呈蓝紫色。双合诊查子宫峡部极软，感觉宫颈与宫体似不相连，称为黑加征（Hegar sign）。妊娠进展至 8 周时，子宫大小约为非孕时的 2 倍，妊娠 12 周时约为非孕时的 3 倍，宫底超出盆腔，在耻骨联合上方可触及。

6. 其他

部分患者出现雌激素增多的表现，如蜘蛛痣、肝掌、皮肤色素沉着。部分患者出现不伴子宫出血的子宫收缩痛或不适、腹胀、便秘等。

（二）辅助检查

1. 妊娠试验

孕卵着床后滋养细胞分泌 HCG，并经孕妇尿中排出。可用免疫学方法测出受检者血液或尿液中的 HCG 含量，协助早期诊断妊娠。临床上多用简便快速的试纸法检测受检者尿液，结果阳性时应结合临床表现综合分析。要确证宫内妊娠，尚需进行超声检查。

2. 超声检查

超声检查是检查早期妊娠最快速和准确的方法之一，可确定宫内妊娠，排除异位妊娠、滋养细胞疾病、盆腔肿块等。可确定胎数，若为多胎，可通过胚囊数目及形态判断绒毛膜性。阴道 B 超可较腹部 B 超提前 1 周诊断早孕。妊娠囊是早期妊娠的超声图像标志，最早可在停经 4~5 周时探测到，呈圆形或椭圆形。停经 6 周时，妊娠囊内可见胚芽和原始心管搏动，可诊断为宫内妊娠、活胎。妊娠 14 周测量胎儿头臀长度能较准确地估计孕周，矫正预产期，妊娠 9~14 周行超声检查可排除严重的胎儿畸形，如无脑儿。

3. 宫颈黏液检查

宫颈黏液量少、黏稠，拉丝度差，涂片干燥后光镜下仅见排列成行的椭圆体，不见羊齿植物叶状结晶，则早期妊娠的可能性大。

4. 黄体酮试验

利用孕激素在体内突然撤退能引起子宫出血的原理，对疑为早孕的妇女，每日肌注黄体酮 20 mg，连用 3~5 日。如停药后 7 日未出现阴道流血，则早孕可能性大；如停药后 3~7 日出现阴道流血，则可以排除早孕的可能。

5. 基础体温测定

每日清晨醒来后，尚未起床、进食、谈话等任何活动之前，量体温 5 分钟（多测口腔温度），并记录与基础体温单上，连成曲线。如有感冒、发热或用药等情况，需在体温单上注明。具有双相型体温的妇女，停经后高温相持续 18 日不见下降者，早孕可能性大；如高温相持续 3 周以上，则早孕可能性更大。

二、中期、晚期妊娠诊断

中期、晚期妊娠是胎儿生长和各器官发育成熟的重要时期，这个时期的妊娠诊断主要是判断胎儿生长发育情况、宫内状况和发现胎儿是否有畸形。

(一)症状与体征

有早期妊娠的经过,感到腹部逐渐增大、自觉胎动、触及胎体,听诊有胎心音,容易确诊。

1. 子宫增大

随着妊娠进展,子宫逐渐增大。手测子宫底高度或用软尺测耻上子宫高度可估计子宫大小与孕周是否相符。子宫底高度因孕妇脐耻间距离、胎儿发育情况、羊水量、胎数等有差异。增长过速或过缓均可能为异常。不同孕周的宫底增长速度不同。孕 20~24 周时增长速度较快,平均每周增长 1.6 cm,至 36~39 周增长速度减慢,平均每周增长 0.25 cm。正常情况下,子宫高度在妊娠 36 周时最高,妊娠足月时因胎先露入盆略有下降(图 3-3,表 3-2)。

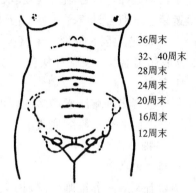

36周末
32、40周末
28周末
24周末
20周末
16周末
12周末

图 3-3 不同孕周子宫高度

表 3-2 不同孕周的子宫高度和子宫长度

妊娠周数	手测宫底高度	尺测耻上子宫高度(cm)
12 周末	耻骨联合上 2~3 横指	——
16 周末	脐耻之间	——
20 周末	脐下 1 横指	18(15.3~21.4)
24 周末	脐上 1 横指	24(22.0~25.1)
28 周末	脐上 3 横指	26(22.4~29.0)
32 周末	脐与剑突之间	29(25.3~32.0)
36 周末	剑突下 2 横指	32(29.8~34.5)
40 周末	脐与剑突之间或略高	33(30.0~35.3)

2. 胎动

胎动(fetal movement, FM)是指胎儿在子宫内冲击子宫壁的活动。孕妇常在妊娠 20 周左右自觉胎动。胎动随妊娠进展逐渐增强,妊娠至 32~34 周达高峰,妊娠 38 周后逐渐减少。胎动在夜间和下午较为活跃,常在胎儿睡眠周期消失。胎动每小时为 3~5 次。

3. 胎体

妊娠 20 周及以上,经腹壁可触到子宫内的胎体。妊娠 24 周以后,运用四步触诊法可区分胎头、胎臀、胎背及胎儿四肢,判断胎儿在子宫内的位置。胎头圆而硬,有浮球感;胎背

多普勒胎心监护仪听胎心

宽而平坦；胎臀宽而软，形状不规则；胎儿肢体小且有不规则活动。

4. 胎心音

听到胎心音能确诊为妊娠且为活胎。妊娠 12 周用多普勒胎心听诊仪经孕妇腹壁能够探测到胎心音；妊娠 18~20 周用一般听诊器经腹壁能听到胎心音。胎心音呈双音，第一音与第二音相接近，似钟表"滴答"声，速度较快，频率为 110~160 次/分钟。胎心音多在胎儿背侧听得最清楚。听诊胎心音时应注意与子宫杂音、腹主动脉音、脐带杂音相鉴别。

(二)辅助检查

1. B 型超声显像法

B 型超声显像法不仅能显示胎儿数目、胎产式、胎先露、胎方位、胎盘位置及其与宫颈口的关系、羊水量，还能评估胎儿体重，测量胎头双顶径、头围、腹围等多条径线，了解胎儿生长发育，观察胎儿有无体表畸形。

2. 超声多普勒法

超声多普勒可探测胎心音、胎动音、脐带血流音及胎盘血流音，检测子宫动脉、脐动脉和胎儿动脉的血流速度和波形。妊娠中期子宫动脉血流舒张期早期切迹可评估子痫前期的风险，妊娠晚期的脐动脉搏动指数和阻力指数可评估胎盘血流，胎儿大脑中动脉和收缩期峰值流速可判断胎儿贫血的程度。

三、胎姿势、胎产式、胎先露及胎方位

妊娠 28 周前，羊水相对较多，胎体小，胎儿在子宫内活动范围较大，胎儿位置不固定。妊娠 32 周及以上后，胎儿迅速生长，羊水相对减少，胎儿与子宫壁贴近，胎儿的姿势和位置相对恒定，由于胎儿在子宫内位置和姿势的不同，因此有不同的胎产式、胎先露和胎方位。尽早确定胎儿在子宫内的位置非常重要，以便及时纠正异常胎位。胎儿位置的诊断需要根据腹部四步触诊、阴道或肛门检查、超声检查等综合判断。

(一)胎姿势

胎姿势(fetal attitude)是指胎儿在子宫内的姿势。正常为：胎头俯屈，颏部贴近胸壁，脊柱略前弯，四肢屈曲交叉于胸腹前，其体积与体表面积明显缩小，整个胎头成为头端小，臀端大的椭圆体，适应妊娠晚期椭圆形子宫腔的形状。

(二)胎产式

胎产式(fetal lie)是指胎体纵轴与母体纵轴的关系。两轴平行时称为纵产式(longitudinal lie)，占足月妊娠分娩总数的99.75%；两轴垂直时称为横产式，仅占足月分娩总数的0.25%；两轴交叉者称为斜产式，斜产式是暂时的，在分娩过程中多转为纵产式，偶转为横产式(图3-4)。

(三)胎先露

胎先露(fetal presentation)指最先进入胎儿骨盆入口的胎儿部分。纵产式有头先露和臀先露，横产式有肩先露。根据胎头负屈程度，头先露分为枕先露、前囟先露、额先露及面先露。臀先露分为混合臀先露、单臀先露、单足先露、双足先露。横产式的时候，

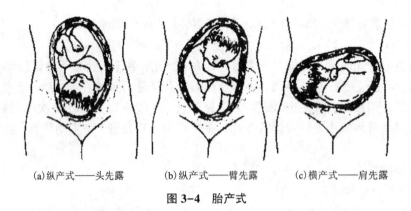

(a)纵产式——头先露　　　(b)纵产式——臀先露　　　(c)横产式——肩先露

图 3-4　胎产式

最先进入骨盆的是胎儿的肩部，叫肩先露，偶尔也可以看见胎儿头先露和臀先露，与胎手或者胎足同时入盆，称为复合先露(compound presentation)。胎先露见图 3-5 所示。

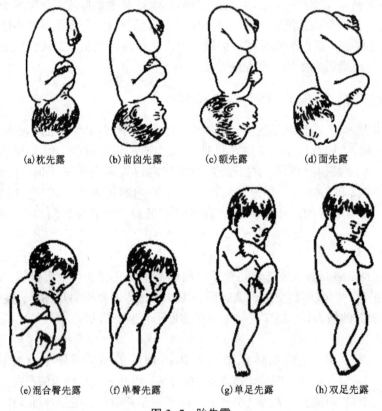

(a)枕先露　　　(b)前囟先露　　　(c)额先露　　　(d)面先露

(e)混合臀先露　　　(f)单臀先露　　　(g)单足先露　　　(h)双足先露

图 3-5　胎先露

(四)胎方位

胎方位(fetal position)是指胎儿先露部指示点与母体骨盆的关系，也称胎位。枕先露以枕骨、面先露以颏骨、臀先露以骶骨、肩先露以肩胛骨为指示点，每个指示点与母体骨盆入口左、右、前、后、横的不同位置构成不同胎位(图 3-6)。

$$
\text{纵产式}\begin{cases}
\text{头先露}\begin{cases}
\text{枕先露}\\
(95.55\%\sim97.55\%)
\end{cases}\begin{cases}
\text{枕左前(LOA)枕左横(LOT)枕左后(LOP)}\\
\text{枕右前(ROA)枕右横(ROT)枕右后(ROP)}
\end{cases}\\
(95.7\%\sim\\97.95\%)\\
\text{面先露}\begin{cases}
\text{颏左前(LMA)颏左横(LMT)颏左后(LMP)}\\
\text{颏右前(RMA)颏右横(RMT)颏右后(RMP)}
\end{cases}\\
\text{臀先露}\begin{cases}
\text{骶左前(LSA)骶左横(LST)骶左后(LSP)}\\
\text{骶右前(RSA)骶右横(RST)骶右后(RSP)}
\end{cases}\\
(2\%\sim4\%)
\end{cases}
$$

横产式(0.25%)——肩先露(0.25%) $\begin{cases}\text{肩左前(LScA)肩左后(LScP)}\\\text{肩右前(RScA)肩右后(RScP)}\end{cases}$

图 3-6　胎方位

第四节　妊娠期的管理

预习案例

> 孕妇,35 岁,已婚,因"G_2P_1,妊娠 28 周"今日在门诊常规产检。查体:体温 36.6℃,血压 140/85 mmHg,心率 78 次/分钟,呼吸 20 次/分钟,体重为 70 kg,身高:158 cm,腹围 90 cm,宫高 27 cm,胎方位 LOA,胎心 134 次/分钟,双下肢脚踝有轻微水肿。实验室检查:血常规示 Hb 98 g/L,OGTT 结果正常。该孕妇既往健康,有高血压家族史,孕前体重为 52 kg,基础血压为 115/70 mmHg。
>
> **思考:**
> 1.该孕妇是否考虑为妊娠高血压疾病?为什么?
> 2.针对该孕妇有哪些饮食方面的建议?为什么?

　　妊娠期的管理包括对孕妇的定期产前检查以明确孕妇和胎儿的健康状况、对胎儿宫内情况进行监护、及时发现和处理异常情况、指导妊娠期营养和用药、保证孕妇和胎儿的健康直至安全分娩。妊娠期管理的护理评估可通过规范化的孕期保健和产前检查来实现,收集完整的病史资料、体格检查,为孕妇提供连续的整体护理。

　　围生医学(perinatology)是研究在围生期内加强围生儿及孕产妇的围生保健,也是研究胚胎发育、胎儿的病理生理以及新生儿和孕产妇疾病的诊断和防止的科学。围生期(perinatal period)是指产前、产时和产后的一段时间。孕产妇需要经历妊娠、分娩和产褥期 3 个阶段。胎儿需要经历受精、细胞分裂、繁殖、发育,从不成熟到成熟和出生后开始独立生活的复杂变化过程。我国将围生期定义为妊娠满 28 周至产后 1 周。

　　由于妊娠后期,分娩过程和新生儿出生后产褥期的早期是与妊娠和分娩有关的各种妇科疾病的高发时期，所以围生期作为产科学的一个重要时期而被命名。围生期病死率也是衡量产科和新生儿科质量的重要指标。因此，妊娠期管理是围生期保障的关键。

一、护理评估

(一)健康史

1. 个人资料

(1)年龄：年龄过小容易发生难产；年龄过大(年龄>35岁)初孕妇容易并发妊娠期高血压疾病、产力异常和产道异常等。

(2)职业：应避开理化因素的影响，如放射线能诱发基因突变，造成染色体异常。尤其是妊娠早期接触放射线者，可造成流产、胎儿畸形等。铅、汞、苯及有机磷农药、一氧化碳中毒等，均可引起胎儿畸形。

(3)其他个人资料：籍贯、家庭住址、文化程度、宗教信仰、婚姻状况、经济状况、联系方式等。

2. 目前健康状况

询问孕妇饮食习惯、休息睡眠情况及大小便情况、日常活动与自理能力和有无特殊嗜好。饮食习惯包括饮食形态、饮食内容和摄入量。睡眠情况包括每日睡眠的时间、睡眠质量。大小便情况包括大小便的次数、性状等。

3. 既往史及家族史

(1)既往史：了解有无高血压、糖尿病、心肺疾病、肝肾疾病、血液病、传染性疾病、胃肠道疾病、内分泌疾病等，以及疾病的发生时间和严重程度。还应了解有无剖宫产及其他手术史，药物食物过敏史。

(2)家族史：了解家族中有无高血压、糖尿病等慢性病史，有无精神疾病、遗传病史，有无双胎及多胎妊娠史。

4. 月经史及婚育史

(1)月经史：了解初潮年龄、月经量、月经周期、末次月经日期。了解月经周期和末次月经日期可帮助推算出孕产妇的预产期。

(2)婚育史：了解结婚年龄、结婚次数、是否近亲结婚、怀孕次数，其中包含足月产数、早产数、流产数、现存子女数。如足月产1次，无早产，流产2次，现存子女数一人。有无难产、死胎、死产、产后出血。

5. 本次妊娠经过

(1)停经后有无恶心，呕吐头晕，头痛，阴道出血，发热等症状。有无病毒感染史及用药情况。

(2)胎动出现的时间以及目前的胎动情况。

(3)是否接触过致胎儿畸形的潜在因素：如放射性物质、有毒物质、食用孕产妇禁忌药物、饲养宠物等。

6. 配偶健康状况

了解配偶有无吸烟、饮酒等特殊嗜好及有无遗传、传染病史等。

7.推算预产期(expected date of confinement,EDC)

(1)计算法：问明末次月经的日期(LMP)，从末次月经算起，如为阳历，月份加9或减3，日期加7。如为农历，月份加9或减3，日期加15。如某孕妇末次月经时间为阳历2018年9月26日，则她的预产期为2019年7月3日。

(2)估计法：如果孕妇记不清末次月经时间，可根据早孕反应出现的时间、胎动开始的时间、手测或尺测宫底高度和B超检查妊娠囊的大小、头臀长度、抬头双顶径及股骨长度综合判断。

(二)体格检查

1.一般检查

(1)外观检查：观察发育、营养、精神状态、身高及步态。身材矮小的孕妇(身高<145 cm)，常伴有骨盆狭窄。

(2)生命体征检查：测量血压，正常孕妇的血压应<140/90 mmHg，超过这个值属于病理状态，应怀疑是否有妊娠高血压相关疾病。测量身体质量指数(body mass index,BMI)并计算，BMI=体重(kg)/[身高(m)]^2，判断孕妇营养状况。一般孕前BMI值越大的孕妇，孕期体重增长应越少。妊娠晚期体重增加不应超过500 g，超过者应注意水肿或隐性水肿的发生。孕期体重增加范围建议如表3-3所示。

表3-3　孕期体重增加范围的建议

孕前BMI(kg/m^2)	孕期体重增加范围(kg)	孕中晚期平均每周体重增长的速度(kg/w)
体重过低(<18.5)	12.5~18.0	0.51(0.44~0.58)
正常体重(18.5~24.9)	11.5~16.0	0.42(0.35~0.50)
超重(25.0~29.9)	7.0~11.5	0.28(0.23~0.33)
肥胖(≥30.0)	5.0~9.0	0.22(0.17~0.27)

注：BMI表示体质指数

(3)其他检查：听诊心肺功能有无异常，乳房发育情况，触诊乳房有无肿块，乳头大小，及有无乳头凹陷。身体外观有无畸形，如脊柱侧弯等。

2.专科检查

专科检查包括腹部检查、骨盆测量、阴道检查、肛门检查和绘制妊娠图。检查前先告知孕妇检查的目的、步骤，检查时动作尽可能轻柔，以取得合作。检查时，应注意保护被检查者的隐私，必要时注意遮挡。

1)腹部检查：排空膀胱后，孕妇仰卧于检查床上，头部稍抬高，露出腹部，双腿略屈曲分开，使腹肌放松。检查者应站在孕妇的右侧。

(1)视诊：注意腹部的形状、大小、皮肤情况(如有无妊娠纹、瘢痕、红疹等)。腹部过大、宫底过高者，可能为双胎或多胎、羊水过多、巨大儿，腹部过小者、宫底过低者，可能为胎儿生长受限(fetal growth restriction,FGR)、孕周推算错误等，腹部两侧向外膨出伴宫底位置较低者，胎儿可能是肩先露，尖腹(多见于初产妇)或悬垂腹(多见于经产妇），应考虑可能伴有骨盆狭窄。

（2）触诊：注意腹壁肌肉的紧张度，有无腹直肌分离，注意羊水量的多少及子宫肌的敏感度。先用软尺测量子宫长度及腹围，子宫长度是指从宫底到耻骨联合上端的距离，腹围是指绕脐一周的数值。随后进行四步触诊法可以不要检查子宫大小、胎产式、胎先露、胎方位及胎先露是否衔接。在做前三步手法时，检查者面向孕妇，做第四步手法时，检查者应面向孕妇足端（图3-7）。

第一步，检查者两手置于宫底部，手测宫底高度，根据其高度评估胎儿大小与妊娠周期是否相符。然后以两手指腹相对交替轻推，若宫底部为胎头则感觉硬而圆且有浮球感，若为胎臀，则柔软且形态不规则。

第二步，检查者双手掌置于腹部左右两侧，轻轻地深按进行检查。触到平坦饱满部分为胎背，并确定胎背向前、向侧方或向后。触到可变形的高低不平部分为胎儿肢体，有时可感到胎儿肢体在活动。

第三步，检查者右手拇指与其他四指分开，置于耻骨联合上方握住胎先露部，进一步查清是胎头还是胎臀，左右推动以确定是否衔接。若可推动则未衔接。

第四步，检查者左右手分别置于胎先露部的两侧，沿骨盆入口向下深按，进一步核实胎先露部的诊断是否正确，并确定胎先露部入盆程度。先露部为胎头时，一手可顺利进入骨盆入口，另一手则被胎头隆起部阻挡，该隆起部称胎头隆突。枕先露时，胎头隆突为额骨，与胎儿肢体同侧；面先露时，胎头隆突为枕骨，与胎背同侧。

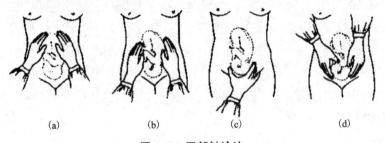

|　(a)　|　(b)　|　(c)　|　(d)　|

图3-7　四部触诊法

（3）听诊：胎心音在靠近胎背侧上方的孕妇腹壁上听得最清楚。枕先露时，胎心音在脐下方右侧或左侧；臀先露时，胎心音在脐上方右侧或左侧；肩先露时，胎心音在脐部下方听得最清楚。当腹壁紧、子宫较敏感、确定胎背方向有困难时，可借助胎心音和胎先露综合分析判断胎方位。听诊部位如图3-8所示。

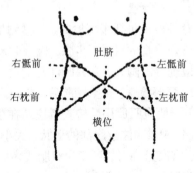

图3-8　胎心听诊方位

2）骨盆测量：胎儿从母体娩出时，必须通过骨盆。除了由子宫、子宫颈、阴道和外阴构成的软产道外，骨盆是产道的最重要的组成部分。分娩的快慢和顺利与否，都和骨盆的大小与形态是否异常有密切的关系，狭小或畸形骨盆均可引起难产。初孕妇及有难产史的孕妇，初次产前检查时均应常规作骨盆测量及检查。

（1）骨盆外测量：通常步骤如下。

①髂棘间径：协助孕妇伸腿仰卧位于检查床上。触清两侧髂前上棘，测量两侧髂前上棘外侧缘间的距离（图3-9），查看数据并记录，正常值为23~26 cm。

②髂嵴间径：助孕妇伸腿仰卧位于检查床上。测量两侧髂嵴外缘间的最宽距离（图3-10），查看数据并记录，正常值为25~28 cm。以上两径线可间接了解骨盆入口横径长度。

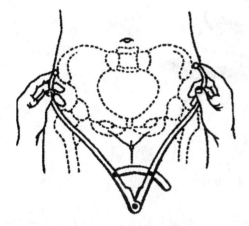

图3-9 测量髂棘间径

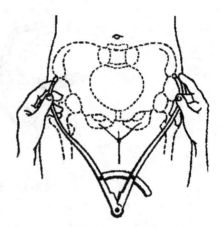

图3-10 测量髂嵴间径

③骶耻外径：协助孕妇取左侧卧位，右腿伸直，左腿屈曲。为耻骨联合上缘中点至第5腰椎棘突下凹陷处的距离（图3-11）。（第5腰椎棘突下，相当于菱形窝上角；或相当于两侧髂嵴连线中点下1~1.5 cm处。）此径线可间接推测骨盆入口前后径长度，是骨盆外测量中最重要的径线。骶耻外径值与骨质厚薄相关，测得的骶耻外径值减去1/2尺桡周径值，即相当于骨盆入口前后径值。正常值为18~20 cm。

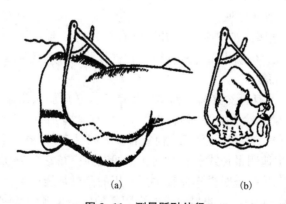

(a)　　　　　　(b)

图3-11 测量骶耻外径

④出口横径(坐骨结节间径)：协助孕妇呈仰卧位，双腿弯曲双手紧抱双膝，使髋关节和膝关节全屈。测量两侧坐骨结节内侧缘之间的距离(图3-12)，查看数据并记录，正常值为8.5~9.5 cm)。

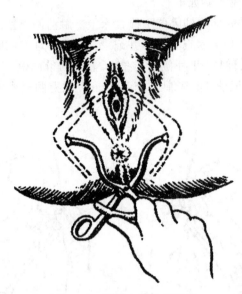

图3-12   测量坐骨结节间径

⑤出口后矢状径：此时嘱孕妇取膝胸或左侧卧位。检查者右手示指戴指套并涂润滑油后，伸入肛门，指腹朝骶骨方向与拇指共同协作找到骶尾关节后予以标记。若骶尾关节已固定，则以尾骨尖为标记，测量从标记处至出口横径中点间的距离，即为后矢状径，查看数据并记录，正常值为8~9 cm。若后矢状径与出口横径之和大于15 cm，表明骨盆出口狭窄不明显。

⑥耻骨弓角度：协助孕妇呈仰卧位，两腿弯曲。双手紧抱双膝。用左右两拇指尖斜着对拢，放置于耻骨联合下缘，左右两拇指平放于耻骨降支上面。测量两拇指间的角度并记录，正常值为90°。小于80°为不正常，此角度反映骨盆出口横径的宽度。协助孕妇整理衣裤，整理用物，放回原处。

《孕前及孕期保健指南》2018版中提出，已有充分的证据表明骨盆外测量并不能预测产时头盆不称。因此，孕期不需要常规检行骨盆外测量。对于阴道分娩的孕妇，妊娠晚期可测定骨盆出口径线。

(2)骨盆内测量：凡有骨盆狭窄或初孕妇预产期前2周胎头尚未入盆者及多次难产史者均应做骨盆内测量。检查时患者排空膀胱，检查者备消毒手套、润滑油或消毒肥皂。孕妇取膀胱截石位，外阴常规消毒，检查者戴无菌手套，示指、中指涂润滑剂后，轻轻伸入阴道，动作轻柔地测量径线。骨盆内测量的时间应在妊娠24周后、36周前进行。操作必须在消毒下进行，检查时操作要轻柔。常用的测量径线如下：

①骶耻内径(又称对角径)：测量时将伸入阴道的中指尖触到骶岬上缘中点，使示指上缘紧贴耻骨联合下缘，用另一手的示指标记此紧贴点后，抽出阴道内手指，测量中指

尖至此标记点的距离(图3-13)，即为骶耻内径，再换算成真结合径。如中指尖触不到骶岬，表示此径线正常。

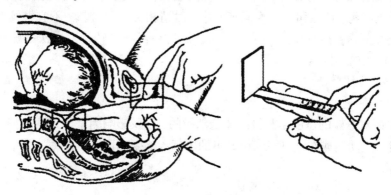

图3-13　测量对角径

②坐骨棘间径：用中骨盆测量器测量，但临床少用。内测量时还应注意骶骨弯度、坐骨切迹之宽度及耻骨弓角度(图3-14)。

③坐骨切迹宽度：为坐骨棘于骶骨下部间的距离，即骶棘韧带的宽度。检查者将伸入阴道内的示指、中指并排放置于韧带上，如果能容纳3横指(5.5~6.0 cm)，否则为中骨盆狭窄(图3-15)。

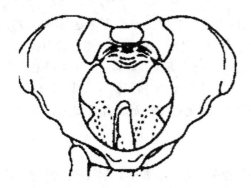

图3-14　测量坐骨棘间径

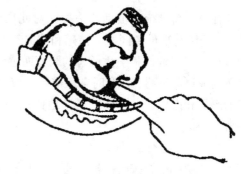

图3-15　测量坐骨切迹宽度

3)阴道检查：确诊早孕时即应行阴道检查。妊娠最后1个月以及临产后，应避免不必要的阴道检查。如确实需要，则需外阴消毒及戴手套检查，以防感染。

4)肛诊：肛诊可以了解胎先露部、骶骨前面弯曲坐骨棘及坐骨切迹宽度以及骶骨关节活动度。

5)绘制妊娠图：将各项检查结果如血压、体重、身高、腹围、胎位、胎心率等填于妊娠图中，绘制成曲线图，观察动态变化，及早发现并处理孕妇及胎儿的异常情况。

二、高危因素评估

应重点评估的内容：孕产史(特别是不良孕产史如流产、早产、死胎、死产史)，生殖道手术史,有无胎儿畸形或幼儿智力低下,孕前准备情况,孕妇及配偶的家族史和遗传病史。注意有无妊娠合并症,例如:慢性高血压、心脏病、糖尿病、肝肾疾病、系统性红斑狼疮、血液病、神经和精神疾病等,并及时请相关学科会诊,不宜继续妊娠者应告知并及时终止妊娠;高危妊娠继续妊娠者,评估是否需要转诊。本次妊娠有无阴道出血,有无可能致畸的因素。

(一)心理—社会评估

1.孕妇对妊娠的态度、感受

评估孕妇对妊娠的态度是积极的还是消极的,以及影响因素。评估孕妇对妊娠的接受程度,能否主动地或在鼓励下谈论妊娠的不适、感受和困惑,妊娠过程中与家人和配偶的关系等。

2.孕妇有无异常的心理反应

评估孕妇对妊娠有无不良的情绪反应,对即将为人母和分娩有无焦虑和恐惧心理。孕妇到妊娠中期、晚期,强烈意识到将要有一个新生儿,同时,妊娠晚期子宫明显增大,给孕妇在体力上加重负担,行动不便,甚至出现睡眠障碍、腰背痛等症状,使大多数孕妇都急切盼望分娩日期的到来。随着预产期的临近,孕妇常因新生儿将要出生而感到愉快,但同时也会因分娩将产生的痛苦而焦虑,担心能否顺利分娩、分娩过程中母儿安危、新生儿有无畸形,也有的孕妇担心新生儿的性别能否为家人接受等。

3.孕妇的社会支持系统、家庭功能评价

社会支持系统应重点评估配偶对此次妊娠的态度。对准父亲而言这是一项心理压力,会经历与准母亲同样的情感和冲突。他可能会为自己有生育能力而感到骄傲,也会为即将来临的责任和生活形态的改变而感到焦虑。他会为妻子在妊娠过程中的身心变化而感到惊讶与迷惑,也会时常因需要适应妻子多变的情绪而不知所措。因此,评估准父亲的感受和态度,才能有针对性地协助他承担父亲的角色,继而成为孕妇强有力的支持者。

4.孕妇寻求健康指导的程度、动力

评估孕妇是否按时产检,是否参加了孕产妇相关的培训,如孕妇学校等。是否主动学习有关妊娠期的注意事项及保健知识。

(二)辅助检查

1.常规检查

血常规、尿常规、血型(ABO 和 Rh 血型)、肝功能、肾功能、空腹血糖水平、HBsAg 筛查、梅毒血清抗体筛查、HIV 筛查和地中海贫血筛查(广东、广西、海南、湖南、湖北、四川、重庆等地区)等。

2.超声检查

在孕早期(妊娠6~8周)行超声检查,以确定是否为宫内妊娠及孕周、胎儿是否存活、胎儿数目、子宫附件情况。妊娠20~24周开始进行系统的超声检查,筛查胎儿有无严重畸形。妊娠晚期的超声检查可以评估胎儿大小、羊水量、胎盘成熟度、胎位,有条件者可检测脐动脉收缩期峰值和舒张末期流速之比(S/D 比值)等。

3. 妊娠期糖尿病筛查

直接进行 75 g OGTT（口服葡萄糖耐量试验），其正常上限为空腹血糖水平为 5.1 mmol/L，1 小时血糖水平为 10.0 mmol/L，2 小时血糖水平为 8.5 mmol/L。孕妇具有妊娠期糖尿病高危因素或者医疗资源缺乏的地区，建议在妊娠 24~28 周时应首先检测空腹血糖（FPG）。

孕妇外周血胎儿游离DNA产前筛查与诊断技术规范

4. 其他检查

无创产前基因检测（non-invasive prenatal testing, NIPT），又称为无创产前 DNA 检测、无创胎儿染色体非整倍体检测等。NIPT 筛查的目标疾病为 3 种常见胎儿染色体非整倍体异常，即 21 三体综合征、18 三体综合征、13 三体综合征。适宜孕周为 12~22 周$^{+6}$。

具有高危因素的孕妇（如合并糖尿病、前次妊娠出生的新生儿有 GBS 感染等），取直肠和阴道下 1/3 分泌物培养。

三、护理诊断

(一)孕妇

1. 舒适度改变

与子宫增大压迫周围器官及组织有关。

2. 便秘

与妊娠引起的肠蠕动减弱有关。

3. 焦虑

与担心母儿安危及不适应身体变化等有关。

4. 知识缺乏

缺乏妊娠期保健知识。

(二)胎儿

有受伤的危险：与遗传、感染、中毒、胎盘功能障碍有关。

四、护理措施

(一)一般护理

建立孕妇保健手册，告知孕妇产前检查的意义和重要性，预约下次产前检查的时间，解释产前检查的内容。合理的产前检查次数及孕周不仅能保证孕期保健的质量，也可节省医疗卫生资源。WHO 2016 年发布的孕期保健指南将产前检查次数增加到了 8 次，分别为：妊娠<12 周、20 周、26 周、30 周、34 周、36 周、38 周和 40 周。根据目前我国孕期保健的现状和产前检查项目的需要，推荐的产前检查孕周分别为妊娠 6~13 周$^{+6}$，14~19 周$^{+6}$，20~24 周，25~28 周，29~32 周，33~36 周，37~41 周，共 7~11 次。有高危因素者，可酌情增加次数。

（二）症状护理

1. 恶心、呕吐

50%左右的妇女在妊娠6周左右会出现早孕反应，12周左右消失。在此期间应避免空腹，清晨起床时应先吃几块饼干或面包，起床时宜缓慢，避免突然起身；每天进食5~6餐，少量多餐，避免空腹状态；两餐之间进食液体；使用清淡食物，避免油炸、难以消化或引起不舒服气味的食物；给予精神鼓励和支持，以减少心理的困扰和忧虑。若妊娠12周以后仍继续呕吐，甚至到了影响孕妇营养的程度，则应考虑妊娠剧吐的可能，此时必须住院治疗，纠正水、电解质紊乱。对偏食者，在不影响饮食平衡的情况下，可不做特殊处理。

妊娠症状护理(微课)

2. 尿频、尿急

常发生在妊娠最初3个月及妊娠末3个月。若因子宫压迫所致，且无任何感染征象，可给予解释，不必处理。孕妇无须通过减少液体摄入量的方式来缓解症状，有尿意时应及时排空。此现象产后可逐渐消失。

3. 白带增多

于妊娠最初3个月及妊娠末3个月明显，是妊娠期正常的生理变化。但应排除假丝酵母菌、滴虫、淋菌、衣原体等感染。嘱孕妇每日清洗外阴或经常洗澡，以避免分泌物刺激外阴部，保持外阴部清洁，但严禁阴道冲洗。穿透气性好的棉质内裤，并经常更换。分泌物过多的孕妇，可使用卫生巾并经常更换，以增加舒适感。

4. 水肿

孕妇在妊娠后期易发生下肢水肿，经休息后可消退，属正常现象。若下肢有明显凹陷性水肿或经休息后不消退者，应及时就诊，警惕妊娠期高血压病的发生。嘱孕妇左侧卧位，解除右旋增大的子宫对下腔静脉的压迫，下肢稍垫高，避免长时间的站或坐，以免加重水肿。长时间站立的孕妇，双侧下肢应轮流休息，收缩下肢肌肉，以利于血液回流。适当限制孕妇对盐的摄入，但不必限制水分的摄入。

5. 下肢、外阴静脉曲张

孕妇应避免双腿交叉或长时间站立、行走，并注意时常抬高下肢；指导孕妇穿弹力裤或袜，避免穿妨碍血液回流的紧身衣裤。会阴部有静脉曲张者，可于臀下垫枕，抬高髋部休息。

6. 便秘

便秘是妊娠期常见的症状之一，尤其是妊娠前已有便秘者。嘱孕妇每日养成定期排便的习惯，多吃水果、蔬菜等含纤维素多的食物，同时增加每日饮水量，注意适当活动。未经医生允许，不可随意用药。

7. 腰背痛

指导孕妇穿低跟鞋，在俯拾或抬举物品时，保持上身直立，弯曲膝部，用双下肢的力量抬起。若因工作要求需长时间弯腰，妊娠期间应给予适当调整。疼痛严重者，必须卧床休息(硬床垫)，同时予以局部热敷。

8.下肢痉挛

指导孕妇饮食中增加钙的摄入,若因钙、磷不平衡所致,则应限制牛奶(含大量磷)的摄入量或服用氢氧化铝乳胶,以吸收体内磷质来平衡钙、磷的浓度。告诫孕妇避免腿部疲劳、受凉,伸腿时避免脚趾间伸向前,走路时足跟先着地。发生下肢肌肉痉挛时,嘱孕妇背屈肢体或站直前倾以伸展痉挛的肌肉,或局部热敷按摩,直至痉挛消失。必要时遵医嘱口服钙剂。

9.仰卧位低血压综合征

嘱左侧卧位后症状可自然消失。

10.失眠

每日坚持户外活动,如散步。睡前用梳子梳头,温水洗脚,或喝热牛奶等方式均有助于睡眠。

11.贫血

孕妇应适当增加含铁食物的摄入,如动物肝脏、瘦肉、蛋黄、豆类等。若因病情需要补充铁剂时,可用温水或果汁送服,以促进铁的吸收,且应在餐后20分钟服用,以减轻对胃肠道的刺激。提前告知孕妇,服用铁剂后大便可能会变黑,或可能导致便秘或轻度腹泻,属正常现象。

12.焦虑

了解孕妇对妊娠的心理适应程度,可在每一次产前检查接触时进行。鼓励孕妇抒发内心的感受和想法,针对其需要解决的问题提供解决办法。若孕妇始终抱怨身体不适,需判断是否有其他潜在的心理问题,找出症结所在。孕妇体型随妊娠的进展而发生改变,这是正常的生理现象,产后体型将逐渐恢复。给孕妇提供心理支持,帮助孕妇清除由体型改变而产生的不良情绪。

(三)健康教育

1.营养指导

大量研究表明,妊娠前和妊娠期肥胖均可导致不良妊娠结局。因此,妊娠期营养已成为全球重要的公共卫生问题之一。妊娠期需监测母体的体重变化,在此基础上,还应根据妊娠前体质指数、体质状况、生活和饮食习惯,以及是否有妊娠期糖尿病、妊娠期高血压病等并发症的不同情况进行个体化的营养指导,以保证妊娠期营养均衡和母儿健康。较理想的体重增长速度为妊娠早期总体增长 1~2 kg;妊娠中期及晚期每周增长 0.3~0.5 kg,肥胖者每周增长 0.3 kg,总体增长 10~12 kg(肥胖者增长 7~9 kg)。凡每周增重 3 kg 或>0.55 kg 者,应适当调整能量摄入,使每周体质量增长维持在 0.5 kg 左右。应按照《中国居民膳食营养素参考摄入量指南(2013 版)》的规定,对妊娠期热量、蛋白质、糖类、微量元素、维生素和矿物质等的摄入进行指导。

(1)热量:热量为能量之源,其中约65%来源于粮食,约35%来源于食用油、动物性食物、蔬菜和水果。为了满足母体子宫、胎盘、乳房及胎儿发育,在妊娠前推荐能量摄入量的基础上,妊娠期需要额外增加能量,用于蛋白质和脂肪储存及身体质量增长所致的能量消耗。妊娠期每天应增加 100~300 kcal 热量,并按照适当比例进食(蛋白质占15%、脂类占20%、糖类占65%)。

（2）蛋白质：优质蛋白质主要来源于动物性食物，如肉类、蛋、奶，占蛋白质总量50.0%~66.7%，其中动物性蛋白质1/3，氨基酸主要来源于奶。妊娠4~6个月时应每天增加蛋白质15 g，妊娠7~9个月时应每天增加蛋白质25 g。

（3）糖类：糖类是主要的能量来源，占50%~60%。妊娠期每天需要至少40 g糖类，妊娠中期以后每天须进食主食0.4~0.5 kg，鉴于目前妊娠期糖尿病患者逐渐增多，应尽量选择燕麦、小麦、豆类、魔芋等优质的复杂糖类，减少或避免简单糖类的摄入。

（4）维生素与矿物质：维生素与矿物质参与机体重要的生理过程，是生命活动必不可少的物质，主要从食物中获取，部分需进行额外补充，二者相互作用或结合在一起发挥作用。维生素分为脂溶性和水溶性两种，前者如维生素A、维生素D，主要存在于动物性食物中，如动物内脏、蛋黄、鱼油等；后者如维生素B、维生素C、维生素E，主要存在于植物性食物中，其中B族维生素最为重要，尤其是叶酸，妊娠期前3个月，须每天补充叶酸0.8 mg，以预防神经管畸形；妊娠中后期补充叶酸能有效预防贫血。矿物质包括铁、钙、锌、锰、硒、钾等元素，其中，铁是唯一不能完全从食物中获取的元素，需要额外进行补充。为预防妊娠期贫血，我国营养学会推荐孕妇每天补充铁元素60~100 mg。妊娠中期钙日需要量为1000 mg，妊娠晚期钙日需要量须达到1500 mg。

（5）二十二碳六烯酸（DHA）：DHA是一种长链多不饱和脂肪酸，富含于大脑和视网膜，作为细胞膜的主要成分，DHA与细胞膜的流动性、渗透性、酶活性及信号转导等多种功能有关。机体缺乏DHA会影响细胞膜的稳定性和神经递质传递。人体所需DHA主要从食物中摄取，如富含脂肪的鱼类等。为有效预防早产，促进胎儿视网膜的发育，WHO推荐从妊娠第20周起每天补充200 mg DHA。

2. 运动指导

已有研究显示，妊娠期不合理的运动可能诱发流产、早产、胎儿生长受限或母体骨骼、肌肉损伤，使心、肺负荷加重。因此，妊娠期较安全的运动形式、运动强度和每次运动持续时间，须符合妊娠妇女体重合理增长需要，且不引起胎儿窘迫和子宫收缩等不良反应。运动习惯因人而异，妊娠期合理运动指导也应遵循个体化和循序渐进的原则。目前，国内外对妊娠期运动的推荐标准是，妊娠期可选择3~4代谢当量（METs），即中等强度的有氧运动，每周3次或4次，最好是间歇性运动。美国相关指南建议，对于妊娠前无运动习惯的健康妇女，在整个妊娠期每周需进行159分钟中等强度的有氧运动，且为间歇性。日本妇产科协会建议，每周进行2次或3次有氧运动，每次60分钟以内，且运动时间以10：00~14：00为宜。我国学者建议，妊娠妇女每次在合适强度下运动15分钟后应休息5~10分钟。

3. 外阴清洁

妊娠期由于激素作用，阴道分泌物增多，首先应向孕妇解释分泌物增多的原因，指导孕妇每天用清水淋洗，勤换内衣裤，若发现阴道分泌物的颜色、性质、味道有异常变化时应及时就诊。

4. 乳房及乳头护理

怀孕后，乳腺发育乳房涨大，胸罩大小应适中，且应具有一定的支托力，同时注意乳头及乳房的清洁卫生。

5. 舒适以及安全

孕妇衣服应宽松、柔软、舒适，冷暖适宜。孕期宜穿轻便、舒适、防滑的鞋子，鞋跟宜低，避免跌倒，避免穿高跟鞋，以防出现腰背痛及身体失去平衡。

6. 孕期用药

许多药物可通过胎盘进入胚胎内影响胎儿发育。孕期生病时尽量少使用药物，但是妊娠期出现合并症、并发症时必须用药治疗。因此，孕期用药应注意两个方面，一是避免滥用药物，特别是妊娠前 2 个月，是胚胎器官形成的关键时期，必须在医生的指导下用药；二是积极配合治疗性用药。能用一种药时，应尽量避免联合用药，严格控制用药剂量和持续时间。大多数孕妇担心药物对胎儿会有不良影响，通常避免使用任何用药，甚至有合并症、并发症也拒绝必需的药物治疗，以致病情加重，严重影响母儿的健康。若病情需要，选用了对胚胎、胎儿有害的致畸药物，应先终止妊娠，然后用药。

7. 胎动计数

孕妇应于妊娠 18~20 周开始自测胎动，每天早、中、晚各数 1 小时胎动，正常胎动为每小时 3~5 次，妊娠周数越多胎动越活跃，至妊娠末期胎动逐渐减少。

8. 性生活指导

妊娠前 3 个月及妊娠末 3 个月，均应避免性生活，以防流产、早产以及感染。

9. 识别先兆临产

临近预产期的产妇，若出现阴道血性分泌物或规律宫缩(间歇 5~6 分钟，持续 30 秒)，应尽快到医院就诊。若阴道突然有大量液体流出，应嘱孕妇平卧，由家属送往医院，以防脐带脱垂危及胎儿生命。

第五节 分娩的准备

预习案例

> 李女士，32 岁，G_1P_0，妊娠 40 周，出现宫缩 1 日，宫缩持续约 25 秒，每隔 7~8 分钟出现 1 次。李女士认为自己已临产，遂来医院就诊
>
> **思考：**
> 1. 该孕妇是否已经临产？
> 2. 如何判断临产？
> 3. 有哪些技巧可以帮助她减轻不适感？

多数孕妇尤其是初产妇，由于缺乏有关分娩方面的知识，加之对分娩疼痛与分娩时不适的错误理解，以及对分娩过程中自身和胎儿安全的担忧等，会使产妇产生焦虑甚至恐惧心理，而这些心理问题又会影响产程的进展和母子的安全。因此，帮助孕妇做好分娩的准备是非常重要的。分娩的准备包括识别先兆临产、分娩物品的准备、分娩前的护

理如产前运动及减轻分娩不适的方法等。

一、先兆临产

分娩发动前，出现预示孕妇不久即将临产的症状，称之为先兆临产（threatened labor）。

（一）假临产（false labor）

假临产又称"假阵缩"，在妊娠晚期子宫出现不规律收缩，即 Braxtion-Hicks 收缩。随着妊娠的发展，这种不规律收缩的频率增多，而且逐渐被产妇所感知。它的特点是：宫缩间隔时间不规律；强度不大，只感到下腹部有轻微胀痛；持续时间也不定，一般不超过 30 秒；假阵缩不伴有宫颈缩短和宫口扩张，并可通过镇静药缓解。假阵缩是正常的生理现象，有助于宫颈的成熟，并为分娩发动作准备。

（二）胎儿下降感

胎儿下降感又称"释重感""腹部轻松感"或"轻快感"。由于胎儿的先露部下降衔接，以及羊水量减少，造成子宫底位置下降，从而使子宫对膈肌的压力降低，于是产生此感。此时，孕妇自觉呼吸较以前轻快，上腹部比较舒适，食欲改善，妊娠期的水潴留也开始减轻。由于胎头下降压迫膀胱，所以常有尿频的症状。初产妇较经产妇明显，而且由于先露部下降衔接的时间不同，故从轻快感的出现至分娩发动的时间间隔也不同。

（三）见红（show）

在产程发动前 24～48 小时，由于不规律的子宫收缩牵动宫颈，使宫颈内口附近的胎膜与子宫壁分离，导致毛细血管断裂，宫颈黏液栓脱落，使血液与宫颈黏液混合在一起从阴道流出，称之为见红，是分娩即将开始的比较可靠的征象。如有宫颈黏液栓排出则是宫颈开始扩张的信号。见红的出血量很少，但如超过月经量应考虑是否为妊娠晚期出血，如前置胎盘出血等。

二、护理程序在分娩准备中的应用

应用护理程序于分娩准备中，可以帮助护士或助产士识别孕妇对分娩的准备情况，并针对分娩准备不足之处进行有效的指导。

（一）护理评估

（1）评估影响孕妇接受分娩准备的影响因素（如受教育程度、既往孕产史、文化及宗教因素）。

（2）评估孕妇关于分娩准备的实际准备情况及缺乏的方面。

（3）评估影响孕妇学习的因素（如理解和接受能力、学习态度、环境以及丈夫和主要家庭成员的支持等）。

（二）护理诊断

1. 知识缺乏

缺乏有关分娩准备及分娩的知识。

2. 焦虑

与担心分娩疼痛不适有关。

(三)预期护理目标

(1)孕妇能正确陈述与分娩有关的知识。

(2)孕妇能正确示范应对分娩期疼痛及不适的技巧。

(四)护理措施

(1)采用上课、看录像和发健康教育手册等形式向孕妇系统讲解有关分娩准备方面的知识。

(2)采用示范、角色扮演的形式向孕妇讲解有关减轻分娩不适的应对技巧。

(3)鼓励孕妇在讲座或学习中提出问题,由专业人员对纠正错误的认知。

(4)鼓励孕妇表达心中的焦虑或者不良情绪,给予针对性的心理支持。

(5)协助孕妇配偶及其他重要家庭成员参与分娩准备的过程,让妊娠和分娩成为更有意义的家庭体验。

三、减轻分娩不适的方法

目前有很多种方法可协助减轻分娩时的疼痛,所有这些方式都依据 3 个重要的前提:①孕妇在分娩前有关分娩方面的知识,妊娠晚期已经进行过腹式呼吸的练习,并且已经会应用腹式呼吸来减轻分娩时的不适。②临产后子宫阵缩时,能保持腹部放松,且在子宫收缩时能向上自由地顶到腹部,以减轻阵痛的不适。③疼痛的知觉会借助分散注意力而得到缓解。目前常用的减轻分娩不适的方法有如下几种。

(一)拉梅兹分娩法

拉梅兹分娩法也译作拉玛泽分娩法,由俄罗斯的医生最初发明,1951 年由法国医生拉梅兹博士整理,因此被称为拉梅兹分娩法。拉梅兹分娩法被称为心理预防式的分娩准备法。这种分娩方法,从怀孕早期开始一直到分娩,通过对神经肌肉控制、产前体操及呼吸技巧训练的学习过程,有效地让产妇在分娩时将注意力集中在对自己的呼吸控制上,从而转移疼痛,适度放松肌肉,能够充满信心,并在产痛和分娩过程中保持镇定,达到加快产程并让婴儿顺利出生的目的。具体应用如下:

1. 廓清式呼吸

所有的呼吸运动在开始和结束前,均深吸一口气后再完全吐出,目的是在于减少快速呼吸而造成过度换气,从而保证胎儿在母体内的氧气供应。

2. 放松技巧

首先通过有意识或者刻意地对某些肌肉进行放松训练,然后逐步对全身肌肉进行放松练习。产妇此时无皱眉、握拳或手臂僵直等肌肉紧张现象。进行放松的方法多种多样,也可通过触摸紧张部位想象一些美好的事物或者听轻松愉快的音乐,以达到放松的目的。全身肌肉的放松,可以使孕妇在分娩过程中,不会因不自觉的紧张而造成不必要的肌肉用力和疲惫感。

3. 意志控制的呼吸

(1)胸部呼吸法:此方法应用于分娩开始的时候,此时宫颈开 3 cm 左右,所采用的呼吸方式是缓慢的胸式呼吸。孕妇可以感觉到子宫每 5~20 分钟收缩一次，每次收缩时长为 30~60 秒。孕妇学习由鼻子深深吸一口气，随着子宫收缩就开始吸气、吐气，反复进行，直到阵痛停止才恢复正常呼吸。胸部呼吸是一种不费力且舒服的减痛呼吸方式，每当子宫开始或结束剧烈收缩时。

(2)嘻嘻轻浅呼吸法：嘻嘻轻浅呼吸法应用在婴儿一面转动一面慢慢由产道下来的时候(子宫颈开 7 cm 以前)。随着子宫开始收缩，采用胸式深呼吸，当子宫强烈收缩时，采用浅呼吸法，收缩开始减缓时恢复深呼吸。宫颈开至 3~7 cm，子宫的收缩变得更加频繁，每 2~4 分钟就会收缩一次，每次持续 45~60 秒。首先让自己的身体完全放松，眼睛注视着同一点。孕妇用嘴吸入一小口空气，保持轻浅呼吸，让吸入及吐出的气量相等，呼吸完全用嘴呼吸，保持呼吸高位在喉咙，就像发出"嘻嘻"的声音。当子宫收缩强烈时，需要加快呼吸，反之就减慢。需注意呼出的量需与吸入的量相同。练习时由连续 20 秒慢慢加长，直至一次呼吸练习能达到 60 秒。

(3)喘息呼吸法：当子宫开至 7~10 cm 时，孕妇感觉到子宫每 60~90 秒钟就会收缩一次，这已经到了产程最激烈、最难控制的阶段了。胎儿马上就要临盆，子宫的每次收缩维持 30~90 秒。孕妇先将空气排出后，深吸一口气，接着快速做 4~6 次的短呼气，感觉就像在吹气球，比嘻嘻轻浅式呼吸还要更浅，也可以根据子宫收缩的程度调解速度。练习时由一次呼吸练习持续 45 秒慢慢加长至一次呼吸练习能达 90 秒。

(4)哈气运动：进入第二产程的最后阶段，孕妇想用力将婴儿从产道送出，但是此时医生会要求孕妇不要用力，以免发生阴道撕裂，等待宝宝自己挤出来，孕妇此时就可以用哈气法呼吸。阵痛开始，孕妇先深吸一口气，接着短而有力地哈气，如浅吐 1、2、3、4，接着大大地吐出，就像在吹一样很费劲的东西。孕妇学习快速、连续以喘息方式急速呼吸如同哈气法，直到不想用力为止，练习时每次需达 90 秒。

(5)用力推：此时宫颈全开了，助产师也要求产妇在即将看到婴儿头部时，用力将婴儿娩出。孕妇此时要长长吸一口气，然后憋气，马上用力。孕妇下巴前缩，略抬头，用力使肺部的空气压向下腹部，完全放松骨盆肌肉。需要换气时，保持原有姿势，马上把气呼出，同时马上吸满一口气，继续憋气和用力，直到宝宝娩出。当胎头已娩出产道时，孕妇可使用短促的呼吸来减缓疼痛。每次练习时，至少要持续 60 秒用力。

4.划线按摩法

孕妇用双手指尖在腹部做环形运动。做时按压力度不宜太大，以免引起疼痛，也不宜太小，引起痒感。也可以单手在腹部用指尖做横八字形按摩，如腹部有胎心监护仪，则可按摩双侧大腿。

(二)瑞德法

瑞德法是由英国医生迪克瑞德提出的，其原理为恐惧会导致紧张，从而加重疼痛，若能打破恐惧—疼痛的链环，便能减轻分娩时因宫缩而引起的疼痛。此方法包括放松技巧和腹式呼吸技巧。

1.放松技巧

孕妇侧卧，头下垫一小枕，让腹部的重量位于床垫上，身体的任一部位均不交叠。

类似于拉梅兹的放松技巧的练习。

2. 腹式呼吸

孕妇平卧，集中注意力使腹肌提升，缓慢地呼吸。在分娩末期，当腹式呼吸不足以应付时，可改用快速的胸式呼吸。此法目的在于转移孕妇注意力，以减轻全身肌肉的紧张性，同时迫使腹肌升起；使子宫在收缩时轻松而不受限制，以维持子宫良好的血液供应。

无痛分娩

(三)布莱德雷法

罗伯特·布莱德雷医生提出的布莱德雷法又称"丈夫教练法"。其放松和控制呼吸的技巧同前，主要强调在妊娠、分娩和新生儿出生后最初几天内丈夫的重要性。在分娩过程中，丈夫可以鼓励产妇适当活动来促进产程，也可以指导产妇用转移注意力的方法来减轻疼痛。

(四)镇痛分娩

镇痛分娩又称无痛分娩。椎管内分娩镇痛是迄今为止所有分娩镇痛方法中镇痛效果最确切的方法，这种操作由有经验的麻醉医生进行。麻醉医生在腰椎间隙进行穿刺成功后，在蛛网膜下隙注入少量局麻药或阿片类药物，并在硬膜外腔置入一根细导管，导管的一端连接电子镇痛泵，由产妇根据疼痛的程度自我控制给药(麻醉医生已经设定好了每小时的限量，不必担心用药过量)，镇痛泵可以持续使用直至分娩结束。在整个过程中，麻醉药的浓度较低，相当于剖宫产麻醉时的 $1/5 \sim 1/10$，可控性强，安全性高，几乎不影响产妇的运动，产妇意识清醒，能主动配合、积极参与整个分娩过程。

四、分娩前护理

(一)分娩物品的准备

产前帮助初次迎接新生命、又缺乏社会支持系统的年轻准父母，指导其准备好产妇和新生儿用物。

1. 母亲的用物准备

数片计血量纸卫生巾、足够的消毒卫生巾、内裤、大小合适的胸罩，数套可替换的衣服，以及拔奶器以备吸空乳汁用。

2. 新生儿衣物

准备柔软、舒适、宽大、吸水透气性好的纯棉织品。此外还要准备婴儿包被、毛巾、梳子、围嘴、爽身粉、温度计等。对不能进行母乳喂养的家庭，还要准备奶瓶、奶粉及勺子等。

3. 母婴护理健康宣教

可采用上课、看录像和现场教学等形式进行。如新生儿喂养及护理知识；母乳喂养的好处及方法；如何给新生儿洗澡、穿脱衣服、脐带护理及换尿布等。

(二)产前运动

产前运动可帮助孕妇减轻身体的不适，缓解对分娩的焦虑和恐惧的心理，伸展会阴部肌肉，让分娩得以顺利进行；同时强化肌肉以帮助孕妇在产后身体能快速有效地恢复。

1. 孕早期运动

在妊娠早期不适的情形得到缓和时，孕妇应开始进行简单又不激烈的伸展运动。这有利于促进血液循环、刺激肠蠕动、预防便秘、增强会阴与阴道的肌肉弹性及张力等作用。

(1) 腿部运动：以手轻扶稳固的椅背，右腿固定，左腿做360°的转动（划圈），做毕后还原，换腿继续做，建议早晚各做5~6次。目的是加强骨盆附近肌肉之坚韧性及会阴部肌肉弹性，有利于生产。

(2) 腰部运动：手扶椅背，慢慢吸气，同时手臂用力，使身体重心集中于椅背上，脚尖立起，使身体抬高，腰部挺直，使下腹部紧靠椅背，然后慢慢呼气，手臂放松，脚还原，建议早晚各做5~6次。目的是生产时加强腹压及会阴部之弹性，使胎儿顺利娩出。

(3) 抬腿运动：让孕妇平躺，双腿抬高贴在墙上约5分钟，双腿与床呈垂直。目的是促进下肢血液循环，可避免静脉曲张，并能增加脊椎及臀部肌肉的张力。

(4) 股部肌肉伸展运动：孕妇平躺，一腿伸直，一腿稍微向上弯曲，伸直的那一只腿缩紧脚趾，再缩紧大腿、臀部及肛门肌肉，然后放松。换另一腿做同样的动作。目的是解除脚的疲劳，预防脚抽筋及麻痹。

(5) 蹲踞运动：孕妇慢慢蹲下，两脚分开与肩同宽，上身挺直，使身体重心集中于骨盆底部。目的为增强骨盆肌肉张力。

2. 孕中期运动

到了妊娠中期，孕早期的不适症状明显减少或消失，胎儿发育迅速。孕中期的运动，不但可缓解孕期不适症状，而且对有效控制孕期体重有重要作用。

(1) 盘坐运动：孕妇席地坐正，脚底相贴，双膝分开，双手分置于膝盖上，用手臂的力量慢慢将膝盖往下压，做一次腹式呼吸后，放松双手。开始做2分钟，渐渐增加至10分钟。目的是避免腓肠肌的扭痛与抽筋，增加小腿肌肉张力。

(2) 盘腿坐式：孕妇坐下，两小腿一前一后平放，不要交叠，双膝远远分开。平常看电视、聊天、看书时就可采取这种姿势。目的为强化腹股沟肌肉及关节张力，伸展会阴部肌肉，可预防子宫压迫所产生的抽筋。

(3) 脊椎伸展运动：孕妇平躺，双膝弯曲，双手抱住膝关节下缘，将头部与上半身向上抬起，下巴尽量贴近胸口，使脊椎弓起来，维持数秒后恢复原来姿势。目的为减轻孕期的腰酸背痛。

(4) 骨盆及背部摇摆运动：孕妇平躺，双手置于身体两侧，膝盖弯曲并拢，小腿与地面垂直，两足分开与肩同宽，脚底平贴床面，利用足部与肩部的力量，慢慢将臀部与背部抬起，同时收缩臀部肌肉并摇摆，然后双膝分开，慢慢恢复原来姿势。早晚各做5~6次。目的为减轻腰酸背痛，增强阴道及会阴肌肉弹性。

(5) 腰背肌肉运动：孕妇跪地，身体向前，手掌撑地，大腿及手臂皆与地垂直，腰部与背部重复进行上弓与下压的动作。目的为减轻腰酸背痛。

(6)会阴收缩运动：孕妇吸气紧缩阴道周围及肛门口肌肉(提肛动作)，就像憋住大便、憋尿一样闭气，持续3~5秒再慢慢放松，吐气。休息、坐、躺、走路时，随时可做。目的为增强会阴与阴道的肌肉弹性及张力，可减少产道撕裂伤，避免生产时大小便失禁及产后尿失禁。

3.孕晚期运动

随着预产期的接近，很多孕妇会有不同程度的紧张不安的情绪。孕晚期运动不仅可以缓解紧张的情绪，而且可以促进产程进展顺利。

(1)膝胸卧式：孕妇俯卧，双膝跪地分开约一尺宽，大腿与地板垂直，手肘弯曲，双手掌平贴头部两侧，肩部与胸部尽量贴地，腰部挺直，臀部抬高，维持此姿势2分钟。目的为促进骨盆腔之血液循环，并可矫正胎位。

(2)腹式呼吸运动：孕妇平躺，双腿微弯，用鼻深吸气使腹部凸起、胸部保持不动，再慢慢用口吐气并松弛腹部肌肉。早晚各做10~15次。目的为在阵痛开始时，腹式呼吸可松弛腹部肌肉、减轻产痛，并能分散孕妇对产痛的注意力。

(3)哈气运动：孕妇平躺，腿伸直，张口做浅速呼吸，每秒呼吸1次，每呼吸10次必须休息一下再继续做，早晚各做4~5次。目的是当胎头娩出时做此运动，可避免胎儿快速冲出所造成的婴儿损伤，或产妇会阴及产道的严重撕裂伤。

(4)腹压运动：以此运动在分娩时可配合子宫收缩，能产生推送胎儿的力量，加速胎儿娩出。孕妇采半坐卧的姿势，双手绕过大腿下将大腿向外伸展，想象此时要将胎儿娩出，深吸一口气憋住，将下巴贴在胸前，假装用力把横膈膜向下压，像要解大便的样子。练习时不可真正用力，早晚各做5~6次。丈夫或家人能帮忙撑住孕妇的腰背，或以棉被枕头支撑腰背，可以减轻孕妇在运动中的不适感。

(三)分娩期的饮食准备

分娩期由于宫缩的疼痛，导致孕妇不能正常进食，产前需要准备一些易消化的食物且热量较高的食物，有利于分娩时产妇用力以促进顺利分娩。

1.宫颈扩张阶段

第一产程持续时间较长，强烈的子宫收缩影响产妇睡眠及正常进食，此阶段应选择柔软、易消化的食物(如包子、粥、蛋糕等)，少食多餐。

2.宫口开全至胎儿娩出阶段

第二产程子宫收缩频繁，强烈的宫缩将压迫胃部引起呕吐，疼痛加剧及能量消耗增加，此阶段需快速补充高热量的食物(糖水、巧克力等)。

3.胎盘娩出阶段

第三产程较短，一般不需补充食物。

课程思政

树立正确的家庭价值观，体验快乐的妊娠与分娩

家庭价值观是个人对于家庭事务所抱有的一种观点、态度或信念，也是评价家庭意义与目的及理想家庭的一个标准，并影响着个人经营家庭生活与家庭相关事务的决定。中华民族自古以来就重视家庭、重视亲情，家庭是社会的基本细胞，是人生的第一所学校，我们都要重视家庭建设，注重家庭、注重家教、注重家风，紧密结合培育和弘扬社会主义核心价值观，发扬光大中华民族传统家庭美德，促进家庭和睦，促进亲人相亲相爱，促进下一代健康成长，促进老年人老有所养，使千千万万个家庭成为国家发展、民族进步、社会和谐的重要基点。

健康孕育和分娩新生命保障人类繁衍，是家庭的重要组成部分，是每个家庭的希望和期盼。树立正确的家庭价值观，创造和谐温馨的家庭环境，是快乐妊娠与分娩的基础和前提。

本章小结

本章学习妊娠生理、妊娠期母体的变化、妊娠诊断、妊娠期管理以及分娩准备的内容。学习完本章后，学生应能描述受精卵的生长、发育、着床和胎儿胎盘的形成，说出胎盘的功能，能描述妊娠期母体生理变化、心理和社会方面的调试，描述围生期孕妇产前检查的内容，应用四步触诊法进行孕期检查，准确推算预产期，并能应用所学知识对孕妇进行孕期健康教育，指导孕妇做好分娩前准备，促进母婴健康。

客观题测验

主观题测验

第四章

分娩期妇女的护理

分娩期妇女的护理PPT

学习目标

识记：正常分娩的影响因素包括产力、产道、胎儿及产妇的精神心理因素；子宫收缩力的特点；分娩机制各步骤；分娩产程分期。

理解：骨盆腔 3 个平面及各平面径线；软产道的变化；胎儿大小。

运用：分娩产程观察、护理评估、主要护理问题及护理措施。

妊娠满 28 周(196 日)及以后的胎儿及其附属物从临产开始到全部从母体娩出的过程，称为分娩(delivery)。妊娠满 28 周至不满 37 足周(196~258 日)间分娩，称为早产(preterm delivery)。妊娠满 37 周至不满 42 足周(259~293 日)间分娩，称为足月产(term delivery)。妊娠满 42 周及以后(294 日及 294 日以上)分娩，称为过期产(postterm delivery)。

第一节 影响分娩的因素

预习案例

> 王女士,29 岁,因"G_2P_0,孕 40 周,规律宫缩 4 小时,临产"入院。LOA,胎心 136 次/分钟,宫缩间隔 4~5 分钟,持续 30~40 秒,宫缩强度中等。骨盆外测量为 25-28-19-9 cm。阴道检查:宫口开 2 cm,先露头,S^{-1},胎膜未破。B 超显示双顶径为 9 cm。
>
> **思考**
>
> 1. 影响产妇分娩的因素有哪些?
>
> 2. 临产后的正常宫缩具有哪些特点?该产妇产力是否正常?

　　决定分娩的因素包括产力、产道、胎儿及产妇的精神心理因素。子宫收缩力是临产后最主要的产力,腹压是第二产程中胎儿娩出的重要辅助力量,肛提肌收缩力可协助胎儿内旋及胎头仰伸。骨盆三个平面的大小与形状、子宫下段的形成、宫颈管消失与宫口扩张、会阴体伸展等可直接影响胎儿能否顺利通过产道。胎儿大小与胎方位也是分娩难易的重要影响因素。精神心理因素会影响分娩的全过程,产妇保持良好的精神心理状态对分娩非常重要。在分娩过程中,上述四种因素正常并相互协调适应,胎儿顺利经阴道自然娩出,则为正常分娩。

一、产力

　　将胎儿及其附属物从子宫内逼出的力量称为产力,包括子宫收缩力、腹壁肌及膈肌收缩力和肛提肌收缩力。

(一)子宫收缩力

　　子宫收缩力是临产后的主要产力,贯穿于整个分娩过程中。临产后的正常宫缩具有以下特点。

1. 节律性

　　节律性是临产的标志。每次宫缩都是由弱到强(进行期),维持一定时间(极期)(一般为 30~40 秒),随后从强逐渐减弱(退行期),直至消失进入间歇期(一般为 5~6 分钟)(图 4-1)。当宫口开全时,间歇期仅为 1~2 分钟,宫缩可持续 60 秒。宫缩如此反复,直至分娩结束。宫缩强度随产程进展逐渐增强,间歇期宫腔压力仅为 6~12 mmHg,临产初期升至 25~30 mmHg,于第一产程末可达 40~60 mmHg,第二产程期间增至 100~150 mmHg。宫缩时,子宫肌壁血管和胎盘受压,致使子宫和胎盘绒毛间隙的血流减少,但宫缩间歇期,子宫血流量又恢复至原来水平,胎盘绒毛间隙的血流重新充盈。宫缩的节律性有利于胎儿适应分娩过程。

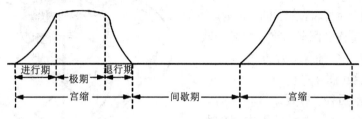

图 4-1　临产后正常宫缩节律性示意图

2.对称性

正常宫缩起自双侧子宫角部,迅速向子宫底中线集中,左右对称,再以每秒 2 cm 的速度迅速向子宫下段扩散,约在 15 秒内均匀协调地遍及整个子宫,此为宫缩的对称性(图 4-2)。

3.极性

宫缩以子宫底部最强、最持久,向下逐渐减弱,此为子宫收缩的极性,子宫底部收缩力的强度是子宫下段的 2 倍。

4.缩复作用

每当宫缩时,子宫体部肌纤维短缩变宽,间歇期肌纤维虽然松弛变长变窄,但不能恢复到原来的长

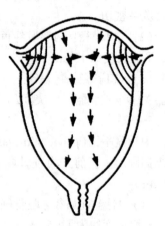

图 4-2　子宫收缩力的
对称性示意图

度,经反复收缩,肌纤维越来越短,这种现象称为子宫肌纤维的缩复作用。缩复作用可使宫腔容积逐渐缩小,迫使胎先露部下降,宫颈管逐渐缩短直至消失。

(二)腹壁肌及膈肌收缩力

腹壁肌及膈肌收缩力是第二产程时胎儿娩出的重要辅助力量。宫口开全后,每次宫缩时,前羊膜囊或胎先露部压迫骨盆底组织及直肠,反射性地引起排便动作。产妇表现为主动屏气,喉头紧闭向下用力,腹壁肌及膈肌收缩使腹内压增高,促使胎儿娩出。但过早使用腹压易导致产妇疲劳、宫颈水肿,可使产程延长。第三产程时,腹壁肌及膈肌收缩力可迫使已剥离的胎盘尽早娩出,减少产后出血的发生。

(三)肛提肌收缩力

肛提肌收缩力可协助胎先露部在骨盆腔进行内旋转。当胎头枕部露于耻骨弓下时,肛提肌收缩力能协助胎头仰伸及娩出。胎儿娩出后,当胎盘降至阴道时,肛提肌收缩力能协助胎盘娩出。

二、产道

产道是胎儿娩出的通道,分为骨产道与软产道 2 个部分。

(一)骨产道

骨产道指真骨盆,其大小、形态与分娩有密切关系。骨盆腔可分 3 个平面,每个平

面由多条径线组成。

1.骨盆入口平面

骨盆入口平面(pelvic inlet plane)为骨盆腔上口,呈横椭圆形,前方为耻骨联合上缘,两侧为髂耻缘,后方为骶岬前缘。有4条径线(图4-3)。

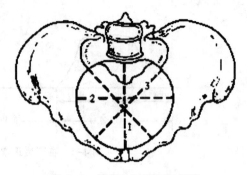

图4-3　骨盆入口平面各径线
1—前后径 11 cm；2—横径 13 cm；3—斜径 12.75 cm

(1)入口前后径:即真结合径。为耻骨联合上缘中点至骶岬前缘正中间的距离,平均长度约 11 cm,其长短与胎先露衔接关系密切。

(2)入口横径:两髂耻缘间的最大距离,平均长度约 13 cm。

(3)入口斜径:左右各一。左侧骶髂关节至右侧髂耻隆突间的距离为左斜径;右侧骶髂关节至左侧髂耻隆突间的距离为右斜径,平均长度约为 12.75 cm。

2.中骨盆平面

中骨盆平面(pelvic mid plane)是骨盆最小平面,是骨盆腔最狭窄部分,呈前后径长的纵椭圆形。其前方为耻骨联合下缘,两侧为坐骨棘,后方为骶骨下端。有 2 条径线(图4-4)。

(1)中骨盆前后径:耻骨联合下缘中点通过两侧坐骨棘连线中点至骶骨下端间的距离,平均长度约为 11.5 cm。

(2)中骨盆横径:也称坐骨棘间径。为两坐骨棘间的距离,平均长度约为 10 cm。此径线与分娩机制有重要关系,是衡量胎先露部能否通过中骨盆的重要径线。

3.骨盆出口平面

骨盆出口平面(pelvic outlet plane)为骨盆腔下口,由 2 个在不同平面的三角形所组成。坐骨结节间径为两个三角形共同的底,前三角的顶端为耻骨联合下缘,两侧为耻骨降支;后三角的顶端为骶尾关节,两侧为骶结节韧带。有 4 条径线(图4-5)。

(1)出口前后径:耻骨联合下缘至骶尾关节间的距离,平均长度约为 11.5 cm。

(2)出口横径:两坐骨结节间的距离,也称坐骨结节间径,平均长度约为 9 cm。此径线与分娩关系密切。

(3)出口前矢状径:耻骨联合下缘中点至坐骨结节间径中点间的距离,平均长度约为 6 cm。

(4)出口后矢状径:骶尾关节至坐骨结节间径中点间的距离,平均长度约为 8.5 cm。当出口横径稍短,而出口横径与后矢状径之和>15 cm 时,正常大小胎儿可以通过后三角区经阴道娩出。

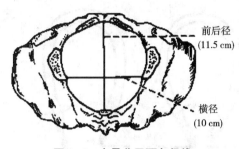

图 4-4　中骨盆平面各径线

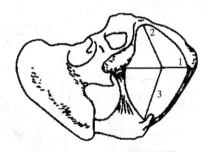

图 4-5　骨盆出口平面各径线
1—出口横径约 9 cm；2—出口前矢状径 6 cm；
3—出口后矢状径 8.5 cm

4.骨盆轴与骨盆倾斜度

(1)骨盆轴：为连接骨盆各平面中点的假想曲线。此轴上段向下向后，中段向下，下段向下、向前(图 4-6)。分娩时，胎儿即沿此轴娩出，助产时也应按此轴方向协助胎儿娩出。

(2)骨盆倾斜度：指妇女直立时，骨盆入口平面与地平面所形成的角度，一般为 60°(图 4-7)。若角度过大，可影响胎头衔接。产妇在分娩时所采取的体位不同也会影响骨盆倾斜度。

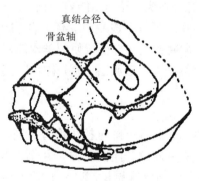

图 4-6　骨盆轴

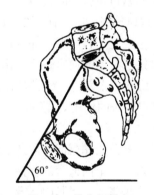

图 4-7　骨盆倾斜度

(二)软产道

软产道是由子宫下段、宫颈、阴道及骨盆底软组织构成的管道。

1.子宫下段的形成

子宫下段由非妊娠时约 1 cm 的子宫峡部伸展形成。在妊娠 12 周后子宫峡部已扩展成宫腔的一部分，至妊娠末期被拉长形成子宫下段。临产后规律宫缩进一步使其拉长至 7~10 cm，肌壁变薄成为软产道的一部分(图 4-8)。由于子宫肌纤维的缩复作用，子宫上段肌壁越来越厚，子宫下段肌壁被牵拉越来越薄，此时因子宫上、下段的肌壁厚薄不同，在两者之间的子宫内面形成一个环状隆起，称为生理缩复环。正常情况下，此环不易自腹部见到。

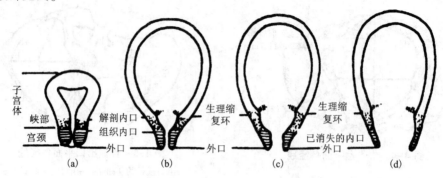

图 4-8　子宫下段的形成及宫口扩张

(a)非妊娠子宫；(b)足月妊娠子宫；(c)分娩第一产程妊娠子宫；(d)分娩第二产程妊娠子宫

2.宫颈的变化

(1)宫颈管消失：临产前宫颈管的长度为 2~3 cm，初产妇较经产妇稍长。临产后的规律宫缩牵拉宫颈内口的子宫肌纤维及周围韧带，加之胎先露部支撑前羊水囊呈楔状，致使宫颈内口水平的肌纤维向上牵拉，使宫颈管形成漏斗形，此时宫颈外口变化不大，随后宫颈管逐渐短缩直至消失。初产妇多是宫颈管先消失，宫口后扩张；经产妇多是宫颈管消失与宫口扩张同时进行。

(2)宫口扩张：临产前，初产妇的宫颈外口仅容一指尖，经产妇能容一指。临产后，宫口扩张主要是子宫收缩及缩复向上牵拉的结果。由于子宫下段蜕膜发育不良，胎膜容易与该处蜕膜分离而向宫颈管突出形成前羊水囊，同时胎先露部衔接使前羊水滞留于前羊水囊，协同扩张宫口。胎膜多在宫口近开全时自然破裂。破膜后，胎先露部直接压迫宫颈，宫口扩张的作用更显著。

3.骨盆底、阴道及会阴的变化

前羊水囊及胎先露部将阴道上部撑开，破膜后胎先露部下降直接压迫骨盆底，使软产道下段形成一个向前弯的长筒，前壁短后壁长，阴道外口开向前上方，阴道黏膜皱襞展平使阴道扩张。肛提肌向下及两侧扩展，肌束分开，肌纤维拉长，使 5 cm 厚的会阴体变成 2~4mm，以利于胎儿通过。

三、胎儿

胎儿大小、胎位以及有无造成分娩困难的胎儿畸形均与分娩能否正常进行有关。

(一)胎儿大小

胎儿大小是决定分娩难易的重要因素之一。胎儿过大致胎头径线过大时，尽管骨盆大小正常，也可因相对性头盆不称导致难产。

1.胎头颅骨

胎头颅骨由顶骨、额骨、颞骨各 2 块及枕骨 1 块构成。两顶骨间为矢状缝，顶骨与额骨间为冠状缝，枕骨与顶骨间为人字缝，颞骨与顶骨间为颞缝，两额骨间为额缝。两颅缝交界处空隙较大处称囟门，位于胎头前方的菱形囟门称前囟(大囟门)，位于胎头后方呈三角形的称后囟(小囟门)(图4-9)。颅缝与囟门之间有软组织覆盖，使胎头具有一定可塑性。分娩过程中，颅骨轻度移位重叠使头颅变形，头颅体积缩小，有利于胎头娩出。过期儿颅骨过硬，胎头不易变形，可引起难产。

2.胎头径线

(1)双顶径：为两顶骨隆突间的距离，足月胎儿平均值约为9.3 cm，是胎头的最大横径，可通过B超测量此径来估计胎儿大小。

(2)枕额径：为鼻根至枕骨隆突的距离，足月胎儿平均值约为11.3 cm，胎头常以此径衔接。

(3)枕下前囟径(小斜径)：前囟中点至枕骨隆突下方的距离，足月胎儿的平均值约为9.5 cm，胎头俯屈后以此径通过产道。

(4)枕颏径(大斜径)：颏骨下方中央至后囟顶部间的距离，足月胎儿平均值约为13.3 cm(图4-9)。

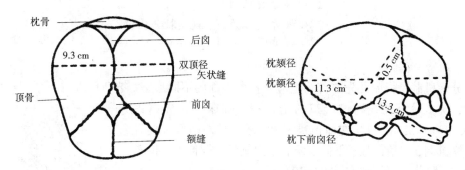

图4-9　胎儿颅骨、颅缝、囟门及径线

(二)胎位

若为纵产式，胎体纵轴与骨盆相一致，胎儿容易通过产道。头先露时，胎头先通过产道，其余胎体较易娩出。臀先露时，胎臀先娩出，因胎臀较胎头周径小且软，产道未能充分扩张，胎头娩出时又无变形机会，易致胎头娩出困难。肩先露时，胎体纵轴与骨盆轴垂直，足月活胎不能通过产道，对母儿威胁极大。

(三)胎儿畸形

胎儿某一部分发育异常，如脑积水、联体儿等，由于胎头或胎体过大，通过产道困难。

四、精神心理状态

分娩对于产妇是一种压力源，会引起一系列特征性的心理情绪反应，常见的情绪反应是焦虑和恐惧。产妇在很多情况下都可能产生焦虑和恐惧，如担心胎儿畸形、胎儿性别与自己期望的不一致、难产、分娩疼痛、分娩中出血、分娩意外、住院造成的陌生感、医院环境的刺激以及与家人分离的孤独感等。焦虑和恐惧的心理状态使机体产生一系列变化并影响分娩的顺利进展。如心率加快、呼吸急促致使子宫缺氧而发生宫缩乏力、宫口扩张缓慢、胎先露部下降受阻。同时，交感神经兴奋，释放儿茶酚胺，血压升高，导致胎儿缺血缺氧而出现胎儿窘迫。焦虑时，去甲肾上腺素降低可使子宫收缩力减弱而对疼痛的敏感性增加。

第二节 分娩机制

预习案例

初产妇，28 岁，因"G_1P_0，孕 39 周，LOA，阴道见红 5 小时，规律宫缩 2 小时"入院，检查宫缩间歇时间为 5~6 分钟，持续时间 30~40 秒，头先露，宫口开大 1 cm，先露坐骨棘上 1 cm，胎心为 136 次/分钟。

思考：

1. 何谓分娩机制？

2. 以枕左前位为例，说明枕先露的分娩机制？

分娩机制是指胎儿先露部为适应骨盆各平面的不同形态，被动地进行一系列适应性转动，以其最小径线通过产道的全过程。临床上枕先露占 95.55%~97.55%，以枕左前位最多见，故以枕左前位为例说明分娩机制，包括衔接、下降、俯屈、内旋转、仰伸、复位及外旋转、胎儿娩出等动作(图 4-10)。

分娩机制(微课)

1. 衔接(engagement)

胎头双顶径进入骨盆入口平面，胎头颅骨最低点接近或达到坐骨棘水平，称衔接。胎头以半俯屈状态进入骨盆入口，以枕额径衔接。因枕额径大于骨盆入口前后径，胎头矢状缝坐落于骨盆入口右斜径上，胎头枕骨在骨盆的左前方。经产妇多在分娩开始后胎头衔接，部分初产妇可在预产期前 1~2 周内胎头衔接，若初产妇临产后胎头仍未衔接，应考虑有无头盆不称。

2. 下降(descent)

胎头沿骨盆轴前进的动作称为下降，是胎儿娩出的首要条件。下降贯穿于整个分娩的始终，与其他动作相伴随，下降动作呈间歇性，即宫缩时胎头下降，间隙时胎头又稍退缩。初产妇胎头下降速度因宫口扩张缓慢和软组织阻力大，故较经产妇慢。临床上以胎头下降的速度作为判断产程进展的重要标志。促使胎头下降的因素如下：①宫缩时通过羊水传导，压力经胎轴传至胎头；②宫缩时宫底直接压迫胎臀；③宫缩时胎体伸直延长有利于压力传递；④腹肌收缩使腹压增加，压力经子宫传至胎儿。

3. 俯屈(flexion)

当胎头以枕额径进入骨盆腔降至骨盆底时，处于半俯屈状态的胎头枕部遇肛提肌阻力，借杠杆作用进一步俯屈，使下颏接近胸部，变胎头衔接时的枕额径为枕下前囟径，以适应产道的最小径线，有利于胎头进一步下降。

4. 内旋转(internal rotation)

　　胎头为适应骨盆轴而旋转，使其矢状缝与中骨盆及出口前后径相一致。内旋转使胎头适应中骨盆及出口前后径大于横径的特点，有利于胎头下降。胎头于第一产程末完成内旋转动作。枕先露时，胎头枕部位置最低，到达骨盆底时，肛提肌收缩力将胎头枕部推向阻力小、部位宽的前方，枕左前位的胎头向前旋转45°，后囟转至耻骨弓下方。

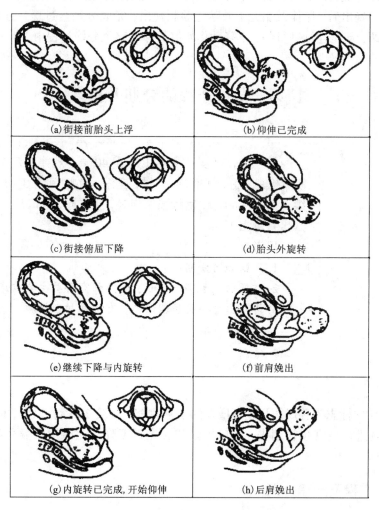

(a)衔接前胎头上浮　　　　　　　　(b)仰伸已完成

(c)衔接俯屈下降　　　　　　　　(d)胎头外旋转

(e)继续下降与内旋转　　　　　　　(f)前肩娩出

(g)内旋转已完成，开始仰伸　　　　(h)后肩娩出

图 4-10　枕左前位分娩机制示意图

5. 仰伸(extention)

　　完成内旋转后，胎头下降达阴道外口时，宫缩和腹压继续迫使胎头下降，而肛提肌收缩力又将胎头向前推进，两者共同作用使胎头沿骨盆轴下段向下向前的方向转向前，胎头枕骨下部达耻骨联合下缘时，以耻骨弓为支点，使胎头逐渐仰伸，胎头的顶、额、鼻、口、颏相继娩出。胎头仰伸时，胎儿双肩径进入骨盆入口左斜径上。

6.复位及外旋转(restitution and external rotation)

胎头娩出时，胎儿双肩径沿骨盆入口左斜径下降。胎头娩出后，为使胎头与胎肩恢复正常关系，胎头枕部向左旋转45°，称复位。胎肩在盆腔内继续下降，前(右)肩向前向中线旋转45°时，胎儿双肩径转成与出口前后径相一致的方向，胎头枕部需在外继续向左旋转45°，以保持胎头与胎肩的垂直关系，称外旋转。

7.胎肩及胎儿娩出

胎头完成外旋转后，胎儿前(右)肩在耻骨弓下先娩出，随即后(左)肩从会阴前缘娩出。胎儿双肩娩出后，胎体及胎儿下肢随之顺利娩出，完成分娩全过程。分娩机制各动作虽分别介绍，却是连续进行的，下降动作始终贯穿于整个分娩过程中。

第三节　产程的分期及护理

预习案例

> 　　初产妇，32岁，因"G_3P_0，孕40周，规律宫缩5小时"入院，检查：胎心140次/分钟，宫缩间歇时间为3~4分钟，持续时间30~40秒，宫缩强度中等，头先露，宫口开大2 cm，先露坐骨棘上1 cm。
>
> **思考：**
> 　1.产程如何分期?
> 　2.该产妇处于哪个产程，该产程有哪些主要临床表现?
> 　3.请列出主要的护理诊断，有哪些护理措施?

一、临产

临产开始的标志为有规律且逐渐增强的子宫收缩，持续30秒或以上，间歇5~6分钟，同时伴随进行性宫颈管消失、宫口扩张和胎先露下降。此时用镇静药物不能抑制宫缩。

二、总产程及产程分期

分娩全过程是从出现规律宫缩开始至胎儿胎盘娩出为止，称总产程。临床上分为3个产程。

1.第一产程(first stage of labor)

从间歇5~6分钟的规律宫缩开始，到宫口开全。初产妇需11~12小时，经产妇需6~8小时。

2.第二产程(second stage of labor)

从宫口开全到胎儿娩出。初产妇需1~2小时，经产妇一般数分钟即可完成，但也有长达 1 小时者。

3. 第三产程(third stage of labor)

从胎儿娩出后到胎盘娩出,需 5~15 分钟,一般不应超过 30 分钟。

三、第一产程妇女的护理

第一产程是产程的开始,又称为宫颈扩张期,是从临产开始到宫颈口完全扩张的过程。第一产程时间长,可发生各种异常,需严密观察产程,确保产程进展顺利。

(一)护理评估

1. 健康史

通过查阅产前检查记录了解孕期情况,重点了解孕妇的年龄、身高、体重、孕次、产次、末次月经和预产期,有无不良孕产史等;此次妊娠的过程,是否定期产前检查、有无阴道流血和流液;妊娠期是否有并发症、合并症及处理情况;B 型超声等重要辅助检查结果;询问分娩发动时间、宫缩频率及强度;询问既往史、过敏史、既往妊娠及分娩情况等。

2. 身心状况

1)全身状况评估:

(1)一般情况:观察体温、脉搏、呼吸及血压,宫缩时血压可能上升 5~10 mmHg,故应在宫缩间歇期测血压。评估其精神状态、睡眠与休息、饮食、大小便、皮肤情况。

(2)疼痛评估:询问孕妇对宫缩阵痛的感受,观察孕妇面部表情,了解疼痛程度;可选择不同的疼痛评估工具,如数字评分法、面部表情疼痛评定法等进行疼痛评估。

(3)心理状况:由于环境的陌生、宫缩所致的疼痛及对分娩结局的未知,产妇可能出现焦虑或者恐惧,表现为无助、紧张、急躁情绪等,甚至表现呼吸急促,心悸、血压增高等。家属也随着产程的进展焦急不安,反复向医护人员询问产程及胎儿情况。护理人员应通过与孕妇交谈,观察孕妇的行为、言语、姿势或用心理评估工具等来评估孕妇心理状态,同时了解孕妇及其家属对正常分娩的认知程度,了解其家庭状况及社会支持情况等。

2)专科评估:

(1)子宫收缩:产程开始时,宫缩持续时间较短(约 30 秒)且弱,间歇期较长(5~6 分钟)。随着产程进展,持续时间渐长(50~60 秒),且强度不断增加,间歇期渐短(2~3 分钟)。当宫口近开全时,宫缩持续时间可长达 1 分钟或 1 分钟以上,间歇期仅为 1 分钟或稍长。

(2)胎心:胎心率是产程中非常重要的观察指标。正常胎心率为 110~160 次/分钟。临产后应严密监测胎心的频率、节律和宫缩后胎心有无变异,并注意与孕妇的脉搏区分。用多普勒胎心仪于宫缩间歇时听胎心,此法简便,但仅能获得每分钟的胎心率,不能分辨瞬间变化,不能识别胎心率的变异及其与宫缩、胎动的关系,容易忽略胎心率的早期改变。用胎心监护仪描记的胎心曲线,可观察胎心率的变异及其与宫缩、胎动的关系。

电子胎心监护三级评价系统

(3)宫口扩张:通过阴道检查,可以确定宫口扩张程度。当宫缩渐频且不断增强时,宫颈管逐渐缩短直至展平,宫口逐渐扩张。当宫口开全时,宫口边缘消失,与子宫下段及阴道形成产道。2014年新产程标准及专家共识显示，根据宫口扩张曲线将第一产程分为潜伏期和活跃期。潜伏期是指从临产后规律宫缩开始，至宫口扩张达6 cm。此期初产妇不超过20小时，经产妇不超过14小时。活跃期是指从宫口扩张6 cm至宫口开全。此期宫口扩张速度显著加快，需1.5~2小时。

新产程标准及处理
专家共识（2014年）

（4）胎头下降：是决定能否经阴道分娩的重要观察指标。随着产程进展，先露部逐渐下降，一般在宫颈扩张的最大加速期，胎头下降速度达最高水平；并保持不变，直到先露部达到外阴及阴道口。为能准确判断胎头下降程度，应定时行肛查或阴道检查，以明确胎头颅骨最低点的位置，并能协助判断胎方位。胎头下降程度以胎头颅骨最低点与坐骨棘平面的关系表示。坐骨棘平面是判断胎头高低的标志。胎头颅骨最低点平坐骨棘时，以"0"表示；在坐骨棘平面上1 cm时，以"-1"表示；在坐骨棘平面下1 cm时，以"+1"表示，其余依此类推（图4-11）。潜伏期胎头下降不显著，活跃期下降加速，平均下降速度为0.86 cm/h，可作为估计分娩难易的有效指标。

对"新产程标准及处理的
专家共识"的理解

目前多采用产程图来描记和反映宫口扩张与胎先露下降情况。按照产程曲线的画法可分为交叉型和伴行型两种。交叉型产程图横坐标为临产时间（小时），纵坐标左侧为宫颈扩张程度，由下至上是0~10 cm，右侧为胎先露下降程度，由上至下是-5 cm~+5 cm。将每次检查结果记录在产程图上，随时间推移连续描记，形成宫口扩张曲线与胎先露下降曲线，两条曲线相交叉。伴行型产程图不同的是胎先露下降程度由下至上是-5 cm~+5 cm，两条曲线随时间推移相伴而行，逐渐上升。使用产程图可以使产程进展情况一目了然，便于指导产程处理。

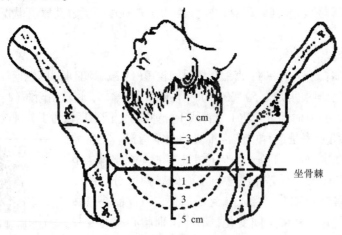

图4-11　胎头高低的判断

（5）胎膜破裂：简称破膜。宫缩时，子宫羊膜腔内压力增高，胎先露部下降，将羊水阻断为前、后两部，在胎先露部前面的羊水不多，约为100 mL，称为前羊水，形成前羊水囊。它有助于扩张宫口。宫缩继续增强，子宫羊膜腔内压力更高，当羊膜腔压力增加到一定程度时会自然破膜，破膜多发生在宫口近开全时。

3.辅助检查

(1)实验室检查：常规检测血常规、凝血功能、尿常规、血型、ECG 等。

(2)胎心监护仪：可以监测宫缩情况及胎心变化，了解产程进展及胎儿在宫内情况。

(二)常见护理诊断/问题

1.分娩疼痛

与子宫收缩有关。

2.舒适度减弱

与子宫收缩、膀胱充盈、胎膜破裂等有关。

3.焦虑

与缺乏对分娩过程的了解，担心自己和胎儿的安全有关。

4.潜在并发症

胎儿窘迫、子宫破裂。

(三)预期目标

(1)产妇能正确地对待宫缩痛，表示不适程度减轻。

(2)产妇能描述正常分娩过程及各产程如何配合。

(3)产妇主动参与和控制分娩过程。

(4)产妇未出现因护理不当所发生的并发症。

(四)护理措施

1.提供护理支持

(1)增强自然分娩的信心：产妇入院时，既要面对一连串的检查和询问，又要面对陌生的环境，同时对分娩充满恐惧，常感到紧张、焦虑，护理人员要提供护理支持。向产妇及家属做自我介绍，介绍产房环境，包括工作人员、产房常规、待产室及产房的设备，以及待产过程中可能遇到的问题，改变孕妇对分娩的不正确认知。安抚其不良情绪，让其认识到自己在正常分娩过程中的主动地位和作用，增强对自然分娩的信心，避免紧张。

(2)以语言及非语言沟通，让产妇了解护士扮演的是支持者、照顾者及信息提供者的角色，同时适当运用抚摸技巧。对产妇的行为表示赞同和尊重；为产妇提供信息支持，包括分娩的过程、产程进展情况、每次检查的目的和结果、治疗和护理措施的目的等；指导产妇采取良好的应对措施；检查操作前给以解释、说明，争取产妇合作。

2.促进舒适

(1)提供良好的环境：为待产妇安排一个安静舒适的环境，室内的光线尽量采纳自然光，保持室内空气清新、温湿度适宜。最好为单间，布置温馨、人性化，允许家属陪伴。

(2)补充液体和热量：临产过程中长时间的呼吸运动及流汗，使产妇体力消耗较大，并感口干舌燥。在宫缩间歇期，护理人员应鼓励产妇少量多次进食，进食高热量、易消化、清淡的食物，并注意摄入足够的水分。因呕吐明显无法进食或因剖宫产概率高需禁食时，应静脉补液给予营养支持以保证精力和体力。

(3)活动和休息：临产后，若产妇宫缩不强，未破膜，可在室内适当活动，孕妇采取站、蹲、走等多种方式，有助于产程进展。初产妇如果休息不佳，临产早期并估计胎儿短期内不会娩出者，可遵医嘱给予肌内注射盐酸哌替啶让产妇休息。

（4）维持身体舒适：临产过程中，出汗、见红、羊水会弄湿产妇的衣服和床单、会阴垫，产妇常有不适感，护理人员应帮助产妇擦汗，经常更换会阴垫和床单。破膜后，为保持会阴部的清洁以增进舒适并预防感染，必要时可给予会阴擦洗。

（5）排尿与排便：临产后，鼓励产妇每 2~4 小时排尿 1 次，以免膀胱充盈影响宫缩及胎头下降。若因胎先露压迫引起排尿困难者，应警惕有无头盆不称，必要时可导尿。产妇有便意时，需判断是否有大便及宫口扩张程度，排便时必须有人陪伴，嘱产妇不要长时间屏气用力排便，避免加重宫颈水肿。

3. 密切观察产程

（1）子宫收缩：产程中需观察并记录子宫收缩的情况，包括宫缩持续时间、间歇时间及强度。潜伏期每 2~4 小时观察 1 次，活跃期每 1~2 小时观察 1 次，一般需要连续观察至少 3 次宫缩。用手触摸或使用胎儿监护仪观察宫缩。宫缩时宫体部隆起变硬，间歇时宫体松弛变软。也可用胎儿电子监护仪观察宫缩强度、频率、持续时间及宫缩或胎动时胎心率的变化。

（2）胎心：潜伏期 1 小时听胎心音 1 次，活跃期 15~30 分钟听 1 次。在宫缩间隙每次听诊 1 分钟。第一产程末期，当宫缩时胎头受压，颅内压增高，脑血流量一时性减少，容易出现早期减速，但可以迅速恢复。若宫缩后胎心率不能恢复，或胎心率<110 次/分钟或>160 次/分钟，均提示胎儿缺氧，应立即查找原因并通知医生，给产妇吸氧，改为左侧卧位等处理。

（3）宫口扩张及先露部下降：通过阴道检查判断宫口扩张程度及先露下降程度。阴道检查能直接摸清胎头，触及矢状缝及囟门，确定胎方位，了解宫口扩张、先露下降及内骨盆情况。如果胎膜已破，则应上推胎头了解羊水和胎方位，如果胎方位异常、产程进展好，则可继续观察至宫口开全；若产程进展不好，应评估宫缩情况，宫缩差则加强宫缩；宫缩好可通过改变产妇体位以助改变胎方位。

（4）破膜：胎膜多在宫口近开全时破裂，前羊水流出。一旦胎膜破裂，应立即听胎心，并观察羊水性状、颜色和流出量，记录破膜时间。正常羊水的颜色随孕周增加而改变。足月以前，羊水为无色、澄清的液体；足月时因有胎脂及胎儿皮肤脱落细胞、毳毛、毛发等物质混悬其中，羊水则呈轻度乳白色并混有白色的絮状物。若胎头高浮未衔接，应嘱产妇立即卧床休息，同时抬高臀部，以防脐带脱垂；若破膜超过 12 小时未分娩，应遵医嘱使用抗生素。

（5）血压监测：于第一产程期间，宫缩时血压常升高 5~10 mmHg，间歇期恢复原状，应每隔 4~6 小时测量 1 次。若发现血压升高，应增加测量次数，并予以相应的处理。

4. 疼痛护理

1）一般护理：建立以产妇为中心的整体化服务系统；设置温馨、舒适的家庭化待产和分娩环境；准父亲或其他家庭成员参与陪伴；协助产妇采取舒适体位，如坐、站、蹲、前倾位、侧卧位、手膝位等，并提供分娩球、分娩凳等支持工具，助产士陪伴在产妇身边，协助产妇保持身体平衡。在不同体位给予产妇腰背部按摩，减轻疼痛。

2）非药物性分娩镇痛：根据疼痛评估的结果以及产妇的具体情况选用合适的分娩镇

痛方法，首选非药物镇痛，如呼吸技术、集中和想象、音乐疗法、慢舞、导乐陪伴分娩、水中分娩等。

（1）呼吸技术：指导产妇在分娩过程中采取产前掌握的各种呼吸技术，达到转移注意力、放松肌肉、减少紧张和恐惧、提高产妇的自我控制感，有效减轻分娩疼痛的目的，如拉玛泽呼吸减痛法。

拉玛泽呼吸减痛法

（2）集中和想象：集中注意力和分散注意力有助于缓解分娩疼痛。如准备产妇最喜欢的图片，在产时贴在她视线可及的地方，当子宫收缩时，注视图片可转移产妇对疼痛的注意，缓解对疼痛的感知。利用意念想象，深慢的呼吸，感觉自己像花一样在慢慢地绽放，宫口在慢慢开大。进行自我安慰和自我暗示，如反复自言自语说："我很顺利，我不感觉疼痛。"这些技术可以加强放松效果。

（3）音乐疗法：选择产妇最喜欢、最熟悉、最能唤起愉快情绪的音乐，以柔和、舒缓的曲调为主。通过音乐可以分散产妇的注意力，增加"内啡肽"的产生，增强内源性镇痛的作用。音乐可引导产妇全身放松，如果同时有效运用呼吸法，则能更好地减轻焦虑和疼痛。

（4）慢舞：陪伴者双手环腰抱住产妇，产妇的头靠在陪伴者的肩部或胸前，双手下垂，二人随音乐慢舞，并根据音乐的节奏进行呼吸。慢舞有利于骨盆关节的活动，使胎儿更易下降和旋转；音乐及其节奏使产妇感觉舒适；陪伴者给予产妇腰部的压力可以减轻腰部疼痛；如果陪伴者是产妇的爱人，可增加产妇的幸福感。

（5）导乐陪伴分娩：指在整个分娩过程中有一个富有生育经验的妇女时刻陪伴在旁边，传授分娩经验、主要给予产妇持续的心理、生理及情感上的支持与鼓励，使产妇能在舒适、安全、轻松的环境下顺利分娩。根据产妇的需求和医院的条件可选择接受专门培训的专职人员陪伴或助产士一对一陪伴。

（6）水中分娩：水中分娩通过温热的水温和按摩的水流缓解产妇紧张、焦虑的情绪；温暖的水有助于消除疲劳，使体内儿茶酚胺物质分泌下降，子宫血流灌注增加，有利于宫颈扩张；适宜的水温可以阻断或减少疼痛信号向大脑传递，使痛感下降；水的浮力支撑作用使身体及腿部肌肉放松，增加会阴部和软产道的弹性；加上水的向上托力减轻胎儿对会阴部的压迫；在温水中还便于孕妇休息和翻身，减少孕妇在分娩过程中的阵痛。

（五）结果评价

（1）孕妇接受医护人员及支持系统帮助，主动表达自己的感受，并参与和控制分娩过程。

（2）孕妇表示分娩中疼痛和不适减轻。

四、第二产程妇女的护理

（一）护理评估

1. 健康史

了解孕妇第一产程的经过与处理、有无妊娠并发症、合并症及产程异常。

2. 身心状况

1）一般状况：观察生命体征，评估精神心理状态。进入第二产程后，孕妇多数会信心增强，积极配合，但是急躁情绪比第一产程加剧，表现为烦躁不安；也有些孕妇精疲力竭。

2)专科评估：

(1)子宫收缩和胎心：第二产程宫缩的强度及频率都达到高峰，宫缩持续约1分钟甚至更长，间隙仅为1~2分钟。此时胎头抵达盆底压迫肛提肌，产妇于宫缩时不由自主地向下屏气用力，主动增加腹压，使胎儿下降直至娩出。护理人员应了解宫缩和胎心有无异常，询问孕妇有无便意感，判断是否需要行会阴切开术。

(2)胎儿下降及娩出：当胎先露部降至骨盆出口压迫骨盆底组织时，产妇有排便感，会不自主地向下屏气。会阴逐渐膨隆和变薄，肛门括约肌松弛。随着产程进展，胎头在宫缩时露出阴道口，随宫缩进展露出面积越来越大，间歇时又缩回阴道内，称为"拨露"。如胎头双顶径已越过骨盆出口，宫缩间歇时胎头则不能回缩，称为"着冠"。此时会阴极度扩张，产程继续进展，随后胎头仰伸、复位、外旋转，肩与身体娩出，后羊水随之涌出。经产妇的第二产程短，有时仅需几次宫缩，即可完成胎头的娩出。

3.辅助检查

采用多普勒仪、电子胎儿监护仪监测胎儿宫内情况。

(二)常见护理诊断/问题

1.焦虑

与缺乏顺利分娩的信心和担心胎儿安全有关。

2.知识缺乏

缺乏分娩时正确使用腹压的知识。

3.有受伤的危险(会阴撕裂，新生儿产伤)

与会阴保护不当，接生手法不当有关。

(三)预期目标

(1)产妇对分娩有信心，能积极参与、控制分娩过程。

(2)产妇正确使用腹压。

(3)产妇及新生儿未发生因操作技能不当所产生的并发症。

(四)护理措施

1.密切监测胎心率

此期宫缩频而强，需密切观察胎儿有无急性缺氧，应密切监测胎心，通常每5~10分钟听一次，必要时连续进行胎心监护，若发现胎心减慢，应立即行阴道检查，并尽早结束分娩。

2.心理护理

护理人员应陪伴产妇，给予其安慰、支持、鼓励，同时协助产妇完成擦汗、饮水等生理需求，可缓解、消除产妇的紧张和恐惧心理。

3.指导产妇屏气

宫口开全后指导产妇运用腹压，方法是让产妇双足蹬在产床上，两手握住产床上的把手，一旦出现宫缩，先深吸气屏住，然后如解大便样向下用力屏气以增加腹压。于宫缩间歇时，产妇呼气并使全身肌肉放松，安静休息。宫缩再现时，再做同样的屏气动作，以加速产程进展。护理人员需反复地提醒产妇注意用力的技巧，若产妇做得好，护理人员应立即给予肯定和鼓励。

4.接产准备

初产妇宫口开全、经产妇宫口扩张 4 cm 且宫缩规则有力时，应将产妇送至分娩室，做好接生准备工作。产妇仰卧于产床上（有条件的医院可采取自由体位），两腿屈曲分开，露出外阴部，在臀下放便盆或塑料布，用消毒纱球蘸肥皂水擦洗外阴部，顺序是大阴唇、小阴唇、阴阜、大腿内侧上 1/3、会阴及肛门周围。然后用温开水冲洗肥皂水，为防止冲洗液进入阴道，用消毒干纱球盖住阴道口，最后以碘伏或其他消毒液消毒，铺消毒巾于臀下。接生者按无菌操作常规洗手，穿手术衣后戴手套，打开产包，铺好消毒巾准备接产。

5.接产

（1）接产要领：保护会阴的同时，协助胎头俯屈，使胎头以最小径线（枕下前囟径）在宫缩间歇期缓慢通过阴道口，这是预防会阴撕裂的关键。接生者还必须正确娩出胎肩，胎肩娩出时也要注意保护好会阴。

（2）接产步骤：接产者站在产妇右侧，当胎头拨露使会阴后联合紧张时，开始保护会阴。具体的方法是：在会阴部盖上一块消毒巾，接生者右肘支在产床上，右手拇指与其余四指分开，利用手掌大鱼际肌顶住会阴部。每当宫缩时，应向上内方托压，同时左手应轻轻下压胎头枕部，协助胎头俯屈和缓慢下降。宫缩间歇时，保护会阴的右手稍放松，以免压迫过久引起会阴水肿。当胎头枕部在耻骨弓下露出时，左手应按分娩机制协助胎头仰伸。此时若宫缩强，应嘱产妇呼气解除腹压的作用。让产妇在宫缩间歇时稍向下屏气，使胎头缓慢娩出。胎头娩出后，右手仍应注意保护会阴，不要急于娩出胎肩，而应以左手自鼻根部向下颏挤压，挤出口鼻内的黏液和羊水，然后协助胎头复位和外旋转，使胎儿双肩径与骨盆出口前后径相一致。接产者的左手将胎儿颈部向下轻压，使前肩自耻骨弓下先娩出，继之再托胎颈向上，使后肩从会阴前缘缓慢娩出。后肩娩出后，保护会阴的右手方可放松，然后双手协助胎体及下肢相继以侧位娩出。记录娩出时间。

（五）结果评价

产妇正确使用腹压，积极参与、控制分娩过程；整个分娩过程顺利，新生儿没有发生锁骨骨折、头颅血肿等产伤。

五、第三产程妇女的护理

（一）护理评估

1.健康史

了解第一、第二产程的经过及处理。

2.身心状况

1）一般状况：观察生命体征，评估精神心理状况、了解产妇对新生儿的性别是否满意。

2)胎盘评估:

(1)胎盘剥离征象:胎儿娩出后,子宫底降至脐平,产妇感到轻松,宫缩暂停,数分钟后又重出现。由于子宫腔容积突然明显缩小,而胎盘不能相应缩小,使胎盘与子宫壁发生错位而剥离。剥离面有出血,形成胎盘后血肿。同时子宫继续收缩,使剥离面积增加,最后胎盘完全剥离并排出。胎盘剥离征象有:①子宫体变硬呈球形,宫底升高达脐上;②阴道少量流血;③阴道口外露的一段脐带自行延长;④用手掌尺侧在产妇耻骨联合上方轻压时,宫体上升而外露的脐带不再回缩。

(2)胎盘排出方式:①胎儿面娩出式,胎盘胎儿面先排出。胎盘从中央开始剥离,而后向周围剥离,其特点是胎盘先排出,随后见少量阴道流血,此方式临床上多见。②母体面娩出式,胎盘母体面先排出。胎盘从边缘开始剥离,血液沿剥离面流出,其特点是先有较多的阴道流血,胎盘后排出,这种娩出方式少见。

(3)胎盘胎膜评估:胎盘娩出后将胎盘平铺于产床,先检查母体面胎盘小叶有无毛糙及缺损,然后将胎盘提起,检查羊膜与绒毛膜是否完整;再检查胎儿面胎盘边缘有无血管断裂,有无副胎盘。

3)宫缩及阴道流血量评估:胎儿娩出后,子宫底降至平脐,产妇感轻松,宫缩暂停数分钟后再现,子宫体变硬,似球形。应注意评估子宫收缩及阴道流血情况。如子宫不收缩或收缩欠佳,则子宫体软而无力。正常分娩时阴道流血量一般不超过 300 mL,有凝血块。

4)软产道检查:胎盘娩出后应仔细检查宫颈、阴道、会阴、小阴唇内侧、尿道口周围等有无裂伤,有无活动性出血。

3. 新生儿评估

(1)Apgar 评分:新生儿 Apgar 评分法用于判断有无新生儿窒息及窒息的严重程度,以出生后 1 分钟时的心率、呼吸、肌张力、喉反射及皮肤颜色 5 项体征为依据,每项为 0~2 分,满分为 10 分(表 4-1)。8~10 分属正常新生儿;4~7 分为轻度窒息(青紫窒息),需清理呼吸道、人工呼吸、吸氧、用药等处理;0~3 分为重度窒息(苍白窒息),需紧急抢救,气管插管给氧。新生儿窒息者,应在出生后 5 分钟、10 分钟时再次评分,直至连续两次评分≥8 分。1 分钟评分反映胎儿在宫内的情况;5 分钟及以后评分反映复苏效果,有助于判断预后。新生儿 Apgar 评分以呼吸为基础,皮肤颜色最灵敏,心率是最终消失的指标。临床恶化顺序为皮肤颜色→呼吸→肌张力→反射→心率。复苏有效顺序为心率→反射→皮肤颜色→呼吸→肌张力。肌张力恢复越快,预后越好。

(2)一般状况评估:测量新生儿的身长和体重,并同时检查其身体外观各部分是否正常,确定新生儿有无唇裂、腭裂、尿道下裂,无肛门、多指症等畸形。

4. 辅助检查

根据产妇情况选择必要的检查。

表 4-1 新生儿 Apgar 评分法

体征	评分标准		
	0分	1分	2分
每分钟心率	0	<100 次	≥100 次
呼吸	0	浅慢，且不规则	佳，哭声响
肌张力	松弛	四肢稍屈曲	四肢屈曲，活动好
喉反射	无反射	有些动作	咳嗽、恶心
皮肤颜色	全身苍白	身体红，四肢青紫	全身粉红

（二）常见护理诊断/问题

1. 潜在并发症

产后出血、软产道损伤、新生儿窒息。

2. 有关系无效的危险

与疲乏、会阴切口疼痛或新生儿性别与期望不符有关。

（三）预期目标

（1）产妇不发生产后出血、新生儿窒息。

（2）产妇关爱新生儿并开始亲子间的互动。

（四）护理措施

1. 产妇护理

（1）协助胎盘娩出：正确处理胎盘娩出，可以减少产后出血的发生率。接生者切忌在胎盘尚未完全剥离之前，用手按揉、下压宫底或用力牵拉脐带，以免引起胎盘部分剥离而出血或拉断脐带，甚至造成子宫内翻。当确认胎盘已完全剥离时，于宫缩时以左手握住宫底（拇指置于子宫前壁，其余4指放于子宫后壁）并按压，同时右手轻拉脐带，协助胎盘娩出。当胎盘娩出至阴道口时，接生者用双手捧住胎盘。向一个方向旋转并缓慢向外牵拉，协助胎膜完全剥离排出。若胎膜排出过程中发现胎膜部分断裂，可用血管钳夹住断裂上段的胎膜，再继续向原方向旋转，直至胎膜完全排出。胎盘胎膜娩出后，按摩子宫，刺激其收缩以减少出血，同时注意观察并测量出血量。

（2）检查胎盘胎膜：将胎盘铺平，先检查胎盘母体面的胎盘小叶有无缺损，然后将胎盘提起，检查胎膜是否完整，再检查胎盘胎儿面边缘有无血管断裂，及时发现副胎盘。若有副胎盘、部分胎盘胎膜残留时，应在无菌操作下，行宫腔探查，取出残留组织。

（3）检查软产道：胎盘娩出后，应仔细检查会阴、小阴唇内侧、尿道口周围、阴道及宫颈有无撕裂，若有撕裂应立即缝合。

（4）预防产后出血：正常分娩出血量多数不超过 300 mL，常规在胎儿前肩娩出时，给予缩宫素 10U 肌内注射或静脉滴注。如胎盘未完全剥离而出血多时，应行手取胎盘术。若胎儿已娩出 30 分钟，胎盘仍未排出，出血又不多时，应注意排空膀胱，再轻轻按压子宫底，仍不能使胎盘排出时，再行手取胎盘术。

（5）产后2小时护理：在产房观察2小时，注意子宫收缩、子宫底高度、膀胱充盈情况、阴道流血量、会阴、阴道有无血肿等，并测量血压、脉搏。若阴道流血量不多，但子宫收缩不良、子宫底上升者，提示宫腔内有积血，应挤压子宫底排出积血，并给予子宫收缩剂。如产妇自觉有肛门坠胀感，应行肛门检查排除阴道后壁血肿，确诊后给予及时处理。产后应为产妇提供舒适，为产妇擦汗更衣，及时更换床单及会阴垫，提供清单、易消化食物，帮助其恢复体力。产后2小时，将产妇连同新生儿送至母婴同室。

（6）促进亲子互动：在产后初期，产妇虽身体上感到疲惫，然而情绪上显得相当兴奋，若新生儿情况稳定，护理人员应协助产妇与新生儿尽早开始互动，鼓励亲子间皮肤与皮肤的接触，在产后1小时内进行早吸吮。

2. 新生儿护理

（1）清理呼吸道：胎儿娩出断脐后，继续清除呼吸道的黏液和羊水，用吸耳球或新生儿吸痰管轻轻吸出新生儿口及鼻腔的黏液和羊水，以免发生吸入性肺炎。当确认呼吸道黏液和羊水已吸净而仍未啼哭时，可用手轻弹新生儿足底，新生儿大声啼哭，表示呼吸道已通畅。

（2）断脐及脐带结扎：正常分娩应在脐带停止搏动时或娩出1~3分钟时进行断脐。用两把血管钳钳夹脐带，两钳相隔2~3 cm，在其中剪断。脐带结扎可用多种方法，如气门芯、脐带夹、双重结扎脐带法等。目前常用气门芯套扎法，即用消毒后系有丝线的气门芯套入止血钳，用止血钳夹住距脐根部0.5 cm处的脐带，在其上端的0.5 cm处将脐带剪断，套拉丝线将气门芯套住脐带，取下止血钳，用5%聚维酮碘溶液或75%乙醇消毒脐带断面，最后用无菌纱布覆盖脐带断面并固定好。处理脐带时，应注意新生儿保暖。

（3）保暖：因产房环境和母体内温度的差异，新生儿出生时全身潮湿，加上新生儿体温调节功能不成熟，在新生儿娩出后，应先以无菌巾擦干其全身的羊水和血迹，并在完成常规处理后快速包裹保暖，以防身体热量散失过快。护理人员在产妇进入第二产程时，预先将新生儿辐射保暖台打开并预热，以让新生儿娩出后即有一个舒适的环境，并可在辐射保暖台上进行所有的常规处理。

（4）辨认：擦净新生儿足底胎脂，打足底印及母亲的拇指印于新生儿病历上，将标明新生儿性别、体重、出生时间、母亲姓名和床号、住院号的腕带系在新生儿手腕及脚腕上。将新生儿抱给母亲进行母婴皮肤接触及母乳喂养。

（五）结果评价

产妇的出血量<500 mL；产妇能接受新生儿并开始与新生儿目光交流、皮肤接触；新生儿Apgar评分7分以上。

世界卫生组织推荐：产时管理
改进分娩体验

课程思政

榜样的力量:"万婴之母"——林巧稚

我国现代妇产科学开拓者林巧稚的事迹影响着一代又一代的妇产科人。她是北京协和医院第一位中国籍妇产科主任及首届中国科学院唯一的女学部委员(院士)。回顾林老的一生,她曾为自己的医学理想而坚定求学,曾用她的双手迎接过千千万万个新生命的到来。她将自己的毕生精力和心血都奉献给了孕妇和新生儿。她终身未婚,却是最富有的母亲,她被尊称为"万婴之母""生命天使""中国医学圣母"。她是"母亲和婴儿的守护神",她告诫从事妇产科事业的所有人:救活一个产妇、孕妇,就是救活了两个人。她要求所有的值班医生和护士,只要患者出现了问题,即使是半夜也要马上通知她。甚至在去世前一天,她还接生了6个新生儿。在她病情恶化、陷入昏迷时,她还总是断断续续地喊:"快!快!拿产钳来!"百姓为了感谢她的救命之情,给由她接产出生的孩子起名叫"念林""爱林""敬林""仰林"等名字,以表达对林巧稚的永久纪念。

本章小结

分娩是指妊娠满28周以后,胎儿及其附属物从临产开始到由母体娩出的过程。产力、产道、胎儿、精神心理因素是影响分娩的四大因素。若分娩四大因素均正常并能相互适应,胎儿能顺利经阴道自然娩出。胎儿通过衔接、下降、俯屈、内旋转、仰伸、复位及外旋转等一连串适应性转动以其最小径线通过产道。下降贯穿分娩全程,是胎儿娩出的首要条件。分娩全过程是从出现规律宫缩至胎儿、胎盘娩出为止,共分为3个产程。第一产程是指从规律宫缩开始,到宫口开全;第二产程是指从宫口开全到胎儿娩出;第三产程是指从胎儿娩出到胎盘娩出。第一、二产程重点关注孕产妇生命体征、子宫收缩、胎儿宫内状况,产程进展以及疼痛、心理状况的评估和观察;第三产程重点关注胎盘剥离征象、检查胎盘胎膜完整、预防产后出血、新生儿出生后护理以及产妇产后2小时的观察与护理。

客观题测验

主观题测验

第五章

产褥期妇女的护理

产褥期妇女的护理PPT

学习目标

识记：产褥期、子宫复旧、恶露的概念；产褥期妇女的临床表现及处理原则。

理解：正常产褥期母体的变化。

运用：对产褥期妇女进行护理及健康教育。

产褥期（puerperium）是指从胎盘娩出至产妇全身各器官（除乳腺外）恢复至正常未孕状态所需的一段时间，通常为6周。产褥期为女性一生中生理及心理发生急剧变化的时期之一，多数产妇恢复良好，少数可能发生产褥期疾病。

第一节　正常产褥

预习案例

刘女士，31岁，于2019年3月10日入院待产，入院诊断为：（1）G_2P_1，宫内单活胎，39^{+6}周；（2）瘢痕子宫。次日10：30行子宫下段剖宫产术娩出一男婴，体重3600 g。术后第2日，查体：体温37.8℃，脉搏72次/分钟，呼吸17次/分钟，血压110/70 mmHg，宫底平脐，阴道流血为鲜红色。产妇自述哺乳时出现下腹部疼痛剧烈，乳房不胀，有少量乳汁分泌，上腹部感胀痛，肛门暂未排气。

思考：

1. 该产妇的表现有无异常？

2. 该产妇存在的护理问题有哪些？

产褥期产妇全身各系统发生了较大的生理变化，其中生殖系统变化最明显；同时，伴随着新生儿的出生，产妇及其家庭也经历着心理和社会的适应过程。因此，了解正常产褥期的这些变化，对做好产褥期的保健，保证母婴健康有重要意义。

一、产褥期妇女的生理变化

(一)生殖系统的变化

1.子宫

子宫是产褥期生殖系统中变化最大的器官，其主要变化是子宫复旧。子宫复旧(involution of uterus)是指妊娠子宫自胎盘娩出后逐渐恢复至未孕状态的过程，一般为6周，主要变化为子宫体肌纤维缩复、子宫内膜再生、子宫血管变化及子宫颈和子宫下段的复原。

产褥期妇女生殖系统变化(微课)

1)子宫体肌纤维缩复：子宫复旧不是肌细胞数目减少，而是肌浆中蛋白质分解排出，使细胞质减少导致肌细胞缩小。被分解的蛋白质及其代谢产物由肾脏排出体外。随着肌纤维不断缩复，子宫体积和重量均发生变化。胎盘娩出后，子宫逐渐缩小，产后1周子宫缩小至妊娠12周大小，在耻骨联合上方可扪及；产后10日子宫降至骨盆腔内，在腹部触诊摸不到子宫底；产后6周子宫恢复至正常妊娠前大小。伴随着子宫体积的缩小，子宫重量也逐渐减少，分娩结束时约1000 g，产后1周约500 g，产后2周约为300 g，产后6周子宫逐渐恢复到50~70 g。

2)子宫内膜再生：胎盘胎膜娩出后，遗留在宫腔内的表层蜕膜逐渐变性、坏死、脱落，随恶露自阴道排出；接近肌层的子宫内膜基底层逐渐再生出新的功能层，将子宫内膜修复。胎盘附着部位的子宫内膜修复约需至产后6周，其余部位的子宫内膜修复大约需要3周的时间。

(1)子宫血管变化：胎盘娩出后，胎盘附着面缩小为原来的一半，使螺旋动脉和静脉窦压缩变窄，数小时后形成血栓，出血量逐渐减少直到最后停止，最终被机化吸收。在新生的内膜修复期，胎盘附着面因复旧不良出现血栓脱落，可引起晚期产后出血。

(2)子宫下段变化及子宫颈复原：由于产后肌纤维缩复，子宫下段逐渐恢复至非孕时的子宫峡部。胎盘娩出后子宫颈外口呈环状如袖口。产后2~3日，宫口可容纳两指；产后1周，宫颈内口关闭，宫颈管复原；产后4周，子宫颈完全恢复至非孕时形态。由于分娩时子宫颈外口发生轻度裂伤(多在子宫颈3点、9点处)，初产妇子宫颈外口由产前的圆形(未产型)变为产后的"一"字形横裂(已产型)。

2.阴道

分娩后的阴道腔扩大、阴道黏膜及周围组织水肿、黏膜皱襞减少甚至消失，导致阴道壁松弛、肌张力低下。阴道壁肌张力在产褥期逐渐恢复，但不能完全恢复未孕时的张力。阴道腔逐渐缩小，阴道黏膜皱襞在产后3周重新呈现。

3.外阴

分娩后的外阴轻度水肿，于产后2~3日逐渐消退。因会阴部血液循环丰富，若有轻度撕裂或会阴后-侧切开缝合后,均能在产后 3~4 日愈合。处女膜因分娩时撕裂,形成残缺的处女膜痕。

4. 盆底组织

分娩过程中,由于胎先露长时间压迫,盆底组织过度伸展导致弹性降低,而且常伴有盆底肌纤维部分撕裂,因此,产褥期应避免过早进行较强的体力劳动。若盆底肌及其筋膜发生严重的断裂造成骨盆底松弛、产褥期过早参加重体力劳动或剧烈运动、分娩次数过多且间隔时间短等因素,可导致阴道壁脱垂、子宫脱垂等。产褥期坚持做产后康复锻炼,有利于盆底肌的恢复。

(二)乳房

乳房的主要变化是泌乳。妊娠期孕妇体内雌激素、孕激素、胎盘生乳素升高,使乳腺发育及初乳形成。分娩后血液中雌激素、孕激素及胎盘生乳素水平急剧下降,抑制了下丘脑分泌的催乳激素抑制因子(prolactin inhibiting factor, PIF)的释放,在泌乳素的作用下,乳房腺细胞开始分泌乳汁。当婴儿吸吮乳头时,来自乳头的感觉信号经传入神经纤维抵达下丘脑,通过抑制下丘脑分泌的多巴胺及其他泌乳素抑制因子,使腺垂体泌乳素呈脉冲式释放,促进乳汁分泌。吸吮乳头反射性地引起神经垂体释放缩宫素(oxytocin)。缩宫素使乳腺腺泡周围的肌上皮收缩,使乳汁从腺泡、小导管进入输乳导管和乳窦而喷出乳汁,此过程称为喷乳反射。吸吮是保持不断泌乳的关键环节;不断排空乳房也是维持泌乳的重要条件。乳汁的分泌还与产妇的营养、睡眠、情绪及健康状况密切相关。因此,保证产妇的休息、足够的睡眠、丰富的饮食,避免精神刺激非常重要。

产妇以自身乳汁哺育婴儿的时期为哺乳期。母乳喂养对母儿均有益处。母乳喂养有利于产妇生殖器官及相关器官组织的恢复。初乳是产后 7 日内分泌的乳汁,因含 β-胡萝卜素呈淡黄色,含较多有形物质,故性状较稠。初乳中含蛋白质及矿物质较成熟乳多,还含有多种抗体,尤其是免疫球蛋白 IgG 及分泌型 IgA（SIgA)。脂肪和乳糖含量较成熟乳少,因此极易消化,是新生儿早期最理想的天然食物。产后 7~14 日分泌的乳汁为过渡乳,14 日以后分泌的乳汁为成熟乳。从过渡乳到成熟乳,蛋白质含量逐渐减少,脂肪和乳糖含量逐渐增多。初乳和成熟乳均含有大量的免疫抗体,有助于新生儿抵抗疾病的侵袭。母乳中还有矿物质、维生素和各种酶,对新生儿的生长发育非常重要。因多种药物可以经过母体血液渗入乳汁,故哺乳期间用药必须考虑药物对新生儿的影响。

(三)血液及其循环系统

产褥早期血液仍然处于高凝状态,有利于胎盘剥离创面形成血栓,减少产后出血量。纤维蛋白原、凝血酶、凝血酶原于产后 2~4 周内降到正常。血红蛋白水平于产后 1 周左右回升。白细胞总数于产褥早期较高,可达 $(15~30)×10^9$/L,一般于产后 1~2 周恢复至正常水平。淋巴细胞稍减少,中性粒细胞增多,血小板数增多。红细胞沉降率于产后 3~4 周降至正常。由于分娩后子宫胎盘血液循环终止和子宫缩复,使大量血液从子宫涌入产妇的血液循环,另外妊娠期潴留的组织液回吸收,产后 72 小时内产妇的循环血液量增加 15%~25%,应注意预防心力衰竭的发生。循环血量于产后 2~3 周恢复至未孕状态。

（四）消化系统

妊娠期胃肠肌张力及蠕动力均减弱，胃液中盐酸分泌量减少，产后需 1~2 周逐渐恢复。产妇因分娩时能量的消耗及体液流失，产妇产后 1~2 日内常感口渴，喜进食流质饮食或半流质饮食，但食欲差，以后逐渐好转。产妇因卧床时间长、缺少运动、腹肌及盆底肌肉松弛、肠蠕动减弱等，容易发生便秘和肠胀气。

（五）泌尿系统

妊娠期体内潴留大量的液体在产褥早期主要由肾脏排出，故产后 1 周内尿量增多。妊娠期发生的肾盂及输尿管生理性扩张，产后 2~8 周恢复正常。因分娩过程中膀胱受压，导致黏膜水肿、充血及肌张力降低，会阴伤口疼痛、不习惯卧床排尿、器械助产、区域阻滞麻醉等，均可导致尿潴留的发生。

（六）内分泌系统

产后雌激素、孕激素水平急剧下降，产后 1 周降至未孕时水平。胎盘生乳素于产后 6 小时已测不出。泌乳素水平受哺乳的影响：若产妇哺乳，泌乳素水平于产后下降，但仍高于非孕时水平；若产妇不哺乳，泌乳素于产后 2 周降至非孕时水平。月经复潮及排卵恢复时间受哺乳影响：不哺乳产妇一般在产后 6~10 周月经复潮，产后 10 周左右恢复排卵；哺乳期产妇月经复潮延迟，平均在产后 4~6 个月恢复排卵。产后月经复潮较晚者，复潮前多有排卵，故哺乳期妇女虽无月经来潮，仍有受孕的可能。

（七）腹壁的变化

腹部皮肤受妊娠子宫增大影响，部分弹力纤维断裂，腹直肌呈不同程度分离，使产后腹壁明显松弛，其紧张度需产后 6~8 周恢复。妊娠期出现的下腹正中线色素沉着，在产褥期逐渐消退。初产妇腹部紫红色妊娠纹变为银白色。

二、产褥期妇女的心理调适

产褥期心理调适是指产后产妇从妊娠期和分娩期的不适、疼痛、焦虑中恢复，接纳家庭新成员及新家庭的过程。因为产褥期产妇心理处于脆弱和不稳定状态，面临着潜意识的内在冲突及初为人母的情绪调整，家庭关系改变，经济需求，家庭、社会支持系统的寻求等，故产褥期心理调适的指导和支持十分重要。

（一）产褥期妇女的心理变化

产褥期妇女的心理变化与分娩经历、伤口愈合、体态恢复、婴儿性别、哺乳情况和健康问题等变化有关。表现为情绪高涨、希望、高兴、满足感、幸福感、乐观、压抑及焦虑等。有的产妇可因为理想与现实中母亲角色的差距而发生心理冲突；因为胎儿娩出后生理上的排空而感到心理空虚；因为新生儿外貌及性别与理想中的不相吻合而感到失望；因为现实中母亲太多的责任而感到恐惧；因为丈夫及家人的注意力转移到新生儿而感到失落等。

（二）影响产褥期妇女心理变化的因素

影响产褥期妇女心理变化的因素很多，包括产妇的年龄、产妇对分娩的感受、产妇身体的恢复情况、是否胜任母亲角色、家庭环境和家庭成员的支持等。

1. 年龄

年龄<18 岁的产妇,由于自身在生理、心理及社会等各方面发展尚未成熟,在母亲角色的学习上会遇到很多困难,影响其心理适应。年龄>35 岁的产妇,心理及社会等各方面发展比较成熟,但体力和精力下降,容易出现疲劳感,在事业和母亲角色之间的转换上也会面临更多的冲突,对心理适应有不同程度的影响。

2. 身体状况

产妇在妊娠期的身体健康状况、妊娠过程中有无并发症、是否剖宫产等都会影响产妇的身体状况,从而影响到产妇的心理适应。

3. 产妇对分娩经历的感受

产妇对分娩过程的感受与产妇所具有的分娩知识、对分娩的期望、分娩的方式及分娩过程支持源的获得有关。当产妇对分娩的期望与实际情况有差异时,则会影响其日后的自尊。

4. 社会支持

社会支持系统不但提供心理的支持,同时也提供物质基础。稳定的家庭经济状况、家人的理解与帮助,有助于产妇的心理适应,更能胜任新生儿的照顾角色。

(三)产褥期妇女心理调适

产褥期妇女的心理调适主要表现在两方面:确立家长与孩子的关系和承担母亲角色的责任。根据鲁宾的研究结果,产褥期妇女的心理调适过程一般经历 3 个时期。

1. 依赖期

产后前 3 日。表现为产妇的很多需要是通过别人来满足,如对孩子的关心、沐浴等,同时产妇喜欢用语言表达对孩子的关心,较多地谈论自己妊娠和分娩的感受。较好的妊娠和分娩经历、满意的产后休息、丰富的营养和较早较多地与孩子间的目视及身体接触将有助于产妇较快地进入第二期。在依赖期,丈夫及家人的关心帮助,医务人员的悉心指导极为重要。

2. 依赖-独立期

产后 3~14 日。产妇表现出较为独立的行为,开始注意周围的人际关系,主动参与活动,学习和练习护理孩子。但这一时期容易产生压抑,可能因为分娩后产妇感情脆弱、太多的母亲责任、新生儿诞生而产生的爱的被剥夺感、痛苦的妊娠和分娩过程、糖皮质激素和甲状腺素处于低水平等因素造成。严重者表现为哭泣,对周围漠不关心,拒绝哺乳和护理新生儿等。此时,应及时提供护理、指导和帮助,促使产妇纠正这种消极情绪。加倍地关心产妇,并督促其家人参与;提供婴儿喂养和护理知识,耐心指导并帮助哺乳和护理新生儿;鼓励产妇表达自己的心情并与其他产妇交流,能提高产妇的自信心和自尊感,促进接纳孩子、接纳自己,缓解抑郁状态,平稳地度过这一时期。

3. 独立期

产后 2 周至产后 1 个月。此时,新家庭形成,产妇、家人和婴儿已成为一个完整的系统,形成新的生活形态。夫妇两人共同分享欢乐和责任,开始逐渐恢复分娩前的家庭生活;但是,产妇及丈夫会承受更多的压力,出现兴趣与需要、事业与家庭间的矛盾,哺育孩子、承担家务及维持夫妻关系等各种角色的矛盾。

第二节　产褥期护理

预习案例

> 　　王女士，27 岁，G_1P_0，宫内孕 39^{+3} 周、先兆临产入院。入院次日 19：33 行会阴侧切术，经阴道助产分娩一男婴，体重 3800 g。产后第 3 日，查体：体温 39.0℃，脉搏 96 次/分钟，呼吸 22 次/分钟，血压 115/80 mmHg；宫底脐下三横指，阴道流血为鲜红色；双侧腋窝下可触及硬块；会阴切口缝合处水肿，无压痛。产妇自述乳房胀痛感剧烈，但无乳汁分泌；产妇住在母婴病房，自感焦虑。
>
> **思考**
> 1. 该产妇的表现有无异常？
> 2. 该产妇存在的护理问题有哪些？
> 3. 如何对该产妇进行护理？

课程思政

　　科学（Science）是一个建立在可检验的解释和对客观事物的形式、组织等进行预测的有序的知识的系统，是已系统化和公式化了的知识。科学地度过产褥期则是建立在现代医学对人体结构和生理特征等客观事物全面了解的基础上，对产妇"坐月子"应遵循现代医学规律进行系统化和公式化的护理。这样将有助于产妇身体的迅速恢复，保证母婴的身心健康。

一、临床表现

产妇在产褥期的临床表现属于生理性变化。

（一）生命体征

产妇体温多数在正常范围内。产妇体温在产后 24 小时内稍升高，一般不超过 38℃，可能与产程延长导致过度疲劳有关。产后 3~4 日出现乳房血管、淋巴管极度充盈，乳房胀大，伴有发热，体温为 37.8℃~39℃，称为泌乳热（breast fever），一般持续 4~16 小时后降至正常，不属于病态，但需要排除其他原因，尤其是感染引起的发热。产后脉搏在正常范围内，一般略慢，每分钟为 60~70 次。产后呼吸深慢，每分钟为 14~16 次。原因是产后腹压降低，膈肌下降，由妊娠时的胸式呼吸变为腹式呼吸所致。产褥期血压平稳,在正常水平。

(二)子宫复旧

胎盘娩出后子宫圆而硬,宫底在脐下一指,产后第 1 日略上升至平脐,以后每日下降 1~2 cm,至产后第 10 日降入骨盆腔内。剖宫产产妇子宫复旧所需时间略长。子宫复旧可伴有因宫缩而引起的下腹部阵发性剧烈疼痛,称产后宫缩痛(after-pains)。经产妇宫缩痛较初产妇明显,哺乳者较不哺乳者明显。宫缩痛常在产后 1~2 日出现,持续 2~3 日自然消失,不需特殊用药。

(三)恶露

产后随子宫蜕膜的脱落,含有血液、坏死的蜕膜等组织经阴道排出称为恶露(lochia)。恶露有血腥味,但无臭味,持续 4~6 周,总量为 250~500 mL。正常恶露根据颜色、内容物及出现持续时间不同分为血性恶露、浆液性恶露及白色恶露(表 5-1)。

表 5-1　正常恶露的特点

恶露的类型	持续时间	颜色	大体与镜下成分
血性恶露	产后 3 日内	红色	大量血液、坏死蜕膜及少量胎膜
浆液性恶露	产后 4~14 日	淡红色	较多坏死蜕膜组织、宫腔渗出液、宫颈黏液,少量红细胞、白细胞和细菌
白色恶露	产后 14 日以后	白色	大量白细胞、坏死蜕膜组织、表皮细胞及细菌

(四)褥汗

产后 1 周内,产妇体内潴留的液体通过皮肤排泄,在睡眠时明显,醒来满头大汗,习称"褥汗",不属于病态。

二、处理原则

产褥期母体变化很大,属于生理范畴,如果处理不当可转变为病理状态。处理的原则是科学护理产妇,为产妇提供支持和帮助,促进舒适,促进产后生理功能恢复,预防产后出血、感染、中暑、抑郁等并发症发生,促进母乳喂养成功。

三、护理评估

(一)健康史

健康史包括对产妇妊娠前、妊娠过程和分娩过程的全面评估。评估妊娠前产妇的身体健康状况,有无慢性疾病及精神心理疾病;评估妊娠期有无妊娠期并发症、合并症病史;评估分娩过程是否顺利、产后出血量、会阴撕裂程度、新生儿出生后的 Apgar 评分等内容。

(二)身心状况

1.一般情况

体温多在正常范围,产后 3~4 日出现的发热可能与泌乳热有关,但需要排除其他原因尤其是感染引起的发热。脉搏每分钟 60~70 次,脉搏过快应考虑发热及产后出血引起休克的早期症状。呼吸每分钟 14~16 次。血压平稳,妊娠期高血压疾病产妇产后血压明显降低或恢复正常。产后出血总量一般不超过 300 mL。若阴道流血量多或血块>1 cm,最好用弯盆放于产妇臀下,以准确评估出血量,并查看子宫收缩情况;若阴道流血量不多,但子宫收缩不良、宫底上升者,提示宫腔内有积血;若产妇自觉肛门坠胀感,应注意是否有阴道后壁血肿;若子宫收缩好,但仍有阴道流血,色鲜红,应警惕软产道损伤。

2.生殖系统

(1)子宫:应每日在同一时间评估产妇的子宫底高度。评估前,嘱产妇排尿后平卧,双膝稍屈曲,腹部放松,剖宫产术后产妇应解开腹带,注意遮挡及保暖。先按摩子宫使其收缩后,再测耻骨联合上缘至子宫底的距离。正常子宫圆而硬,位于腹部中央。若子宫质地软,应考虑是否有产后宫缩乏力;子宫偏向一侧应考虑是否有膀胱充盈。子宫不能如期复原常提示异常。了解是否有宫缩痛及程度。

(2)会阴及阴道:阴道分娩后出现的会阴水肿一般在产后 2~3 日自行消退。观察会阴伤口愈合情况,若会阴部伤口疼痛加重,局部出现红肿、硬结及并有分泌物,应考虑会阴伤口感染。每日应观察恶露的量、颜色及气味。若子宫复旧不全、胎盘或胎膜残留或感染,可致恶露时间延长,并有臭味,提示有宫腔感染的可能。

3.排泄

(1)排尿:评估膀胱充盈程度,阴道分娩的产妇有尿意应随时排尿。若产后 4 小时未排尿或第 1 次排尿尿量少,应再次评估膀胱的充盈情况,防止尿潴留及影响子宫收缩引起子宫收缩乏力,导致产后出血。此外,观察剖宫产术后产妇尿管是否通畅,尿量及性状是否正常。

(2)排便:产妇在产后 1~2 日多不排大便,可能与产后卧床时间长,加之进食较少有关,但要注意产后便秘。

4.乳房

(1)乳头:评估有无乳头平坦、内陷及乳头皲裂。产妇在最初几日哺乳后容易出现乳头皲裂,表现为乳头红、裂开,有时有出血,哺乳时疼痛,可能原因是孕期乳房护理不良、哺乳方法不当、在乳头上使用肥皂及干燥剂等。

(2)乳房胀痛:评估乳房胀痛的原因,若触摸乳房时有坚硬感,并有明显触痛,提示产后哺乳延迟或没有及时排空乳房。产后 1~3 日若没有及时哺乳或排空乳房,产妇可有乳房胀痛。当产妇乳房出现局部红、肿、热、痛时,或有痛性结节,提示患有乳腺炎。

(3)乳汁的质和量:初乳呈淡黄色,质稠,产后 3 日每次哺乳可吸出初乳 2~20 mL。过渡乳和成熟乳呈白色。乳量是否充足主要评估两次喂奶之间婴儿是否满足、安静,婴儿尿布 24 小时湿 6 次以上,大便每日几次,体重增长理想等内容。

5.心理状态

产妇在产后 2~3 日内发生轻度或中度的情绪反应称为产后压抑。产后压抑的发生可能与产妇体内的雌激素、孕激素水平的急剧下降,产后的心理压力及疲劳等因素有关。因此要注意评估产妇的心理状态,包括以下几点:①产妇对分娩经历的感受,产妇在分娩过程中的感受直接影响产后母亲角色的获得。②产妇的自我形象,产妇孕期不适、形体的恢复等均影响其对孩子的接纳。③母亲的行为，评估母亲的行为是否属于适应性行为。母亲能满足孩子的需要并表现出喜悦，积极有效地锻炼身体，学习护理孩子的知识和技能为适应性行为。相反，母亲不愿接触孩子，不亲自喂养孩子，不护理孩子或表现出不悦、不愿交流，食欲差等为不适应性行为。④产妇对孩子行为的看法，评估母亲是否认为孩子吃得好，睡得好又少哭就是好孩子，因而自己是一个好母亲；而常啼哭，哺乳困难，常常需要换尿布的孩子是坏孩子，因而自己是一个坏母亲。母亲能正确理解孩子的行为将有利于建立良好的母子关系。⑤其他影响因素，研究表明，产妇的年龄、健康状况、社会支持系统、经济状况、性格特征、文化背景等因素影响产妇的产后心理状态。

6.社会支持

良好的家庭氛围有助于家庭各成员角色的获得，也有助于建立多种亲情关系。

7.影响母乳喂养因素的评估

(1)生理因素：患有严重的疾病；会阴或腹部切口疼痛；使用某些药物；乳房胀痛、乳头皲裂、乳头内陷及乳腺炎。

(2)心理因素：异常的妊娠史；不良的分娩体验；分娩及产后的疲劳；失眠或睡眠不佳；自尊紊乱；缺乏信心；焦虑；压抑。

(3)社会因素：缺乏医护人员或丈夫及家人的关心、帮助；工作负担过重或离家工作；婚姻问题；青少年母亲或单身母亲；母婴分离；缺乏相关知识与技能。

(三)辅助检查

必要时进行血常规、尿常规等检查。

四、常见护理诊断/问题

1.尿潴留

与产时损伤、活动减少及不习惯床上排尿有关。

2.母乳喂养无效

与母乳供给不足或喂养技能不熟有关。

3.知识缺乏

与缺乏母乳喂养、新生儿护理相关知识有关。

五、护理目标

(1)产妇产后4小时内未发生尿潴留。
(2)产妇住院期间母乳喂养成功。

六、护理措施

1.一般护理

为产妇提供空气清新、通风良好、舒适安静的病室环境；保持床单位的清洁、整齐、干净。保证产妇足够的营养和睡眠，护理活动应不打扰产妇休息。

1)生命体征：每日测体温、脉搏、呼吸及血压，若体温超过38℃，应加强观察，查找原因，并向医生汇报。

2）饮食：产后1小时鼓励产妇进流质饮食或清淡半流质饮食，以后可进普通饮食。食物应富含营养、足够热量和水分。哺乳产妇应多进蛋白质和汤汁食物，同时适当补充维生素和铁剂，推荐补充铁剂3个月。

3）排尿与排便：

（1）排尿：鼓励产妇尽早自行排尿。若出现排尿困难，首先要解除产妇担心排尿引起疼痛的顾虑，鼓励产妇坐起排尿，必要时可协助其排尿。具体方法：①用热水熏洗外阴或用温开水冲洗尿道外口周围诱导排尿；热敷下腹部、按摩膀胱刺激膀胱肌收缩。②针刺关元、气海、三阴交、阴陵泉等穴位促其排尿。③肌内注射甲硫酸新斯的明1 mg兴奋膀胱逼尿肌促其排尿。若上述方法均无效，应给予导尿，留置尿管1~2日。

（2）排便：产后因卧床休息、食物缺乏纤维素、肠蠕动减弱、盆底肌张力降低等容易发生便秘，因此应该鼓励产妇多吃蔬菜，及早下床活动，预防便秘。一旦发生便秘可口服缓泻剂。

4）活动：产后产妇应尽早开始适宜活动。经阴道自然分娩者产后6~12小时可下床轻微活动，产后第2日可在室内适当走动，按时做产后健身操。会阴后-侧切开或剖宫产的产妇适当推迟活动时间，鼓励产妇进行床上运动，预防下肢静脉血栓形成。待拆线后伤口不感疼痛时做产后健身操。由于产妇产后盆底肌肉松弛，应避免负重劳动或蹲位活动，以防止子宫脱垂。

2. 症状护理

1）产后2小时的护理：产后2小时内极易发生严重并发症，如产后出血、产后心衰、产后子痫等，故产后应严密观察生命体征、子宫收缩情况及阴道出血量，注意宫底高度及膀胱是否充盈。在此期间应该协助产妇首次哺乳。如果产后2小时一切正常，将产妇和新生儿送回病室。

2）观察子宫复旧及恶露：每日在同一时间手测子宫底高度了解子宫复旧情况。测量前嘱产妇排尿。每日观察恶露的量、颜色和气味。红色恶露增多且持续时间延长应考虑子宫复旧不全，应及时给予子宫收缩剂；若合并感染恶露有臭味且子宫有压痛，应遵医嘱给予广谱抗生素控制感染。

3）会阴及会阴伤口护理：

（1）会阴及会阴伤口的冲洗：用0.05%聚维酮碘液擦洗外阴，每日2~3次。擦洗的原则为由上到下、从内到外，会阴切口单独擦洗，擦过肛门的棉球和镊子应弃之。大便后用水清洗会阴，保持会阴部清洁。

（2）会阴伤口的观察：会阴部有缝线者，应每日观察伤口周围有无渗血、血肿、红肿、硬结及分泌物，并嘱产妇健侧卧位。

（3）会阴伤口异常的护理：①会阴或会阴伤口水肿者用50%硫酸镁湿热敷，产后24小时红外线照射外阴；②会阴部小血肿者，24小时后可湿热敷或远红外线灯照射，大的血肿应配合医生切开处理；③会阴伤口有硬结者可用大黄、芒硝外敷或用95%乙醇湿热敷；④会阴切口疼痛剧烈或产妇有肛门坠胀感应及时报告医生，以排除阴道壁及会阴部血肿；⑤会阴部伤口缝线于产后3~5日拆线，伤口感染者，应提前拆线引流，并定时换药。

4) 乳房护理：推荐母乳喂养，按需哺乳。母婴同室，做到早接触、早吸吮。重视心理护理的同时，指导正确的哺乳方法。于产后半小时内开始哺乳，刺激泌乳。乳房应经常擦洗，保持清洁、干燥。每次哺乳前轻柔地按摩乳房，刺激泌乳反射哺乳时应让新生儿吸空乳房，若乳汁充足尚有剩余时，应用吸乳器将剩余的乳汁吸出，以免乳汁淤积影响乳汁分泌，并预防乳腺管阻塞及双侧乳房大小不一等情况。

(1) 一般护理：哺乳期建议产妇使用棉质乳罩，大小应适中，避免过松或过紧。每次哺乳前，产妇应用清水将乳头洗净，并清洗双手。乳头处如有痂垢，应先用油脂浸软后再用温水洗净，切忌用乙醇等擦洗，以免引起局部皮肤干燥、皲裂。若吸吮不成功，则指导产妇挤出乳汁喂养。

(2) 平坦及凹陷乳头护理：有些产妇的乳头凹陷，一旦受到刺激乳头呈扁平或向内回缩，婴儿很难吸吮到乳头，可指导产妇做乳头伸展和乳头牵拉。①乳头伸展练习：将两示指平行放在乳头两侧，慢慢地由乳头向两侧外方拉开，牵拉乳晕皮肤及皮下组织，使乳头向外突出。接着将两示指分别放在乳头上侧和下侧，将乳头向上、向下纵形拉开。此练习重复多次，做满 15 分钟，每日 2 次。②乳头牵拉练习：用一只手托乳房，另一只手的拇指和中、示指抓住乳头向外牵拉重复 10~20 次，每日 2 次。另外，指导孕妇从妊娠 7 个月起佩戴乳头罩，对乳头周围组织起到稳定作用。柔和的压力可使内陷的乳头外翻，乳头经中央小孔保持持续突起。指导产妇改变多种喂奶的姿势和使用假乳套以利婴儿含住乳头，也可利用吸乳器进行吸引。在婴儿饥饿时可先吸吮平坦的一侧，因为此时婴儿吸吮力强，容易吸住乳头和大部分乳晕。

(3) 乳房胀痛护理：可用以下方法缓解。①尽早哺乳：于产后半小时内开始哺乳，促进乳汁畅流。②外敷乳房：哺乳前热敷乳房，可促使乳腺管畅通。在两次哺乳间冷敷乳房，可减少局部充血、肿胀。③按摩乳房：哺乳前按摩乳房，方法为从乳房边缘向乳头中心按摩，可促进乳腺管畅通，减少疼痛。④配戴乳罩：乳房肿胀时，产妇穿戴合适的具有支托性的乳罩，可减轻乳房充盈时的沉重感。⑤服用药物：可口服维生素 B_6 或散结通乳的中药，常用方剂为柴胡(炒)、当归、王不留行、木通、漏芦各 15 g，水煎服。

(4) 乳腺炎护理：轻度乳腺炎在哺乳前湿热敷乳房 3~5 分钟，并按摩乳房，轻轻拍打和抖动乳房，哺乳时先喂患侧乳房，因饥饿时婴儿的吸吮力强，有利于吸通乳腺管。每次哺乳时应充分吸空乳汁，同时增加哺乳的次数，每次哺乳至少 20 分钟。哺乳后充分休息，饮食要清淡。若病情严重，需药物及手术治疗。

(5) 乳头皲裂护理：轻者可继续哺乳。哺乳时产妇取舒适的姿势，哺乳前湿热敷乳房 3~5 分钟，挤出少许乳汁使乳晕变软，让乳头和大部分乳晕含吮在婴儿口中。哺乳后，挤出少许乳汁涂在乳头和乳晕上，短暂地暴露使乳头干燥，因乳汁具有抑菌作用，且含丰富蛋白质，能起到修复表皮的作用。疼痛严重者，可用吸乳器吸出喂给新生儿或用乳头罩间接哺乳，在皲裂处涂抗生素软膏或 10% 复方苯甲酸酊，于下次喂奶时洗净。

(6) 催乳护理：对于乳汁分泌不足的产妇，应指导其采用正确的哺乳方法，按需哺乳、夜间哺乳，调节饮食，同时鼓励产妇树立信心。此外，还可选用如下方法：①中药涌泉散或通乳丹加减，用猪蹄 2 只炖烂服用；②针刺合谷、外关、少泽、膻中等穴位。

（7）退乳护理：产妇因疾病或其他原因不能哺乳时，应尽早退奶。最简单的方法是停止哺乳，不排空乳房，少进汤汁，但有半数产妇会感到乳房胀痛，可口服镇痛药物，2~3 日后疼痛减轻。目前不推荐雌激素或溴隐亭退奶。其他退奶方法：①可用生麦芽 60~90 g，水煎服，每日 1 剂，连服 3~5 日；②芒硝 250 g 分装于 2 个布袋内，敷于两侧乳房并包扎固定，湿硬后及时更换，直至乳房不胀为止；③维生素 B_6 200 mg 口服，每日 3 次，共 5~7 日。

3. 母乳喂养指导

WHO 及我国均提倡母乳喂养。母乳喂养有利于母婴的健康，因此，对于能够进行母乳喂养的产妇进行正确的喂养指导具有重要的意义。

1）一般护理指导：

（1）创造良好的休养环境：为产妇提供一个舒适、温暖的母婴同室环境进行休息。多关心、帮助产妇，使其精神愉快，并树立信心。产后 3 日内，主动为产妇及孩子提供日常生活护理，以避免产妇劳累。同时指导和鼓励丈夫及家人参与新生儿的护理活动，培养新家庭的观念。

（2）休息：充足的休息对保证乳汁分泌十分重要。嘱产妇学会与婴儿同步休息，生活要有规律。

（3）营养：泌乳所需要的大量能量及新生儿生长发育需要的营养物质是通过产妇的饮食摄入来保证的，因此产妇在产褥期及哺乳期所需要的能量和营养成分较未孕时高。产妇营养供给原则：①热量，每日应多摄取 2100 kJ（500 kcal），但总量不要超过 8370~9620 kJ/d（2000~2300 kcal/d）；②蛋白质，每日增加蛋白质 20 g；③脂肪，控制食物中总的脂肪摄入量，保持脂肪提供的热量不超过总热量的 25%，每日胆固醇的摄入量应低于 300 mg；④无机盐类，补充足够的钙、铁、硒、腆等必需的无机盐；⑤饮食中应有足够的蔬菜水果及谷类；⑥锻炼，产妇营养过剩可造成产后肥胖，配合适当的锻炼以维持合理的体重。

2）喂养方法指导：每次喂奶前产妇应用香皂洗净双手，用清水擦洗乳房和乳头，母亲及婴儿均取一个舒适的姿势，最好坐在直背椅子上，若因会阴部伤口疼痛无法坐起哺乳，可取侧卧位，使母婴紧密相贴。

（1）哺乳时间：原则是按需哺乳。一般产后半小时内开始哺乳，此时乳房内乳量虽少，但通过新生儿吸吮动作可刺激乳汁分泌。产后 1 周内，是母体泌乳的过程，哺乳次数应频繁，每 1~3 小时哺乳 1 次，开始每次吸吮时间 3~5 分钟，以后逐渐延长，但一般不超过 15~20 分钟，以免使乳头浸泽、皲裂而导致乳腺炎。

（2）哺乳方法：哺乳时，先挤压乳晕周围组织，挤出少量乳汁以刺激婴儿吸吮，然后把乳头和大部分乳晕放入婴儿口中，用一只手托扶乳房防止乳房堵住婴儿鼻孔。哺乳结束时，用示指轻轻向下按压婴儿下颏，避免在口腔负压情况下拉出乳头而引起局部疼痛或皮肤损伤。哺乳后，挤出少许乳汁涂在乳头和乳晕上。

婴儿的衔乳姿势

（3）注意事项：①每次哺乳时都应该吸空一侧乳房后，再吸吮另一侧乳房；②每次哺乳后应将婴儿抱起轻拍背部

1~2 分钟，排出胃内空气，以防吐奶；③哺乳后产妇佩戴合适棉制乳罩；④乳汁不足时，应及时补充按比例稀释的牛奶；⑤哺乳期以 10 个月 ~1 年为宜。

4. 健康教育

1)一般指导：产妇居室应清洁通风，合理饮食保证充足的营养。注意休息，合理安排家务及婴儿护理，注意个人卫生和会阴部清洁，保持良好的心境，适应新的家庭生活方式。

2)适当活动：经阴道分娩的产妇，产后 6~12 小时内即可起床轻微活动，于产后第 2 日可在室内随意走动。行会阴侧切或行剖宫产的产妇，可适当推迟活动时间。

3)出院后喂养指导：①强调母乳喂养的重要性，评估产妇母乳喂养知识和技能，对知识缺乏的产妇及时进行宣教；②保证合理的睡眠和休息保持精神愉快并注意乳房的卫生，特别是哺乳母亲上班期间应注意摄取足够的水分和营养；③上班的母亲可于上班前挤出乳汁存放于冰箱内，婴儿需要时由他人哺喂，下班后及节假日坚持自己喂养；④告知产妇及家属如遇到喂养问题时可选用的咨询方法(医院的热线电话，保健人员社区支持组织的具体联系方法和人员等)。

4)产后健身操：产后健身操(图 5-1)可促进腹壁肌、盆底肌肌张力的恢复，避免腹壁皮肤过度松弛，预防尿失禁、膀胱直肠膨出及子宫脱垂。根据产妇的情况，可按照运动量由小到大、由弱到强的原则循序渐进进行练习。一般在产后第 2 日开始，每 1~2 日增加 1 节，每节做 8~16 次。出院后继续做产后健身操直至产后 6 周。

第 1 节：仰卧，深吸气，收腹部，然后呼气。

第 2 节：仰卧，两臂直放于身旁，进行缩肛与放松动作。

第 3 节：仰卧，两臂直放于身旁，双腿轮流上举和并举，与身体呈直角。

第 4 节：仰卧，髋与腿放松，分开稍屈，足底支撑，尽力抬高臀部及背部。

第 5 节：仰卧起坐。

第 6 节：跪姿，双膝分开，肩肘垂直，双手平放床上，腰部进行左右旋转动作。

第 7 节：全身运动，跪姿，双臂伸直支撑，左右腿交替向背后抬高。

5)计划生育指导：产后 42 日之内禁止性交。根据产后检查情况，恢复正常性生活，并指导产妇选择适当的避孕措施，一般哺乳者宜选用工具避孕，不哺乳者可选用药物避孕。

6)产后检查：包括产后访视及产后健康检查。

(1)产后访视：由社区医疗保健人员在产妇出院后 3 日内、产后 14 日、产后 28 日分别做 3 次产后访视，通过访视可了解产妇及新生儿健康状况，内容包括：①了解产妇饮食、睡眠及心理状况；②观察子宫复旧及恶露；③检查乳房，了解哺乳情况；④观察会阴伤口或剖宫产腹部伤口情况，发现异常给予及时指导。

(2)产后健康检查：告知产妇于产后 42 日带孩子一起来医院进一次全面检查，以了解产妇全身情况，特别是生殖器官的恢复情况及新生儿发育情况。产后健康检查包括全身检查和妇科检查。全身检查主要是测血压、脉搏，查血、尿常规等；妇科检查主要了解盆腔内生殖器是否已恢复至非孕状态。

七、结果评价

（1）产妇产后及时排尿、排便，未发生尿潴留。

（2）产妇积极参与新生儿及自我护理，母乳喂养成功，新生儿体重正常增长。

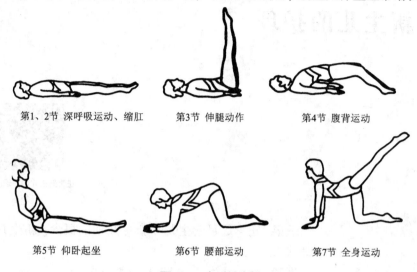

第1、2节 深呼吸运动、缩肛　　第3节 伸腿动作　　第4节 腹背运动

第5节 仰卧起坐　　第6节 腰部运动　　第7节 全身运动

图 5-1　产后健身操

本章小结

> 产褥期是产妇恢复关键时期，时间一般为 6 周。正常产褥包括产褥期产妇的生理变化和心理调适。产褥期妇女生理变化表现为组织器官（乳房是发育泌乳）的复旧，其中变化最大的是子宫，子宫复旧需 6~8 周；产妇产后情绪表现复杂，严重者可以出现抑郁。产褥期产妇会出现发热、恶露、会阴伤口水肿和疼痛、褥汗、排尿困难、便秘、乳房胀痛及乳腺炎、产后抑郁等，因此，产后要注意观察生命体征、产后出血量、子宫复旧、恶露、乳房及产妇的心理状态、社会支持，除做好一般护理外，还应该做好会阴及伤口的护理、乳房的护理、母乳喂养指导及健康教育。

客观题测验

主观题测验

第六章

正常新生儿的护理

正常新生儿的护理PPT

学习目标

识记：正常足月新生儿和新生儿期的概念；新生儿特殊生理状态。

理解：新生儿生理、心理和行为特点。

运用：为新生儿提供整体护理。

正常足月新生儿（normal term infant），又称正常新生儿，是指胎龄≥37周并<42周，出生体重≥2500 g并<4000 g，无畸形或疾病的活产婴儿。新生儿期是从胎儿娩出后断脐到满28天，是围生儿从宫内环境向宫外环境的转换阶段。新生儿是胎儿的延续，其病死率和发病率高，尤其是出生后1周内，因此，新生儿护理十分重要。

第一节　正常新生儿的生理特点

预习案例

张女士，28岁，G_1P_1，妊娠38^{+5}周，1小时前阴道分娩一男婴，体重3800 g，身高51 cm，无畸形。现在正在产房观察，母婴皮肤接触中。

思考

1. 新生儿的生理特点是什么？

2. 新生儿的行为特征有哪些？

3. 新生儿的心理特点是什么？

一、新生儿的生理特点

1. 外观特点

正常新生儿皮肤红润，皮下脂肪丰满，毳毛少；头大，占全身的1/4；头发分条清楚；耳郭软骨发育良好、轮廓清楚；乳晕明显、可扪及乳房结节；男婴睾丸已经降到阴囊，女婴大阴唇遮盖小阴唇；指(趾)甲达到或超过指(趾)端，足纹遍及整个足底。

2. 体温调节

新生儿体温调节中枢功能不成熟，皮下脂肪较薄，体表面积相对较大，皮肤表皮角质层发育差，易散热。寒冷时无寒战反应，而是靠棕色脂肪的氧化代谢产热。由于出生后环境温度显著低于宫内温度，散热增加，如不及时保温，可发生低体温、低氧血症、低血糖和代谢性酸中毒或寒冷损伤。若室温过高、保暖过度或摄入水分不足可致血液浓缩，可使新生儿在出生后2~3天突然出现体温过高，达38℃以上，但一般情况良好，这种现象称为"脱水热"，若立即降低室温、打开包裹散热，并给新生儿喂水，体温可在短时间内恢复正常。

3. 呼吸系统

新生儿出生后约10秒出现呼吸运动，因其肋间肌薄弱，呼吸主要靠膈肌的升降，呈现腹式呼吸，呼吸浅而快，为40~60次/分钟，2日后降至20~40次/分钟，可有呼吸节律不齐。

4. 循环系统

新生儿耗氧量大，故心率较快，平均心率为120次/分钟，清醒时可增至140~150次/分钟，且易受啼哭、吸乳等因素影响，波动范围为120~140次/分钟。新生儿血流多集中分布于躯干及内脏，因此，可触及肝脾，四肢容易发冷、发绀；新生儿的红细胞、白细胞计数较高，以后逐渐下降至婴儿正常值。

5. 消化系统

新生儿胃容量较小，肠道容量相对较大，胃肠蠕动较快以适应流质食物的消化；新生儿吞咽功能完善，胃呈水平位，胃贲门括约肌不发达，哺乳后易发生溢乳；新生儿消化道可分泌消化酶(除胰淀粉酶外)，因此，新生儿消化蛋白质的能力较强，消化淀粉的能力相对较差。

6. 泌尿系统

新生儿肾单位数量与成人相似，肾小球滤过、浓缩功能较成人低，容易发生水电解质紊乱；输尿管较长，弯曲度大，容易受压或扭转，发生尿潴留或泌尿道感染。

7. 神经系统

新生儿大脑皮层及锥体束尚未发育成熟，故新生儿动作慢且不协调，肌张力稍高，哭闹时可有肌强直；大脑皮层兴奋性低，睡眠时间长；眼肌活动不协调，对明暗有感觉，具有凝视和追视能力，有角膜反射及视听反射；味觉、触觉、温觉较灵敏，痛觉、嗅觉、听觉较迟钝；有吸吮、吞咽、觅食、握持、拥抱等先天性反射活动。

8. 免疫系统

新生儿在胎儿期从母体获得多种免疫球蛋白，主要是IgG、IgM、IgA，故出生后6个月内具有抗传染病的免疫力,如麻疹、风疹、白喉等;新生儿缺乏免疫球蛋白 A(IgA)抗体,易患消化道、呼吸道感染;新生儿主动免疫发育不完善,巨噬细胞对抗原的识别能力差,免疫反应迟钝;新生儿自身产生的免疫球蛋白 M(IgM)不足,血清补体水平低,对革兰阴性菌及真菌的杀灭能力差,易引起败血症。

9. 血液系统

参照第 6 版《儿科护理学》和《儿科学》。

二、新生儿常见的几种特殊生理状态

1. 生理性体重下降

新生儿初生数日内,因进食少、水分丢失、胎粪排出而出现体重下降,但一般不超过 10%,10 天左右恢复到出生时体重。

2. 生理性黄疸

新生儿出生后,体内红细胞破坏增加,产生大量间接胆红素,但是因为此时新生儿的肝功能不完善,肝细胞内尿苷二磷酸葡萄糖醛酸基转移酶的含量低,且活力不足,形成结合胆红素的能力低下,所以会导致高胆红素血症。常表现为新生儿出生后 2~3 天出现皮肤、巩膜黄染,4~6 天最明显,7~14 天自然消退,早产儿可延长至 3~4 周。一般情况良好,肝功能正常,称"生理性黄疸"。

3. 上皮珠、板牙、螳螂嘴

新生儿口腔上腭中线两旁有黄白色小点,称上皮珠;牙龈边缘有黄白色、米粒大小的颗粒,称板牙,俗称"马牙",以上两种情况均是上皮细胞堆积或黏液腺分泌物积留所致,数周后可自行消失,不可挑破,以免发生感染。新生儿口腔两侧有厚的脂肪层,称为颊脂体,俗称"螳螂嘴",有助于吸吮。

4. 乳腺肿大和假月经

新生儿多在生后 5 天出现乳腺肿大,2~3 周后消退,不需处理,若强行挤压易发生感染。部分女婴在生后 1 周内可见阴道流出少量血性分泌物,可持续 1~2 天自然消退。以上两种现象均是因为母亲妊娠后雌激素进入胎儿体内,分娩后母体雌激素对新生儿影响突然中断所致。

5. 新生儿胎脂、红斑及粟粒疹

新生儿出生时体表覆盖一层白色乳酪状胎脂,具有保护皮肤,减少散热作用,皮肤皱褶处较多,长时间存留可刺激皮肤;新生儿生后 1~2 天,在头部、躯干及四肢常出现大小不等的多形红斑,称为新生儿红斑,1~2 天后消失;1~2 周的新生儿鼻尖、前额等部位可见黄白色粟粒大小的斑点,是皮脂腺淤积所致,称为粟粒疹,2 周内自然消退。

三、新生儿的行为特征

新生儿出生后不仅在生理上发生变化以适应外界环境,而且在行为上也会发生一些变化,具有一些基本特征,构成新生儿社会能力的基础。

1. 睡眠和觉醒

新生儿有深睡和觉醒两种状态,觉醒有瞌睡、安静、活跃、啼哭四种状态。安静是一种理想状态，此时新生儿会表现出微笑、发出声音及躯体移动，并对说话作出反应；新生儿睡眠时间每天达 20 小时以上，随着大脑发育，觉醒时间逐渐延迟，睡眠时间减少。

2. 感知觉

（1）视觉：新生儿出生时即有对光反射，视野范围为 15~20 cm，相当于婴儿哺乳时母子脸之间的距离。出生 2 周具有辨别颜色的能力，据研究报道，新生儿喜欢黑白相间的物体。

（2）听觉：新生儿听力发育较为成熟，出生时即接近成人。90 分贝的响声能引起惊跳反射，新生儿对母亲声音敏感。

（3）触觉：新生儿触觉灵敏，任何部位的抚摸都能引起反应，最敏感的部位是脸、手指、脚趾，母亲可以通过轻轻抚摸、拍打或按摩来交流母子感情。

（4）味觉：新生儿出生时味觉发育良好，对不同的味道可作出不同的反应，喜欢甜味，苦味会引起不快。

（5）嗅觉：新生儿嗅觉发育完善，母乳喂养的孩子能区别自己母亲与别人母亲奶味的不同，这是影响母子感情建立和母乳喂养的重要因素。

3. 神经反射

新生儿出生时便具备一些原始的神经反射，如觅食反射、吸吮反射、吞咽反射、握持反射、拥抱反射等。后两个反射在出生后 3~4 个月自然消失。早产儿原始反射难引出或反射不完全，若患有神经系统疾病时上述反射可能不出现或延迟消失。

四、新生儿的心理特征

胎儿在子宫内已经有了大量的亲身体验，是一个独立的个体。经过分娩的挣扎，新生儿的身体状况会急剧变化，需要休息；同时，离开了温暖、舒适的宫内环境，听不到妈妈熟悉的心跳声、呼吸声、胎盘的血流声及肠道发出的声音，取而代之的是宫外的噪音、灯光和气味等，这种陌生的环境会使新生儿产生不安全感，因而大声哭闹。因此，新生儿和妈妈之间需要建立一种不被打扰的亲密关系，这种亲密关系的建立有利于新生儿人格的养成，并且为以后的情感发展打下坚实的基础。

■ 第二节　正常新生儿的护理

预习案例

> 周女士，G_2P_1，阴道分娩一足月女婴，体重为 3600 g，羊水清，出生后 1 分钟 Apgar 评分 8 分，产后半小时母婴进行了皮肤接触，在产房内观察 2 小时后无异常进入休养室。
>
> **思考**
> 1. 新生儿评估的内容是什么？
> 2. 该新生儿存在的护理问题有哪些？
> 3. 如何针对该新生儿进行护理和健康指导？

一、护理评估

新生儿出生时评估包括 Apgar 评分和身高、体重及体表有无畸形等一般状况（同正常分娩妇女的护理）。入母婴同室时的评估一般在出生 24 小时内进行，其内容包括如下几个方面。

(一)健康史

1. 既往史

了解家属的特殊病史、母亲既往妊娠史等。

2. 本次孕产史

本次妊娠的经过，胎儿生长发育及其监测结果，分娩经过，产程中胎儿情况等。

3. 新生儿出生史

出生体重、性别、Apgar 评分及出生后检查结果等。

4. 新生儿记录

检查出生记录是否完整，包括床号、住院号、母亲姓名、性别、出生时间，新生儿脚印、母亲手印是否清晰，并与新生儿身上的手圈核对。

(二)身体评估

评估时注意保暖，可让母亲在场以便指导。

1. 一般检查

(1)体重：一般在沐浴后测裸体体重。正常体重儿为 2500~4000 g。体重≥4000 g，见于父母身材高大、多胎经产妇、过期妊娠或孕妇有糖尿病等；体重<2500 g，见于早产儿或足月小样儿。

(2)身高：测量头顶最高点至足跟的距离，正常身高为 45~55 cm。

(3)体温：一般测腋下体温，正常体温为 36℃~37.2℃，体温可随外界环境温度变化而波动。

(4)呼吸：于新生儿安静时测 1 分钟，正常呼吸频率为 40~60 次/分钟。产时母亲使用麻醉剂、镇静药或新生儿产伤可使新生儿呼吸减慢；室内温度改变过快，早产儿可出现呼吸过快；持续性呼吸过快见于呼吸窘迫综合征、膈疝等。

(5)心率：一般通过心脏听诊获得。由于心脏容量小，每次心排血量较少，心率较快，可达 120~140 次/分钟。另外，注意新生儿的发育、反应、皮肤颜色，有无瘀斑、产伤或感染灶等。

2. 头面部

观察头颅大小、形状，有无产瘤、血肿及皮肤破损；检查囟门大小和紧张度，有无颅骨骨折和缺损；巩膜有无黄染或出血点；口腔有无唇腭裂等。

3. 颈部

注意颈部对称性、位置、活动范围和肌张力。

4. 胸部

观察胸廓形态、对称性，有无畸形；呼吸时是否有肋下缘和胸骨上下软组织下陷；通过心脏听诊了解心率、节律，各听诊区有无杂音；通过肺部听诊判断呼吸音是否清晰，有无啰音及啰音的性质和部位。

5. 腹部

出生时腹形平软，以后肠管充满气体，腹略膨出。观察呼吸时胸腹是否协调，外形有无异常；触诊肝脾大小；听诊肠鸣音。

6. 脐带

观察脐带残端有无出血或异常分泌物。若脐部红肿或分泌物有臭味，提示脐部感染。

7. 脊柱、四肢

检查脊柱、四肢发育是否正常，四肢是否对称，有无骨折或关节脱位。

8. 肛门、外生殖器

肛门有无闭锁。外生殖器有无异常，男婴睾丸是否已降至阴囊，女婴大阴唇有无完全遮住小阴唇。

9. 大小便

正常新生儿出生后不久排小便，出生后 10~12 小时内排胎便。若 24 小时后未排胎便，应检查是否有消化道发育异常。

10. 肌张力、活动情况

新生儿正常时反应灵敏、哭声洪亮、肌张力正常。如中枢神经系统受损可表现为肌张力及哭声异常。睡眠时，刺激引起啼哭后观察肌张力、活动情况。

11. 神经反射

通过观察各种反射是否存在，了解新生儿神经系统的发育情况。存在有觅食反射、吸吮反射、拥抱反射、握持反射等，随着小儿的发育逐渐减退，一般于出生数个月后消失。

12. 亲子互动

观察母亲与孩子间沟通的频率、方式及效果，评估母亲是否存在拒绝喂养新生儿行为。

(三) 日常评估

如进入母婴同室时评估新生儿无异常，以后改为每 8 小时评估 1 次或每日评估 1 次，同时做好评估记录，如有异常应增加评估次数。

二、常见护理诊断/问题

1. 有窒息的危险

与呛奶、呕吐有关。

2. 有体温改变的危险

与体温调节系统不完善、缺乏体脂及环境温度低有关。

3. 有感染的危险

与新生儿免疫机制发育不完善和其特殊生理状况有关。

三、预期目标

(1) 住院期间新生儿不发生窒息。

（2）住院期间新生儿生命体征正常。

（3）新生儿住院期间不发生感染。

四、护理措施

（一）一般护理

1. 环境

新生儿居室的温度与湿度应随气候温度变化调节，房间宜向阳，光线充足、空气流通，室温保持在24℃~26℃，相对湿度保持在50%~60%为宜；一张母亲床加一张婴儿床所占面积不少于6m²。

2. 生命体征

定时测新生儿体温，体温过低者加强保暖，过高者采取降温措施。观察呼吸道通畅情况，保持新生儿取侧卧体位，预防窒息。

3. 安全措施

新生儿出生后，将其右脚印及其母亲右拇指印印在病历上。新生儿手腕上系上写有母亲姓名、新生儿性别、住院号的手圈。新生儿床应配有床围，床上不放危险物品，如锐角玩具、过烫的热水袋等。

4. 预防感染

房间内应配有手消毒液，以备医护人员或探视者接触新生儿前消毒双手用。医护人员必须身体健康，定期体检。若患有呼吸道、皮肤黏膜、肠道传染性疾病，应暂调离新生儿室。新生儿患有脓疱疮、脐部感染等感染性疾病时，应采取相应的消毒隔离措施。

（二）喂养护理

新生儿喂养方法有母乳喂养、人工喂养和部分母乳喂养。

1. 母乳喂养

哺乳动物的乳汁具有物种特异性，因此人类的乳汁适合婴儿的生长发育需求。

母乳喂养（微课）

1）乳汁的分类：人类的乳汁分初乳、过渡乳和成熟乳。初乳（colostrum）是从怀孕中后期开始到产后2~5天分泌的乳汁。初乳量少，呈淡黄色，富含β-胡萝卜素，蛋白质（主要为免疫球蛋白）含量较高而脂肪含量较低，维生素A、牛磺酸和矿物质含量丰富，并含有初乳小球（巨噬细胞和及其他免疫活性细胞），对新生儿的发育和抗感染能力非常重要。过渡乳（transitional milk）一般是指产后2~5天至10天左右的乳汁，蛋白质（包括免疫球蛋白）的浓度逐渐降低，乳糖、脂肪、水溶性维生素的含量逐渐增加。成熟乳（mature milk）是指产后10天以后的乳汁，乳汁成分较为稳定。此时乳汁的产量由乳汁的移出量决定。哺乳过程中，每一次哺乳乳汁中脂肪含量都会有变化，刚开始的乳汁称为前奶，脂肪含量较低，可以缓解婴儿口渴；后面的乳汁称为后奶，脂肪含量较高，提供饱食感。

乳汁的产量与婴儿的生长发育相匹配。研究显示产后24小时初乳产量为37 mL（范围为7~123 mL），婴儿每次进食7~14 mL；第一天新生儿胃容量为6 mL，第二天为12 mL。因此，虽然初乳量少，但仍然可以满足新生儿的需要。

　　2)乳汁的成分：乳汁中的成分大致可以分为营养成分和生物活性成分。营养成分为满足婴儿生长发育所需要的宏量元素和微量元素(水、蛋白质、脂肪、碳水化合物、维生素、矿物质)；生物活性成分包括免疫细胞和免疫活性物质。

　　(1)水分：水分是母乳的主要成分，占88%，足以提供婴儿在炎热、潮湿环境中的需求，所以纯母乳喂养婴儿前6个月不需要额外补充水分。

　　(2)蛋白质：母乳中蛋白质的含量和质量的变化精准地匹配着婴儿的需要。母乳中的氨基酸为必需氨基酸，比例适宜，易被婴儿利用。母乳中的蛋白质主要有乳清蛋白和酪蛋白两种，以乳清蛋白为主，在胃内形成细小的凝乳块，有利于消化；酪蛋白在婴儿胃内形成凝乳块小，不易消化，具有抗幽门螺旋杆菌的作用。初乳中乳清蛋白和酪蛋白的比例为9:1，几天后约为3:2，成熟乳中为1:1。母乳中的牛磺酸是牛乳的30倍，可以保证婴儿神经系统和视网膜的发育。

　　(3)脂肪：母乳中脂肪包括甘油三酯(占98%)、磷脂、胆固醇等，为婴儿提供45%~55%的能量。母乳含不饱和脂肪酸较高，除了亚油酸、亚麻酸外，还有微量的花生四烯酸和DHA，这些物质有利于婴儿神经系统的发育。

　　(4)碳水化合物：在母乳中相对恒定，提供婴儿所需能量的40%。母乳中碳水化合物主要为乳糖，其作用是改善婴儿肠道环境、促进婴儿大脑发育，帮助增加乳质量。

　　(5)矿物质：母乳中的矿物质受到母体中血液储存的影响，在乳汁中含量基本恒定，包括铁、钙、磷、钠、锌、镁等。母乳中的铁足够婴儿前6个月需要，6个月后应适当添加富含铁的辅食。钙、磷是骨骼和牙齿的重要组成部分，并对维持神经肌肉兴奋性和细胞膜的正常功能有重要作用。母乳中钙磷比例(2:1)适当，有利于吸收。

　　(6)维生素：维生素D、维生素E、维生素K不易通过血液进入乳汁，与膳食无关；水溶性维生素、维生素A含量和膳食有关。因此，如果母亲营养状况良好，母乳可提供除维生素D、维生素K以外婴儿所需的各种维生素，新生儿出生后要补充维生素K和维生素D。

　　(7)免疫物质：母乳中含有大量的免疫物质，如免疫球蛋白、免疫活性细胞、乳铁蛋白及溶菌酶、双歧因子等，发挥免疫调节作用，特别是初乳中含量更高。母乳中含有丰富的SIgA(具有抗感染和抗过敏作用)，少量的IgG、IgM及一些特异性抗体。母乳中含有大量的免疫活性细胞(巨噬细胞、淋巴细胞)，释放多种细胞因子发挥免疫调节作用。母乳中有较多的乳铁蛋白，能够抑制细菌生长。

　　(8)生长调节因子：母乳中含有牛磺酸、激素样蛋白、酶和干扰素等，对细胞增殖、发育有重要作用。

　　3)母乳喂养的作用：

　　(1)对婴儿的好处：

　　①营养丰富、促进发育：母乳中含有婴儿生长发育所需要的所有营养成分，蛋白质、脂肪、糖比例适宜，适合婴儿消化吸收。蛋白以乳清蛋白为主，在胃中形成凝块小，容易消化吸收；不饱和脂肪酸含量多，脂肪颗粒小，有利于消化吸收；乳糖含量高，以乙型乳糖为主，有助于肝糖原储存，促进双歧杆菌生长；母乳中钙、磷比例(2:1)适宜，有利于钙的吸收；初乳中含微量元素多，含有较多优质蛋白、必需氨基酸、磷脂、不饱和脂肪酸及乳糖，都有利于婴儿大脑的发育。

②提高免疫力、预防疾病：母乳中含有多种免疫活性细胞和丰富的免疫球蛋白。免疫活性细胞有巨噬细胞、淋巴细胞等；免疫球蛋白包括：分泌型免疫球蛋白、乳铁蛋白、溶菌酶、纤维结合蛋白、双歧因子等。通过母乳喂养可预防婴儿腹泻、呼吸道和皮肤感染。

③母子互动，增加感情：母乳喂养增加了婴儿与母亲皮肤接触的机会，母亲哺乳时，用慈母的眼光与婴儿进行交流，用手轻轻抚摸婴儿的头部及肢体，有助于母婴间的情感联系，促进婴儿心理和智能的发育。也便于母亲观察小儿的变化。

（2）对母亲的好处：

①预防产后出血：吸吮刺激促使泌乳素产生，同时促进缩宫素分泌，后者使子宫收缩，减少产后出血。

②避孕：哺乳期推迟月经复潮及排卵，有利于计划生育。

③降低女性患癌的危险性：母乳喂养还可能减少哺乳母亲患乳腺癌、卵巢肿瘤的可能性。

（3）对家庭及社会的好处：母乳喂养经济价廉，温度适宜，属于安全的喂养方式。

4）母乳喂养指导：产后第一个72小时是母乳启动的黄金时期。健康新生儿应该在分娩后立即进行持续的、直接的肌肤接触，直到第一次哺乳完成。所有操作都应该在完成第一次乳房哺乳之后执行。

（1）母乳喂养方法：

①清洗乳房：每次喂奶前产妇应洗净双手，用清水擦洗乳房和乳头。

②体位：母亲舒适地坐着或躺着，最好在其腰部和手臂下方放置一软枕，坐位时在足下放一脚凳，以使母亲放松；婴儿的身体贴近母亲，面向乳房；婴儿的头与身体在一条直线上，面部对着乳房。

③婴儿含接姿势：用乳头轻触婴儿的嘴唇，当其嘴张大后，将乳头和乳晕放入婴儿的口中。婴儿的嘴唇应包住乳头和乳晕或大部分乳晕，嘴唇凸起外翻，下巴紧贴乳房，如婴儿不张嘴，需要用乳头刺激唇部，当嘴张大时母亲快速将乳头送进嘴里。吸吮时两侧面颊鼓起，有节奏吸吮和吞咽(图6-1)。

④哺乳结束时用示指轻轻向下按婴儿下颌，避免在口腔负压情况下拉出乳头而导致乳头疼痛或皮肤破损。

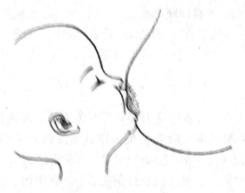

图6-1 正确的含接姿势

（2）哺乳时间：原则上是按需哺乳，一般产后30分钟内进行母子皮肤接触及婴儿吸吮乳房。此时乳房内乳量虽少，但通过新生儿吸吮动作可刺激乳汁分泌。每个婴儿哺乳的次数都不同，母乳喂养过程中遵循按需喂哺的原则，通常要求8~12次/日，每次哺乳持续15~20分钟；按照婴儿要求哺乳的信号哺乳，如嘴巴做出吸吮的动作或者发出吸吮的声音；婴儿的手向嘴移动，有时发出柔和的咕咕声；观察到睡着的婴儿出现眼睛快速地运动；婴儿变得躁动，显得不安；注意婴儿哭泣是要求喂哺的最后通告。

（3）母乳是否充足的判断：

第一看小便：小便量充足，颜色淡，说明奶水充足。第二看大便：大便颜色从绿色到黄绿色，第5日起点块状颗粒增多，然后过渡到母乳婴儿的标准大便。大便性状：金黄色、糊状、不太臭；大便量：第1日1次、第2日2次、第3日3次，第4日后至少3次，第5日到第六周3~5次/日，第6周至6个月1~10次不等金黄色便。第三看体重：10~14日回到出生体重，4~6个月达出生体重的2倍，1岁时的体重大约是出生时体重的3倍。

5）母乳喂养效果观察（表6-1）：

表6-1　母乳喂养效果观察

观察项目	母乳喂养有效表现	母乳喂养无效表现
身体姿势	母亲放松而舒服 婴儿身体紧贴母亲，脸朝向乳房 婴儿头部及下巴呈一直线 婴儿下巴贴着乳房 婴儿臀部受支撑	肩膀僵硬，身体倾向婴儿 婴儿身体离开母亲 婴儿颈部扭转 婴儿下巴没有贴着乳房 只有托着头和肩膀
反应	饥饿时婴儿会朝向乳房 婴儿会寻找乳房 婴儿以舌头探索乳房 婴儿接触乳房时平静而清醒 婴儿持续含住乳房 喷乳的表现 哺乳后乳房变软	对乳房无反应 看不到寻乳反射 婴儿对乳房无兴趣 婴儿哭闹或烦躁 婴儿放开乳房 无喷乳表现 哺乳后乳房仍胀满
情感交流	稳定，有自信的抚抱 母亲给予脸对脸的注视 母亲给予很多的抚摸	神经质的，或无力的抚抱 没有母子眼神的接触 摇晃或是戳婴儿
含接姿势	嘴巴张开 下唇外翻 舌头绕着乳房 两颊圆鼓 婴儿嘴巴上方之乳晕较多 慢慢地深吸奶，间隔有休息 可看见或听到吞咽 婴儿自己松开乳房	嘴巴张得不够大，嘴巴撅起 下唇内翻 看不到舌头 两颊凹入 婴儿嘴巴下方之乳晕较多 只有快速地吸奶 可听见拍打声 母亲将婴儿抱离开乳房

6）正常离乳：WHO 和联合国儿童基金会明确指出：母乳喂养是为婴儿健康成长和发育提供理想食品的一种无与伦比的方法，建议在生命最初 6 个月应对婴儿进行纯母乳喂养，以实现婴儿的最佳生长、发育和健康，之后为满足婴儿不断发展的健康需要逐步添加辅食，同时继续母乳喂养至 2 岁或 2 岁以上。离乳不单是一个行为，而是一个婴儿从乳房以外获得食物的过程。自然离乳是婴幼儿主导的离乳方式，即听从孩子的需要而离乳。

2. 人工喂养

由于各种原因不能进行母乳喂养而选用配方奶或其他乳制品（如牛奶、羊奶和马奶等）喂哺新生儿，称为人工喂养。人工喂养一般首选配方奶。配方奶是以牛奶为基础的改造奶制品，使营养素成分尽量"接近"人乳，更适合新生儿的消化能力和肾功能。无条件选用配方奶时可选羊奶等喂养，但

成功母乳喂养十项措施

是必须经过加热、加糖、加水等改造后才可以喂养新生儿。新生儿人工喂养也要掌握正确的喂养技巧，如喂养姿势、新生儿的觉醒状态，选择适宜的奶瓶和奶嘴、奶液的温度、喂哺时奶瓶的位置等。

3. 部分母乳喂养

采用母乳和配方奶或兽奶喂养婴儿为部分母乳喂养，有补授法和代授法。

（三）日常护理

1. 沐浴

沐浴包括淋浴、盆浴，其目的是清洁皮肤、促进舒适。沐浴时室温控制在 26℃～28℃，水温控制在 38℃～42℃（用手腕测试较暖即可）为宜。沐浴前不要喂奶。新生儿体温未稳定者不宜沐浴。每个婴儿用一套沐浴用品，所有用物在婴儿沐浴后用消毒液浸泡消毒，以预防感染。护士的动作宜轻而敏捷，沐浴过程中手始终接触并保护婴儿。

2. 脐部护理

保持脐部清洁干燥。每次沐浴后用 75% 乙醇消毒脐带残端及脐轮周围。脐带脱落处如有红色肉芽组织增生，轻者可用乙醇局部擦拭，重者可用硝酸银烧灼局部。如脐部有分泌物则用乙醇消毒后涂 2.5% 碘酊使其干燥。使用尿布时，注意勿超过脐部，以防尿粪污染脐部。

新生儿脐带护理

3. 皮肤护理

新生儿娩出后用温软毛巾擦净皮肤上的羊水、血迹，产后 6 小时内除去胎脂，剪去过长的指（趾）甲。

4. 臀部护理

尿布或纸尿裤要松紧适中，及时更换。大便后用温水清洗臀部，揩干后涂上软膏，预防红臀、皮疹或溃疡。红臀可用红外线照射，每次 10～20 分钟，每日 2～3 次。皮肤糜烂可用植物油或鱼肝油纱布敷于患处。

（四）免疫接种

1. 卡介苗

足月正常新生儿出生后 12~24 小时，难产或异常儿出生后 3 日，无异常时可接种卡介苗。方法是将卡介苗 0.1 mL 注射于左臂三角肌下端偏外侧皮内。禁忌证：①体温高于 37.5℃；②早产儿；③低体重儿；④产伤或其他疾病者。

2. 乙肝疫苗

正常新生儿出生后 1 日、1 个月、6 个月各注射乙肝疫苗 1 次。

课程思政

遵循《"健康中国 2030"规划纲要》，落实新生儿健康管理

《"健康中国 2030"规划纲要》（下称《纲要》）是为了推进健康中国建设，提高人民健康水平，根据党的十八届五中全会战略部署制定的。《纲要》认为，健康是促进人的全面发展的必然要求，是经济社会发展的基础条件，是民族昌盛和国家富强的重要标志，也是广大人民群众的共同追求。编制和实施《"健康中国 2030"规划纲要》是贯彻落实党的十八届五中全会精神、保障人民健康的重大举措，对全面建成小康社会、加快推进社会主义现代化具有重大意义。《纲要》提出要全方位、全周期保障人民健康，着重解决好妇女儿童的健康问题。全生命周期健康管理是指"从出生到死亡，从子宫到坟墓"的健康管理，新生儿健康管理是后续生命周期健康的基础，因此，做好新生儿的护理，能够为实施健康儿童计划，推动健康中国奠定基础。

五、结果评价

（1）新生儿哭声洪亮、无发绀，呼吸平稳。

（2）新生儿体温维持正常。

（3）新生儿脐部、皮肤无红肿。

本章小结

新生儿是胎儿的延续，体温调节中枢不完善，在呼吸、循环、消化、泌尿、神经、免疫等生理方面和睡眠、感知觉、神经反射等行为特征方面有其特点，还有生理性体重下降、生理性黄疸、乳腺肿大和假月经等特殊生理现象。另外，由于新生儿娩出后离开了舒适的宫内环境会产生不安全感。

在新生儿出生时和入母婴同室时要进行健康史、身体状况(一般情况、头面部、颈部、胸部、腹部、脐带、肛门、生殖等)、日常评估，在此基础上提供一般护理(环境、生命体征测量、安全措施、预防感染)、喂养护理、日常护理和免疫接种。

母乳喂养是最自然和最优的新生儿喂养的方法，无论对新生儿还是母亲都有很多好处，应该在喂养方法、哺乳时间、乳汁是否充足的判断方法等方面给予及时正确的指导。

客观题测验

主观题测验

第七章
高危妊娠管理

高危妊娠管理PPT

学习目标

识记：妊娠的高危因素，描述高危妊娠的范畴。

理解：胎儿窘迫和新生儿窒息的可能病因、临床表现、主要评估内容以及处理原则。

运用：高危妊娠常用的监护措施及孕妇管理办法。

高危妊娠是指妊娠期存在危险因素，可能危害孕妇、胎儿及新生儿或者导致难产者，其包含所有的病理产科。在产前检查中应对孕产妇进行危险因素筛查，对高危孕产妇进行评估分级与管理，尽早给予诊治并动态追踪，以促进良好的妊娠结局。对孕妇进行全面细致的初始评估和分类对分娩具有重要意义。

课程思政

感恩父母，孝老爱亲

中国有句老话，百善孝为先。"慈母手中线，游子身上衣。临行密密缝，意恐迟迟归。谁言寸草心，报得三春晖。"习近平总书记曾在2015年的讲话中全文引用了这首经典诗。这首《游子吟》，从孝道的角度，展示了中华民族孝顺父母、尊老敬老的传统美德，我们现在也提倡将"孝道"纳入社会主义核心价值观的宣传教育之中。为了孕育健康生命，高危妊娠孕妇历经艰难险阻，忍受身心痛苦，体现了对子女的爱。子女长大后应该感恩父母，孝顺父母，回报父母的爱。

第一节 高危妊娠妇女的监护

预习案例

> 李女士，36 岁，停经 50 天，平素月经规律，周期为 28~30 日，经期 4~6 日，自行验孕棒试纸检测尿液显示(+)，血清人绒毛膜促性腺激素(β-HCG)：3000 mIU/mL，无阴道流血流液，无腹痛腹胀。生育史：G_3P_2，2 次剖宫产史，既往体健，无高血压、糖尿病。体格检查：体温 36.7℃，脉搏 76 次/分钟，呼吸 18 次/分钟，血压 110/65 mmHg，身体检查未见异常。
>
> **思考**
>
> 1. 刘女士妊娠评估为低、中、高危妊娠中的哪一种？
> 2. 请给刘女士进行孕早期健康指导。

一、概述

高危妊娠(high risk pregnancy)是指妊娠期存在危险因素，可能危害孕妇、胎儿及新生儿健康或者导致难产者。具有高危妊娠因素的孕妇称为高危孕妇。

高危妊娠管理(微课)

(一)导致高危的因素

1. 个人或社会因素

孕妇年龄<16 岁或者≥35 岁、孕前体重过轻或过重、身高<145 cm；孕期营养摄入不足或过多；孕妇未婚或独居；孕妇及配偶经济收入低、职业稳定性差；孕期接触有毒物质或放射性物质；家族中有明显的遗传性疾病。

2. 疾病因素

(1)产科病史：异位妊娠、不良分娩史、新生儿死亡、新生儿溶血性黄疸、新生儿畸形或先天性疾病、巨大儿等。

(2)妊娠合并症：妊娠合并心脏病、糖尿病、高血压、肾脏病、肝炎、甲状腺功能亢进、贫血、病毒感染及性病、恶性肿瘤、智力低下、精神异常等。

(3)妊娠并发症：妊娠期高血压疾病、前置胎盘、胎膜早破、羊水过少或过多、胎儿宫内发育迟缓、过期妊娠、母儿血型不合。

(4)存在可能难产的因素：胎位异常、多胎妊娠、骨盆异常、软产道异常、服用过对胎儿有影响的药物或毒物等。

(5)不良嗜好：如大量吸烟、饮酒、吸毒等。

3. 心理因素

焦虑、抑郁、紧张、沮丧、悲伤等。

(二)高危妊娠评分

为了早期识别高危孕妇,护士应该根据修改后的 Nesbitt 评分指标对孕妇进行评分。评分指标总分是 100 分,减去危险因素评分后低于 70 分为高危妊娠者。护士应该及时发现孕妇出现的高危因素并重新进行评分。

修改后的Nesbitt评分

(三)监护措施

高危妊娠监护包含婚前、孕前及早孕期的优生优育咨询及产前诊断工作;孕中晚期进行筛查妊娠并发症或合并症、对胎儿进行生长发育、胎心监护、胎儿成熟度以及胎儿-胎盘功能评估。

1. 确定孕龄

根据末次月经、早孕反应时间、胎动出现时间及 B 超测量胎儿双顶径和股骨长等推算胎龄。

2. 宫底高度及腹围

测量孕妇的宫底高度、腹围,估计胎儿大小与胎龄,以判断胎儿宫内发育情况。将每次产检时测量的宫高、腹围绘制成曲线,观察其动态变化。

3. 胎动计数

每日早、中、晚各数 1 次,3 小时胎动相加乘以 4 即为 12 小时胎动数。12 小时胎动数>30 次为正常,<10 次或低于自测胎动规律的 50% ,则考虑胎儿宫内缺氧。

4. 妊娠图

妊娠图是反映胎儿发育及孕妇健康情况的动态曲线图。将孕妇的血压、体重、宫底高度、腹围、水肿、尿蛋白、胎位、胎儿心率等数值记录于妊娠图上,绘制成曲线,根据曲线来判断。曲线在正常怀孕人群的第 10 百分位线和第 90 百分位线之间,提示基本正常;如高于第 90 百分位线以上或低于第 10 百分位线以下,提示异常,孕妇应积极进行孕期保健和增加产检次数。

胎心(音频)

5. 胎心监测

(1)听诊胎心:可使用听诊器或多普勒胎心仪监测胎心率,监测时注意胎心的强弱及节律。

(2)电子胎儿监护(electronic fetal monitoring,EFM):电子胎儿监护仪可连续记录胎心率、子宫收缩频率及胎动,且能动态监测胎心率与子宫收缩及胎动的关系。胎心异常或高危妊娠者应增加胎心电子监护时间和次数,以尽早识别胎儿宫内窘迫征象,胎心电子监护仪还可预测胎儿宫内储备能力。

移动胎心监护(视频)

6. B 型超声检查

B 型超声检查不仅能显示胎儿大小(包括胎儿双顶径、腹围、股骨长)、数目、胎位、有无胎心搏动、胎盘位置及成熟度,还可以发现胎儿畸形。

7. 胎儿先天性/遗传性疾病的检查

对高风险生育先天遗传缺陷患儿的孕妇应该进行产前诊断。产前诊断是指胎儿在出生前应用影像学、生物化学、细胞遗传学及分子生物学等技术，了解胎儿在宫内的发育情况，分析胎儿染色体核型，检测胎儿的生化指标和基因等，对胎儿的先天性和遗传性疾病作出诊断。产前诊断的方法包括非侵袭性检查和侵袭性检查，包括孕妇血清与尿液成分检测、超声检测、X线、CT、磁共振、羊膜腔穿刺术、绒毛穿刺取样、经皮脐血穿刺术、胎儿组织活检等。

8. 其他

(1)胎盘功能检查：可通过监测孕妇血液、尿液雌三醇、血清人胎盘生乳素(HPL)、血清妊娠特异性 β 糖蛋白、胎盘酶的方法判断胎盘功能。

(2)胎儿成熟度检查：除了计算胎龄、测宫底高度、腹围以及 B 超超声测量外还可通过腹壁羊膜腔穿刺抽取羊水，如抽取羊水中卵磷脂/鞘磷脂(L/S)，磷脂酰甘油、胆红素、淀粉酶值、泡沫实验判断胎儿成熟度。

(3)胎儿缺氧程度检查：常用的方法有胎儿头皮血气测定、胎儿血氧饱和度以及羊水的量、颜色、性状等方法发现胎儿缺氧。

第二节　高危妊娠妇女的护理

一、一般预防与治疗

1. 补充营养

孕妇的健康与营养状态对胎儿的生长发育至关重要。根据孕妇的孕前体质指数给予饮食指导，孕妇膳食总的原则是均衡多样化，摄入合理的蛋白质、脂肪及碳水化合物，并补充足够的维生素、矿物质和微量元素。

2. 合理休息，避免劳累

建议孕妇取左侧卧位，改善肾脏及子宫—胎盘血液循环，注意四肢的运动，预防深静脉血栓形成。如孕妇有心脏疾病、阴道流血、胎膜早破等，必要时绝对卧床休息。

羊膜腔穿刺

二、病因预防与处理

1. 遗传性疾病

积极预防、早发现、及时处理。有下列情况的孕妇应做羊水穿刺遗传学诊断或无创产前基因筛查（简称"无创 DNA"）：孕妇年龄≥35 岁；有家族遗传倾向；孕妇有先天性代谢障碍疾病或染色体异常的家族史；有神经管开放性畸形妊娠史等。羊水穿刺一般在 16 周左右，无创产前基因筛查一般在 14~18 周，如有异常情况终止妊娠。

2. 妊娠并发症

如前置胎盘、胎盘早期剥离、子宫破裂等疾病易危及母婴安全，应加强围产期保健，积极预防并发症，避免不良的妊娠结局发生。

3.妊娠合并症

做好孕早期保健,定期监测合并症的病情变化,遵医嘱给药,指导孕妇合理饮食、活动与休息,必要时需终止妊娠。

4.其他

根据孕前体重指数,合理控制孕期体重增长,保持规律的生活作息,禁烟戒酒。

三、产科处理

1.提高胎儿对缺氧的耐受力

遵医嘱使用营养药物,如10%葡萄糖500 mL加维生素C 2.0 g静脉滴注,每日1次,5~7日为1个疗程。

2.间歇吸氧

每日低流量吸氧3次,每次30分钟,可增强胎儿的血氧饱和度。

3.预防早产

预防胎膜早破、阴道感染,指导孕妇在孕早期及孕晚期避免性生活,避免剧烈运动,尽量延长妊娠周期。

4.适时终止妊娠

选择适当时机可引产或采用剖宫产方式终止妊娠,如胎儿成熟度较差者,可在28周左右使用糖皮质激素促进胎儿肺成熟,预防新生儿呼吸窘迫综合征的发生。

5.分娩期护理

严密监测宫缩强度、宫口扩张、胎心变化,给予吸氧,尽量减少麻醉镇静药物的使用。阴道分娩者应尽量缩短第二产程,做好新生儿复苏抢救准备工作。

6.产后监护

严密监护产妇的一般生命体征、子宫收缩、阴道流血、膀胱充盈等情况,高危儿应安排专人护理。

四、护理评估

(一)健康史

了解孕妇月经史、生育史、既往史、家族史、用药史、疾病史以及是否接受过放射线检查。

(二)身心状况

1.一般情况

了解孕妇的年龄、身高、体重、步态、阴道是否有流血流液、白带是否异常、下肢是否有水肿及静脉曲张等情况。

2.血压

如血压≥140/90 mmHg,或比基础血压升高30/15 mmHg者为异常。

3.心脏

评估孕妇有无胸闷、气短、心悸、心脏杂音及心功能状态。

4.宫高与腹围

判断宫高、腹围是否与停经周数相符。宫底高度高于第90个百分位线，提示可能存在巨大儿、羊水过多或多胎妊娠；若宫底高度低于第10个百分位线，提示可能存在胎儿宫内发育迟缓或羊水过少。

5.胎儿大小

根据宫高、腹围、B型超声检查等估计胎儿体重。

6.胎心率

当胎心率<110次/分钟或>160次/分钟时，提示胎儿缺氧。

7.胎动

一般孕妇于妊娠16~20周即能自觉有胎动，至孕28周胎动逐渐加强，次数增多，直至足月又稍减少。胎动计数明显增加后胎动消失，提示胎儿宫内窘迫。

8.胎方位

腹部四步触诊法了解胎方位。

9.心理状况

高危孕妇常担心自身和胎儿健康，容易产生焦虑、紧张和恐惧情绪。产科医务人员要动态评估高危孕妇的心理状况和社会支持系统，及时给予心理支持。

(三)相关检查

1.实验室检查

血常规、尿常规、肝功能、肾功能、血糖及糖耐量、凝血功能检查等。

2.B型超声检查

B型超声检查是产科常用的一种辅助检查方法。妊娠早期常用于诊断早孕，确定是否为宫内妊娠。妊娠中、晚期可评估内容：①胎儿，评估胎产式、胎先露、胎方位、胎儿大小及成熟度。②胎盘，胎盘大小、厚度、位置。胎盘功能分级：

产前筛查与产前诊断方法

0级，未成熟，多见于中期妊娠；Ⅰ级，开始趋向成熟，多见于妊娠29~36周；Ⅱ级，成熟期，多见于妊娠36周后；Ⅲ级，胎盘已经成熟，多见于妊娠38周以后。③羊水，不仅可观察羊水的性状，还可测量羊水最大暗区垂直深度(amniotic fluid volume，AFV)和计算羊水指数(amniotic fluid index，AFI)以评估羊水量是否正常。④脐带，了解脐带是否打结、绕颈、过长或过短等异常。

3.电子胎儿监护

电子胎儿监护不仅可以连续观察和记录胎心率(fetal heart rate，FHR)的变化，还可以显示胎心率与子宫收缩、胎动之间的关系。监护记录胎心率(fetal heart rate，BHR)及周期性胎心率(periodic fetal heart rate，PFHR)。

电子胎心监护应用专家共识

1)胎心率基线：胎心率基线是指在无胎动、无宫缩影响时，10分钟以上的胎心率平均值。正常足月胎儿的FHR呈小而快地有节律的周期性变化，主要在110~160次/分钟之间波动。FHR>160次/分钟为胎儿心动过速；FHR<110次/分钟为胎儿心动过缓。FHR变异

是指 FHR 有小的周期性波动，波动振幅呈锯齿状，范围为 6~25 次/分钟，1 分钟的波动的频率≥6 次/分钟。基线摆动表示胎儿有一定的储备能力，是胎儿健康的变现。

2)胎心率一过性变化：受胎动、宫缩、触诊及声音等刺激，胎心率发生暂时加快或减慢，持续十余秒又恢复到基线水平，称为胎心率一过性变化，是判断胎儿安危的重要指标。胎心率一过性变化包括加速和减速 2 种情况：①加速指基线胎心率突然显著增加，开始到波峰时间<30 秒。妊娠≥32 周胎心加速≥15 次/分钟，持续时间≥15 秒，是胎儿良好的表现，这可能是胎儿躯干局部或脐静脉暂时受压引起的。②减速指宫缩出现的短暂性胎心率减慢，分为 3 种类型：

(1)早期减速：是伴随宫缩出现的减速，减速的开始到胎心率最低点的时间≥30 秒，减速的最低点常与宫缩的峰值同时出现。减速的开始、最低值及恢复与宫缩的起始、峰值及结束同步。这是宫缩时胎头受压，脑血流量一时性减少引起，不受体位或吸氧而改变(图 7-1)。

(2)变异减速：变异减速是指突发的显著的胎心率急速下降。减速的开始到最低点的时间<30 秒，胎心率下降≥15 次/分钟，持续时间≥15 秒，但小于 2 分钟。胎心率减速与宫缩无固定关系。脐带受压兴奋迷走神经所致，嘱孕妇改变体位继续观察(图 7-2)。

(3)晚期减速：减速的开始到胎心率最低点的时间≥30 秒，减速的最低点通常晚于宫缩峰值。减速的开始、最低值及恢复分别延后于宫缩的起始、峰值及结束，提示子宫胎盘功能不良，胎儿宫内缺氧(图 7-3)。

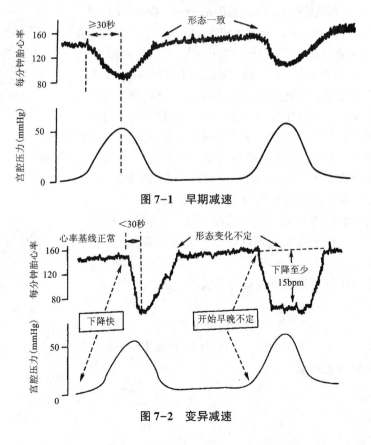

图 7-1　早期减速

图 7-2　变异减速

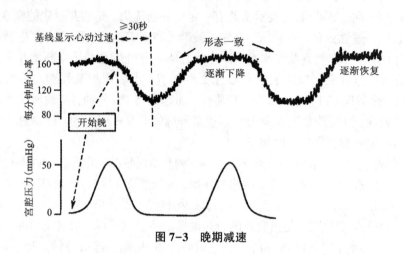

图 7-3　晚期减速

4. 预测胎儿宫内储备能力的方法

（1）无应激实验（non-stress test，NST）是指无宫缩、无外界因素刺激下，观察胎心基线的变异及胎动后胎心率的情况，以了解胎儿储备能力。一般监护时间为 20 分钟，根据胎心率基线、基线变异、减速、加速将 NST 分为正常 NST、不典型 NST、异常 NST。

（2）缩宫素激惹试验（oxytocin challenge test，OCT）又称宫缩应激试验（contraction stress test，CST），是通过子宫收缩造成的胎盘一过性缺氧的负荷变化，以测定胎儿的储备能力。宫缩刺激要求宫缩≥3 次/10 分钟，每次宫缩持续时间≥40秒。孕妇无自发宫缩，可通过刺激乳头或静脉滴注缩宫素诱导宫缩。OCT 图形的判读主要基于是否出现晚期减速和变异

NST判读指南

减速。若宫缩后无晚期减速或明显变异减速，为 OCT 阴性，提示胎盘功能良好；若超过50%的宫缩有胎心率晚期减速或明显的变异减速为 OCT 阳性，提示胎盘功能减退；间断出现晚期减速或明显变异减速、宫缩过频（>5 次/10 分钟）、宫缩伴胎心减速、时间>90秒或出现无法解释的监护图形为 OCT 可疑阳性。

（3）胎儿生物物理监测（biophysical profile scoring，BPS）是利用电子胎儿监护和 B 型超声联合监测胎儿的某些生理活动，以判断胎儿储备能力、胎盘功能、胎儿器官发育、胎儿血液循环以及胎盘子宫循环的血流动力学状态。通过观察 NST、胎儿呼吸运动（fetal breath movement，FBM）、胎动（FM）、胎

缩宫素激惹试验

儿张力（fetal tension，FT）、羊水最大暗区垂直深度（AFV）共 5项，其分值见表 7-1。结果判断：8~10 分提示胎儿健康；5~7 分提示可疑胎儿窘迫；4分及以下应及时终止妊娠。

表7-1 Manning 评分法

指标	2分(正常)	0分(异常)
NST(20分钟)	≥2次胎动伴 FHR 加速≥15次/分钟,持续≥15秒	<2次胎动,FHR 加速<15次/分钟,持续<15秒
FBM(30分钟)	呼吸运动≥1次,持续≥30秒	无或持续<30秒
FM(30分钟)	≥3次躯干和肢体活动(连续出现计1次)	≤2次躯干和肢体活动无活动或肢体完全伸展,伸展缓慢,部分恢复到屈曲
FT	≥1次躯干伸展后恢复至屈曲,或手指摊开合拢	无活动:肢体完全伸展;伸展缓慢,部分屈曲
AFV	≥1个羊水暗区,最大羊水池垂直直径≥2 cm	无暗区或最大羊水暗区垂直直径<2 cm

5.胎儿心电图

羊水过多时胎儿心电图示 R 波低;过期妊娠、羊水过少时 R 波可高达 50~60 mV,振幅超过 40~60 mV 表示胎盘功能不全。

6.羊膜镜检查

羊水呈黄绿色、绿色提示胎儿宫内窘迫;胎死宫内时羊水呈棕色、紫色或暗红色浑浊状。

7.胎盘功能检查

(1)孕妇尿雌三醇(E_3)测定:用于判断胎盘功能,一般检测24小时尿 E_3 含量,24小时尿 E_3>15 mg 为正常值,10~15 mg 为警戒值,<10 mg 为危险值。若孕妇连续多次尿 E_3<10 mg,提示胎盘功能低下。

(2)孕妇血清游离雌三醇测定:血清游离 E_3 值与孕周数有密切关系,可用此值协助确定孕龄及胎儿情况。正常足月妊娠时临界值为 40 nmol/L,若每周连续测定 2~3 次的 E_3 在正常范围内,则表示胎儿发育良好;若 E_3 值持续缓慢下降可能为过期妊娠;下降较快则可能为重度妊娠期高血压疾病或胎儿宫内发育迟缓;急剧下降或下降超过 50% 则表示胎儿有宫内死亡危险。

(3)孕妇血清人胎盘生乳素(HPL)测定:足月妊娠时 HPL 值应为 4~11 mg/L,如足月妊娠时该值<4 mg/L 或突然下降 50%,提示胎盘功能低下。

(4)孕妇血清妊娠特异性 β_1 糖蛋白测定:若该值于足月妊娠时<100 mg/L,提示胎盘功能障碍。

8.脐动脉血流 S/D 值

通过测定妊娠晚期脐动脉收缩末期峰值(S)与舒张末期峰值(D)的比值,可反映胎盘血流动力学改变,正常妊娠晚期 S/D 值<3,若 S/D 值≥3 为异常,需要及时处理。

9.胎儿成熟度检查

测定胎儿成熟度的方法,除计算妊娠周数、测量宫底高度与腹围,B 型超声测量胎儿双顶径外，还可取羊水进行以下检测：①卵磷脂/鞘磷脂（L/S）比值，L/S>2 提示胎儿肺成熟；②磷脂酰甘油（PG）测定，该值>3% 提示胎儿肺成熟；③泡沫试验或震荡试验，测定羊水中表面活性物质的试验，若表面均有完整的泡沫环，提示胎儿肺成熟。

胎儿脐血流视频

10. 胎儿缺氧程度检查

胎儿缺氧程度检查：①胎儿头皮 pH 测定，正常胎儿头皮血 pH 为 7.25~7.35，pH 为 7.21~7.24 提示可疑酸中毒；pH≤7.20 提示有酸中毒；②胎儿血氧饱和度（FSO_2）测定，若 FSO_2<30%，提示胎儿有宫内窘迫，应立即采取干预措施。

11. 甲胎蛋白

甲胎蛋白（alpha fetal protein，AFP）异常增高是胎儿有开放性神经管缺陷的重要指标。多胎妊娠、死胎及胎儿上消化道闭锁等也伴有升高。

五、常见护理诊断/问题

1. 有母体与胎儿受伤的危险

与高危因素易致胎儿血氧供应和（或）利用异常有关。

2. 焦虑

与担心自身健康及胎儿健康、妊娠出现不良结局有关。

3. 知识缺乏

缺乏妊娠保健、胎儿评估及高危因素等知识。

六、护理目标

（1）胎儿未出现胎儿宫内窘迫。

（2）孕妇掌握孕期保健知识。

（3）孕妇心态平和，积极乐观应对妊娠过程。

七、护理措施

孕产妇危重症评审制度

1. 心理护理

评估孕妇的心理状态，倾听孕妇的诉求，引导孕妇积极应对健康相关问题，缓解其心理压力和焦虑情绪。鼓励家属参与围产期保健，增强孕妇的社会支持系统。

2. 病情观察

严密观察孕妇的生命体征、阴道流血、水肿、腹痛等症状和体征。观察胎儿生长发育情况，及时做好记录。指导孕妇加强产前检查，酌情增加检查项目和次数。

3. 健康教育

指导孕妇定期参加孕妇学校和就诊助产士门诊，通过一对一地个性化指导方式，帮助孕妇提高自我管理与监护能力。针对孕妇自身情况，制定合理的饮食方案，指导其要合理安排活动与休息，注意个人卫生。告知孕妇异常情况如出现胎动异常、阴道流血/

流液、头晕、心悸等症状应及时就诊。

4.分娩期护理

严密观察孕妇的产程进展、胎心率及羊水情况，积极预防胎儿宫内窘迫，做好新生儿窒息复苏的准备工作，加强新生儿监护。

八、结果评价

（1）胎儿未发生严重的宫内缺氧。

（2）孕妇能参与配合治疗，掌握孕期的饮食、运动及胎动计数等知识。

（3）孕妇能与医务人员共同讨论自己及胎儿的安全，合理表达情绪。

本章小结

> 高危妊娠管理是围产期保健工作的重点与难点，规范化实施孕期筛查及时识别高危孕妇至关重要，系统化管理高危孕产妇是保障围产期母婴安全的重要手段。
>
> 对高危孕产妇及胎儿进行监护的主要手段包括胎儿先天性遗传性疾病检查、胎盘功能检查、胎儿成熟度检查、胎儿缺氧程度检查、测量宫底高度与腹围、B型超声检查、计数胎动、电子胎儿监护。

客观题测验

主观题测验

第八章

妊娠期并发症妇女的护理

学习目标

识记：自然流产、异位妊娠、早产、妊娠期高血压疾病的概念、临床表现及处理原则。

理解：自然流产、异位妊娠、妊娠期高血压疾病的临床分类、病因及病理。

运用：为妊娠期并发症妇女进行护理评估、提出常见的护理诊断/问题并制定护理措施。

受孕与妊娠是极其复杂而又十分协调的生理过程。从受孕至胎儿及其附属物娩出的40周期间，各种内外因素影响着母体和胎儿。若不利因素占优势，妊娠过程中则会出现一些并发症，如流产、异位妊娠、妊娠期高血压等。

第一节 自然流产

预习案例

李女士，28岁，既往月经规则，现停经2个月，阴道少量流血2天。体格检查：一般情况好，脉搏82次/分钟，血压120/80 mmHg。妇科检查：宫口闭，子宫2个月妊娠大小，双附件无异常。尿妊娠试验(+)。超声见宫腔内有妊娠囊，可见胎心搏动。

思考：

1. 该女士出现了何种问题？

2. 该如何对她进行护理？

凡妊娠不足 28 周、胎儿体重不足 1000 g 而终止者，称为流产(abortion)。其中发生于妊娠 12 周以前者称早期流产，发生在 12 周至不足 28 周者称晚期流产。流产根据发生方式又分为自然流产(spontaneous abortion)和人工流产(artificial abortion)，本节内容仅阐述自然流产。自然流产的发生率占全部妊娠的 10%~15%，其中 80% 以上为早期流产。

一、病因

导致流产的因素主要有以下几方面：

(一)胚胎因素

染色体异常是自然流产最常见的原因。在早期自然流产中有 50%~60% 的妊娠产物存在染色体的异常。染色体异常包括数目异常及结构异常。数目异常以三体最为多见，其次是 X 单体，三倍体、多倍体少见。结构异常主要有染色体断裂、缺失或易位。染色体异常的胚胎多数发生流产，极少数能继续发育成胎儿，但出生后也会出现某些功能异常或合并畸形。

(二)母体因素

(1)全身性疾病：孕妇患全身性疾病，如严重感染、高热、严重贫血或心力衰竭、血栓性疾病、慢性消耗性疾病、慢性肝肾疾病或高血压等，均可能导致流产。此外，孕妇内分泌功能失调、身体或精神的创伤也可引起流产。

(2)免疫因素：母体妊娠后母儿双方免疫不适应，导致母体排斥胎儿发生流产；母体内有抗精子抗体也常引起早期流产。

(3)生殖器官异常：子宫发育不良、子宫畸形、子宫肌瘤、宫腔粘连等可影响胎儿的生长发育而导致流产。子宫颈重度裂伤，宫颈内口松弛易因胎膜早破而引起晚期流产。

(4)其他：如母儿血型不合(如 Rh 血型系统或 ABO 血型系统等)可能引起晚期流产。另外，妊娠期特别是妊娠早期行腹部手术，劳动过度、性交或不良习惯(如吸烟、酗酒、吸毒)等诱因，均可刺激子宫收缩而引起流产。

(三)胎盘因素

滋养细胞的发育和功能不全是胚胎早期死亡的重要原因。此外，胎盘内巨大梗塞、前置胎盘、胎盘早期剥离可使胎盘血液循环障碍，胎儿死亡，从而引起流产。

(四)环境因素

过多接触有害的化学物质(如铅、有机汞、镉等)和物理因素(如放射性物质、噪音及高温等)可直接或间接对胚胎或胎儿造成损害，引起流产。

二、病理

流产过程是妊娠物逐渐从子宫壁剥离，然后排出子宫。早期流产时胚胎多数先死亡，随后发生底蜕膜出血，造成胚胎的绒毛与蜕膜层分离，已分离的胚胎组织如同异物，引起子宫收缩而被排出。在妊娠早期，胎盘绒毛发育尚不成熟，与子宫蜕膜联系尚不牢固，因此在妊娠 8 周以内发生的流产，妊娠产物多数可以完整地从子宫壁分离而排出，出血不多。妊娠 8~12 周时，胎盘绒毛发育茂盛，与底蜕膜联系较牢固，此时若发生流产，妊娠产物往往不易完整分离排出，常有部分组织残留宫腔内影响子宫收缩，致使出血较多，且经久不止。妊娠 12 周后,胎盘已经完全形成,流产时往往先有腹痛,然后排出胎儿、胎盘。有时由于底蜕膜反复出血,凝固的血块包绕胎块,形成肉样胎块稽留在宫内,也可吸收血红蛋白形成肉样胎块。偶有胎儿被挤压,形成纸样胎儿,或钙化后形成石胎。

三、临床表现及处理原则

停经、腹痛及阴道流血是流产的主要临床表现。在流产发展的各个阶段,其症状和体征不同,相应的处理原则也不相同。流产发展的过程和处理原则如下:

(一)先兆流产

先兆流产(threatened abortion)表现为停经后先出现少量阴道流血,量比月经量少,有时伴有轻微下腹痛,腰痛、腰坠。妇科检查:子宫大小与停经周数相符,宫颈口未开,胎膜未破,妊娠产物未排出。经休息及治疗后,若流血停止或腹痛消失,妊娠可继续进行;若流血增多或腹痛加剧,则可能发展为难免流产。

先兆流产的处理原则是卧床休息,禁止性生活;减少刺激;必要时给予对胎儿危害小的镇静药;对于黄体功能不足的孕妇,按医嘱每日肌注黄体酮 20 mg 或口服孕激素制剂,以利于保胎;并注意及时进行超声检查,了解胚胎发育情况,避免盲目保胎。

(二)难免流产

难免流产(inevitable abortion)由先兆流产发展而来,流产已不可避免。表现为阴道流血量增多,阵发性腹痛加重。妇科检查:子宫大小与停经周数相符或略小,宫颈口已扩张,但组织尚未排出;晚期难免流产还可有羊水流出或见胚胎组织或胎囊堵于宫口。

难免流产一旦确诊,应尽早使胚胎及胎盘组织完全排出,以防止出血和感染。

(三)不全流产

不全流产(incomplete abortion)由难免流产发展而来,妊娠产物已部分排出体外,尚有部分残留于宫内,从而影响子宫收缩,使阴道出血持续不止,严重时可引起出血性休克,下腹痛减轻。妇科检查:一般子宫小于停经周数,宫颈口已扩张,不断有血液自宫颈口内流出,有时尚可见胎盘组织堵塞于宫颈口或部分妊娠产物已排出于阴道内,而部分仍留在宫腔内。

不全流产的处理原则是一经确诊,应行吸宫术或钳刮术以清除宫腔内残留组织。

(四)完全流产

完全流产(complete abortion)是指妊娠产物已完全排出,阴道出血逐渐停止,腹痛随之消失。妇科检查:子宫接近正常大小或略大,宫颈口已关闭。

完全流产的处理原则是超声检查证实宫腔内无残留妊娠物,如无感染征象,一般不需特殊处理。

(五)稽留流产

稽留流产(missed abortion),又称过期流产,是指胚胎或胎儿已死亡滞留在宫腔内尚未自然排出。胚胎或胎儿死亡后,子宫不再增大反而缩小,早孕反应消失,若已至妊娠中期,孕妇不感腹部增大,胎动消失。妇科检查子宫小于妊娠周数,宫颈口关闭。听诊不能闻及胎心。

稽留流产处理原则是及时促使胎儿和胎盘排出,以防死亡胎儿及胎盘组织在宫腔内稽留过久发生严重的凝血功能障碍及 DIC。处理前应做凝血功能检查。

（六）复发性流产

复发性流产（recurrent spontaneous abortion）指与同一性伴侣连续发生 3 次及 3 次以上的自然流产。复发性流产大多数为早期流产，少数为晚期流产。早期复发性流产的原因常为黄体功能不足、甲状腺功能低下、染色体异常等；晚期复发性流产最常见的原因为宫颈内口松弛、子宫畸形、子宫肌瘤等。

复发性流产专家共识

复发性流产以预防为主，在受孕前对男女双方均应进行详细检查，在明确病因学诊断后有针对性地给予个体化治疗，并重视对保胎治疗成功的患者进行胎儿宫内发育监测以及对所生的婴儿进行出生缺陷筛查。

（七）流产合并感染

流产过程中，若阴道流血时间过长、有组织残留于宫腔内或非法堕胎等，有可能引起宫腔内感染。严重时感染可扩展到盆腔、腹腔乃至全身，并发盆腔炎、腹膜炎、败血症及感染性休克等，称流产合并感染（septic abortion）。

流产合并感染的处理原则为控制感染的同时尽快清除宫内残留物。

四、护理

（一）护理评估

1. 健康史

详细询问孕妇的停经史、早孕反应情况，停经后有无阴道流血和腹痛。此外，还应了解阴道有无水样排液，排液的色、量、有无臭味，以及有无妊娠产物排出等。对于既往病史，应全面了解孕妇在妊娠期间有无全身性疾病、生殖器官疾病、内分泌功能失调及有无接触有害物质等，以识别发生流产的诱因。

2. 身心状况

（1）一般状况：评估阴道流血的时间、量、颜色及持续时间，有无腹痛，腹痛的部位、性质及程度。流产孕妇可因出血过多而出现休克，或因出血时间过长、宫腔内有残留组织而发生感染，因此护士应全面评估孕妇的各项生命体征，判断流产类型，尤其注意与贫血及感染相关的征象。

（2）妇科检查：了解宫颈口是否扩张，羊膜是否破裂，有无妊娠产物堵塞于宫颈口内；子宫大小与停经周数是否相符，有无压痛等，并应检查双侧附件有无肿块、增厚及压痛等。

（3）心理状况：流产孕妇的心理状况常以焦虑和恐惧为特征。孕妇面对阴道流血往往会不知所措，甚至将其过度严重化，同时胎儿的健康也直接影响孕妇的情绪反应，孕妇可能会表现为郁闷、烦躁不安等。

3. 辅助检查

（1）实验室检查：连续测定血 β-HCG、胎盘生乳素（HPL）、孕激素等动态变化，有助于妊娠诊断和预后判断。

（2）B 型超声显像：超声显像可显示有无胎囊、胎动、胎心等，从而可诊断并鉴别流产类型，指导正确处理。

(二)常见护理诊断/问题

1.有感染的危险

与阴道流血时间过长、宫腔内有残留组织等因素有关。

2.焦虑

与担心胎儿健康等因素有关。

(三)护理目标

(1)出院时,护理对象无感染征象。

(2)先兆流产孕妇能积极配合保胎,继续妊娠。

(四)护理措施

1.先兆流产孕妇的护理

先兆流产孕妇需卧床休息,禁止性生活、灌肠等,以减少刺激。护士除了为其提供生活护理外,还需遵医嘱给孕妇适量镇静药、孕激素等。随时评估孕妇的病情变化,如腹痛是否加重、阴道流血量是否增多等。此外,由于孕妇的情绪状态也会影响其保胎效果,因此护士还应注意观察孕妇的情绪反应,加强心理疏导,稳定孕妇情绪,增强保胎信心。

2.妊娠不能再继续者的护理

护士应及时做好终止妊娠的准备,协助医生完成手术过程,使妊娠产物完全排出,同时开放静脉通道,做好输液、输血准备。并严密监测孕妇的体温、血压及脉搏,观察其面色、腹痛、阴道流血及与休克有关征象。有凝血功能障碍者应予以纠正,然后再行引产或手术。

3.预防感染

护士应监测患者的体温、血象及阴道流血、分泌物的性质、颜色、气味等并严格执行无菌操作,加强会阴部护理。指导孕妇使用消毒会阴垫,保持会阴部清洁,维持良好的卫生习惯。当护士发现感染征象后应及时报告医生,并按医嘱进行抗感染处理。此外,护士还应嘱患者流产后1个月返院复查,确定无禁忌证后,方可开始性生活。

4.健康教育

患者由于失去胎儿,往往会出现伤心、悲哀等情绪反应。护士应给予同情和理解,帮助患者及家属接受现实,顺利度过悲伤期。此外,护士还应与孕妇及家属共同讨论此次流产的原因,并向他们讲解流产的相关知识,帮助他们为再次妊娠做好准备。有复发性流产史的孕妇在下一次妊娠确诊后应卧床休息,加强营养,禁止性生活、补充维生素C、维生素B、维生素E等,治疗期必须超过以往发生流产的妊娠月份。病因明确者,应积极接受对因治疗。如黄体功能不足者,按医嘱正确使用黄体酮治疗以预防流产;子宫畸形者需在妊娠前先行矫治手术,例如宫颈内口松弛者应在未妊娠前做宫颈内口松弛修补术,如已妊娠,则可在妊娠14~16周时行子宫内口缝扎术。

(五)结果评价

(1)出院时,护理对象体温正常,血常规示血红蛋白及白细胞数正常,无出血、感染征象。

(2)先兆流产孕妇配合保胎治疗,继续妊娠。

课程思政

女职工流产享有产假

　　我国职场女性越来越多，她们不但要完成工作，而且要承担妊娠、分娩、哺乳的重担，压力较大。对此，我国以法规的形式保障此类女性的权益。2012年国务院颁布的《女职工劳动保护特别规定》第七条规定：女职工怀孕未满4个月流产的，享受15天产假；怀孕满4个月流产的，享受42天产假。湖南省自2020年3月8日开始实施的《湖南省女职工劳动保护特别规定》第八条进一步细化：女职工怀孕未满2个月终止妊娠的，享受15天产假；怀孕满2个月未满4个月终止妊娠的，享受30天产假；怀孕满4个月，未满7个月终止妊娠的，享受42天产假；怀孕满7个月终止妊娠的，享受75天产假。所以，女职工如果发生流产、异位妊娠及其他被迫终止妊娠的情况，应遵照此规定注意休息，积极促进身体康复。

第二节　异位妊娠

预习案例

　　李女士，29岁，停经44日，在抬重物时突感右下腹剧烈疼痛，伴阴道流血半日。查体：血压100/50 mmHg，脉搏96次/分钟。实验室检查：尿HCG（+），WBC $9.0×10^9$/L；妇科检查见阴道内有少许暗红色血液，宫颈抬举痛明显，后穹隆饱满。

　　思考：

　　1. 该女士可能的临床诊断是什么？

　　2. 针对该女士简单可靠的检查方法是什么？

　　3. 护士应如何护理该女士？

　　正常妊娠时，受精卵着床于子宫体腔内膜。受精卵在子宫体腔外着床发育时，称为异位妊娠（ectopic pregnancy），习惯称宫外孕（extrauterine pregnancy）。异位妊娠包括输卵管妊娠、卵巢妊娠、腹腔妊娠、宫颈妊娠及阔韧带妊娠等（图8-1）。宫外孕仅指子宫以外的妊娠，宫颈妊娠不包括在内。在异位妊娠中，输卵管妊娠最常见，占异位妊娠的95%左右。本节主要讲述输卵管妊娠。

　　输卵管妊娠是妇产科常见急腹症之一，当输卵管妊娠流产或破裂时，可引起腹腔内严重出血，如不及时诊断、处理，可危及生命。输卵管妊娠因其发生部位不同又可分为间质部、峡部、壶腹部和伞部妊娠，以壶腹部妊娠多见，约占78%，其次为峡部、伞部，间质部妊娠少见。

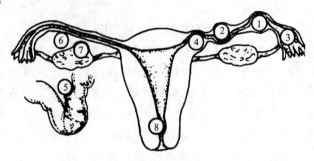

图 8-1　不同部位的异位妊娠示意图

注:①输卵管壶腹部妊娠;②输卵管峡部妊娠;③输卵管伞部妊娠;④输卵管间质部妊娠;
⑤腹腔妊娠;⑥阔韧带妊娠;⑦卵巢妊娠;⑧宫颈妊娠

一、病因

任何妨碍受精卵正常进入宫腔的因素均可引起输卵管妊娠。

1. 输卵管炎症

输卵管炎症是引起输卵管妊娠的主要原因,包括输卵管黏膜炎和输卵管周围炎。输卵管黏膜炎可以使输卵管管腔黏膜粘连,管腔变窄,或使纤毛缺损,从而导致受精卵在输卵管内运行受阻而着床于该处。输卵管周围炎常使输卵管与周围组织粘连,输卵管扭曲,管腔狭窄,蠕动减弱,妨碍受精卵的运行。

2. 输卵管发育不良或功能异常

输卵管过长、肌层发育差、黏膜纤毛缺乏等发育不良,均可成为输卵管妊娠的原因。输卵管蠕动、纤毛活动以及上皮细胞的分泌功能异常,也可影响受精卵的正常运行。此外,精神因素也可引起输卵管痉挛和蠕动异常,干扰受精卵的正常运送。

3. 受精卵游走

卵子在一侧输卵管受精,受精卵经宫腔或腹腔进入对侧输卵管,称受精卵游走。移行时间过长、受精卵发育增大,即可在对侧输卵管内着床形成输卵管妊娠。

4. 辅助生殖技术

近年由于辅助生育技术的应用,使输卵管妊娠发生率增加,既往少见的异位妊娠,如卵巢妊娠、宫颈妊娠、腹腔妊娠的发生率增加。

5. 其他

内分泌失调、神经精神功能紊乱、输卵管手术、子宫内膜异位症等都可增加受精卵着床于输卵管的可能性。

二、病理

(一)输卵管妊娠结局

输卵管妊娠时,由于输卵管管腔狭窄,管壁薄,蜕膜形成差,受精卵植入后,不能适应孕卵的生长发育,因此当输卵管妊娠发展到一定程度,可出现以下结果:

1.输卵管妊娠流产

输卵管妊娠流产(tubal abortion)多见于输卵管壶腹部妊娠,多发生于妊娠 8~12 周。由于输卵管妊娠时管壁形成的蜕膜不完整,发育中的囊胚常向管腔内突出生长,最终突破包膜而出血,导致囊胚与管壁分离。若整个囊胚剥离落入管腔并经输卵管逆蠕动排入腹腔,即形成输卵管完全流产,出血一般不多。若囊胚剥离不完整,有一部分组织仍残留于管腔,则为输卵管不完全流产。此时,管壁肌层收缩力差,血管开放,持续或反复出血,量较多,血液凝聚在子宫直肠凹陷,形成盆腔积血。若有大量血液流入腹腔,则出现腹腔刺激症状,同时引起休克。

2.输卵管妊娠破裂

输卵管妊娠破裂(rupture of tubal pregnancy)多见于输卵管峡部妊娠,多发生于妊娠 6 周左右。当囊胚生长时绒毛侵蚀管壁的肌层及浆膜,以致穿破浆膜,形成输卵管妊娠破裂。由于输卵管肌层血管丰富,输卵管妊娠破裂所致的出血远较输卵管妊娠流产严重,短期内即可发生大量腹腔内出血使孕妇发生休克,也可反复出血,形成盆腔及腹腔血肿。

3.陈旧性异位妊娠

输卵管妊娠流产或破裂,若长期反复内出血形成的盆腔血肿不消散,血肿机化变硬并与周围组织粘连。机化性包块可存在多年,甚至钙化形成石胎。

4.继发性腹腔妊娠

发生输卵管妊娠流产或破裂后,胚胎被排入腹腔,大部分死亡,但偶尔也有存活者。若存活胚胎的绒毛组织仍附着于原位或排至腹腔后重新种植而获得营养,可继续生长发育形成继发性腹腔妊娠。

5.持续性异位妊娠

近年来,对输卵管妊娠行保守性手术机会增多,若术中未完全清除妊娠物,或残留有存活滋养细胞而继续生长,致术后 β-HCG 不下降或反而上升,称为持续性异位妊娠。

(二)子宫的变化

输卵管妊娠和正常妊娠一样,滋养细胞产生的 HCG 维持黄体生长,使甾体激素分泌增加,因此月经停止来潮。子宫肌纤维增生肥大,子宫增大变软,但子宫增大与停经月份不相符,子宫内膜出现蜕膜反应。蜕膜的存在与孕卵的生存密切相关,若胚胎死亡,滋养细胞活力消失,蜕膜自子宫壁剥离而发生阴道流血。有时蜕膜可完整剥离,随阴道流血排出三角形的蜕膜管型;有时则呈碎片排出。排出的组织见不到绒毛,组织学检查无滋养细胞。

三、临床表现

输卵管妊娠的临床表现与受精卵着床部位、有无流产或破裂以及出血量多少与时间长短等有关。

1.停经

多数患者停经 6~8 周以后出现不规则阴道流血,但有 20%~30% 的患者因月经仅过期几天而不认为是停经,或将不规则阴道流血误认为月经。

2. 腹痛

腹痛是输卵管妊娠患者就诊的主要原因。输卵管妊娠未发生流产或破裂前，常表现为一侧下腹隐痛或酸胀感。输卵管妊娠流产或破裂时，患者突感一侧下腹部撕裂样疼痛，常伴有恶心、呕吐。若血液局限于病变区，主要表现为下腹部疼痛，当血液积聚于直肠子宫陷凹时，可出现肛门坠胀感。随着血液由下腹部流向全腹，疼痛波及全腹，血液刺激膈肌，可引起肩胛部放射性疼痛及胸部疼痛。

3. 阴道流血

胚胎死亡后导致血 HCG 下降，卵巢黄体分泌的激素不能维持蜕膜生长而发生剥离出血，常有不规则阴道流血，色暗红或深褐，量少呈点滴状，一般不超过月经量。少数患者阴道流血量较多，类似月经。阴道流血可伴有蜕膜管型或蜕膜碎片排出，系子宫蜕膜剥离所致。阴道流血常在病灶去除后方能停止。

4. 晕厥与休克

由于腹腔内急性出血及剧烈腹痛，轻者出现晕厥，严重者出现失血性休克。休克程度取决于内出血速度及出血量，出血量愈多，速度愈快，症状出现也愈严重，但与阴道流血量不成正比。

5. 腹部包块

当输卵管妊娠流产或破裂后所形成的血肿时间过长，可因血液凝固，逐渐机化变硬并与周围器官(子宫、输卵管、卵巢、肠管等)发生粘连而形成包块。

四、处理原则

处理原则以手术治疗为主，其次是药物治疗和期待治疗。

1. 手术治疗

应在积极纠正休克的同时，进行手术抢救。根据情况行患侧输卵管切除术或保留患侧输卵管及其功能的保守性手术。近年来，腹腔镜技术的发展，也为异位妊娠的诊断和治疗开创了新的手段。

2. 药物治疗

合理运用中药，或用中西医结合的方法，对输卵管妊娠进行保守治疗已取得显著成果。近年来运用化疗药物甲氨蝶呤等方法治疗输卵管妊娠已有成功的报道。

甲氨蝶呤治疗输卵管妊娠

3. 期待治疗

期待治疗适用于病情稳定、血清 HCG 水平较低(<1500 U/L)且呈下降趋势。期待治疗必须向患者说明病情并征得其同意。

五、护理

(一)护理评估

1. 健康史

应仔细询问患者月经史，以准确推断停经时间。注意不要将不规则阴道流血误认为末次月经，或由于月经仅过期几天，不认为是停经。此外，对不孕、放置宫内节育器、绝育术、输卵管复通术、盆腔炎等与发病相关的高危因素予以高度重视。

2.身心状况

输卵管妊娠未发生流产或破裂前，症状及体征不明显。当患者腹腔内出血较多时呈贫血貌，严重者可出现面色苍白，四肢湿冷，脉快、弱、细，血压下降等休克体征。体温一般正常，出现休克时体温略低，腹腔内血液吸收时体温略升高，但不超过38℃。

(1)腹部检查：输卵管妊娠流产或破裂者，下腹部有明显压痛和反跳痛，尤以患侧为甚，轻度腹肌紧张；出血多时，叩诊有移动性浊音；若出血时间较长，形成血凝块，在下腹可触及软性肿块。

(2)盆腔检查：输卵管妊娠未发生流产或破裂者，除子宫略大较软外，仔细检查可能触及肿大的输卵管并轻度压痛。输卵管妊娠流产或破裂者，阴道后穹隆饱满，有触痛。将宫颈轻轻上抬或左右摇动时引起剧烈疼痛，称为宫颈抬举痛或摇摆痛，是输卵管妊娠的主要体征之一。子宫稍大而软，腹腔内出血多时检查子宫呈漂浮感。

由于输卵管妊娠流产或破裂后，腹腔内急性大量出血及剧烈腹痛，以及妊娠终止的现实都将使孕妇出现较为激烈的情绪反应，可表现出哭泣、自责、无助、抑郁和恐惧等不良情绪。

3.辅助检查

(1)阴道后穹隆穿刺：阴道后穹隆穿刺是一种简单可靠的诊断方法，适用于怀疑有腹腔内出血的患者。由于腹腔内血液易积聚于子宫直肠陷凹，即使血量不多，也能经阴道后穹隆穿刺抽出。用长针头自阴道后穹隆刺入子宫直肠陷凹，抽出暗红色不凝血为阳性；如抽出血液较红，放置10分钟内凝固表明误入血管。无内出血、内出血量少、血肿位置较高或子宫直肠陷凹有粘连时，可能抽不出血液。因此穿刺阴性不能排除输卵管妊娠存在。如有移动性浊音，可做腹腔穿刺。

(2)妊娠试验：放射免疫法测血中HCG，尤其是动态观察血β-HCG的变化对诊断异位妊娠极为重要。异位妊娠时，体内HCG水平较宫内妊娠低，但超过99%的异位妊娠患者HCG阳性。不过，β-HCG阴性者仍不能完全排除异位妊娠，极少数陈旧性宫外孕可表现为阴性结果。

(3)超声检查：B型超声显像有助于诊断异位妊娠。阴道B型超声检查较腹部B型超声检查准确性高。诊断早期异位妊娠，单凭B型超声显像有时可能误诊。若能结合临床表现及β-HCG测定等，对诊断的帮助较大。

(4)腹腔镜检查：适用于输卵管妊娠尚未流产或破裂的早期患者和诊断有困难的患者，腹腔内大量出血或伴有休克者，禁做腹腔镜检查。早期异位妊娠患者，腹腔镜可见一侧输卵管肿大，表面紫蓝色，腹腔内无出血或有少量出血。

(5)子宫内膜病理检查：目前此方法的应用较少，主要适用于阴道流血量较多的患者，目的在于排除同时合并宫内妊娠流产。将宫腔排出物或刮出物做病理检查，切片中见到绒毛，可诊断为宫内妊娠，仅见蜕膜未见绒毛者有助于诊断异位妊娠。

(二)常见护理诊断/问题

1.有休克的危险

与出血有关。

2. 恐惧

与担心手术失败有关。

(三)护理目标

(1)患者休克症状得以及时发现并缓解。

(2)患者能以正常心态接受此次妊娠失败的现实。

(四)护理措施

1. 接受手术治疗患者的护理

(1)积极做好术前准备：腹腔镜是近几年治疗异位妊娠的主要方法。对于腹腔镜手术的患者，护士在严密监测其生命体征的同时，配合医生积极纠正休克症状，做好术前准备。术前准备与术后护理的有关内容请参见《腹部手术患者的护理及腹腔镜检查》。

(2)心理护理：护士在术前应向患者及家属讲明手术的必要性，保持周围环境安静、有序，减轻患者的紧张、恐惧心理。术后，护士应帮助患者以正常的心态接受此次妊娠失败的现实，向她们讲述异位妊娠的有关知识，一方面可以减少因害怕再次发生异位妊娠而抵触妊娠的不良情绪，另一方面，也可以增强患者的自我保健意识。

2. 接受非手术治疗患者的护理

对于接受非手术治疗方案的患者，护士应从以下几方面加强护理。

(1)严密观察病情：观察患者的一般情况、生命体征，并重视患者的主诉，尤其应注意阴道流血量与腹腔内出血量不成比例。护士应告诉患者病情发展的一些指征，如出血增多、腹痛加剧、肛门坠胀感明显等，以便当病情发展时，医患均能及时发现，给予相应处理。

(2)加强化学药物治疗的护理：化疗一般采用全身用药，也可采用局部用药。在用药期间应用 B 型超声和 β-HCG 进行严密监护，并注意患者的病情变化及药物毒副反应。常用药物有甲氨蝶呤。其治疗的机制是抑制滋养细胞增生、破坏绒毛，使胚胎组织坏死、脱落、吸收。不良反应较小，常表现为消化道反应，骨髓抑制以白细胞下降为主，有时可出现轻微肝功能异常、药物性皮疹、脱发等，大部分反应是可逆的。

(3)指导患者休息与饮食：患者应卧床休息，避免腹部压力增大，从而减少异位妊娠破裂机会。在患者卧床期间，护士需提供相应的生活护理。此外护士还应指导患者摄取足够的营养物质，尤其是富含铁蛋白的食物，如动物肝脏、鱼肉、豆类、绿叶蔬菜以及黑木耳等，以促进血红蛋白的增加，增强患者的抵抗力。

3. 健康教育

输卵管妊娠的预后在于防止输卵管的损伤和感染，因此护士应做好患者的健康指导工作，防止发生盆腔感染。教育患者保持良好的卫生习惯，勤洗浴、勤换衣，性伴侣稳定。患盆腔炎后，须立即彻底治疗，以免延误病情。另外，由于输卵管妊娠者中约有10%的再发率和50%~60%的不孕率。因此，护士须告诫患者，下次妊娠时要及时就医，并且不宜轻易终止妊娠。

(五)结果评价

(1)患者的休克症状得以及时发现并纠正。

(2)患者消除了恐惧心理，愿意接受手术治疗。

第三节　早产

预习案例

　　刘女士，28 岁，G_4P_1，孕 31 周，不规则下腹痛 1 小时入院。产科检查每 10 分钟出现一次宫缩，每次持续约 5 秒，少量阴道出血，胎心率 146 次/分钟，宫口未开，胎膜完整。以往曾有 3 次早产史，因此此时非常紧张。

　　思考：

　　1. 刘女士出现了何种问题？

　　2. 刘女士目前存在的护理诊断/问题有哪些？该采取哪些护理措施？

　　早产(preterm labor, PTL)是指妊娠满 28 周至不满 37 足周之间分娩者。此时娩出的新生儿称早产儿，出生体重多小于 2500 g，各器官发育尚不够成熟。据统计，早产儿中约有 15%于新生儿期死亡，而且围生儿死亡中与早产有关者占 75%，所以防止早产是降低围生儿病死率的重要环节之一。

一、病因

1. 孕妇因素

　　孕妇如合并有感染性疾病(尤其性传播疾病)、子宫畸形、子宫肌瘤，急、慢性疾病及妊娠并发症时易诱发早产，而且如果孕妇有吸烟、酗酒等不良行为或精神受到刺激以及承受巨大压力时也可发生早产。

2. 胎儿、胎盘因素

　　胎膜早破、绒毛膜羊膜炎最常见，30%~40%的早产与此有关。此外，前置胎盘、胎盘早期剥离、羊水过多、多胎等，均可致早产。

二、临床表现

　　早产的临床表现主要是子宫收缩，最初为不规则宫缩，常伴有少许阴道血性分泌物或出血。胎膜早破的发生较足月临产多，继之可发展为规律有效宫缩，与足月临产相似，使宫颈管消失和宫口扩张。

三、处理原则

　　若胎儿存活，无胎儿窘迫、胎膜未破，通过休息和药物治疗控制宫缩，尽量维持妊娠至足月；若胎膜已破，早产已不可避免时，则应尽可能地预防新生儿合并症以提高早产儿的存活率。

四、护理

(一)护理评估

1. 健康史

详细评估可致早产的高危因素,如孕妇以往有流产、早产史或本次妊娠期有阴道流血则发生早产的可能性大,应详细询问并记录。

2. 身心状况

妊娠满 28 周后至 37 周前出现有明显的规律宫缩(至少每 10 分钟一次)伴有宫颈管缩短,可诊断为先兆早产。如果妊娠 28~37 周之间,出现 20 分钟≥4 次且每次持续≥30 秒的规律宫缩,并伴随宫颈管缩短≥75%,宫颈进行性扩张 2 cm 以上者,可诊断为早产临产。

早产已不可避免时,孕妇常会不自觉地把一些相关的事情与早产联系起来而产生自责感;由于怀孕结果的不可预知,恐惧、焦虑、猜疑也是早产孕妇常见的情绪反应。

3. 相关检查

通过全身检查及产科检查,结合阴道分泌物的生化指标检测,核实孕周,评估胎儿成熟度、胎方位等;观察产程进展,确定早产的进程。

(二)常见护理诊断/问题

1. 有新生儿受伤的危险

与早产儿发育不成熟有关。

2. 焦虑

与担心早产儿预后有关。

(三)预期目标

(1)新生儿无护理不当相关的并发症。

(2)患者能平静地面对事实,接受治疗及护理。

(四)护理措施

1. 预防早产

孕妇良好的身心状况可减少早产的发生,突然的精神创伤可诱发早产,因此,应做好孕期保健工作、指导孕妇加强营养,保持平静的心情。避免诱发宫缩的活动,如抬举重物、性生活等。高危孕妇必须多卧床休息,以左侧卧位为宜,以增加子宫—胎盘血供,改善胎儿供氧,慎做肛查和阴道检查等,积极治疗合并症,宫颈内口松弛者应于孕 14~16 周或更早些时间做子宫内口缝合术,防止早产的发生。

2. 药物治疗的护理

先兆早产的主要治疗为抑制宫缩。与此同时,还要积极控制感染、治疗合并症和并发症。护理人员应能明确具体药物的作用和用法,并能识别药物的不良反应,以避免毒性作用的发生,同时,应对患者做相应的健康教育。

常用抑制宫缩的药物有以下几类:

(1)肾上腺素受体激动药:常用药物有利托君、沙丁胺醇等。其作用为激动子宫平

滑肌 β 受体,从而抑制宫缩。此类药物的不良反应为心跳加快、血压下降、血糖增高、血钾降低、恶心、出汗、头痛等。

(2)硫酸镁:镁离子直接作用于肌细胞,使平滑肌松弛,抑制子宫收缩。首次量为 5 g,加入 25%葡萄糖液 20 mL 中,在 5~10 分钟内缓慢注入静脉(或稀释后半小时内静脉滴入),以后以每小时 2 g 静脉滴注,宫缩抑制后继续维持 4~6 小时后改为每小时 1 g,直到宫缩停止后 12 小时。使用硫酸镁时,应密切观察患者有无中毒迹象。

(3)钙通道阻滞药:常用硝苯地平 10 mg 舌下含服,每 6~8 小时一次。也可以首次剂量给予 30 g 口服,根据宫缩情况再以 10~20 mg 口服。其作用机制是阻滞钙离子进入肌细胞而抑制宫缩。用药时必须密切注意孕妇心率及血压的变化,对已用硫酸镁者应慎用,以防血压急剧下降。

(4)前列腺素合成酶抑制药:常用药物有吲哚美辛及阿司匹林等。前列腺素有刺激子宫收缩和软化宫颈的作用,其抑制药则有减少前列腺素合成的作用,从而抑制宫缩。但此类药物可导致胎儿动脉导管过早关闭而引起胎儿血液循环障碍,因此临床已较少用。必要时仅在孕 34 周前短期(1 周内)选用。

3.预防新生儿合并症的发生

在保胎过程中,应每日行胎心监护,教会患者数胎动,有异常时及时采取应对措施。对妊娠 35 周前的早产者,在分娩前按医嘱给孕妇糖皮质激素如地塞米松、倍他米松等,可促进胎儿肺成熟,明显降低新生儿呼吸窘迫综合征的发病率。

4.为分娩做准备

如早产已不可避免,应尽早决定合理的分娩方式,如臀位、横位,估计胎儿成熟度低,而产程又需较长时间者,可选用剖宫产术;经阴道分娩者,应考虑使用产钳和会阴切开术以缩短产程,减少分娩过程中对胎头的压迫。同时,充分做好早产儿保暖和复苏的准备。临产后慎用镇静药,避免发生新生儿呼吸抑制;产程中给孕妇吸氧;新生儿出生后,立即结扎脐带,防止过多母血进入胎儿循环造成循环系统负荷过重。

5.心理支持

护士应以亲切的态度和切实的行动取得孕妇的信任,与其进行开放式的讨论,让其了解早产的发生并非她的过错,有时甚至是无缘由的。也要避免为减轻孕妇的负疚感而给予过于乐观的保证。由于早产是出乎意料的,孕妇多没有精神和物质准备,对产程中的孤独感、无助感尤为敏感,因此,丈夫、家人和护士在身旁提供支持较足月分娩更为重要,并能帮助孕妇重建自尊,以良好的心态承担早产儿母亲的角色。

(五)结果评价

(1)患者能积极配合医护措施。

(2)母婴顺利经历全过程。

第四节　妊娠期高血压疾病

预习案例

吴女士，30 岁，目前孕 36 周，出现头痛伴视物不清 2 天。今晨头痛加剧，恶心，呕吐 3 次，随后剧烈抽搐约 1 分钟，逐渐清醒即入院。入院时血压 180/120 mmHg，胎心率 140 次/分钟，有不规则子宫收缩。产科检查：羊膜未破，宫口未开，骨盆测量均正常。

思考：

1. 该孕妇的临产诊断是什么？

2. 该孕妇应如何进行护理？

妊娠期高血压疾病(hypertensive disorders complicating pregnancy)是妊娠与血压升高并存的一组疾病，包括妊娠期高血压、子痫前期、子痫、慢性高血压并发子痫前期以及妊娠合并慢性高血压。其中妊娠期高血压、子痫前期和子痫以往统称为妊娠高血压综合征。妊娠期高血压疾病在我国的发病率为 9.4%～10.4%，国外为 7%～12%。该病严重影响母婴健康，是导致孕产妇及围生儿死亡的主要原因之一。

一、病因

妊娠期高血压疾病的发生原因至今尚未明确，但是在临床工作中发现有些因素与妊娠期高血压疾病的发病密切相关，称之为易发因素。其易发因素及主要病因学说如下：

(一)易发因素

依据流行病学调查发现，妊娠期高血压疾病可能与以下因素有关：①初产妇；②年龄（年龄≤18 岁或年龄≥35 岁者）；③精神过度紧张或受刺激使中枢神经系统功能紊乱者；④寒冷季节或气温变化过大，特别是气温升高时；⑤有慢性高血压、慢性肾炎、糖尿病等病史的孕妇；⑥营养不良，如贫血、低蛋白血症者；⑦体形矮胖者，即体重指数[体重(kg)/身高(m)^2]>24 者；⑧子宫张力过高(如羊水过多、双胎妊娠、糖尿病巨大儿等)者；⑨家族中有高血压史，尤其是孕妇母亲有重度妊娠期高血压史者。

(二)病因学说

1. 免疫学说

妊娠被认为是成功的自然同种异体移植。从免疫学观点出发，认为妊娠期高血压疾病病因是胎盘某些抗原物质免疫反应的变态反应，与移植免疫的观点很相似。但与免疫的复杂关系有待进一步证实。

2. 子宫—胎盘缺血缺氧学说

临床发现妊娠期高血压疾病易发生于初产妇、多胎妊娠、羊水过多者。本学说认为是由于子宫张力增高，影响子宫血液供应，造成子宫—胎盘缺血缺氧所致。此外，全身血液循环不能适应子宫—胎盘需要的情况，如孕妇有严重贫血、慢性高血压、糖尿病等也易发生本病。

3. 血管内皮功能障碍

研究发现妊娠期高血压疾病者，细胞毒性物质和炎性介质如氧自由基、过氧化脂质、血栓素 A_2 等含量增高，而前列环素、维生素 E、血管内皮素等减少，诱发血小板凝聚，并对血管紧张因子敏感，血管收缩致使血压升高，并且导致一系列病理变化。此外，气候寒冷、精神紧张也是本病的主要诱因。

4. 营养缺乏

已发现多种营养因素如低白蛋白血症、钙、镁、锌、硒等缺乏与子痫前期发生发展可能有关，但是这些证据需要更多的临床研究进一步证实。

二、病理生理

本病的基本病理生理变化是全身小动脉痉挛。由于小动脉痉挛，造成管腔狭窄，周围阻力增大，内皮细胞损伤，通透性增加，体液和蛋白质渗漏，表现为血压上升、蛋白尿、水肿和血液浓缩等。全身各组织器官因缺血、缺氧而受到不同程度损害，严重时脑、心、肝、肾及胎盘等的病理生理变化可导致抽搐、昏迷、脑水肿、脑出血、心肾衰竭、肺水肿、肝细胞坏死及被膜下出血，胎盘绒毛退行性变、出血和梗死，胎盘早期剥离以及凝血功能障碍而导致 DIC 等。其主要病理生理变化如下：

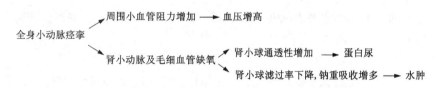

图 8-2　妊娠高血压疾病的主要病理生理变化示意图

三、临床表现及分类

妊娠期高血压疾病有以下分类：

1. 妊娠期高血压

妊娠期首次出现血压≥140/90 mmHg，并于产后 12 周内恢复正常；尿蛋白(−)；患者可伴有上腹部不适或血小板减少。产后方可确诊。

2. 子痫前期

（1）轻度：妊娠 20 周后出现血压≥140/90 mmHg；尿蛋白≥0.3 g/24 小时或随机尿蛋白(+)；可伴有上腹部不适、头痛、视力模糊等症状。

妊娠期高血压疾病的护理(微课)

（2）重度：血压≥160/110 mmHg；尿蛋白≥2.0 g/24 小时或随机尿蛋白≥(++)，血清肌酐>106 μmol/L，血小板<100×10⁹/L；出现微血管溶血

（LDH 升高）；血清 ALT 或 AST 升高；持续性头痛或其他脑神经或视觉障碍；持续性上腹不适。

3. 子痫

在子痫前期的基础上出现抽搐发作，或伴昏迷，称为子痫。子痫多发生于妊娠晚期或临产前称产前子痫；少数发生于分娩过程中，称产时子痫；个别发生在产后 24 小时内，称产后子痫。

子痫典型发作过程：先表现为眼球固定，瞳孔散大，头扭向一侧，牙关紧闭，继而口角及面部肌肉颤动，数秒后全身及四肢肌肉强直（背侧强于腹侧），双手紧握双臂伸直，发生强烈的抽动。抽搐时呼吸暂停，面色青紫。持续 1 分钟左右，抽搐强度减弱，全身肌肉松弛随即深长吸气而恢复呼吸。抽搐期间患者神志丧失。病情转轻时，抽搐次数减少，抽搐后很快苏醒，但有时抽搐频繁且持续时间较长，患者可陷入深昏迷状态。抽搐过程中易发生唇舌咬伤、摔伤甚至骨折等多种创伤，昏迷时呕吐可造成窒息或吸入性肺炎。

4. 慢性高血压并发子痫前期

高血压孕妇于妊娠 20 周以前无蛋白尿，若孕 20 周后出现尿蛋白 ≥0.3 g/24 小时；或妊娠 20 周后突然出现尿蛋白增加、血压进一步升高，或血小板减少（<100×10^9/L）。

5. 妊娠合并慢性高血压

妊娠前或妊娠 20 周前血压 ≥140/90 mmHg，但妊娠期无明显加重；或妊娠 20 周后首次诊断高血压并持续到产后 12 周以后。

四、处理原则

妊娠期高血压疾病的基本处理原则是镇静、解痉、降压、利尿，密切监测母儿情况，适时终止妊娠。

1. 轻症

加强孕期检查，密切观察病情变化，注意休息、调节饮食、采取左侧卧位，以防发展为重症。

2. 子痫前期

需住院治疗，积极处理，防止发生子痫及并发症。治疗原则为解痉、降压、镇静，合理扩容及利尿，适时终止妊娠。

常用的药物如下：

（1）解痉药物：首选硫酸镁。硫酸镁有预防子痫和控制子痫发作的作用，适用于先兆子痫和子痫。

（2）镇静药物：镇静药兼有镇静和抗惊厥作用，常用地西泮和冬眠合剂，可用于硫酸镁有禁忌或疗效不明显者。分娩期应慎用，以免药物通过胎盘对胎儿的神经系统产生抑制作用。

（3）降压药物：不作为常规，仅用于血压过高，特别是舒张压 ≥110 mmHg 或平均动脉压 ≥140 mmHg 者，以及原发性高血压妊娠前已用降压药者。选用的药物以不影响心搏出量、肾血流量及子宫胎盘灌注量为宜。常用药物有肼屈嗪、卡托普利等。

（4）扩容药物：一般不主张扩容治疗，仅用于低蛋白血症、贫血的患者。采用扩容治疗应严格掌握其适应证和禁忌证，并应严密观察患者的脉搏、呼吸、血压及尿量，防止肺水肿和心力衰竭的发生。常用的扩容药物有人血白蛋白、全血、平衡液和低分子右旋糖酐。

（5）利尿药物：一般不主张应用，仅用于全身性水肿、急性心力衰竭、肺水肿、脑水肿、或血容量过多且伴有潜在性脑水肿者。用药过程中应严密监测患者的水和电解质平衡情况以及药物的毒副反应。常用药物有呋塞米、甘露醇。

（6）适时终止妊娠：是彻底治疗妊娠期高血压疾病的重要手段。其指征包括：①重度子痫前期孕妇经积极治疗24~48小时无明显好转者；②重度子痫前期孕妇的孕龄<34周，但胎盘功能减退，胎儿估计已成熟者；③重度子痫前期孕妇的孕龄>34周，经治疗好转者；④子痫控制后2小时可考虑终止妊娠。终止妊娠的方式，根据具体情况选择剖宫产或阴道分娩。

3.子痫患者的处理

子痫是本疾病最严重的阶段，直接关系到母儿安危，应积极处理。处理原则为控制抽搐，纠正缺氧和酸中毒，在控制血压、抽搐的基础上终止妊娠。

妊娠高血压疾病诊治的新观点

五、护理

（一）护理评估

1.健康史

详细询问患者孕前及妊娠20周前有无高血压、蛋白尿和（或）水肿及抽搐等征象；既往有无原发性高血压、慢性肾炎及糖尿病等；有无家族史。此次妊娠经过，出现异常现象的时间及治疗经过。特别应注意有无头痛、视力改变、上腹不适等症状。

2.身心状况

典型的患者表现为妊娠20周后出现高血压、水肿、蛋白尿。根据病变程度不同，不同临床类型的患者有相应的临床表现。护士除评估患者一般健康状况外，需重点评估患者的血压、尿蛋白、水肿、自觉症状以及抽搐、昏迷等情况。在评估过程中应注意：

（1）初测血压有升高者，需休息1小时后再测，方能正确反映血压情况。同时不要忽略测得血压与其基础血压的比较。也可经过翻身试验（roll over test，ROT）进行判断，即在孕妇左侧卧位时测血压直至血压稳定后，嘱其翻身仰卧位5分钟再测血压，若仰卧位舒张压较左侧卧位≥20 mmHg，提示有发生子痫前期的倾向，其阳性预测值33%。

（2）留取24小时尿进行尿蛋白检查。凡24小时尿蛋白定量≥0.3 g者为异常。由于蛋白尿的出现及量的多少反映了肾小管痉挛的程度以及肾小管细胞缺氧及其功能受损的程度，护士应给予高度重视。

（3）妊娠后期水肿发生的原因除妊娠期高血压疾病外，还可由于下腔静脉受增大子宫压迫使血液回流受阻、营养不良性低蛋白血症以及贫血等引起，因此水肿的轻重并不一定反映病情的严重程度。但是水肿不明显者，也有可能迅速发展为子痫，应引起重视。此外，还应注意水肿不明显，但体重于一周内增加超过0.5 kg的隐性水肿。

（4）孕妇出现头痛、眼花、胸闷、恶心、呕吐等自觉症状时提示病情的进一步发展，护士应高度重视。

(5)抽搐与昏迷是最严重的表现，护士应特别注意发作状态、频率、持续时间、间隔时间，神志情况以及有无唇舌咬伤、摔伤甚至骨折、窒息或吸入性肺炎等。

孕妇的心理状态与病情的轻重、病程的长短、孕妇对疾病的认识、自身的性格特点及社会支持系统的情况有关。有些孕妇及其家属误认为是高血压或肾病而没有对妊娠期高血压疾病给予足够的重视；有些孕妇对自身及胎儿预后过分担忧和恐惧而终日心神不宁。

3.相关检查

(1)尿常规检查：根据蛋白定量确定病情严重程度；根据镜检出现管型判断肾功能受损情况。

(2)血液检查：测定血红蛋白、血细胞比容、血浆黏度、全血黏度以了解血液浓缩程度；重症患者应测定血小板计数、凝血时间，必要时测定凝血酶原时间、纤维蛋白原和鱼精蛋白副凝试验(3P 试验)等，以了解有无凝血功能异常。测定血电解质及二氧化碳结合力，以及时了解有无电解质紊乱及酸中毒。

(3)肝、肾功能测定：如进行丙氨酸氨基转移酶、血尿素氮、肌酐及尿酸等测定。

(4)眼底检查：眼底视网膜小动脉变化是反映妊娠期高血压疾病严重程度的一项重要参考指标。眼底检查可见眼底小动脉痉挛，动静脉管径比例可由正常的2:3变为1:2，甚至1:4，或出现视网膜水肿、渗出、出血，甚至视网膜剥离，一时性失明。

(5)其他检查：心电图、超声心动图、胎盘功能、胎儿成熟度检查等。

(二)常见护理诊断/问题

1.体液过多

与下腔静脉受增大子宫压迫使血液回流受阻或低蛋白血症有关。

2.有受伤的危险

与发生抽搐有关。

3.潜在并发症

胎盘早期剥离。

(三)预期目标

(1)妊娠期高血压疾病孕妇病情缓解，未发生子痫及并发症。

(2)妊娠期高血压疾病孕妇明确孕期保健的重要性，积极配合产前检查及治疗。

(四)护理措施

1.妊娠期高血压疾病的预防指导

(1)加强孕期教育：护士应做好孕期健康教育工作，使孕妇及家属了解妊娠期高血压疾病的知识及其对母儿的危害，从而促使孕妇自觉接受产前检查，以便及时发现异常，及时得到治疗和指导。

(2)休息及饮食指导：孕妇应采取左侧卧位休息以增加胎盘血供。指导孕妇合理饮食，减少过量脂肪和盐的摄入，增加蛋白质、维生素以及富含铁、钙、锌的食物。可从妊娠20周开始，每天补充钙剂1~2 g，降低妊娠期高血压疾病的发生风险。

2.一般护理

(1)保证休息：轻度妊娠期高血压疾病孕妇可住院也可在家休息，但建议子痫前期患者住院治疗。保证充分的睡眠，每日休息不少于10小时。在休息和睡眠时，以左侧卧位为宜。

（2）调整饮食：轻度妊娠期高血压孕妇需摄入足够的蛋白质（100 g/天以上）、蔬菜，补充维生素、铁和钙剂。食盐不必严格限制，因为长期低盐饮食可引起低钠血症，易发生产后血液循环衰竭，而且低盐饮食也会影响食欲，会减少蛋白质的摄入，对母儿均不利。但全身水肿的孕妇应限制食盐摄入量。

（3）密切监护母儿状态：护士应询问孕妇是否出现头痛、视力改变、上腹不适等症状。每日测体重及血压，每日或隔日复查尿蛋白。定期监测血压、胎儿发育状况和胎盘功能。

（4）间断吸氧：可增加血氧含量，改善全身主要脏器和胎盘的氧供。

3. 用药护理

硫酸镁为目前治疗子痫前期和子痫的首选解痉药物，护士应明确硫酸镁的用药方法、毒性反应以及注意事项。

（1）用药方法：硫酸镁可采用肌内注射或静脉用药。肌内注射：25%硫酸镁溶液20 mL（5 g），臀部深部肌内注射，每日1~2次。通常于用药2小时后血药浓度达高峰，且体内浓度下降缓慢，作用时间长，但局部刺激性强，注射时应使用长针头行深部肌内注射，也可加利多卡因于硫酸镁溶液中，以缓解疼痛刺激，注射后用无菌棉球或创可贴覆盖针孔，防止注射部位感染，必要时可行局部按揉或热敷，促进肌肉组织对药物的吸收。静脉给药：25%硫酸镁溶液20 mL+10%葡萄糖20 mL，静脉注射，5~10分钟内推注；或25%硫酸镁溶液20 mL+5%葡萄糖200 mL，静脉注射（1~2 g/小时），1日4次。静脉用药后约1小时血药浓度可达高峰，停药后血浓度下降较快，但可避免肌内注射引起的不适。

（2）毒性反应：硫酸镁的治疗浓度和中毒浓度相近，因此在用硫酸镁治疗时应严密观察其毒性作用，并严格控制硫酸镁的入量。通常主张硫酸镁的滴注速度以1 g/小时为宜，不超过2 g/小时。每天用量15~20 g。硫酸镁过量会使呼吸及心肌收缩功能受到抑制甚至危及生命。中毒现象首先表现为膝反射减弱或消失，随着血镁浓度的增加可出现全身肌张力减退及呼吸抑制，严重者心跳可突然停止。

（3）注意事项：护士在用药前及用药过程中均应监测孕妇血压，同时还应监测以下指标。①膝腱反射必须存在；②呼吸不少于16次/分钟；③尿量每24小时不少于600 mL，或每小时不少于25 mL。尿少提示排泄功能受抑制，镁离子易积蓄而发生中毒。由于钙离子可与镁离子争夺神经细胞上的同一受体，阻止镁离子的结合，因此应随时备好10%的葡萄糖酸钙注射液，以便出现毒性作用时及时解毒。10%的葡萄糖酸钙10 mL在静脉推注时宜在3分钟以上推完，必要时可每小时重复1次，直至呼吸、排尿和神经抑制恢复正常，但24小时内不超过8次。

4. 子痫患者的护理

（1）协助医生控制抽搐：患者一旦发生抽搐，应立即遵医嘱使用硫酸镁、镇静药等药物。

（2）专人护理，防止受伤：子痫发生后，首先应保持患者呼吸道通畅，立即给氧，用开口器或于上、下磨牙间放置一缠好纱布的压舌板，用舌钳固定舌以防咬伤唇舌或舌后坠。患者取头低侧卧位，以防黏液吸入呼吸道或舌头阻塞呼吸道，也可避免发生低血压综合征。必要时，用吸引器吸出喉部黏液或呕吐物，以免窒息。在患者昏迷或未完全清醒时，禁止给予饮食和口服药，以防误入呼吸道而致吸入性肺炎。

（3）减少刺激，以免诱发抽搐：患者应安置于单人暗室，保持绝对安静，以避免声、光刺激；一切治疗活动和护理操作尽量轻柔且相对集中，避免刺激患者。

（4）严密监护：密切注意血压、脉搏、呼吸、体温、尿量，记24小时出入量。及时进行必要的血、尿化验和特殊检查，及早发现脑出血、肺水肿、急性肾衰竭等并发症。

（5）为终止妊娠做好准备：子痫发作后多自然临产，应严密观察及时发现流产先兆，并做好母子抢救准备。如经治疗病情得以控制仍未临产者，应在孕妇清醒后24~48小时内引产，或子痫患者经药物控制后6~12小时，考虑终止妊娠。护士应做好终止妊娠的准备。

5. 妊娠期高血压孕妇的产时及产后护理

妊娠期高血压孕妇的分娩方式应根据母儿的具体情况而定。

（1）若决定经阴道分娩，需加强各产程护理：在第一产程中，应密切监测患者的血压、脉搏、尿量、胎心及宫缩情况以及有无自觉症状；血压升高时应及时与医生联系。在第二产程中，应尽量缩短产程，避免产妇用力，初产妇可行会阴侧切并用产钳或胎吸助产。在第三产程中，必须预防产后出血，在胎儿前肩娩出后立即静推缩宫素，禁用麦角新碱。按摩宫底，观察血压变化，重视患者的主诉。

（2）监测血压：病情较重者于分娩开始即开放静脉通道。胎儿娩出后测血压，病情稳定后方可送回病房。在产褥期仍需继续监测血压，产后48小时内应至少每4小时测1次血压。

（3）继续使用硫酸镁治疗，加强用药护理：重症患者产后应继续使用硫酸镁治疗1~2天，产后24小时至5天内仍有发生子痫的可能，因此不可放松治疗及护理。此外，产前未发生抽搐的患者产后48小时也有发生的可能，所以产后48小时内仍应继续硫酸镁的治疗和护理。大量使用硫酸镁的孕妇，产后易发生子宫收缩乏力，恶露较多，因此应严密观察子宫复旧情况，严防产后出血。

6. 健康指导

对轻度妊娠期高血压疾病患者，应进行饮食指导并嘱其注意休息，以左侧卧位为主，加强胎儿监护，自数胎动，掌握自觉症状加强产前检查；对重度妊娠期高血压疾病患者，应使患者掌握识别不适症状及用药后不适反应的方法。还应掌握产后的自我护理方法，加强母乳喂养的指导。同时，注意家属的健康教育，使孕妇得到心理和生理的支持。

（五）结果评价

（1）妊娠期高血压疾病的孕妇休息充分、睡眠良好、饮食合理，病情缓解。

（2）妊娠期高血压重度子痫前期的孕妇病情得以控制，未出现子痫及并发症。

（3）妊娠期高血压疾病的孕妇分娩经过顺利。

（4）治疗中，患者未出现硫酸镁中毒反应。

本章小结

　　流产的主要临床表现是停经、腹痛及阴道流血。在流产发展的各个阶段，其症状、体征不同，相应的处理原则也不相同。护士应在全面评估孕妇的基础上，明确其所处的阶段，对其所存在的护理问题，采取相应的护理措施。

　　输卵管妊娠是妇产科常见的急腹症之一。当输卵管妊娠流产或破裂时，可引起腹腔内严重出血，如不及时诊断和处理，可危及患者生命。输卵管妊娠的临床表现和受精卵着床部位、有无流产或破裂以及出血量多少与时间长短等有关。处理原则以手术治疗为主，其次是药物治疗和期待疗法。输卵管妊娠的预后在于防止输卵管的损伤和感染，因此护士应做好妇女的健康指导工作，防止发生盆腔感染。

　　早产是指妊娠满 28 周至不满 37 足周之间分娩者。此时娩出的新生儿称早产儿，出生体重多小于 2500 g，各器官发育尚不够成熟。防止早产是降低围生儿病死率的重要环节之一。应做好孕期保健工作、指导孕妇加强营养，保持平静的心情，避免诱发宫缩。

　　妊娠期高血压疾病是妊娠与血压升高并存的一组疾病，包括妊娠期高血压、子痫前期、子痫、慢性高血压并发子痫前期以及妊娠合并慢性高血压。本病的基本病理生理变化是全身小动脉痉挛。妊娠期高血压疾病的基本处理原则是镇静、解痉、降压、利尿以及适时终止妊娠。硫酸镁为目前治疗子痫前期和子痫的首选解痉药物，护士应明确硫酸镁的用药方法、中毒反应以及注意事项。

客观题测验

主观题测验

第九章

胎儿及其附属物异常的护理

胎儿及其附属物异常的护理PPT

学习目标

识记：胎儿及其附属物异常的定义、分类、临床表现及处理原则。

理解：胎儿及其附属物异常的病因、病理生理。

运用：为胎儿及其附属物异常的产妇及新生儿提供整体护理。

胎儿附属物主要由胎盘、胎膜、脐带和羊水这四大部分组成，胎盘介于胎儿及母体之间，脐带是连接胎儿与胎盘之间的条索状结构，脐带和胎盘是母胎之间物质交换的重要途径，羊水有缓冲作用，可以保护胎儿。它们对维持胎儿宫内生命及生长发育起着重要作用。

第一节　胎儿窘迫及新生儿窒息

一、胎儿窘迫

预习案例

　　某孕妇，28 岁，G_1P_0，妊娠 39^{+4} 周，主诉胎动次数减少 1 天，不规则下腹痛 6 小时入院。孕期门诊产前检查无异常。入院后胎心监护提示胎心有减速且胎心减速与宫缩同步，宫缩间歇期胎心很快恢复正常。孕妇及家属不断询问为什么会这样，胎儿是否有危险。

思考

1. 针对上述案例该孕妇胎心减速的原因有哪些？
2. 针对上述案例提出两个护理诊断及说出相应护理措施？

　　胎儿窘迫（fetal distress）是胎儿在子宫内因缺氧及酸中毒引起的危及其健康和生命的综合症状。

BPP检查后一周内围产儿死亡率
与其评分间的关系

（一）病因

1. 母体因素

　　孕妇患有慢性肾炎、妊娠期高血压疾病、重度贫血、心脏病、肺心病、高热、产前出血性疾病和创伤、急产或子宫不协调性宫缩、缩宫素使用不当、产程延长、子宫过度膨胀、胎膜早破等。

2. 胎儿因素

　　胎儿心血管系统功能障碍，如严重的先天性心血管病、颅内出血、胎儿畸形、胎儿生长受限、母婴血型不合引起的胎儿溶血、胎儿贫血、胎儿宫内感染等。

3. 脐带、胎盘因素

　　脐带因素有长度异常、缠绕、打结、扭转、狭窄、血肿、帆状附着。胎盘因素有植入异常、形状异常、发育障碍、循环障碍等。

（二）病理生理

　　当胎儿轻度缺氧时，交感神经兴奋，代偿性血压升高及心率加快。重度缺氧时，转为迷走神经兴奋，心率由快变慢，动、静脉血管扩张，有效循环血量减少，主要脏器缺血缺氧加重，甚至引起严重的脏器功能损害；中枢神经系统功能抑制，胎动减少，胎心基线降低甚至消失。缺氧使肠蠕动亢进，肛门括约肌松弛，引起胎粪排出；缺氧进一步加重，胎儿呼吸运动加深，羊水吸入，出生后可出现新生儿吸入性肺炎。

（三）临床表现

主要表现有胎心率异常、胎动异常或消失、羊水胎粪污染或羊水过少。根据其临床表现，可分为急性胎儿窘迫和慢性胎儿窘迫。羊水胎粪污染可以分为 3 度：Ⅰ度为浅绿色、稀薄；Ⅱ度为深绿色且较稠或较稀，羊水内含簇状胎粪；Ⅲ度黄褐色、黏稠状且量少。

（四）处理原则

多数胎儿窘迫病因不明，最好的方法是早期诊断，采取一系列干预措施让胎儿尽早离开缺氧环境；同时应提高诊断准确性，避免过度诊断，减少不必要的早产及剖宫产。病情危急或经宫内复苏处理无效者，应立即剖宫产终止妊娠。

（五）护理评估

1. 健康史

了解孕妇的年龄、生育史、既往病史和孕期情况；重点了解有无妊娠期高血压疾病、慢性肾炎、心脏病等内科疾病；是否为多胎、有无胎儿畸形以及脐带与胎盘的异常、胎膜早破；分娩过程中是否存在产程延长或缩宫素使用不当。

2. 身心状况

急性胎儿窘迫多发生在分娩期，主要表现为胎心率减慢或加快，频发早期减速和变异减速；羊水胎粪污染和胎儿头皮血 pH 下降，出现酸中毒。慢性胎儿窘迫常发生在妊娠末期，常延续至临产并加重，主要有胎动减少或消失、电子胎儿监护异常、胎儿生物物理评分低、脐动脉多普勒超声血流异常。胎动减少是慢性胎儿窘迫的一个重要指标。胎动消失后，胎心在 24 小时内也会消失。胎动过频往往是胎动消失的前驱症状，也必须重视。

孕妇及家属因胎儿的生命受到危险而产生焦虑，对于需要接受手术终止妊娠感到犹豫和无助感。如胎儿不幸死亡，情感上受到强烈创伤，非常容易自责。

3. 辅助检查

（1）电子胎儿监护：胎心率>160 次/分钟或<110 次/分钟，胎动时胎心率加速不明显，基线变异率<3 次/分钟，出现胎心晚期减速、变异减速，均提示胎儿窘迫。评估胎儿窘迫不能仅凭一次监护确定，应改变体位为侧卧位，多次持续胎儿监护数分钟再做出诊断。

（2）胎儿生物物理评分：是一项综合评价胎儿健康状况的试验，通常应用在高危产妇、过期妊娠及胎动过少的孕妇身上。分数越高，胎儿的状况越好。8~10 分提示胎儿健康；5~7 分提示可疑胎儿宫内窘迫，4 分及以下应及时终止妊娠。

（3）胎盘功能检查：通过检测孕妇血液或尿液中的雌三醇、血液中的人胎盘生乳素（HPL）和妊娠特异性 β1 糖蛋白等评估胎儿宫内情况。

（4）胎儿头皮血血气分析：破膜后，进行胎儿头皮血血气分析。酸中毒诊断的指标：胎儿头皮血 pH<7.20、PaO_2<10 mmHg、$PaCO_2$>60 mmHg。

（六）常见护理诊断/问题

1. 气体交换障碍（胎儿）

与子宫—胎盘血流改变、血流中断（脐带受压）或血流速度减慢有关。

2.有生育进程无效的危险

与胎儿窘迫未缓解，需要立即终止妊娠有关。

（七）预期目标

（1）胎儿缺氧状况改善，胎心率为110~160次/分钟，胎动正常。

（2）妊娠维持至足月或接近足月时终止。

（八）护理措施

1.改变体位

指导孕妇取左、右侧卧位休息，降低子宫内压，改善子宫—胎盘循环，增加胎儿血氧分压。

2.吸氧

增加孕妇氧气供给，通过面罩或鼻导管给氧，提高胎儿血氧供应。

3.病情观察

严密观察胎心、胎动、产程进展，必要时持续胎心监护，注意羊水的量和性状变化。

4.协助治疗

开通静脉通路，遵医嘱用药，减少子宫收缩频率，增加子宫—胎盘血液灌注，积极纠正脱水、酸中毒、低血压及电解质紊乱。做好新生儿复苏的准备。

5.分娩期护理

宫口开全、先露达坐骨棘平面以下3 cm者，应尽快助产娩出胎儿。宫颈未完全扩张，胎儿窘迫情况不严重，可予指导孕妇左侧卧位，同时吸氧，观察10分钟，若胎心率正常，可继续观察。若因使用缩宫素引起胎儿宫内窘迫者，应立即停止滴注，继续观察胎心变化情况。

6.心理护理

（1）向孕妇及家属提供相关信息，包括医疗措施的目的、操作过程、预期结果及解答疑虑，帮助其面对现实。

（2）如胎儿不幸死亡，可为其调至单间，提供心理支持或家属陪伴，勿让其独处，鼓励其诉说悲伤，帮助其使用适合自己的压力应对技巧和方法。

7.健康教育

（1）对孕妇及家属进行孕期保健知识及宣教，定期产检，及时发现异常情况。

（2）指导孕妇自数胎动，早中晚各测1小时，3次胎动相加乘以4即为12小时胎动数。胎动>30次/12小时表示正常，<10次/12小时，表示胎儿缺氧，应及时就诊。

（3）对孕妇做好心理疏导，帮助其消除顾虑，鼓励家属陪伴，使孕产妇心情舒畅，配合治疗各种妊娠并发症及合并症。

（九）结果评价

（1）胎儿缺氧情况改善，胎心率为110~160次/分钟。

（2）未发生因医疗护理不当引起的早产。

二、新生儿窒息

预习案例

某孕妇，27 岁，妊娠 39^{+2} 周，因"胎儿宫内窘迫"行急诊剖宫产术。新生儿出生体重 3620 g，出生后无哭声、肤色苍白、无自主呼吸、心率 72 次/分钟、四肢肌张力软，立即清理呼吸道，正压通气，同步胸外心脏按压，新生儿心率无恢复，无自主呼吸，即予气管插管，经插管气囊正压通气，持续胸外心脏按压，气管内滴入肾上腺素，5 分钟时患儿心率逐渐恢复至 100~120 次/分钟，肤色较前红润，恢复自主呼吸，有哭声，肌张力较好。予继续监护、治疗。

思考

1. 针对上述案例请判断该新生儿窒息的程度。

2. 请简述新生儿复苏程序。

　　新生儿窒息（neonatal asphyxia）是指分娩过程中各种原因使新生儿出生后不能建立和维持正常呼吸，引起缺氧、酸中毒，严重时可导致全身多脏器损害的一种病理生理状况，是围产期新生儿死亡和致残的主要原因之一，正确复苏是降低新生儿窒息病死率和伤残率的主要手段。

Apgar评分的辅助评分表

（一）病因

1. 孕妇因素

　　孕妇因素是导致新生儿窒息的重要原因之一，主要包括因呼吸功能不全、严重贫血及一氧化碳中毒等引起的母体、胎儿、新生儿缺氧；心力衰竭、血管收缩（如高血压疾病）、低血压、心动过缓等导致胎盘循环功能障碍。

2. 胎儿因素

　　胎儿因素也是导致新生儿窒息的重要原因，主要包括早产儿、小于胎龄儿、多胎、巨大儿、过期产儿等；胎儿先天畸形：如肺发育不良、先天性心脏病等；呼吸道梗阻：如胎粪吸入阻塞呼吸道以致新生儿无法进行气体交换等。

3. 脐带、胎盘异常

　　脐带受压、脱垂、绕颈、打结、过短等导致脐血流受阻或中断；前置胎盘、胎盘老化和胎盘早剥等导致胎盘功能循环障碍等。

4. 分娩因素

　　难产、高位产钳、胎头吸引、臀助产，在分娩过程中接近胎儿娩出时使用麻醉剂、镇静药抑制了呼吸中枢。

(二)临床表现

根据新生儿出生后 1 分钟 Apgar 评分情况将窒息程度分轻度窒息和重度窒息。

1. 轻度(青紫)窒息

1 分钟 Apgar 评分 4~7 分或 5 分钟 Apgar 评分 4~7 分,伴脐动脉血 pH<7.20。新生儿面部与全身皮肤呈青紫色;呼吸表浅或不规律;心跳规则且有力,心率减慢(80~120 次/分钟);对外界刺激有反应;喉反射存在;肌张力好;四肢稍屈。轻度窒息如不及时处理可发展为重度窒息。

2. 重度(苍白)窒息

1 分钟 Apgar 评分 0~3 分或 5 分钟 0~5 分,伴脐动脉血 pH<7.00。新生儿皮肤苍白;口唇暗紫;无呼吸或仅有喘息样微弱呼吸;心跳不规则;心率<80 次/分钟且弱;对外界刺激无反应;喉反射消失;肌张力松弛。重度窒息如不及时处理可导致新生儿死亡。1 分钟评分反应窒息严重程度,5 分钟评分除反映严重程度外,还反映窒息复苏的效果,有助于判断预后。

新生儿窒息诊断和分度标准建议

(三)处理原则

以预防为主,估计胎儿娩出后有窒息的危险应做好复苏准备。一旦发生新生儿窒息,应立即实施新生儿复苏计划(neonatal resuscitation program,NRP),以降低新生儿窒息病死率和伤残率。

复苏方案是国际公认的 ABCDE 方案:A(清理呼吸道)、B(建立呼吸,保障供氧)、C(维持正常循环)、D(药物治疗,纠正酸中毒)、E(评价与监护)。应遵循 ABCDE 步骤,其中 A 是根本,B 是关键,评估贯穿整个复苏过程。

(四)护理评估

1. 健康史

了解本次妊娠有无引起胎儿窘迫及新生儿窒息的高危因素。如有无妊娠合并症;胎儿及附属物有无异常;产程过程中有无产程异常;是否使用大量镇静药;电子胎儿监护是否出现晚期减速。

2. 身心状况

新生儿出生前及出生即刻应进行快速评估,以决策新生儿是否需要复苏。如新生儿需要复苏,于出生后 5 分钟、10 分钟再次进行 Apgar 评分。

3. 辅助检查

(1)血气分析:为最主要的实验室检查,可指导氧疗和机械通气,是辅助诊断和指导治疗呼吸系统疾病和代谢疾病的重要手段。检测新生儿血液可出现:pH<7.20、PaO_2<10 mmHg 及 $PaCO_2$>60 mmHg。

(2)影像学检查:胸部 X 线可见部分或全部肺不张、类似肺炎改变等;头颅 B 型超声、CT 或磁共振可用于评估缺血缺氧性脑病及发现颅内出血的范围。

(3)羊膜镜检:可了解胎粪污染羊水的程度。

（五）常见护理诊断/问题

1. 自主呼吸障碍

与呼吸道内存在羊水、黏液导致低氧血症和高碳酸血症有关。

2. 有受伤的危险

与急救操作、脑缺氧有关。

（六）护理目标

（1）新生儿呼吸道通畅，呼吸频率、节律正常，血气分析结果正常。

（2）新生儿未发生因治疗、护理不当而导致的受伤。

（七）护理措施

1. 复苏前准备

分娩室及抢救室内配齐新生儿复苏的设备和物品，并处于备用状态。新生儿娩出时至少有一名熟练掌握新生儿复苏技术的医护人员在场，保证抢救时人员到位。

2. 快速评估

新生儿出生后即刻评估 4 项指标：①足月吗？②羊水清吗？③有哭声或呼吸吗？④肌张力好吗？如 4 项均为"是"，应快速彻底擦干新生儿体表的羊水及血迹，将其与产妇皮肤接触，进行常规护理。如 4 项中有 1 项为"否"，则需进行初步复苏。

3. 初步复苏

初步复苏包括 5 个步骤，时间不超过 30 秒：注意保暖以减少新陈代谢及耗氧（置于预热辐射台，擦干全身，撤掉湿巾）；摆正体位打开气道（肩部以布卷垫高 2~3 cm，使颈部轻微仰伸）；清理呼吸道，畅通气道（先吸口腔，再吸引鼻腔；吸引时间不超过 10 秒）；进一步开放气道（重新摆正体位）；触觉刺激诱发呼吸（拍打或轻弹足底或快速摩擦背部 2 次）。呼吸、心率和皮肤颜色是评估复苏的三大重要指标。

建立充分的通气是新生儿复苏成功的关键。评估呼吸暂停或喘息样呼吸；心率<100 次/分钟即给予正压通气。正压通气可在气囊-面罩、T-组合复苏器或气管插管下进行。正压通气频率为 40~60 次/分钟，通气压力 20~25 cmH_2O，通气时间为 30 秒，再次评估新生儿，同时监测新生儿血氧饱和度。

在有效的正压通气后若新生儿心率低于 60 次/分钟，在正压通气的同时胸外按压。按压部位：胸骨体下 1/3。按压方法：拇指法、双指法。按压深度：新生儿前后胸直径的 1/3。胸外按压和正压通气的比例为 3:1，即 2 秒内 3 次胸外按压加 1 次正压通气。

心跳停止或 30 秒的正压通气和胸外按压后再次评估心率持续<60 次/分钟，应给予 1:10000 肾上腺素，给药途径首选脐静脉给药，必要时 3~5 分钟重复给药。扩容药物选择等渗生理盐水或同型血。给药后继续正压通气和胸外按压，30 秒后再次评估心率。若心率在 60~100 次/分钟，应停止心脏按压，继续正压通气；若心率>100 次/分钟，规律呼吸或哭声响亮，可停止心脏按压和正压通气，给予新生儿常规护理。

4. 保暖

产房温度设置为 25℃~28℃。提前预热新生儿辐射台，足月儿辐射台温度设置为 32℃~34℃，或维持腹部体表温度 36.5℃，早产儿根据其中心温度设置。

5. 复苏后护理

复苏后还需加强新生儿护理，保证呼吸道通畅，密切观察生命体征、血氧饱和度、肌张力、面色及肤色、尿量等。合理喂养，注意保暖，预防感染，做好重症监护记录。新生儿出生后 5 分钟 Apgar 评分有利于估计疗效和预后，若 5 分钟 Apgar 评分仍低于 6 分，新生儿神经系统受损较明显，应注意观察是否出现神经系统症状。

（八）结果评价

（1）新生儿已建立有效呼吸。

（2）新生儿未发生医源性损伤。

课程思政

人文关怀，润物无声

　　医学人文关怀是指在医护过程中除了为患者提供必需的诊疗技术服务之外，还要为患者提供精神的、文化的、情感的服务，以满足患者的健康需求。新生儿窒息最严重的后果就是造成新生儿死亡，对产妇及其家庭是一种强烈的心理刺激。对于丧亲者而言，心理抚慰等医学人文关怀是十分必要的，也是医学科学与社会科学发展的迫切需要。护士及助产士是围产期丧亲照护的主要提供者，应当重视不同产妇的独特感受，提供个性化服务，体现更好的人文关怀。

第二节　胎盘早剥

预习案例

　　某孕妇，28 岁，G_2P_0，妊娠 37^{+6} 周，因腹痛 1 小时入院，整个孕期孕妇无不适，定期产检无异常。1 小时前午休后突感腹痛，呈持续性胀痛。腹部无受撞击或摔倒等外伤史，无阴道流血、流水、无慢性高血压及慢性肾脏疾病史。查体：血压 130/80 mmHg，脉搏 80 次/分钟，腹围 87 cm，宫高 34 cm，子宫张力高，轻微压痛，胎心率 102 次/分钟。血常规：白细胞 $11.6×10^9$/L，中性粒细胞 66%，淋巴细胞 33%。

思考

1. 针对上述案例此孕妇最可能的诊断是什么？

2. 针对上述案例提出两个护理诊断及说出相应护理措施？

妊娠 20 周以后或分娩期,正常位置的胎盘在胎儿娩出前,部分或全部从子宫壁剥离,称胎盘早期剥离,简称胎盘早剥(placental abruption)。胎盘早剥属于妊娠晚期严重并发症,起病急、进展快,若处理不及时可危及母儿生命。

胎盘早剥的分级

一、病因

胎盘早剥确切的原因与发病机制尚未完全阐明,可能与下列因素有关:①血管病变,孕期并发妊娠高血压疾病、慢性肾脏疾病或全身血管疾病;②机械性因素,如腹部直接受到撞击、挤压;③宫腔内压力骤减,羊水过多破膜时羊水流出过快,或双胎第一胎娩出过快;④子宫静脉压升高,妊娠晚期或临产后,孕妇若长时间处于仰卧位,导致子宫静脉压升高;⑤其他高危因素,如可卡因滥用、吸烟、孕妇代谢异常、孕妇有血栓形成倾向等。

二、病理生理及类型

胎盘早剥的主要病理变化是底蜕膜出血并形成血肿,使该处胎盘自附着处剥离。胎盘早剥分为显性、隐性及混合性 3 种(图 9-1)。

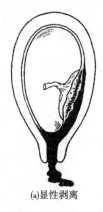 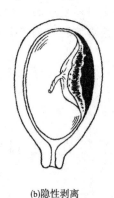 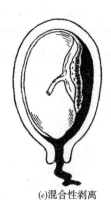

(a)显性剥离　　　　　　(b)隐性剥离　　　　　　(c)混合性剥离

图 9-1　胎盘早剥的分类

1. 显性剥离(revealed abruption)或外出血

剥离面积小,血液很快凝固进而出血停止,临床多无症状。产后检查胎盘时可见凝血块压迫胎盘,在胎盘母体面上遗留一压迹。

2. 隐性剥离(concealed abruption)或内出血

胎盘边缘仍附着于子宫壁上,或胎膜与子宫壁未分离,使胎盘后血液不能经宫颈向外流出导致血肿逐渐增大,胎盘剥离面也随之扩大。

3. 混合性出血(mixed hemorrhage)

隐性出血积聚达到一定程度时,血液冲开胎盘边缘与胎膜经宫颈向外流出形成混合性出血。

胎盘早剥时,血液不能外流,出血逐渐增多而形成胎盘后血肿,压力增加,使血液浸入子宫肌层,引起肌纤维分离、断裂、变性,血液浸入甚至可达浆膜层,子宫表面呈现紫蓝色瘀斑,严重时整个子宫表面呈紫蓝色瘀斑,以胎盘附着处明显,称子宫胎盘卒中

（uteroplacental apoplexy），又称为库弗莱尔子宫（Couvelaire uterus）。此时子宫肌纤维受血液浸渍，收缩力减弱，引起产后大出血。严重的胎盘早期剥离，可以引起弥散性血管内凝血（DIC）等一系列病理生理改变。

三、临床表现及分度

胎盘早剥最常见的典型症状是阴道出血、腹痛及子宫压痛。根据病情的严重程度，将胎盘早剥分为3度。

1. Ⅰ度

以外出血为主，分娩期多见。胎盘剥离面小，可伴有轻度腹痛或腹痛不明显，贫血体征不显著。子宫软，宫缩有间歇但张力偏高，有时局部有明显压痛。子宫大小与妊娠周数相符，胎位清楚，胎心率多正常。产后检查可见胎盘母体面有凝血块及压迹而确诊胎盘早剥。

2. Ⅱ度

以隐性出血为主，以血管病变的孕妇多见。胎盘剥离面占1/3左右胎盘面积，常有突然发生的持续腹痛、腰酸或腰背痛，疼痛程度与胎盘后积血多少呈正比。由于阴道不流血或少量流血，其贫血程度与外出血不相符。宫底随胎盘后血肿增大而升高，子宫大于妊娠周数，宫缩有间歇但张力高，胎位尚清，胎心率有变化。胎盘附着处的子宫压痛明显。

3. Ⅲ度

病情凶险，临床表现重于Ⅱ度，胎盘剥离面>1/2胎盘面积。严重时可出现恶心、呕吐、面色苍白、四肢厥冷、大汗淋漓、脉搏细弱而快，血压下降等休克症状。触诊子宫硬如板状，宫缩间歇期不能松弛，胎位扪不清，胎心率异常或消失。

四、处理原则

胎盘早剥的治疗原则为早期识别、积极纠正休克、控制DIC、及时终止妊娠、防治并发症。终止妊娠时机和方式应根据孕周、早剥的严重程度、有无并发症、宫口开大情况、胎儿宫内情况等综合决定。

五、护理评估

（一）健康史

护士应全面评估孕妇有无妊娠期高血压疾病、外伤史等病因，查看产前检查记录。孕妇在妊娠晚期或临产时突然发生腹部疼痛，有急性贫血及休克现象，应高度重视。

（二）身心状况

注意腹痛、阴道流血、子宫压痛、子宫收缩及间隙期子宫壁的紧张度、宫底高度。严密监测胎心、胎动情况。观察产妇生命体征，特别注意有无休克征象。观察有无黏膜、皮下或注射部位出血、鼻出血、牙龈出血或阴道流血不凝等出血倾向。观察有无少尿或无尿症状，是否存在急性肾功能衰竭。

（三）辅助检查

1. B型超声检查

超声检查不是诊断胎盘早剥的敏感手段，但可协助了解胎盘的部位及胎盘早剥的类型，用于胎盘早剥的鉴别诊断及保守治疗的病情监测。

2. 电子胎儿监护

胎心监护用于判断胎儿的宫内状况，胎盘早剥可出现胎心基线变异消失、变异减速、晚期减速及胎心率减慢等。

3. 实验室检查

实验室检查主要监测孕妇的贫血程度、凝血功能、肝肾功能、电解质等。进行凝血功能检测和纤溶系统确诊试验，以便及时发现 DIC。

六、常见护理诊断/问题

1. 有组织灌注不足的危险

与胎盘剥离导致子宫—胎盘循环血量下降有关。

2. 潜在并发症

弥漫性血管内凝血、出血性休克。

3. 母乳喂养中断

与早产儿转至 NICU 治疗有关。

七、预期目标

（1）胎儿未出现宫内窘迫或出现后得到及时处理。

（2）孕妇未出现凝血功能障碍、产后出血和急性肾衰竭等并发症。

（3）产妇在母婴分离时保持正常泌乳。

八、护理措施

1. 纠正休克

迅速给予吸氧、保暖，开放静脉通道，遵医嘱给予同型红细胞、血浆、血小板等积极补充血容量，改善血液循环。

2. 心理护理

向孕妇及家人提供相关信息，包括医疗护理措施的目的、操作过程及孕产妇需做的配合，说明积极配合治疗与护理的重要性，对他们的疑虑给予适当解释，教会他们使用合理的压力应对技巧和方法。

3. 病情观察

密切监测孕妇生命体征、阴道流血、腹痛、贫血程度、凝血功能、肝肾功能等。监测胎儿宫内情况。发现异常，立即报告医生并协助处理。

4. 分娩期护理

密切观察孕妇生命体征、宫缩、阴道流血、产程进展情况，严密监测胎心。做好新生儿复苏和急诊剖宫产的准备。胎儿娩出后，遵医嘱立即给予宫缩剂，预防产后出血。

5. 产褥期护理

密切观察生命体征、宫缩、恶露、伤口愈合等情况。指导产妇注意个人卫生，及时更换产妇垫，保持会阴清洁、干燥，预防感染。若发生母婴分离，为了坚持母乳喂养，保持产妇泌乳功能，护士应指导和协助产妇在产后 6 小时后进行挤奶，每 3 小时一次，夜间也需坚持，并及时评估产妇有无乳房肿块。

九、结果评价

(1)胎儿未出现宫内窘迫。
(2)产妇未发生并发症。
(3)产妇泌乳功能正常。

第三节　前置胎盘

预习案例

　　某孕妇，30 岁，G_5P_1，妊娠 29 周，2 小时前因无痛性阴道流血收住入院。入院查体：体温 36.5℃，脉搏 80 次/分钟，呼吸 20 次/分钟，血压 110/57 mmHg，双下肢水肿(−)。产科检查：无宫缩，宫高 22 cm，腹围 88 cm，阴道仍有间断性少量暗红色流血。B 超提示：胎盘下缘完全覆盖宫颈内口，胎心率 150 次/分钟。孕妇焦虑，担心胎儿安危。

思考

　　1.针对上述案例此孕妇最可能的诊断是什么？原因有哪些？

　　2.针对上述案例提出两个护理诊断及说出相应护理措施。

　　正常妊娠时胎盘附着于子宫体部前壁、后壁或侧壁，远离宫颈内口。妊娠 28 周后，胎盘附着于子宫下段，其下缘达到或覆盖宫颈内口，位置低于胎先露部，称为前置胎盘(placenta abruption)。

前置胎盘(微课)

一、病因

1.子宫内膜病变或损伤

　　多次流产史、多次宫腔操作史、剖宫产、产褥感染、盆腔炎等损伤子宫内膜，引起子宫内膜炎或萎缩性病变，再次受孕时子宫蜕膜血管形成不良，胎盘血供不足，胎盘为摄取足够的营养增大面积而延伸到子宫下段。前次剖宫产手术瘢痕妨碍胎盘于妊娠晚期随着子宫峡部的伸展而上移。

2.胎盘异常

　　胎盘大小和形态异常。主胎盘位置正常而副胎盘位于子宫下段接近宫颈内口；胎盘面积过大和膜状胎盘大而薄延伸到子宫下段；多胎妊娠前置胎盘的发生率较单胎妊娠明显升高。

3.受精卵滋养层发育迟缓

受精卵到达宫腔时,滋养层尚未发育到可以植入的阶段,进而继续下移植入子宫下段,并在该处生长发育形成前置胎盘。

4.辅助生育技术

由于受精卵的体外培养和人工植入,改变了体内性激素水平,造成子宫内膜与胚胎发育不同步,导致其着床于子宫下段。

5.其他高危因素

吸烟、吸毒者可导致胎盘血流减少,缺氧使胎盘代偿性增大,也可导致前置胎盘。

二、临床表现及分类

(一)分类

按胎盘边缘与宫颈内口的关系,前置胎盘可分为3种类型(图9-2)。

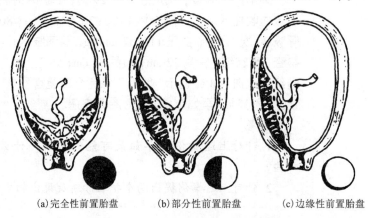

(a)完全性前置胎盘   (b)部分性前置胎盘   (c)边缘性前置胎盘

图9-2　前置胎盘的类型

(1)完全性前置胎盘(complete placenta previa):宫颈内口完全为胎盘组织所覆盖,又称中央性前置胎盘(central placenta previa)。

(2)部分性前置胎盘(partial placenta previa):宫颈内口部分为胎盘组织所覆盖。

(3)边缘性前置胎盘(marginal placenta previa):胎盘下缘延伸至宫颈内口边缘,未覆盖宫颈内口。

低置胎盘(low lying placenta)胎盘附着于子宫下段,边缘距宫颈内口<2 cm。由于子宫下段的形成,宫颈管消失、宫颈口扩张等引起胎盘下缘与宫颈内口的关系随孕周的不同而发生改变。目前,临床上以处理前的最后一次检查结果作为其分类的依据。

凶险性前置胎盘(pernicious placenta previa)是指既往有剖宫产史或子宫肌瘤剔除术史,此次妊娠为前置胎盘,胎盘附着于原手术瘢痕部位者,发生胎盘粘连、植入和致命性大出血的风险高。

(二)临床表现

1.症状

典型症状是妊娠晚期或者临产时,发生无诱因、无痛性反复阴道流血。前置胎盘出血时间、出血量的多少与前置胎盘的类型有关。完全性前置胎盘初次出血多发生于妊娠

28周左右，时间早，量较少，称为"警戒性出血"；但随着子宫下段不断伸展，出血反复发生，且出血量越来越多。边缘性前置胎盘初次出血多发生于妊娠晚期或临产，出血量较少。部分性前置胎盘的初次出血时间、出血量及反复出血次数介于两者之间。

2.体征

（1）全身情况：一般情况与出血量及出血速度密切相关，大量出血呈现面色苍白、脉搏细弱、四肢湿冷、血压下降等休克表现。

（2）腹部检查：子宫软，无压痛，轮廓清楚，大小与妊娠周数相符。由于胎盘占据子宫下段，影响胎先露衔接入盆，导致胎先露高浮。反复出血或一次出血量过多可使胎儿宫内缺氧，胎心改变，严重者胎死宫内。有时可在耻骨联合上方听到胎盘血流杂音。

三、处理原则

前置胎盘的处理原则是抑制宫缩、纠正贫血、预防感染和适时终止妊娠。根据阴道出血量、有无休克、孕周、产次、胎位、胎儿成熟度、胎儿是否存活、是否临产及前置胎盘类型等综合分析，制订治疗方案。

（一）期待疗法

目的是在保障母儿安全的前提下，尽可能延长妊娠时间，使胎儿达到或接近足月，从而减少早产，降低围产儿病死率。此方案适用于妊娠不足36周，阴道出血量少，孕妇全身情况良好，胎儿存活、无需紧急分娩的孕妇。建议在有母儿救治能力的医疗机构进行治疗。

（二）终止妊娠

适用于如下情况：①孕妇阴道出血量大甚至休克，为挽救其生命、无需考虑胎儿情况，应立即终止妊娠；②出现胎儿宫内窘迫等产科指征时，胎儿已可存活，可行急诊手术；③临产后诊断的前置胎盘，出血量较多，估计短时间内不能分娩者，也应立即终止妊娠；④无症状的前置胎盘根据类型决定分娩时机。终止妊娠以剖宫产术为主要方式，既能提高胎儿存活率又能迅速减少或制止出血。阴道分娩适用于边缘性前置胎盘，胎先露为头位、临产后产程进展顺利并估计短时间内能结束分娩者。

四、护理评估

（一）健康史

评估孕妇年龄、生育史、有无剖宫产史、人工流产史及子宫内膜炎等前置胎盘的高危因素；查看产前检查记录；详细记录反复阴道出血症状及治疗处理情况。

（二）身心状况

注意阴道出血情况，评估出血量、速度。严密观察产妇生命体征，尤其是大出血时可出现贫血貌、面色苍白、脉搏细弱、血压下降等休克表现，及时发现病情变化。监测胎心率、胎动变化。

孕妇及家属因突然的阴道出血而感到焦虑或恐惧，非常担心母儿的安危，应评估孕妇及家属是否有焦虑等不良情绪。

（三）辅助检查

1.B型超声检查

可清楚显示子宫壁、胎盘、胎先露及宫颈的位置，有助于明确前置胎盘类型，配合医生治疗。

2. 磁共振检查

了解胎盘植入子宫肌层的深度，是否侵及膀胱等，对凶险性前置胎盘的诊断更有帮助，有条件的医院可选择。

3. 阴道检查

前置胎盘诊断明确，无需再行阴道检查。如果必须通过阴道检查明确诊断或选择分娩方式时，应在输液、输血、紧急剖宫产、新生儿复苏的条件下进行。禁止肛查。

4. 其他检查

血常规、凝血功能、电子胎儿监护等。

五、常见护理诊断/问题

1. 有组织灌注不足的危险

与阴道反复出血导致循环血量下降有关。

2. 有感染的危险

与阴道出血、胎盘剥离面靠近子宫颈口，细菌易经阴道上行感染有关。

3. 舒适度减弱

与绝对卧床休息、活动无耐力有关。

六、预期目标

（1）孕妇出血得到控制，循环血量维持在正常水平。

（2）产前和产后未发生感染。

（3）协助孕妇进行生活护理，提高孕妇自理能力。

七、护理措施

1. 卧床休息、减少刺激

孕妇需住院观察，绝对卧床休息，以左侧卧位为宜。遵医嘱定时间断吸氧。避免各种刺激，医护人员腹部检查时动作轻柔，以减少出血机会。

2. 饮食指导

加强饮食指导，建议孕妇摄入高热量、高蛋白、富含维生素、含铁丰富的食物，纠正贫血，增强机体抵抗力，保证母儿基本需要。多食粗纤维食物，保证大便通畅。注意饮食卫生，不吃生、冷等刺激性食物以免引起腹泻，诱发宫缩。

3. 病情观察

监测孕妇生命体征，严密观察并记录阴道出血的量、色、胎心、胎动等，发现异常及时报告医生并配合处理。

4. 预防感染

保持室内空气流通，指导产妇注意个人卫生，及时更换会阴垫。为产妇进行会阴擦洗每日2次，进行会阴护理及各项操作时严格遵循无菌操作原则。遵医嘱使用抗生素预防感染。

5.协助自理

协助孕妇坚持自我照顾的行为,将日常用品放于孕妇伸手可及处。

八、结果评价

(1)妊娠维持至足月或接近足月终止。

(2)孕妇在住院期间未发生感染。

(3)孕妇在住院期间得到良好的照顾,其自我护理能力提高。

第四节　羊水量异常

正常妊娠时羊水的产生与吸收处于动态平衡中。若羊水产生和吸收失衡,将导致羊水量异常。羊水量异常不仅可预示潜在的母胎合并症及并发症,而且可直接危害围产儿安全。

羊水胎粪污染新生儿不
应再常规接受产时吸引

一、羊水过多

预习案例

> 某孕妇,35 岁,G_3P_1,妊娠 38^{+4} 周,阵发性下腹痛 6 小时入院。自诉孕 8 个月时腹部增长迅速,曾在当地卫生院就诊,半个月前觉呼吸困难,双下肢浮肿,行走不便,一直卧床。6 小时前因阵发性腹痛伴阴道少量流血来院。体格检查:体温 36.7℃,脉搏 96 次/分钟,呼吸 24 次/分钟,血压 102/77 mmHg,双肺未闻及干湿啰音,双下肢浮肿(++),腹部膨隆,腹壁皮肤发亮,腹型明显大于正常妊娠月份,宫高 35 cm,腹围 120 cm,触诊腹部张力大,有液体震颤感,胎位不清,耻骨联合上似有一宽而较硬胎头,跨耻征阳性,胎心音较遥远,位于脐左下方,胎心率 136 次/分钟,阴道检查宫口开大 4 cm,羊膜完整,张力大,先露位置高,触不清。
>
> **思考**
>
> 1.针对上述案例此孕妇最可能的诊断是什么?如何处理?
>
> 2.针对上述案例提出两个护理诊断及说出相应护理措施。

妊娠期间羊水量超过 2000 mL,称为羊水过多(polyhydramnios)。发生率为 0.5%~1%。多数孕妇在数周内缓慢增多,称为慢性羊水过多。少数孕妇羊水量在数日内急剧增多，称为急性羊水过多。

（一）病因

1. 胎儿疾病

明显的羊水过多常伴有胎儿结构异常，以神经系统异常（如无脑儿、脑脊膜膨出）和消化道异常（如食管闭锁、十二指肠闭锁或狭窄）最常见。

2. 妊娠合并症

妊娠合并糖尿病、母儿 ABO 血型或 Rh 血型不合等。

3. 多胎妊娠

双胎妊娠的孕妇约 10%并发羊水过多，发生率约为单胎妊娠的 10 倍，以单绒毛膜性双胎居多。

4. 胎儿附属物病变

胎盘绒毛血管瘤、巨大胎盘以及脐带帆状附着可导致羊水过多。

5. 特发性羊水过多

约 1/3 羊水过多至今原因不明。

（二）临床表现

1. 急性羊水过多

较少见，多发生在妊娠 20~24 周。子宫在数日内急剧增大，产生一系列压迫症状。孕妇因腹压增加，腹壁张力增加，感腹部胀痛；腹壁皮肤变薄，皮下静脉清晰可见；自觉呼吸困难，胸闷气急。巨大的子宫压迫下腔静脉，下腹部、下肢以及外阴出现严重水肿或静脉曲张。腹部检查发现子宫明显大于妊娠周数，子宫张力增加，触诊胎位不清，听诊胎心遥远或听不清。

2. 慢性羊水过多

较多见，多发生在妊娠晚期。羊水在数周内缓慢增多，且羊水量为轻度或中度增多，孕妇能够耐受逐渐增大的子宫而无明显不适，或压迫症状轻而能忍受。在产前检查时发现宫高、腹围增加快且大于妊娠周数，腹部皮肤发亮、变薄，触诊时感胎儿触诊困难或胎儿有飘浮感，胎位不清，听诊胎心遥远。

（三）处理原则

根据胎儿有无合并结构异常及遗传性疾病、孕周大小及孕妇自觉症状的严重程度进行处理。经诊断为羊水过多合并胎儿结构异常者应及时终止妊娠。羊水过多，胎儿正常，应寻找原因，积极治疗原发病。压迫症状严重者，可通过经腹行羊膜腔穿刺放出适量羊水来缓解。

（四）护理评估

1. 健康史

询问孕妇一般情况，查看产前检查记录，评估有无糖尿病、母儿血型不合、多胎妊娠等病史，了解有无胎儿畸形的病史。

2. 身心状况

妊娠期定期产检，监测宫高、腹围、体重，判断病情进展情况；观察孕妇生命体征，有无因羊水过多引发的压迫症状，如呼吸困难、腹痛、食欲不佳等不适，尽早发现并发症。观察胎心、胎动及宫缩情况，及时发现胎儿宫内窘迫及早产的征象。

孕妇及家属因担心胎儿可能存在某种畸形而感到紧张、焦虑不安，应评估孕妇及家属是否有焦虑等负性情绪。

3. 辅助检查

(1) B 型超声波检查：是重要的辅助检查方法。能测量羊水量同时了解胎儿有无异常，如无脑儿、脊柱裂、胎儿水肿及双胎。B 型超声波检查羊水过多的诊断标准：①羊水最大暗区垂直深度(AFV)，AFV≥8 cm，其中轻度羊水过多 AFV 为 8~11 cm，中度羊水过多 AFV 为 12~15 cm，重度羊水过多 AFV>15 cm；②羊水指数(AFI)，AFI≥25 cm 诊断为羊水过多，其中轻度羊水过多 AFI 为 25~35 cm，中度羊水过多 AFI 为 36~45 cm，重度羊水过多 AFI 为>45 cm。

(2) 胎儿疾病检查：母血、羊水中 AFP 值明显增高提示胎儿可能存在神经管畸形。一部分染色体异常的胎儿可伴有羊水过多。

(3) 其他检查：检查孕妇 Rh、ABO 血型抗体滴度，排除母儿血型不合。孕妇行葡萄糖耐量试验，以排除妊娠期糖尿病。

(五) 常见护理诊断/问题

1. 有受伤的危险(胎儿)

与羊水过多引起宫腔压力增加易诱发早产、破膜时易并发胎盘早剥、脐带脱垂有关。

2. 舒适度减弱

与羊水过多引起腹部胀痛、呼吸困难、下肢及外阴水肿、不能平卧有关。

(六) 预期目标

(1) 羊水过多但胎儿正常者，母儿无并发症发生。

(2) 孕妇的压迫症状明显改善，舒适度增强。

(七) 护理措施

1. 一般护理

指导孕妇注意卧床休息，采取左侧卧位、半坐卧位，摄取低钠饮食，多食粗纤维食物，防止便秘。每周复查 B 型超声，观察羊水量及胎儿生长情况。为预防胎膜早破诱发早产应减少增加腹压的活动。抬高水肿的下肢，增加静脉回流。给予吸氧，每日 2 次，每次 30 分钟。加强巡视，及时发现孕妇的需求，协助孕妇做好日常生活护理。

2. 病情观察

严密监测孕妇的宫高、腹围、体重、胎心、胎动、宫缩及羊水量的变化。观察腹部皮肤是否紧绷发亮，腹壁张力是否增加。破膜时应密切观察胎心、宫缩及腹痛情况，及时发现胎盘早剥和脐带脱垂的征象，发现异常立即汇报医生并协助处理。

3. 配合治疗

孕妇自觉症状严重且无法忍受时应行经腹羊膜腔穿刺放羊水。其应在 B 型超声引导下，避开胎盘、胎儿，每小时 500 mL 速度放羊水，防止速度过快；一次放羊水量不超过 1500 mL，防止总量过多；放羊水后腹部放置沙袋或腹部加压包扎以防宫腔压力骤降发生胎盘早剥或早产。放羊水时密切监测孕妇血压、心率、呼吸变化，监测胎心，遵医嘱给予镇静药和抑制子宫收缩药物,预防早产。必要时 3~4 周后可再次放羊水。

4.心理护理

保持环境安静、有序,减少和消除孕妇的紧张、焦虑不安。向孕妇及家属介绍羊水过多的有关知识,减少不良情绪,提高自我保健意识。

(八)结果评价

(1)母儿安全,无并发症发生。

(2)孕妇舒适度增强,积极参与治疗与护理过程。

二、羊水过少

预习案例

> 某孕妇,29 岁,G_3P_0,因"停经 39 周,发现羊水过少 2 小时余"入院。产科检查:无下腹痛及阴道流水,宫高 31 cm,腹围 98 cm,胎方位 LOA,胎心率 140 次/分钟,先露头,位置"-2",胎膜完整,宫缩未及,宫口未开。B 超提示羊水指数 48 mm。
>
> **思考**
>
> 1.针对上述案例认为该孕妇应如何处理?
>
> 2.针对上述案例提出两个护理诊断及说出相应护理措施。

妊娠晚期羊水量少于 300 mL,称为羊水过少(oligohydramnios)。羊水过少的发病率为 0.4%~4.0%。羊水过少严重影响围产儿结局,羊水量少于 50 mL 者,围产儿病死率高达 88%。

(一)病因及发病机制

羊水过少主要与羊水产生减少、羊水外漏增加有关。如胎儿结构异常以胎儿泌尿系统畸形为主;胎盘功能减退如过期妊娠、胎盘退行性病变及胎儿生长受限均能引起胎盘功能减退;羊膜病变如羊膜通透性病变、炎症;胎膜破裂时,羊水外漏速度超过羊水生成速度;孕妇脱水、血容量不足或长期服用某些药物(利尿药、吲哚美辛等)。

(二)临床表现

临床症状多不典型,多伴有胎儿生长受限。孕妇自觉腹部增大缓慢,胎动时常感腹部不适,有时伴有胎动减少。产前检查发现子宫底高度小于同期孕周,合并胎儿生长受限更明显。子宫敏感度增加,轻微刺激即可引起宫缩。临产后宫缩多不协调,阴道检查发现前羊膜囊不明显,胎膜紧贴胎儿先露部,破膜时羊水流出较少,有时呈粪染,常出现宫口扩张缓慢,产程延长。

(三)处理原则

根据胎儿有无畸形和孕周大小选择治疗方案。

1.羊水过少合并胎儿严重致死性结构异常

确诊后与孕妇及家属沟通,应尽早终止妊娠。

2.羊水过少合并正常胎儿

寻找病因，针对病因进行治疗，尽量延长孕周。通过孕妇自测胎动、超声动态监测羊水量及脐动脉收缩期流速与舒张末期流速(S/D)的比值动态监测胎儿宫内情况。

3.胎膜早破引起的羊水过少

按胎膜早破处理。

(四)护理评估

1.健康史

询问孕妇一般情况，查看产前检查记录，了解孕妇用药史、有无妊娠期高血压疾病、免疫性疾病、胎儿畸形的病史等，同时询问孕妇胎动情况及自觉症状。

2.身心状况

妊娠期定期产检，监测宫高、腹围、体重，了解孕妇子宫的敏感度，判断病情进展情况。产时密切观察产妇宫缩、腹痛和胎心变化情况，观察阴道流液的量、色和性质。

孕妇及家属因担心胎儿可能存在某种畸形而感到紧张、焦虑不安，应评估孕妇及家属是否有焦虑等负性情绪。

3.辅助检查

(1)B型超声波检查：能测量羊水量同时了解有无胎儿生长受限及有无肾缺如、肾发育不全、输尿管或尿道梗阻等异常。妊娠晚期羊水最大暗区垂直深度(AFV)≤2 cm为羊水过少，≤1 cm为严重羊水过少。羊水指数(AFI)≤5 cm诊断为羊水过少。

(2)电子胎心监护：因胎儿的胎盘储备功能降低，无应激试验(NST)可呈无反应型。分娩时子宫收缩致脐带受压加重，主要威胁胎儿，可出现胎心变异减速和晚期减速。

(五)常见护理诊断/问题

1.有母体及胎儿双方受干扰的危险

与羊水过少、异常分娩有关。

2.焦虑

与担心胎儿畸形、宫内发育迟缓及早产有关。

(六)预期目标

(1)胎儿没有发生因护理不当而产生的宫内窘迫，母婴健康平安。

(2)孕妇焦虑有所改善。

(七)护理措施

1.一般护理

向孕妇及家属介绍羊水过少的相关知识，短期内重复测定羊水量。指导孕妇卧床休息时取左侧卧位，改善胎盘血液供应；教会孕妇自我监测宫内胎儿情况的方法和技巧。胎儿出生后应认真全面评估，识别畸形。

2.病情观察

观察孕妇的生命体征，定期测量宫高、腹围和体重，评估胎盘功能、胎动、胎心和宫缩的变化，发现异常及时汇报医生。

3.配合治疗

协助医生进行羊膜腔灌注治疗时，注意严格无菌操作，防止发生感染，同时遵医嘱给予抗感染药物。合并有过期妊娠、宫内发育迟缓者分娩时做好剖宫产或阴道助产及抢救新生儿的准备。

4. 心理护理

护士应以耐心、细心、和蔼的态度做好解释安抚工作，鼓励孕妇说出内心的担忧。了解孕妇的需求，针对孕妇焦虑的原因给予心理疏导。

(八) 结果评价

(1) 胎儿未发生因医疗护理不当而产生的宫内窘迫。

(2) 孕妇焦虑症状明显改善，能积极配合治疗和护理。

第五节　胎膜早破

预习案例

> 某孕妇，28 岁，G_1P_0，妊娠 37^{+5} 周，夜里起身听到"砰"一声，后自觉阴道有液体流出，无腹痛，在家属陪同下来院检查。医生阴道窥器检查，可见宫颈口有液体流出，测试液体 pH>7.0。孕妇及家属比较紧张，不知道怎么回事。
>
> **思考**
>
> 1. 针对上述案例该孕妇最可能的诊断是什么？有哪些辅助检查可确诊？可能出现哪些并发症？
>
> 2. 护士应该采取哪些护理措施预防感染？

胎膜早破 (premature rupture of membranes，PROM) 指临产前胎膜自然破裂。妊娠达到或超过 37 周发生者称足月胎膜早破；妊娠 20 周以后，未达到 37 周发生者称未足月胎膜早破 (preterm premature rupture of membranes，PPROM)。早产的主要原因之一是未足月胎膜早破，胎膜早破孕周越小，围产儿预后越差。

ACOG实践指南160号−胎膜早破

一、病因

1. 生殖道感染

生殖道感染是胎膜早破的主要原因。病原微生物上行性侵袭宫颈内口局部胎膜，引起胎膜炎，使局部胎膜张力下降而导致胎膜早破。

2. 羊膜腔压力增高

双胎妊娠、羊水过多等宫腔压力过高时，覆盖于宫颈内口处的胎膜成为薄弱环节而易引起胎膜早破。

3.胎膜受力不均

头盆不称、胎位异常等使胎先露部未能衔接，前羊膜囊所受压力不均，导致胎膜自然破裂。因手术创伤或先天性宫颈组织结构薄弱，宫颈内口松弛，前羊膜囊楔入，胎膜受压不均也导致胎膜早破。

4.创伤

性生活刺激、腹部撞击、羊膜腔穿刺不当等均可能引起胎膜早破。

5.其他高危因素

维生素C、锌、铜缺乏，影响胎膜的胶原纤维、弹力纤维合成，使胎膜抗张能力下降，易引起胎膜早破。细胞因子IL-6、IL-8、TNF-α升高，可激活溶酶体酶，破坏羊膜组织而引起胎膜早破。

二、临床表现

典型表现是孕妇突感较多液体从阴道流出，腹压增加时阴道流液量增多，液体中可混有胎脂及胎粪。阴道窥器检查可见阴道后穹隆聚积少量液体，或可见羊水自宫颈口流出。

三、处理原则

根据孕周、胎儿宫内情况、有无感染、当地新生儿救治水平及孕妇和家属的意愿等制定合理的处理方案或及时转诊。对于未足月胎膜早破的期待治疗包括促胎肺成熟、预防感染、抑制宫缩、胎儿神经系统的保护等。

四、护理评估

(一)健康史

询问孕妇一般情况、有无创伤，查看产前检查记录，了解有无胎膜早破的诱因，确定孕周。

(二)身心状况

监测孕妇生命体征、宫底压痛、阴道流液、外周白细胞计数情况，评估孕妇有无感染。观察胎动、胎心率、胎儿成熟度及胎儿大小，评估胎儿宫内安危情况。注意观察阴道流液的性状、颜色、气味等并记录。分娩时密切观察产程进展情况。了解孕妇心理状态和社会支持情况。

(三)辅助检查

1.阴道液酸碱度测定

正常妊娠女性阴道液pH为4.5~6.0，羊水pH为7.0~7.5，若阴道液pH≥6.5时视为阳性，提示胎膜早破的可能性极大。需要注意的是，宫颈黏液、血液、尿液、精液或细菌污染可能会造成假阳性。

2.阴道液涂片检查

阴道后穹隆积液涂片检查可见羊齿植物叶状结晶。

3. 阴道窥阴器检查

见液体自宫颈口流出或后穹隆积聚较多的液体,有时可见混有胎脂或胎粪。

4. 超声检查

提示羊水量较破膜前少,也可评估胎儿发育大小、胎盘功能等。

5. 宫颈阴道液生化检查

胰岛素样生长因子结合蛋白-1检测、可溶性细胞间黏附分子-1检测、胎盘 α 微球蛋白-1检测对诊断胎膜早破均具有较高的敏感性及特异性,且不受精液、尿液、血液或阴道感染的影响。

6. 羊膜腔感染监测

羊水细菌培养;羊水涂片革兰染色检查细菌;羊水 IL-6≥7.9 ng/mL,提示羊膜腔感染;血 C-反应蛋白>8 mg/L,提示羊膜腔感染。

五、常见护理诊断/问题

1. 有感染的危险

与胎膜破裂后易造成羊膜腔内感染有关。

2. 潜在并发症

早产、脐带脱垂、胎盘早剥。

六、预期目标

(1)未发生因护理不当而产生的生殖系统感染。

(2)母儿结局良好。

七、护理措施

1. 一般护理

孕妇应住院待产,卧床休息。未足月胎膜早破、臀先露或胎先露尚未衔接的孕妇应绝对卧床,取侧卧位,抬高臀部,协助孕妇在床上做好生活护理。治疗与护理时,动作应轻柔,减少对腹部的刺激,减少刺激乳头、慎做肛诊和阴道检查,禁止灌肠,避免诱发宫缩及增加感染。指导孕妇避免增加腹压的动作。

2. 病情观察

监测胎心、胎动及胎儿宫内安危,必要时行胎儿电子监护。定时观察孕妇的生命体征、羊水性状、颜色、气味并记录,特别注意羊水有无胎粪污染。分娩时密切观察产程进展和胎心变化。

3. 预防感染

监测孕妇的生命体征、血常规、C-反应蛋白等评估是否存在感染。指导孕妇保持外阴清洁,每日会阴擦洗 2 次;使用吸水性好的消毒会阴垫,勤换会阴垫,保持清洁干燥。破膜时间超过 12 小时,遵医嘱预防性使用抗生素。

4. 协助治疗

足月胎膜早破尚未临产,应评估母胎情况,包括有无胎儿窘迫、绒毛膜羊膜炎、胎盘早剥和脐带脱垂。若无明确的剖宫产指征,宜在破膜后 2~12 小时内积极引产。对宫颈条件成熟者,首选缩宫素引产。宫颈条件不成熟者,可应用前列腺素制剂促宫颈成熟,试产过程中应严密监测母胎情况。有明确剖宫产指征做好术前准备。

若妊娠<24 周应终止妊娠;若妊娠 24~27^{+6} 周符合保胎条件时应根据孕妇和家属的意愿进行保胎或终止妊娠;若妊娠 28~33^{+6} 无保胎治疗禁忌证者,应保胎延长孕周至 34 周,遵医嘱给予糖皮质激素和抗生素治疗,密切监测母胎情况。

5. 健康教育

为孕妇讲解胎膜早破的影响,使孕妇重视妊娠期卫生保健并积极参与产前保健指导活动;嘱孕妇妊娠后期禁止性交;避免负重及腹部受到碰撞;宫颈内口松弛者,应卧床休息,并于妊娠 14~16 周行宫颈环扎术。指导其补充维生素 C 及锌、铜等元素。

八、结果评价

(1)孕妇体温、血象正常,未发生感染。
(2)妊娠结局较好,未发生早产、脐带脱垂、胎盘早剥。

第六节　多胎妊娠

预习案例

某孕妇,27 岁,G_2P_1,妊娠 38 周,双胎妊娠,下腹痛 1 小时入院。体格检查:体温 36.7℃,脉搏 92 次/分钟,呼吸 23 次/分钟,血压 132/76 mmHg,神志清楚,心肺听诊未见异常,腹膨隆,呈妊娠状态。产科检查:宫高 40 cm,腹围 100 cm,ROA/LOA,胎心率为 135~150 次/分钟,宫缩不规则,阴道少量见红,羊膜囊完整。

思考

1. 双胎妊娠的类型有哪些?上述案例孕妇能否自然分娩?
2. 针对上述案例提出两个护理诊断及说出相应护理措施。

一次妊娠宫腔内同时有两个或两个以上胎儿时称多胎妊娠(multiple pregnancy)。近年来辅助生殖技术广泛开展,多胎妊娠发生率明显增高。多胎妊娠属高危妊娠范畴,其中以双胎妊娠(twin pregnancy)最为多见。本节主要论述双胎妊娠。

一、双胎妊娠类型

(一)双卵双胎

双卵双胎约占双胎妊娠的 70%。两个卵子分别受精形成的双胎妊娠,两个胎儿的遗传基因不完全相同,故两个胎儿的血型、性别不同或相同,指纹、外貌、性格类型等多种表现不同。胎盘多为两个，也可融合为一个，但有各自的血液循环。胎盘胎儿面有两个羊膜腔，中间隔有两层羊膜、绒毛膜。

同期复孕是两个卵子在短时间内不同时间受精而形成的双卵双胎。精子也可来自不同男性。

双绒毛膜性双胎生长不
一致的原因有哪些？

（二）单卵双胎

单卵双胎约占双胎妊娠的30%。由一个受精卵分裂形成的双胎妊娠，两个胎儿的遗传基因相同，故两个胎儿的血型、性别、外貌等均相同。由于受精卵在早期发育阶段分裂时间不同，可分为四种类型（双绒毛膜双羊膜囊单卵双胎、单绒毛膜双羊膜囊单卵双胎、单绒毛膜单羊膜囊单卵双胎、联体双胎）。

二、临床表现

双胎妊娠早期通常早孕反应重。妊娠中期体重增加迅速，腹部增大明显，子宫大于同期单胎妊娠孕周。下肢水肿、静脉曲张等压迫症状出现早而明显。妊娠晚期因子宫增大明显，使横膈抬高，引起呼吸困难及行动不便。

三、处理原则

妊娠期应按照高危妊娠进行管理。分娩时机、方式选择根据双胎的类型、孕周、胎次、胎儿大小、有无合并症及并发症、胎方位及产道情况综合判断。产后积极预防产后出血。

四、护理评估

（一）健康史

详细询问孕妇年龄、胎次、有无多胎史、有无先天畸形家族史及多胎妊娠家族史。孕前是否接受促排卵药治疗或使用辅助生育技术受孕。了解本次妊娠经过及产前检查记录。

（二）身心状况

评估孕妇早孕反应、腹胀、进食、呼吸困难、下肢水肿及静脉曲张等情况。产科检查：测量孕妇宫高、腹围、体重，体重增加迅速，宫底高度大于正常孕周。妊娠中晚期腹部可触及多个肢体；胎头较小，与子宫大小不成比例；腹部不同部位可听到两个胎心，其间隔无音区，或同时听诊1分钟，两个胎心率相差10次以上。双胎妊娠时胎位多为纵产式，以两个头位或一头一臀常见。

孕妇需适应角色转变，从妊娠到双胎妊娠，既兴奋又焦虑，常担心母儿安危，尤其是担心胎儿可能存在畸形和胎儿存活率。

（三）辅助检查

1.B型超声检查

停经6周宫内可见两个妊娠囊，停经9周可见两个原胎心管搏动，停经13周后可清楚显示两个胎头光环及各自拥有的脊柱、躯干、肢体等。B超对中晚期的双胎诊断率为 100%。

2. 电子胎儿监护

妊娠 12 周以后听到两个频率不同的胎心音。若两个胎儿同时发生胎心率加速或相差 15 秒以内称为同步加速，是双胎宫内安全的表现之一，反之则为不同步，需联合其他检查判断胎儿宫内安危。

五、常见护理诊断/问题

1. 营养失调：低于机体需要量

与营养摄入不足，不能满足双胎妊娠需要有关。

2. 舒适度改变

与双胎妊娠引起的食欲下降、下肢浮肿、静脉曲张、腰背疼痛有关。

3. 有出血的危险

与子宫肌纤维弹力下降或断裂有关。

六、预期目标

(1) 孕妇摄入足够营养，保证母婴需要。

(2) 产妇身心舒适，能配合治疗。

(3) 产妇未发生产后出血或产后出血得到及时处理。

七、护理措施

1. 一般护理

增加产检次数，加强母儿监测。注意休息，最好左侧卧位，以增加子宫—胎盘的血供，减少早产的机会。加强营养，食欲减退者鼓励少量多餐，满足妊娠期营养需求，尤其指导补充钙、铁、叶酸、维生素等，预防贫血、胎儿生长受限。

2. 心理护理

帮助孕妇进行角色转变，接受两个孩子的事实。告知双胎妊娠虽属高危妊娠，但不必过分担心胎儿的安危，说明保持心情愉悦及配合治疗的重要性。指导家属准备双份新生儿物品。

3. 病情观察

产前检查时动态观察孕妇的宫高、腹围、体重，评估胎儿生长发育。双胎妊娠易伴发妊娠期高血压疾病、羊水过多、前置胎盘、贫血等并发症，需加强病情观察，及时发现异常情况并协助医生处理。

4. 分娩期护理

分娩前确定胎位，如第一胎为头位，且只有一胎胎头入盆，则可经阴道分娩。如第一胎为臀位或横位，一般需剖宫产终止妊娠。产程中首先保证产妇足够的摄入量及睡眠，有良好体力；其次严密观察胎心变化，注意产程进展；再者第二产程必要时行会阴侧切，减轻胎头受压。第一个胎儿娩出后，立即断脐，助手协助固定第二个胎儿为纵产式，通常等待 20 分钟左右，第二个胎儿自然娩出。如 15 分钟仍无宫缩，可协助人工破膜或静脉滴注缩宫素促进宫缩。为预防产后出血的发生，产程中开放两路静脉，做好输液、输血准备；第二个胎儿娩出后应立即肌肉注射或静脉滴注缩宫素，腹部放置沙袋，并以腹带紧裹腹部，防止腹压骤降引起休克。

八、结果评价

(1)产妇摄入足够营养，能够保证母婴需要。

(2)产妇舒适感增加，做好分娩准备。

(3)产妇未发生因护理不当而发生的产后出血。

本章小结

> 胎儿及其附属物的生长发育受遗传因素、母体因素、医源性因素、机械性因素、环境因素等影响，在妊娠过程中可能会出现异常情况。本章介绍了胎儿宫内窘迫、新生儿窒息、前置胎盘、胎盘早剥、胎膜早破、羊水量异常等异常情况，也介绍了双胎妊娠临床常见情况。这些均属于高危妊娠范畴，若发现和处理不及时、不恰当，会导致不良的妊娠和分娩结局，包括影响胎儿生长发育，增加产科出血、产后出血、产褥感染等发生率，导致剖宫产率和围生儿病死率增加。护士应重视和加强孕妇围产保健工作，积极预防、及时发现和协助医生处理，运用整体护理程序对母儿进行科学、全面、系统的评估，发现其存在的健康相关问题，并有针对性地制订护理计划和落实护理措施，为母儿健康提供安全、科学的护理照顾。

客观题测验

主观题测验

第十章

妊娠合并症妇女的护理

妊娠合并症妇女的护理PPT

学习目标

　　识记：妊娠合并心脏病、糖尿病、病毒性肝炎、贫血孕产妇的临床表现、预防、护理要点和早期心力衰竭的判断。

　　理解：妊娠合并心脏病、糖尿病、病毒性肝炎、贫血与妊娠、分娩的相互关系。

　　运用：为妊娠合并内科疾病孕产妇提供孕期、产时、产后护理措施和自我保健指导。

　　孕妇在妊娠期间可发生各种内外科疾病，妊娠期间原有的各种内外科疾病也可在妊娠期间加重。妊娠与内外科疾病相互影响，若处理不当，可对母儿造成严重危害。

第一节　妊娠合并心脏病

预习案例

　　某孕妇，30岁，患有先天性心脏病，现孕12周，心功能Ⅰ～Ⅱ级，胎儿发育良好，暂无异常情况，该孕妇前往医院咨询妊娠相关事宜。

　　思考：

　　1.该孕妇是否可以继续妊娠？

　　2.作为助产士，你会为该孕妇采取哪些护理措施和健康教育？

妊娠合并心脏病是一种严重的妊娠合并症，发病率为 1%~4%，是孕产妇死亡的主要原因之一，在我国孕产妇死因顺位中高居第二位，属高危妊娠。因妊娠、分娩可加重妊娠合并心脏病孕产妇的心脏负担而诱发心力衰竭，因此，只有加强保健，才能降低孕产妇病死率。

一、妊娠、分娩、产褥期心脏血管方面的变化

(一)妊娠期

妊娠期母体循环系统发生了一系列适应性变化，主要表现在总血容量增加，一般于妊娠第 6 周开始增加，至妊娠 32~34 周达高峰。由于妊娠期血容量增加引起心排血量增加和心率加快，心排血量平均较孕前增加 30%~50%。妊娠中晚期需增加心率以适应血容量增多，平均每分钟增加 10~15 次；心脏病孕妇的血容量与血流动力学变化增加了心力衰竭的风险。妊娠晚期子宫增大，膈肌上升使心脏向上向左移位，出入心脏的大血管扭曲，机械性地增加了心脏负担，更易使妊娠合并心脏病的孕产妇发生心力衰竭。

(二)分娩期

分娩期为孕产妇血流动力学变化最显著的时期。

(1)第一产程，子宫收缩导致血液挤入体循环，增加周围循环阻力，具体为 5~10 mmHg。每次宫缩时有 250~500 mL 血液被挤入体循环，使回心血量增加，血压增高、脉压增大、中心静脉压升高，心脏负担加重。

(2)第二产程时，除子宫收缩外，腹肌、膈肌及盆底肌肉的收缩，使周围循环阻力及肺循环阻力均增加，腹压使内脏血液涌向心脏。此时，心脏前后负荷显著加重。

(3)第三产程，胎儿娩出后，腹腔内压力骤减，大量血液流向内脏，回心血量减少；胎盘娩出后，胎盘循环停止，回心血量骤增，造成血流动力学急剧变化。此时，妊娠合并心脏病的孕产妇极易发生心力衰竭。

(三)产褥期

产后 3 日内仍是心脏负担较重的时期。除子宫缩复使一部分血液进入体循环以外，孕期组织间潴留的液体也开始回到体循环，此时的血容量暂时性增加，仍要警惕心力衰竭的发生。

综上所述，由此可见：妊娠 32~34 周、分娩期(第一产程末、第二产程)及产褥期的最初 3 日内，心脏负担最重，是患有心脏病孕产妇最危险的时期，需警惕心力衰竭。

二、妊娠合并心脏病对妊娠、分娩的影响

妊娠合并心脏病主要分为结构异常性心脏病、功能异常性心脏病和妊娠期特有心脏病三类。妊娠合并先天性心脏病已跃居首位，占 35%~50%。由于诊断水平的提高及医疗条件的改善，风湿性瓣膜性心脏病发病率逐年下降。此外。妊娠期特有心脏病如妊娠期高血压疾病性心脏病、围产期心肌病、心肌炎、各种心律失常、贫血性心脏病等在妊娠合并心脏病中也占有一定的比例。

妊娠合并心脏病的种类

（一）结构异常性心脏病

妊娠合并结构异常性心脏病常见有先天性心脏病、瓣膜性心脏病和心肌炎。

1. 先天性心脏病

先天性心脏病（congenital heart defects）包括右向左分流型先天性心脏病、左向右分流型先天性心脏病、无分流型先天性心脏病 3 类。

（1）右向左分流型先天性心脏病：有法洛四联症（congenital tetralogy of Fallot）及艾森曼格综合征（Eisenmenger syndrome）等。此类孕产妇对妊娠期血容量增加和血流动力学改变的耐受力很差，一旦妊娠，母体和胎儿病死率可高达 30%~50%。因此不宜妊娠，若已妊娠也应尽早终止。

（2）左向右分流型先天性心脏病：有房间隔缺损（atrial septal defect）、室间隔缺损（ventricular septal defect）、动脉导管未闭（patent ductus defect）。需根据缺损的大小和病情的严重程度综合判断。

（3）无分流型先天性心脏病：有肺动脉瓣狭窄（congenital pulmonary valve stenosis）、主动脉缩窄（congenital coarctation of the aorta）、马方综合征（Marfan syndrome）等，少见，严重时可危及生命，应尽量劝其终止妊娠。

2. 风湿性心脏病

风湿性心脏病（rheumatic heart disease）以单纯性二尖瓣狭窄最多见，占比为 2/3~3/4。中、重度的二尖瓣狭窄孕产妇，肺水肿和心力衰竭的发生率增高，母胎病死率增加，尤其在分娩时和产后产妇病死率更高。主动脉瓣狭窄常伴主动脉瓣关闭不全及二尖瓣病变。症状轻者孕妇常能安全渡过妊娠、分娩及产褥期。症状重者容易发生充血性心力衰竭，甚至突然死亡。

3. 心肌炎

心肌炎（myocarditis）的临床表现取决于心肌病变的广泛程度与部位，急性心肌炎病情控制良好者，可在密切监护下妊娠。轻者可完全没有症状，重者甚至出现心源性休克及猝死。

（二）功能异常性心脏病

功能异常性心脏病主要包括各种无心血管结构异常的心律失常，是以心电和传导异常、起搏点异常为主要病理生理基础，根据心律失常的类型、严重程度及其对心功能的影响，决定是否妊娠和选择终止妊娠时机与方式，并请专科医生协助诊断和治疗。

（三）妊娠期特有的心脏病

1. 妊娠期高血压疾病性心脏病

妊娠期高血压疾病性心脏病是由于冠状动脉痉挛、心肌缺血受累、周围小动脉阻力增加、水、钠潴留及血黏度增加等因素，加重了心脏负担而诱发急性心力衰竭。经过积极治疗，常能渡过妊娠及分娩，产后病因消除，病情会逐渐缓解，多不遗留器质性心脏病变。

2. 围产期心肌病

围产期心肌病（peripartum cardiomyopathy）是指既往无心血管疾病史的孕妇，在妊娠晚期至产后 6 个月内发生的扩张性心肌病，表现为心肌收缩功能障碍和充血性心力衰竭。确切病因不清，可能与病毒感染、免疫、冠状血管病变、肥胖、营养不良及遗传等因素有关。临床表现不尽相同，主要表现为呼吸困难、咯血、心悸、胸痛、咳嗽、肝肿大、浮肿等心力衰竭症状。胸部 X 线片见心脏普遍增大、肺淤血。心电图示左心室肥大、ST 段及 T 波异常改变，可伴有各种心律失常。超声心动图显示心腔扩大，以左心室、左心房大为主，

围生期心肌病的诊断标准

室壁运动普遍减弱，射血分数减少。一部分孕产妇可因发生心力衰竭、肺梗死或心律失常而死亡。初次妊娠发生心力衰竭经早期治疗后，1/3~1/2 的孕产妇可以完全康复，再次妊娠可能复发。

(四)妊娠合并心脏病对孕产妇和胎儿的影响

妊娠合并心脏病不影响孕产妇受孕。但当不宜妊娠的心脏病孕产妇一旦妊娠或妊娠后，发生心力衰竭时，可因缺氧引起子宫收缩，导致流产、早产、胎儿宫内发育迟缓和胎儿窘迫，甚至胎死宫内。围产儿病死率是正常妊娠的 2~3 倍。某些治疗心脏病的药物通过胎盘对胎儿也存在毒性作用。多数先天性心脏病为多基因遗传，其后代发生先天性心脏病的概率增加 5 倍。

三、处理原则

心脏病孕产妇的主要死因是心力衰竭。规范孕期保健或干预可早期发现或减少心力衰竭的发生。

(一)非妊娠期

做好宣教工作，根据心脏病的种类、病变程度、心功能级别等具体情况，决定能否妊娠。

(二)妊娠期

对不宜妊娠者，应在妊娠 12 周前行治疗性人工流产。继续妊娠者，加强产前检查和孕期保健，预防心力衰竭和防止感染是关键，按高危妊娠处理。若已有心力衰竭，应在心衰控制后再终止妊娠。妊娠风险较高但心功能 I 级的心脏病孕妇，在严密监护下，可妊娠至 32~36 周，必要时提前终止妊娠。

(三)分娩期

主要是选择适宜的分娩方式。心功能 I ~ II 级者，若胎儿不大，胎位正常，宫颈条件良好，在严密监护下可经阴道分娩，分娩时给予阴道助产，并防止产后出血；心功能 III 级的初产妇和心功能 II 级、宫颈条件不佳或另有产科指征者，均应择期行剖宫产分娩。

(四)产褥期

预防感染，并继续观察病情变化。

四、护理评估

(一)健康史

(1)孕妇就诊时应详细、全面了解其产科病史和既往病史，包括有无孕产史、心脏病史及与心脏病有关的疾病史，相关检查、心功能状态及诊疗经过等。了解孕妇对妊娠的适应情况，如日常活动、睡眠与休息、营养、排泄与药物的使用等，动态观察心功能状

态及妊娠经过。

(2)判定有无诱发心力衰竭的潜在因素，妊娠期有无呼吸道感染、贫血、其他妊娠合并症等；判定有无分娩期及产褥期对血流动力学改变的应急情况等；对孕产妇的主诉及临床表现给予正确评估。

(二)身体状况

1.妊娠期心脏病的诊断

由于正常妊娠的生理性变化，可以表现一些类似心脏病的症状和体征，如活动后心悸、气短、乏力、踝部水肿等。体检时发现心尖搏动向左移位、心浊音界轻度扩大，可闻及心脏杂音。诊断时应注意以下有意义的依据：

(1)孕前有心脏病和风湿热的病史。

(2)孕前出现经常性胸闷、胸痛、劳力性呼吸困难、夜间端坐呼吸、咯血等心功能异常的症状。

(3)有发绀、杵状指、持续性颈静脉怒张。心脏听诊有舒张期杂音或粗糙的全收缩期杂音、心包摩擦音、舒张期奔马律，扪及交替脉等。

(4)X线检查显示显著的心界扩大及心脏结构异常。

(5)心电图提示有心律失常或心肌损害，如心房颤动、心房扑动、三度房室传导阻滞、ST段及T波异常改变等。

(6)超声心动图示心肌肥厚、瓣膜运动异常、心内结构畸形。

纽约心脏协会分级

2.判定心功能状态

(1)美国纽约心脏病协会(NYHA)依据孕产妇生活能力状况，将心脏病患者的心功能分为4级：

①Ⅰ级：一般体力活动不受限制(无症状)。

②Ⅱ级：一般体力活动轻度受限制(运动后感心悸、气短、轻度胸闷、乏力)，休息时无症状。

③Ⅲ级：一般体力活动显著受限制，休息时无不适，轻微日常工作即感不适、心悸、呼吸困难或既往有心力衰竭史者。

④Ⅳ级：一般体力活动严重受限制，不能进行任何体力活动，休息时仍有心悸、呼吸困难等心力衰竭表现。

这种心功能分级的优点是简便易行，不依赖任何器械检查。其不足之处是主观症状和客观检查并非完全一致。

(2)1994年美国心脏病协会(AHA)对NYHA 1928年的心脏病心功能分级依据ECG、运动负荷试验、X线、超声心动图、放射学显像等客观检查结果进行补充和修订，采用并行的两种分级方案，即第一种是上述孕产妇主观功能量(functional capacity)，第二种是根据客观检查手段(心电图、负荷试验、X线、超声心动图等)来评估心脏病严重程度。

A级：无心血管疾病的客观证据。

B级：客观检查表明属于轻度心血管病孕产妇。

C级：客观检查表明属于中度心血管病孕产妇。

D级：客观检查表明属于重度心血管病孕产妇。

其中轻、中、重没有做出明确界定，由医生根据检查结果进行判断。将两种分级并列，如心功能Ⅱ级C、Ⅰ级B等。

3.心脏病孕产妇对妊娠耐受力的判断

根据心脏病种类、病变程度、是否需手术矫治、心功能级别，进行妊娠风险评估，并综合判断心脏耐受妊娠的能力。

（1）可以妊娠：心脏病变较轻，心功能Ⅰ～Ⅱ级，既往无心力衰竭史，亦无其他并发症者，妊娠风险低级别者，可以妊娠。但应告知妊娠和分娩可能加重心脏病或出现严重心脏并发症，甚至危及生命。同时进行动态妊娠期风险评估，并从妊娠早期开始定期检查。妊娠后经密切监护、适当治疗多能耐受妊娠和分娩。

（2）不宜妊娠：心脏病变复杂或较重、心功能Ⅲ级或Ⅲ级以上、有极高孕产妇死亡和严重母儿并发症风险者，不宜妊娠。既往有心力衰竭史、有肺动脉高压、发绀型先心病、严重心律失常、活动期风湿热、心脏病并发细菌性心内膜炎者，极易发生心力衰竭，不宜妊娠。若已妊娠，应在妊娠早期进行治疗性人工流产。

4.评估与心脏病有关的症状和体征

呼吸状况、心率快慢、有无活动受限、发绀、心脏增大征、肝大、水肿等，尤其注意评估有无早期心力衰竭的表现，对存在诱发心力衰竭因素的孕产妇，要及时识别心力衰竭指征。

（1）妊娠期：评估胎儿宫内健康状况、胎动计数、孕妇宫高、腹围及体重的增长是否与孕周相符。评估孕产妇的睡眠、活动、休息、饮食、出入量等情况。

（2）分娩期：评估宫缩及产程进展情况。

（3）产褥期：评估母体康复及身心适应状况，尤其注意评估与产后出血和产褥感染相关的症状和体征，如生命体征、宫缩、恶露的量、色及性质、母乳喂养及出入量等，注意及时识别心力衰竭先兆。

5.常见并发症

（1）心力衰竭：心力衰竭是妊娠合并心脏病常见的严重并发症，也是妊娠合并心脏病孕产妇死亡的主要原因。由于妊娠期及分娩期血流动力学的巨大变化，心力衰竭最容易发生在妊娠32~34周、分娩期及产褥早期。以急性肺水肿为主要表现的急性左心衰竭多见，常为突然发病，病情加重时可出现血压下降、脉搏细弱、神志模糊，甚至昏迷、休克、窒息而死亡。

（2）感染性心内膜炎：感染性心内膜炎是指由细菌、真菌和其他微生物（如病毒、立克次体、衣原体、螺旋体等）直接感染而产生的心瓣膜或心壁内膜炎症。最常见的症状是发热、心脏杂音、栓塞表现。若不及时控制，可诱发心力衰竭。

（三）心理社会资料

妊娠合并心脏病的孕妇，随着妊娠的进展，心脏负担逐渐加重，由于缺乏相关知识，孕产妇及家属的心理负担较重，甚至产生恐惧心理而不配合治疗；如果妊娠分娩过程发生异常或意外，孕产妇可能会出现心理疾病，因此及时评估孕产妇的心理反应及其社会知识系统是很重要的。

（四）辅助检查

（1）心电图检查：提示各种严重的心律失常和心肌损害，如心房颤动、Ⅲ度房室传导阻滞、ST 段改变、T 波异常等。

（2）X 线检查：显示有心界扩大包括心房或心室扩大。

（3）超声心动图：更精确的反映心脏大小的变化，心脏瓣膜结构及功能情况。

（4）胎儿电子监护仪：预测胎儿宫内储备能力，评估胎儿健康状况。

五、常见护理诊断/问题

1. 潜在并发症

充血性心力衰竭、感染。

2. 活动无耐力

与妊娠增加心脏负荷，心排血量下降有关。

3. 焦虑

与担心自己无法承担分娩压力有关。

六、护理目标

（1）维持孕产妇及胎儿良好的健康状态。

（2）孕产妇卧床期间生活需要得到满足。

（3）情绪稳定，母婴平安。

七、护理措施

（一）非妊娠期

对于有心脏病的育龄妇女，一定要求做到孕前咨询和评估，综合判断耐受妊娠的能力，以明确心脏病的类型、病情程度、心功能状态，并确定能否妊娠。对不宜妊娠者，应指导其采取正确的避孕措施。

（二）妊娠期

1. 不宜妊娠者

对不宜妊娠者，孕早期建议行治疗性人工流产，最好实施麻醉镇痛。对有结构异常性心脏病者应给予抗生素预防感染。孕中期终止妊娠的时机和方法应根据医疗条件、疾病严重程度、疾病种类及心脏并发症等综合考虑。

2. 允许继续妊娠者

对允许继续妊娠者严密监护，加强孕期保健和产前检查。

1）定期产前检查：在妊娠 20 周以前，应每 2 周行产前检查 1 次；20 周以后，尤其是 32 周以后，发生心力衰竭的机会增加，产前检查应每周 1 次，发现早期心力衰竭征象应立即住院治疗。二尖瓣狭窄孕妇，即使未出现症状，亦应于预产期前 2 周住院待产。先天性心脏病紫绀型孕妇应于预产期前 3 周住院待产。

2）识别早期心力衰竭的征象：妊娠合并心脏病孕妇，若出现下述症状与体征，应考虑为早期心力衰竭：

（1）轻微活动后即出现胸闷、心悸、气短。

（2）休息时心率每分钟超过 110 次，呼吸每分钟超过 20 次。

（3）夜间常因胸闷而需端坐呼吸，或需到窗口呼吸新鲜空气。

（4）肺底部出现少量持续性湿啰音，咳嗽后不消失。

3. 预防心力衰竭

预防心力衰竭是改善母儿预后的关键所在，要从以下几个方面入手：

（1）保证充分休息，应采取左侧卧位或半坐卧位，避免过度劳累及情绪激动，每天至少保证 10 小时睡眠，中午休息 2 小时。

（2）注意膳食营养，合理饮食，给予高蛋白、高维生素食物，保证铁剂供应。少食多餐，增加营养，预防贫血。孕期应适当控制体重增加不宜超过 12 kg，以免加重心脏负担。适当限制食盐量，每日食盐量不超过 4~5 g。

（3）正确评估母体和胎儿情况，积极预防和治疗各种引起心力衰竭的诱因，动态观察心脏功能，减轻心脏负荷，适时终止妊娠。

（4）健康教育：指导孕妇及家属掌握妊娠合并心脏病的相关知识，包括如何自我照顾，限制活动度，诱发心力衰竭的因素及预防；识别早期心力衰竭的常见症状和体征，尤其是遵医嘱服药的重要性。及时提供信息，促进家庭成员适应妊娠造成的压力，协助并提高孕妇自我照顾能力、完善家庭支持系统。使其了解孕妇目前的身心状况，妊娠的进展情况，监测胎动的方法及产时、产后的护理方法，以减轻孕妇及家人的焦虑心理，安全度过妊娠期。

4. 急性心力衰竭的紧急处理

（1）取半坐卧位或端坐位，双腿下垂，减少回心血量，减轻心脏负担。

（2）根据动脉血气分析结果进行高流量面罩或加压供氧，严重者无创呼吸机持续加压（continuous positive airway pressure, CPAP），增加肺泡内压，加强气体交换、组织液向肺泡内渗透。

心脏病妇女妊娠风险
分级及分层管理

（3）开放静脉通道，对妊娠晚期心衰严重者，实行专人护理，行心电监护及胎儿电子监护。开放静脉通道，遵医嘱使用洋地黄类药物、快速利尿药、镇静药等，注意观察用药时的毒性反应。在控制心力衰竭的同时，紧急行剖宫产术取出胎儿，以挽救母儿的生命。

（三）分娩期

1. 严密观察产程进展，防止心力衰竭发生

（1）第一产程，左侧卧位，消除紧张情绪，适当应用镇静药，防止仰卧位低血压综合征发生。分娩时采取半坐卧位，下肢放低。随时评估孕妇自觉症状，动态监测心功能的变化，早期识别心力衰竭的症状及体征。密切观察产程进展，监测子宫收缩，胎头下降及胎儿宫内情况；密切注意生命体征，每 15 分钟测血压、脉搏、呼吸、心率各 1 次；必要时记录 24 小时出入量。遵医嘱给予高浓度面罩吸氧，遵医嘱药物治疗并加强用药监测，观察洋地黄类药物使用后的反应。

（2）缩短第二产程，减少产妇体力消耗：指导并鼓励产妇以呼吸及放松技巧减轻不适感，必要时给予硬膜外麻醉。宫缩时避免屏气加腹压，同时应做好抢救新生儿的各种

准备工作,宫口开全后需行产钳术或胎头吸引术缩短产程。

(3)预防产后出血和感染:胎儿娩出后,腹部应立即放置沙袋,持续24小时,以防腹压骤降诱发心力衰竭。为防止产后出血过多,可静脉或肌内注射缩宫素10~20U,禁用麦角新碱,以防静脉压升高。产后出血过多者,遵医嘱进行输液、输血,使用输液泵控制滴速和补液量,以免增加心脏额外负担,并随时评估心脏功能。一切操作严格遵循无菌操作规程,遵医嘱给予抗生素预防感染。

2.给予生理及情感支持,降低产妇及家属焦虑

医护人员有责任提供并维护安静、舒适无刺激性分娩环境,陪伴产妇给予情感及生理上的支持与鼓励,及时提供信息,协助产妇及家属了解产程进展情况,并取得配合,减轻其焦虑感,保持情绪平稳,维护家庭关系和谐。

(四)产褥期

(1)产后3日内尤其24小时内仍是发生心力衰竭的危险时期,仍需严密观察产妇的生命体征及心功能状态,正确识别早期心力衰竭症状。产妇应半坐卧位或左侧卧位,保证充足的休息,必要时遵医嘱给予镇静药,在心脏功能允许的情况下,鼓励其早期下床适度活动,以减少血栓的形成,必要时遵医嘱给予镇静药。护士应详细评估其身心状况及家庭功能,并与家人一起共同制订康复计划,采取渐进式、逐渐恢复其自理能力为目的的护理措施。

(2)应用广谱抗生素预防感染,直至产后1周左右,无感染征象时停药。

(3)心功能在Ⅲ级以上者,不宜哺乳,应及时回乳,指导人工喂养的方法。

(4)不宜再妊娠者,可在产后1周行绝育术。

(5)促进亲子关系建立,避免产后抑郁发生。若心功能状态尚可,应鼓励产妇适度地参加照顾新生儿的活动,若可以母乳喂养,应详细予以指导,以增加母子互动。如果新生儿有缺陷或死亡,应允许产妇表述其情感,并给予理解和安慰,减少产后抑郁症的发生。

八、健康指导

(1)产后根据病情,制订详细出院计划,包括社区家庭访视相关内容,定期复查,确保产妇和新生儿得到良好的照顾。

(2)注意休息、保暖、避免劳累及上呼吸道感染,保持心功能状态稳定。

(3)根据产妇的心功能状态,指导其家属做好新生儿的护理。

(4)指导计划生育,对不宜再妊娠、心功能良好者应于产后1周做绝育手术。如有心力衰竭,待控制后行绝育手术。未做绝育手术者要采取有效措施,严格避孕。

2019ACOG指南
妊娠与心脏病

九、护理评价

(1)孕产妇知晓心脏病对身心的影响,掌握自我保健措施。

(2)孕产妇平稳度过妊娠期、分娩期及产褥早期,维护最佳的心功能状态。

(3)孕产妇能列举预防心力衰竭和感染的措施,分娩过程顺利,母婴健康。

第二节　妊娠期糖尿病

预习案例

　　某孕妇，28 岁，G_1P_0，孕 32 周，单活胎。因发现血糖升高 2 天"入院，初步诊断：妊娠期糖尿病。入院后测定空腹血糖为 7.8 mmol/L，其余产科检查均正常。

　　思考：

　　1. 为明确诊断，该孕妇最需要做的检查有哪些？

　　2. 为保证该孕妇完成口服糖耐量实验，护士应给予哪些指导与建议？

　　糖尿病（diabetes mellitus）是一种由多种病因引起的以慢性高血糖水平为特征的全身性代谢性疾病。妊娠期间糖尿病有两种情况，一种为孕前糖尿病（pregestational diabetes mellitus，PGDM）的基础上合并妊娠，又称糖尿病合并妊娠。PGDM 者不足 10%。另一种为妊娠前糖代谢正常或有潜在糖耐量减退，妊娠期才出现的糖尿病，称为妊娠期糖尿病（gestational diabetes mellitus，GDM）。GDM 在我国发生率为 1%~5%，近年有明显增高趋势。GDM 孕产妇的糖代谢异常，大多于产后能恢复正常，但日后患 2 型糖尿病机会增加，必须引起重视。

一、妊娠、分娩对糖尿病的影响

　　妊娠可使原有糖尿病的孕产妇病情加重，使隐性糖尿病显性化，使既往无糖尿病的孕妇发生 GDM。

妊娠合并糖尿病(微课)

（一）妊娠期

　　正常妊娠时，孕妇本身代谢增强，加之胎儿从母体摄取葡萄糖增加，使葡萄糖需要量较非孕时增加；妊娠早期，空腹血糖较低，部分孕产妇可能会出现低血糖。随妊娠进展，拮抗胰岛素样物质增加，胰岛素用量需不断增加。

（二）分娩期

　　分娩过程中子宫收缩时大量消耗糖原，加之产妇进食减少，若未及时调整胰岛素的使用剂量，易发生低血糖。

（三）产褥期

　　由于胎盘排出以及全身内分泌激素逐渐恢复到非妊娠期水平，使机体对胰岛素的需要量相应减少，如产后不及时调整胰岛素的用量，部分孕产妇可能出现血糖过低或过高，严重者甚至导致低血糖性昏迷及酮症酸中毒等，应注意观察。

二、糖尿病对妊娠、分娩的影响

妊娠合并糖尿病对母儿的影响取决于糖尿病病情及血糖控制水平。病情较重或血糖控制不良者，对母儿的影响极大，母儿的近、远期并发症发病率较高。

(一)对孕妇的影响

(1)由于妊娠期复杂的代谢变化，加之高血糖及胰岛素相对或绝对不足，代谢紊乱进一步发展到脂肪分解加速，血清酮体急剧升高，发展为代谢性酸中毒，易引发酮症酸中毒。因此糖尿病孕产妇代谢、内分泌功能紊乱，卵巢功能障碍，受孕率低于正常妇女。

(2)高血糖可使胚胎发育异常甚至胚胎死亡，流产率达 15%~30%。

(3)因胎儿高血糖、高渗性利尿致胎尿排出增多有关，糖尿病孕产妇导致羊水过多，较非糖尿病孕妇高 10 倍以上。

(4)因巨大胎儿发生率明显增高，常导致胎儿性难产、软产道损伤，故手术产率、产伤及产后出血发生率明显增高。

(5)因存在严重胰岛素抵抗状态及高胰岛素血症，发生妊娠期高血压疾病的可能性较非糖尿病孕妇高 2~4 倍；当糖尿病伴有微血管病变尤其合并肾脏病变时，妊娠期高血压及子痫前期发病率可高达 50% 以上。因此，妊娠期并发症的发生率增加。

(6)糖尿病孕产妇的白细胞有多种功能缺陷，其趋化性、吞噬作用、杀菌作用均明显下降。因此，糖尿病妇女泌尿生殖系统感染机会增加。

(二)对胎儿的影响

(1)胎儿畸形发生率为 6%~8%，是非糖尿病妊娠妇女的 3 倍。发生机制不详，可能与早孕时的高血糖或治疗糖尿病药物使用有关，也是围产儿死亡的重要原因。

(2)流产率和早产率增高。妊娠早期血糖高可使胚胎发育异常，最终导致胚胎死亡而流产，合并羊水过多易发生早产，并发妊娠期高血压疾病、胎儿窘迫时，常需提前终止妊娠，早产发生率为 10%~25%。

(3)妊娠早期高血糖有抑制胚胎发育的作用，导致胚胎发育落后。糖尿病合并微血管病变者，胎盘血管常出现异常，影响胎儿发育，故胎儿生长受限(FGR)发生率约 21%。

(4)因为胎儿长期处于母体高血糖所致的高胰岛素血症环境中，蛋白、脂肪合成和抑制脂解作用，导致躯体过度发育，巨大胎儿发生率高达 25%~42%。

(5)由于妊娠中晚期易发生的糖尿病酮症酸中毒，易致胎儿窘迫和胎死宫内。

(三)对新生儿的影响

高血糖刺激胎儿胰岛素分泌增加，形成高胰岛素血症，使胎儿肺表面活性物质产生及分泌减少，导致胎儿肺成熟延迟，新生儿呼吸窘迫综合征(NRDS)发生率增加。新生儿脱离母体高血糖环境后，高胰岛素血症仍存在，若不及时补充糖，易发生低血糖，严重时危及新生儿生命。

三、处理原则

糖尿病妇女妊娠前应判断糖尿病的程度，确定妊娠的可能性。凡有严重心血管病史、肾功能减退或眼底有增生性视网膜病变者不宜妊娠，应采取避孕措施，如已妊娠者应及早人工终止；对器质性病变较轻或病情控制较好者，可以继续妊娠，需在内科、产科密切监护下，尽可能将孕妇血糖控制在正常或接近正常范围内，并选择正确的分娩方式，必要时适时终止妊娠，以防止并发症的发生。

四、护理评估

(一)健康史

评估孕妇糖尿病史及糖尿病家族史，有无反复发生外阴阴道假丝酵母菌病、不明原因反复流产、死胎、巨大儿或分娩足月新生儿呼吸窘迫综合征史、胎儿畸形、新生儿死亡等不良孕产史等；本次妊娠的经过情况、临床表现及其出现的时间等。

(二)身体状况

1.症状与体征

评估孕妇有无糖代谢紊乱症候群，即"三多一少"症状(多饮，多食，多尿，体重下降)，重症者症状明显。妊娠期评估糖尿病孕妇有无低血糖、高血糖、妊娠期高血压疾病、酮症酸中毒、羊水过多、胎膜早破和感染等产科并发症。确定胎儿宫内发育情况，注意有无巨大儿或胎儿生长受限等。分娩期重点评估孕妇有无低血糖及酮症酸中毒症状，如心悸、出汗、面色苍白、饥饿感或出现恶心、呕吐、视力模糊、呼吸快且有烂苹果味等。产褥期因体内激素的迅速变化，主要评估产妇有无高血糖或低血糖症状，控制输入液体的含糖量，监测尿糖；评估产妇有无出现与感染有关的征象；如出现新生儿意外等情况，评估产妇及家属的情绪反应。

2.评估糖尿病病情及预后

按 White 分类法，即根据孕产妇病情严重性与糖尿病的发病年龄、病程长短及有无血管病变进行分期，有助于判定病情的严重程度及预后：

A 级：妊娠期诊断的糖尿病。

A1 级：经控制饮食，空腹血糖<5.3 mmol/L，餐后 2 小时血糖<6.7 mmol/L。

A2 级：经控制饮食，空腹血糖≥5.3 mmol/L，餐后 2 小时血糖>6.7 mmol/L。

B 级：显性糖尿病，20 岁以后发病，病程<10 年。

C 级：发病年龄 10~19 岁，或病程达 10~19 年。

D 级：10 岁前发病，或病程≥20 年，或合并单纯性视网膜病。

F 级：糖尿病性肾病。

R 级：眼底有增生性视网膜病变或玻璃体积血。

H 级：冠状动脉粥样硬化性心脏病。

T 级：有肾移植史。

(三)心理—社会评估

重点评估孕产妇及家属对疾病的认识程度，对有关妊娠合并糖尿病知识的掌握情况,是否积极配合检查和治疗,有无焦虑情绪,社会及家庭支持系统是否有利。

(四)辅助检查

1.妊娠前未进行过血糖检查的孕妇

尤其是存在糖尿病高危因素者,如肥胖(尤其重度肥胖)、一级亲属患2型糖尿病、GDM史或大于胎龄儿分娩史、多囊卵巢综合征孕产妇及妊娠早期空腹尿糖反复阳性,首次产前检查时应明确是否存在妊娠前糖尿病,达到以下任何一项标准应诊断为PGDM。

(1)空腹血糖(fasting plasma glucose,FPG):血糖是诊断糖尿病的主要依据,又是监测糖尿病病情和控制情况的重要指标。空腹血糖≥7.0 mmol/L(126 mg/dL)即可确诊为糖尿病,诊断不明者可行葡萄糖耐量试验。

(2)75 g口服葡萄糖耐量试验(oral glucose tolerance test,OGTT):测服糖后2小时的血糖值≥11.1mmol/L(200 mg/dL)。若其中有任何一点超过正常值,即可诊断为妊娠期糖尿病。孕早期不推荐将其列为常规检查项目。

(3)伴有典型的高血糖或高血糖危象症状,同时任意血糖≥11.1 mmol/L(200 mg/dL)。

(4)糖化血红蛋白(glycosylated hemoglobin,HbAlc)≥6.5%,但不推荐妊娠期常规用HbAlc进行糖尿病筛查。

2.妊娠期糖尿病(GDM)的诊断

(1)推荐医疗机构对所有尚未被诊断为PGDM或GDM的孕妇,在妊娠24~28周及28周后首次就诊时行75g OGTT检测。

75g OGTT诊断标准:空腹及服糖后1小时、2小时的血糖值低于5.1 mmol/L、10.0 mmol/L、8.5 mmol/L。任何一点血糖值达到或超过上述标准即诊断为GDM。

(2)孕妇具有GDM高危因素者,建议妊娠24~28周首先检查FPG。FPG≥5.1 mmol/L,可以直接诊断为GDM,不必行75g OGTT。4.4 mmol/L≤FPG<5.1 mmol/L者,应尽早做75g OGTT,FPG<4.4 mmol/L可暂不行75g OGTT。

3.胎儿监测

(1)胎儿超声心动图检查:注意监测胎儿中枢神经系统和心脏的发育,尤其注意监测胎儿腹围和羊水量的变化。

(2)无应激试验(NST):需要应用胰岛素或口服降糖药物者,应自妊娠32周起,定期行NST检查,36周后每周2次,了解胎儿宫内储备能力,可疑胎儿生长受限时尤其应严密监测。

(3)胎盘功能测定:连续动态测定孕妇尿雌三醇及血中HPL值,及时判定胎盘功能。

4.其他检查

肝肾功能检查、24小时尿蛋白定量、尿酮体及眼底等相关检查。

五、常见护理诊断/问题

1.有血糖不稳定的危险:低于或高于机体需要量

与血糖代谢异常有关。

2. 知识缺乏

缺乏血糖监测、妊娠合并糖尿病自我管理等的相关知识。

3. 有母儿受伤的危险

与血糖控制不良导致胎盘功能低下、巨大儿、畸形儿有关。

六、预期目标

(1)孕产妇及家人能列举监测及控制血糖方法,并列举有关的具体措施。

(2)孕妇能够保持良好的自我照顾能力,以维持母儿健康。

(3)母婴平安。

七、护理措施

(一)孕前期

为确保母婴安全,减少胎儿畸形及并发症的发生,显性糖尿病妇女在妊娠前应加强产前咨询和详细评估,由内分泌科医生和产科医生共同研究,确定糖尿病的病情程度。如怀孕时病情已达到 White 分类法 D、F、R 级,最好动员孕产妇终止妊娠,因为造成胎儿智力低下、畸形、胎死宫内的危险性较大,并可能导致母体糖尿病并发症的出现或加重;对器质性病变者,最好先将血糖严格控制在正常或接近正常的范围内再怀孕。

(二)妊娠期

受孕时和整个妊娠期糖尿病病情得到良好控制并达到满意效果,对母婴的安全至关重要。应建立产前咨询,妊娠合并糖尿病的治疗,应由产科医生、内分泌医生及营养师等在内的成员密切配合,共同承担;同时充分调动孕妇和家属的积极性,主动参与和配合治疗;在妊娠过程中,将糖尿病孕妇作为高危妊娠进行监护,需严格控制血糖在正常或接近正常的范围内,并适时终止妊娠,从而预防并减少孕产妇及围生儿的并发症,确保母婴的健康与安全。

1. 定期产前检查

加强对糖尿病孕妇及其胎儿的监护。A 级糖尿病孕妇产前检查次数与非糖尿病孕妇一样,即 28 周前每月 1 次,28~36 周每月 2 次,36 周以后每周 1 次。B 级以上的糖尿病孕妇则 28 周前 2 周 1 次,28 周以后每周 1 次,如有特殊情况,还要增加检查的次数,必要时住院检查和治疗。

(1)孕妇监护:因妊娠合并糖尿病血糖水平与孕妇及围生儿并发症的发生密切相关,除常规的产前检查内容外,应对孕妇进行糖尿病相关检查,降低并发症的发生。①血糖监测包括自我血糖监测(self monitored blood glucose, SMBG)、连续动态血糖监测(continuous glucose monitoring, CGM)和糖化血红蛋白(HbAlc)监测。SMBG 能反映实时血糖水平,其结果有助于评估糖尿病孕产妇糖代谢紊乱的程度,为孕产妇制订个性化生活方式干预和优化药物干预方案提供依据,提高治疗的有效性和安全性。临床上常用血糖值和糖化血红蛋白作为监测指标,空腹血糖<7.0 mmol/L,餐后 2 小时血糖<10 mmol/L,每个月查 1 次糖化血红蛋白 HbAlc<6%。②肾功能监测及眼底检查:每次产前检查做尿常规监测尿酮体和尿

蛋白。每1~2个月测定肾功能及眼底检查，预防并发症的发生。

（2）胎儿监护：①定期行B超检查，确定有无胎儿畸形，监测胎头双顶径、羊水量、胎盘成熟度等。胎儿超声心动图是产前诊断胎儿是否存在心脏结构异常的重要方法。②自我胎动计数，妊娠28周以后，为预防胎死宫内，指导孕妇掌握自我监护胎动的方法，若12小时胎动数<10次，或胎动次数减少超过原胎动计数50%而不能恢复，则表示胎儿宫内缺氧。③无激惹试验（non-stress test，NST），自妊娠32周开始，每周1次无激惹试验（NST）检查，36周后每周2次，了解胎儿宫内储备能力。④胎盘功能监测，连续动态测定孕妇尿E_3及血中HPL值可及时判定胎盘功能。若孕妇尿中雌三醇值小于10 mg/24小时，提示胎盘功能不良；或测孕妇血中胎盘泌乳素水平，如妊娠35周后小于6 g/mL，提示胎盘功能减退。

2. 医学营养治疗

GDM的医学营养治疗膳食计划需通过摄入足够的能量以确保孕妇和胎儿的健康、达到血糖控制目标并维持孕期适宜增重水平，但目前对于GDM孕妇的膳食指导主要依据膳食参考摄入量（Dietary Reference Intakes，DRI）；对于所有孕妇，DRI推荐每天至少摄入175 g碳水化合物、71 g蛋白质和28 g膳食纤维，限制膳食中饱和脂肪酸的比例。目的是使糖尿病孕妇的血糖控制在正常范围。保证孕妇和胎儿的合理营养摄入，减少母儿并发症的发生。多数GDM患者经合理饮食控制和适当运动治疗，均能控制血糖在满意范围。每日摄入总能量应根据不同妊娠前体重和妊娠期的体重增长速度而定（表10-1）。

表10-1　基于妊娠前体重指数推荐的孕妇每日能量摄入量及妊娠期体重增长标准

妊娠前体重指数（kg/m²）	能量系数（kcal/kg·d）	平均能量（kcal/d）	妊娠期体重增长值（kg）	妊娠中晚期周体重增长值	
				均数	范围
<18.5	35~40	2000~2300	12.5~18.0	0.51	0.44~0.58
18.5~24.9	30~35	1800~2100	11.5~16.0	0.42	0.35~0.50
≥25.0	25~30	1500~1800	7.0~11.5	0.28	0.23~0.33

3. 运动治疗

通过适当运动降低血糖、提高对胰岛素的敏感性、体重增加控制在正常范围内。运动方式可有：极轻度运动（如散步）、轻度运动（如中速步行），持续20~40分钟，每日至少1次，在餐后1小时进行。一般散步30分钟，可消耗热量约376.2 kJ（90 kcal）；中速步行30分钟，可消耗热量约647kJ（150 kcal）。通过饮食和适度运动，使孕妇体重增加控制在10~12 kg范围内。先兆流产者或者合并其他严重并发症者不宜采取运动疗法。

4. 心理护理

维护孕妇自尊，积极开展心理疏导。妊娠期与孕妇及家属讨论如何面对糖尿病对母儿健康的威胁，鼓励他们说出内心的感受与担心之事，帮助其以积极向上的方式应对压力，如遵医嘱复诊、检测血糖值，严格进行饮食、运动、胰岛素的综合治疗等。

(三)分娩期

严密监测血糖、尿糖和尿酮体,为使血糖不低于 5.6 mmol/L,可按每 4 g 糖加 1U 胰岛素比例给予静脉输液,提供热量,预防低血糖。

1.适时终止妊娠

GDM 孕妇,若血糖控制达标,无母儿并发症,在严密监测下可待及预产期;仍未临产者,引产终止妊娠。PGDM 及胰岛素治疗的 GDM 孕妇,若血糖控制良好且无母儿并发症,在严密监测下,妊娠 39 周后可终止妊娠;血糖控制不满意或出现母儿并发症,应及时收入院观察,根据病情决定终止妊娠时机。

2.选择合适的分娩时间和分娩方式

(1)分娩时间的选择:应根据孕妇全身情况、血糖控制情况、并发症等及胎儿大小、成熟度、胎盘功能的情况综合考虑。力求使胎儿达到最大成熟度,同时又避免胎死宫内,有病理情况的均应择期剖宫产术。

(2)分娩方式的选择:如有巨大儿、胎位异常、胎盘功能不良、糖尿病病情严重及其他产科指征者,应采取剖宫产结束分娩。若决定阴道分娩者,应制订分娩计划,产程中密切监测孕妇血糖、宫缩、胎心变化,避免产程过长。

(3)分娩时护理:严密监测血糖、尿糖和尿酮体。血糖 5.6~7.8 mmol/L,静滴胰岛素每小时 10U;血糖 7.8~10.0 mmol/L,静滴胰岛素每小时 15U;血糖>10.0 mmol/L,静滴胰岛素每小时 20U,提供热量,预防低血糖。准备阴道分娩者,鼓励产妇左侧卧位,改善胎盘血液供应;密切监护胎儿状况,产程不宜过长,否则增加酮症酸中毒、胎儿缺氧和感染危险。糖尿病孕妇在分娩过程中,仍需维持身心舒适,给予支持以减缓分娩压力。

3.分娩期注意事项

(1)终止妊娠前,应遵医嘱肌注地塞米松 5 mg,每天 2 次,连用 2 天,以促进肺泡表面活性物质的产生,减少新生儿呼吸窘迫综合征(NRDS)的发生。

(2)分娩时如血糖波动大,遵医嘱用 4 g 葡萄糖加 1U 胰岛素的比例进行输液,监测血糖、尿酮体。注意勿使血糖低于 5.6mmol/L,以免发生低血糖。

(四)产褥期监护

1.加强产妇监护

(1)产后由于胎盘的娩出,抗胰岛素激素迅速下降。因此,分娩后 24 小时内胰岛素宜减至原用量的 1/2,48 小时减少到原用量的 2/3,以防发生低血糖。

(2)产后需重新评估糖尿病的情况。妊娠期无须胰岛素治疗的 GDM 产妇产后可恢复正常饮食,但应避免高糖及高脂饮食,同时应注意水电解质平衡,预防产后出血。

(3)预防产褥期感染,产后遵医嘱可用广谱抗生素预防感染,除保持腹部和会阴部伤口清洁外,还应注意皮肤清洁。

(4)一般情况下,鼓励母乳喂养,做到尽早吸吮和按需哺乳。

(5)指导长期避孕。

2.新生儿的处理

(1)无论体重大小均按高危儿处理,注意保暖和吸氧等。

(2)新生儿出生时取脐血检测血糖,并在 30 分钟后定时滴服 25%葡萄糖液防止低血糖,同时注意预防低血钙、高胆红素血症及 NRDS 发生。

(3)多数新生儿在出生后 6 小时内血糖值可恢复正常。糖尿病产妇,即使接受胰岛素治疗,哺乳也不会对新生儿产生不良反应,可以母乳喂养。

(五)健康指导

1. 知识宣教

介绍有关糖尿病的一般知识,指导积极预防糖尿病的危险因素。

2. 饮食指导

严格遵医嘱要求进食,定时定量,保持适当营养。

3. 运动指导

运动方式选择极轻度运动(如散步)和轻度运动(如中速步行),持续 20~40 分钟,每天至少 1 次,于餐后 1 小时进行,应注意运动的程度和时间,不可过度。

4. 用药指导

向孕妇讲解胰岛素注射的种类、剂量、轮换注射部位及药物作用的高峰时间,从而配合调整饮食摄入量,以减少低血糖的发生,如有异常及时就诊。

课程思政

遵道行医

所谓"医经",就是阐发人体生理、病理、诊断、治疗和预防等医学理论之著作。《黄帝内经》里所记述"妇人重身,九月而揭",指妊娠到九个月时所出现的嘶哑、失音的症状,分娩后可以复原;并且对于妊娠期用药,必须慎重,以免引起坠胎或者伤害母体。若某些病症不得不用药性较烈的药物时,亦应适可而止,即所谓"衰其大半而止",否则会引起"过则死"的严重后果。因此,妊娠期合并症患者合理用药应该遵循的原则是安全、有效、经济。

---

5. 指导自我监护

妊娠 28 周后,教会孕妇和家属进行自我监护,学会自测尿糖、判断结果并记录;自数胎动,一旦有异常及时就诊。妊娠 35 周应住院严密监护,制定分娩方案;注意清洁卫生,预防感染;保持生活规律、情绪稳定。

6. 指导复查

指导产妇定期接受产科和内科复查,尤其 GDM 孕产妇应重新确诊,如产后正常也需每 3 年复查血糖 1 次。

7. 指导避孕

产后应长期避孕,最好采用宫内节育器或低浓度合成口服避孕药。

八、护理评价

(1)妊娠、分娩经过顺利,母婴健康,无并发症发生。

（2）孕妇饮食控制方法得当。

（3）孕妇能掌握有关妊娠合并糖尿病的自我保健知识和技能。

妊娠期糖尿病诊疗指南解读

第三节　妊娠合并病毒性肝炎

预习案例

> 某孕妇，27 岁，孕 15 周，因"恶心、呕吐，乏力，食欲不振 1 周"入院。入院后检查：体温 37.5℃，脉搏 86 次/分钟，呼吸 20 次/分钟，血压 122/70 mmHg，神情淡漠。体查结果显示，肝大，肝区压痛。实验室检查结果：HBsAg（+），HBeAg（+），抗 HBc 抗体（+），谷丙转氨酶（ALT）685U/L，谷草转氨酶（AST）355U/L，血氨 95pmol/L。
>
> **思考：**
>
> 1. 妊娠合并病毒性肝炎有哪几种类型？其母婴传播情况如何？
>
> 2. 对妊娠合并病毒性肝炎患者在妊娠、分娩以及产褥期如何处理？

病毒性肝炎是（viral hepatitis）由肝炎病毒引起的危害人类健康的传染性疾病，国内外报道其发病率为 0.8%~17.8%，我国是乙型肝炎的高发国家，妊娠合并重型肝炎仍然是我国孕产妇死亡的主要原因之一，仅次于妊娠合并心脏病。目前致病病毒包括甲型肝炎病毒（hepatitis A virus，HAV）、乙型肝炎病毒（hepatitis B virus，HBV）、丙型肝炎病毒（hepatitis C virus，HCV）、丁型肝炎病毒（hepatitis D virus，HDV）、戊型肝炎病毒（hepatitis E virus，HEV）、庚型肝炎病毒（hepatitis G virus，HGV）及输血传播型（TTV）肝炎病毒 7 个类型；除乙型肝炎病毒为 DNA 病毒外，其余均为 RNA 病毒。尽早识别、合理产科处理是救治成功的关键。

一、妊娠期、分娩期肝脏的生理变化

妊娠期、产褥期肝脏结构、功能均发生变化。妊娠期基础代谢率高，营养物质消耗增多，肝内糖原储备降低，对低糖耐受降低，增加肝脏的负担，使病毒性肝炎加重。大量雌激素在肝内灭活，妨碍肝脏对脂肪的转运和胆汁的排泄，血脂升高；胎儿的代谢产物也需在母体肝内解毒，从而加重肝脏负担。妊娠并发症、分娩时体力消耗、缺氧、酸性代谢产物增多、产后出血、手术和麻醉等均可加重肝脏损害。妊娠早期食欲降低，体内营养物质相对不足，如蛋白质相对缺乏，使肝脏抗病能力下降。上述因素并不增加肝脏对肝炎病毒的易感性，但由于妊娠期、产褥期的生理变化，可加重病情；妊娠期间的并发症也易引起肝损害，并易与病毒性肝炎混淆，增加诊治的复杂性和难度。

二、病毒性肝炎对母儿的影响

（一）对母体的影响

妊娠早期可使孕妇妊娠反应加重。妊娠中、晚期易并发妊娠高血压疾病，可能与肝脏对醛固酮的灭活能力下降有关。分娩时孕产妇肝功能受损，凝血因子合成功能减退，易导致产后出血，若为重症肝炎常并发 DIC，威胁母儿生命。

（二）对围产儿的影响

妊娠早期患肝炎，胎儿畸形发生率较正常孕妇约高 2 倍。由于肝炎病毒可经胎盘感染胎儿，故易造成流产、早产、死胎、死产和新生儿死亡，围生儿病死率明显增高。

（三）肝炎病毒的垂直传播

1. 甲型肝炎病毒（HAV）

甲型肝炎病毒主要通过粪-口途径传播，不会经胎盘或其他途径传给胎儿，仅在分娩期前后产妇患 HAV 病毒血症时，对胎儿有威胁。

2. 乙型肝炎病毒（HBV）

HBV 可通过母婴垂直传播、产时传播及产后传播三种途径传播。其方式有病毒通过胎盘进入胎儿体内传播、分娩时通过软产道接触母血或羊水传播、产后接触母亲的唾液或乳汁传播。母婴垂直传播近年来虽然有所降低，但仍是我国慢性乙型肝炎病毒感染的主要原因，新生儿或婴幼儿感染 HBV 后，超过 80% 将成为慢性 HBV 感染者。即使乙肝疫苗、乙肝高效价免疫球蛋白联合免疫方案可以显著降低乙肝的母婴传播，但仍有 10%~15% 的婴儿免疫失败。

3. 丙型肝炎病毒（HCV）

HCV 的流行病学与乙型肝炎相类似，存在母婴间传播，孕妇感染后易导致慢性肝炎，最终发展为肝硬化和肝癌。妊娠晚期患丙型肝炎，母婴传播发生率增加，但许多宫内感染的新生儿在生后 1 年内会自然转阴。

4. 丁型肝炎病毒（HDV）

HDV 是一种必须依赖 HBV 重叠感染引起肝炎，传播途径与 HBV 相同，经体液、血行或注射途径传播，因此母婴传播较少见，易发展为重症肝炎。

5. 戊型肝炎病毒（HEV）

HEV 为 RNA 病毒，目前已有母婴间传播的报道，传播途径及临床表现与甲型病毒性肝炎相似，易急性发作，且多为重症，妊娠晚期感染母亲病死率高达 15%~25%。

6. 庚型肝炎病毒和输血传播型（己型）肝炎病毒

己型肝炎病毒主要经血液传播；庚型肝炎病毒可发生母婴传播。慢性乙型肝炎、丙型肝炎孕产妇容易发生庚型肝炎病毒传播。

三、妊娠对病毒性肝炎的影响

妊娠期的生理变化及代谢特点使肝脏抗病能力降低及肝脏负担增加，使肝炎病情加重。重症肝炎和肝性脑病的发病率较非妊娠期明显增高。

四、处理原则

(一)非产科处理

妊娠期病毒性肝炎与非妊娠期的病毒性肝炎处理原则相同，主要采用护肝、对症、支持疗法。有黄疸者立即住院，按重症肝炎处理。

(二)产科处理

1.妊娠期

妊娠早期患急性肝炎，应积极治疗，待病情好转行人工流产。妊娠中、晚期，以保肝治疗为主，并注意防治妊娠高血压疾病，如病情无好转，可考虑终止妊娠。肝炎活动期应避孕，待肝炎治愈后至少半年避孕，最好两年后再计划妊娠。

2.分娩期

备新鲜血，严密观察产程进展，宫口开全后行阴道助产，以缩短第二产程，且预防产道损伤和胎盘残留。胎肩娩出后立即静注缩宫素以减少产后出血。对重症肝炎，经积极控制病情24小时后，严密监测出入量、肝功能、凝血功能病情稳定后及时终止妊娠。

3.产褥期

应用对肝脏损害较小的广谱抗生素控制感染，是防止肝炎病情恶化的关键。严密观察病情及肝功能变化，予以对症治疗，防止发展为慢性肝炎。

五、护理评估

(一)健康史

1.现病史

本次妊娠经过，症状出现的时间，检查治疗的经过。

2.既往史

既往史是否有与病毒性肝炎孕产妇密切接触史，或有输血、注射血制品史；是否使用引起肝脏损伤的药物史、长期酗酒史；免疫接种史等。

3.发病诱因

饮食不当、劳累、感染、药物影响等。

(二)身体状况

1.症状

临床上甲型病毒性肝炎的潜伏期为2~7周，起病急，病程短，恢复快。乙型病毒性肝炎潜伏期为6~20个月，病程长，恢复慢，易发展成慢性。出现不能用妊娠反应解释的消化道症状，如食欲减退、恶心、呕吐、腹胀、肝区疼痛等；有畏寒、发热、黄疸、皮肤一过性瘙痒等；重症肝炎有肝性脑病的表现，如嗜睡、烦躁不安、神志不清甚至昏迷。

2.体征

孕产妇皮肤、巩膜黄染、肝脏肿大、有触痛、肝区有叩击痛，部分孕产妇脾脏肿大、可触及。重症者可有肝脏进行性缩小、腹水及不同程度的肝性脑病表现，如嗜睡、烦躁、神志不清，甚至昏迷。

(三)心理社会资料

大多数孕妇缺乏病毒性肝炎的相关知识，评估本病对母儿的危害及传播途径实施隔离措施的孕妇会产生孤独、自卑心理。个别家属顾虑被传染，不敢多接触，对孕妇缺少关心和鼓励；多数家属担心母儿安全。

(四)辅助检查

除血常规、尿常规外，还包括肝功能及血清病原学检测、纤维蛋白原及凝血酶原等凝血机制的检查，如果合并妊娠高血压疾病者应检查眼底情况，根据病情需要进行心、肾、胎儿胎盘功能的检查和监护。

1.肝功能检查

血清中丙氨酸氨基转移酶(ALT)、门冬氨酸氨基转移酶(AST)上升，数值常大于正常10倍以上，持续时间较长，血清总胆红素>171μmol/L(10 mg/dL)、尿胆红素阳性对病毒性肝炎有诊断意义。

2.血清病原学检测及意义

(1)甲型病毒性肝炎：有肝炎的临床症状及体征，如 ALT、AST 增高，同时血清中 HAV-IgM 阳性，即可诊断为甲型肝炎。

(2)乙型病毒性肝炎：可作 HBV 相关抗原抗体检测，见表10-2。

表10-2　乙型肝炎血清标志物及其临床意义

项目	临床意义
HBsAg	HBV 感染的特异性标志，见于乙型肝炎患者或无症状携带者
HBsAb	曾经感染过 HBV 或接种疫苗，已产生免疫力
HBeAg	血中有 HBV 复制，其滴度反映传染性强度
HBeAb	血中 HBV 复制趋于停止，传染性减低
HBeAb -IgM	HBV 复制阶段，出现于肝炎早期
HBeAb -IgG	主要见于肝炎恢复期或慢性感染

(3)丙型病毒性肝炎：血清中检测出 HCV 抗体即可确诊。

(4)丁型肝炎病毒：HDV 是一种缺陷的嗜肝 RNA 病毒，需依赖 HBV 的存在而复制和表达，伴随 HBV 引起肝炎。需同时检测血清中 HDV 抗体和乙型肝炎血清学标志物。

(5)戊型肝炎病毒：由于 HEV 抗原检测困难，而抗体出现较晚，在疾病急性期有时难以诊断，即使抗体阴性也不能排除诊断，需反复检测。

3.影像学检查

影像学检查主要是超声检查，必要时可行磁共振检查，可以观察肝脾大小，有无出现肝硬化、腹腔积液、肝脏脂肪变性等表现。

4. 妊娠合并重型肝炎的诊断要点

出现以下情况时考虑重型肝炎：①消化道症状严重。②血清总胆红素值>171 μmol/L（10 mg/dL），或黄疸迅速加深，每日上升>17.1μmol/L。③凝血功能障碍，凝血酶原时间百分活度(prothrombin time activity percentage, PTA)的正常值为80%~100%，PTA <40% 是诊断重型肝炎的重要标志之一。PTA 是判断病情严重程度和预后的主要指标，较转氨酶和胆红素具有更重要的临床意义。④肝脏缩小，出现肝臭气味，肝功能明显异常。⑤肝性脑病。⑥肝肾综合征。

六、常见护理诊断/问题

1. 营养失调：低于机体需要量

与厌食、恶心、呕吐、营养摄入不足等有关。

2. 知识缺乏

与不了解病毒性肝炎感染途径、传播方式及防治措施有关。

3. 潜在并发症

产后出血、感染。

七、预期目标

(1)妊娠期间母儿能维持最佳状态，无并发症发生。

(2)孕产妇能描述妊娠合并病毒性肝炎的自我保健及隔离措施。

(3)孕妇能列举肝功能受损导致产后出血和感染的表现及预防措施。

八、护理措施

(一)妊娠期

1. 定期产前检查，注重母儿监护

产前检查时如发现孕妇皮肤、巩膜黄染加深、尿色黄、皮肤瘙痒等，需及时辅助检查；如发现血压高、贫血等，均应及早治疗，以免病情恶化。

2. 健康教育

向孕妇及家属讲解肝炎与母婴的相互影响，消毒隔离可以避免传染他人的重要意义，取得孕妇和家属的理解和配合，消除孕妇因患传染病而产生的顾虑及自卑心理。

3. 消毒隔离制度

为避免交叉感染，应严格执行消毒隔离制度。注意个人卫生和公共卫生。

(二)分娩期

1. 心理支持

减轻孕妇的心理负担，将孕妇安置在隔离的待产室及产房，主动关心孕妇，及时解决其生活需要；消除孕妇因隔离而引起的孤独、自卑心理。

2. 适时终止妊娠

根据多学科监护的情况，综合肝功能、凝血功能、胎儿生长发育情况、妊娠期并发症等情况决定分娩时机及方式。治疗效果好,肝功能、凝血功能无异常,无并发症者可妊娠至近足月,配备好血制品,适时终止妊娠。非重症肝炎的分娩方式以产科指征为主,经阴道分娩者并不增加胎儿感染肝炎病毒的概率,无产科手术指征者主张阴道分娩。重症肝炎充分准备后剖宫产。

3. 经阴道分娩者

临产后配血、备纤维蛋白原等血制品,开通静脉通道,密切监测产程进展的同时,注意检查孕妇有无出血倾向,鼓励进食,遵医嘱静脉滴注各种护肝药物等。分娩过程定期监测凝血功能,注意产妇血压、神志、尿量情况,严格遵守无菌操作规程,应用对肝损害较小的广谱抗生素防治感染,胎儿娩出后仔细检查软产道有无损伤,积极预防产后出血。

4. 做好消毒隔离措施

活动性肝炎孕妇住院时应床边隔离,标志明显,检查或护理孕产妇后要及时洗手,污染的物品按照灭菌要求处理;要求在隔离产房分娩,专人观察助产,使用一次性用物,严格按照医用垃圾处理。

5. 妊娠合并重症肝炎者

(1)防治肝性脑病:需住院治疗,不具备救治条件的医院,及时转运救治,遵医嘱给予各种保肝药物。严格限制蛋白质的摄入,增加碳水化合物,保持大便通畅,遵医嘱使用抗生素和抑制大肠埃希菌的药物,以减少游离氨及其他毒素的产生及吸收,并严禁灌肠。严密观察孕产妇有无性格改变、行为异常等肝性脑病前驱症状。

(2)预防 DIC 和肝肾综合征:严密监测生命体征,严格限制入液量,准确记录24小时出入量,应用肝素预防产后出血,产前4小时及产后12小时内不宜使用肝素治疗。

(3)适时终止妊娠:重症肝炎应经积极治疗后选择人力充足的时机终止妊娠。如在治疗过程中出现产科急诊情况如胎盘早剥、分娩期、胎儿窘迫等则需备有充足的血制品,术前建立好静脉通道,留置导尿管,监测尿量变化并及时终止妊娠和做好急救准备。术后遵医嘱使用抗生素防治感染。

(三)产褥期

(1)保证孕妇的休息、营养,继续保肝,按医嘱选用对肝损害小的抗生素控制感染。

(2)观察子宫复旧及阴道流血情况,预防产后出血。

(3)单纯 HBsAg 阳性母亲分娩的新生儿经主动、被动联合免疫后,可以接受母乳喂养。凡母血清 HBeAg 阳性、乳汁中 HBeAb-IgM 阳性者均不宜哺乳,应人工喂养,并及早回奶,回奶时可用生麦芽冲饮,避免用对肝有损害的雌激素制剂。

(4)新生儿应采取接种乙肝疫苗和注射乙肝免疫球蛋白(HBIG)的联合免疫方法。

(5)提供心理支持:护士应理解和接受产妇的心理反应,鼓励其说出心中的疑虑。

(四)健康教育

(1)介绍病毒性肝炎与妊娠的相互影响,讲授卫生防病知识,注意公共卫生和饮食卫生,防止病从口入,预防肝炎的发生。

(2)孕妇应加强营养,摄入高蛋白、高维生素、足够碳水化合物的食物,增强机体抵抗力,避免长期高热量、高脂肪饮食,禁烟酒。

(3)患急性肝炎的育龄妇女应避孕,在医生指导下待肝炎痊愈后至少半年,最好2

年后妊娠。

(4)据不同类型肝炎的传播方式，指导孕产妇及家属做好预防隔离，孕产妇用过的物品可用对肝炎病毒敏感的消毒液擦拭或浸泡。

(5)出院指导：①向不宜哺乳的产妇及家属提供人工喂养知识和技巧，使产妇和家属理解并配合；②指导产妇选择相应的避孕措施，以免再度怀孕影响身体健康，加重病情；③新生儿出生后接种乙肝免疫球蛋白(HBIG)，即刻获得被动免疫，或应用乙肝疫苗，使新生儿获得主动免疫；④保持乐观情绪，规律生活，劳逸结合，做到定期复查。

九、护理评价

(1)产妇及家属获得有关病毒性肝炎的相关知识，积极地面对现实。
(2)妊娠及分娩经过顺利，母婴健康状况良好。
(3)孕产妇能进行妊娠合并病毒性肝炎的自我保健。

第四节　妊娠合并缺铁性贫血

预习案例

> 　　初产妇，孕 34 周，感头昏、乏力、食欲缺乏 2 周，检查：胎心胎位正常，红细胞 $2.4 \times 10^{12}/L$，血红蛋白 70 g/L，血细胞比容为 0.25。
>
> **思考：**
> 1. 该孕妇所患为哪类贫血？贫血程度如何？
> 2. 护理要点有哪些？还需做哪些检查？如何指导？

　　贫血(anemia)是较常见的妊娠合并症。由于妊娠期血容量增加及胎儿生长发育需要，血液呈稀释状态，对铁的需要量增加，尤其在妊娠中晚期，孕妇对铁摄取不足或吸收不良，均可引起贫血。如孕妇外周血血红蛋白<110 g/L，红细胞计数<$3.5 \times 10^{12}/L$ 或血细胞比容<0.33，即可诊断妊娠期贫血。血红蛋白<70 g/L 为重度贫血。WHO 最近资料表明，50%以上孕妇合并贫血，在妊娠期各种类型贫血中，缺铁性贫血(iron deficiency anemia, IDA)最常见，占妊娠期贫血的95%。贫血在妊娠各期对母儿均可造成一定危害，严重贫血易造成围生儿及孕产妇的死亡，应予以高度重视。

一、妊娠期缺铁性贫血的发生机制

　　妊娠妇女由于血容量增加需铁 650~750 mg，胎儿生长发育需铁 250~350 mg，仅妊娠期约需铁 1000 mg。因此，每日需从食物中摄取至少 4 mg 铁。妊娠晚期铁的最大吸收率虽已达 40%，但仍不能满足需求，如不及时给予补充铁剂，则易造成贫血。

二、缺铁性贫血与妊娠的相互影响

（一）对孕妇的影响

妊娠可使原有贫血病情加重，而贫血则使孕妇妊娠风险增加。轻度贫血影响不大，重度贫血可因心肌缺氧导致贫血性心脏病、妊娠期高血压疾病性心脏病、产后出血、失血性休克、产褥感染等并发症的发生，导致孕妇风险增加。

（二）对胎儿影响

孕妇骨髓和胎儿是铁的主要受体组织，在竞争摄取孕妇血清铁的过程中，胎儿组织占优势，而铁通过胎盘又是单向运输，不能由胎儿向孕妇方向逆转转运。因此，一般情况下，胎儿缺铁程度不会太严重。但当孕妇患重度贫血(血红蛋白<69 g/L)时，经过胎盘供氧和营养物质不足可导致胎儿生长发育受限、胎儿窘迫、死胎或早产等，使围生儿病死率增高。

三、妊娠期贫血的诊断标准

由于妊娠期血液系统的生理变化，妊娠期贫血的诊断标准不同于非妊娠妇女。世界卫生组织的标准：孕妇外周血血红蛋白<110 g/L 及血细胞比容<0.33 为妊娠期贫血。根据血红蛋白水平分为轻度贫血（100～109 g/L）、中度贫血（70~99 g/L）、重度贫血(40~69 g/L)和极重度贫血(<40 g/L)。

妊娠期铁缺乏和缺铁性贫血
诊治指南

四、处理原则

解除病因，治疗并发症，补充铁剂。

1. 补充铁剂

血红蛋白值在 70 g/L 以上，口服铁剂如多糖铁复合物、硫酸亚铁 0.3 g，每日 3 次。如缺铁严重或不能口服铁剂或不良反应严重者，给予铁剂注射如右旋糖酐铁等。

2. 输血

血红蛋白值<70~100 g/L、接近预产期或短期内需行剖宫产者，可输血以迅速纠正贫血，但不可输血过多过快，以免引起急性心力衰竭。

3. 预防产时并发症

产后应用宫缩剂防止产后出血，并给予广谱抗生素预防感染。

五、护理评估

（一）健康史

评估即往有无月经过多等慢性失血性病史，有无因不良饮食习惯或胃肠道功能紊乱导致的营养不良病史。

（二）身体状况

1. 症状

孕妇面色苍白，轻者无明显症状，重者可有头晕、耳鸣、头痛、乏力、心悸、气短、食欲不振、腹胀腹泻等表现。

2. 体征

皮肤黏膜苍白、毛发干燥无光泽易脱落、指(趾)甲扁干、脆薄易裂或反甲(指甲呈勺状),并可伴发口腔炎、舌炎等,部分孕妇出现脾脏轻度肿大。

(三)心理社会资料

重点评估孕产妇的焦虑情绪、社会支持系统的情况,孕产妇及家属对有关妊娠合并缺铁性贫血知识的掌握情况等。

(四)辅助检查

1. 血象

外周血涂片呈小细胞低色素性贫血。血红蛋白<110 g/L,红细胞比容<0.33 或红细胞计数<$3.5×10^{12}$/L,红细胞平均体积(MCV)<80fl,红细胞平均血红蛋白浓度(MCHC)<32%,而白细胞及血小板计数均在正常范围。

2. 血清铁测定

能灵敏反映缺铁状况,正常成年妇女血清铁为 7~27μmol/L。若孕妇血清铁<6.5μmol/L,即可诊断为缺铁性贫血。

3. 铁代谢检查

血清铁蛋白是评估铁缺乏最有效和最容易获得的指标。根据储存铁水平,IDA 可分为 3 期:①铁减少期,体内储存铁下降,血清铁蛋白<20μg/L,转铁蛋白饱和度及血红蛋白正常;②缺铁性红细胞生成期,红细胞摄入铁降低,血清铁蛋白<20μg/L,转铁蛋白饱和度<15%,血红蛋白正常;③IDA 期,红细胞内血红蛋白明显减少,血清铁蛋白<20μg/L,转铁蛋白饱和度<15%,血红蛋白<110 g/L。

4. 骨髓象

红细胞造血呈轻度或中度增生活跃,以中、晚幼红细胞增生为主,骨髓铁染色可见细胞内外铁均减少,尤以细胞外铁减少明显。

六、常见护理诊断/问题

1. 有感染的危险

与贫血导致机体抵抗力低下有关。

2. 有胎儿受伤的危险

与贫血引起的早产症状有关。

3. 知识缺乏

缺乏妊娠合并贫血的保健知识及服用铁剂的重要性的知识。

七、护理目标

(1)产后母婴健康,无并发症发生。

(2)妊娠期间母婴能维持最佳身心状态,胎儿宫内发育不受影响。

(3)孕妇能描述妊娠合并缺铁性贫血的自我保健措施。

八、护理措施

(一)预防措施

(1)妊娠前应积极预防贫血,查找贫血的原因,坚持对因与对症联合治疗。遵医嘱定期复查,了解治疗效果。

(2)加强计划生育指导。

(3)养成良好的饮食习惯,注意孕期营养,多吃含铁丰富的食物,妊娠4个月起应补充铁剂,同时补给维生素C等,促进铁的吸收。

(4)适当休息,减轻机体对氧的消耗,同时应注意安全,避免因头晕、乏力而发生晕倒。

(二)心理护理

通过建立良好的用餐环境,帮助孕妇改变偏食、厌食的不良习惯。对孕妇在治疗配合上的进步给予赞扬,增强其对治疗的信心。

(三)病情观察

1. 妊娠期

(1)定期产前检查:初次产前检查时常规检查血红蛋白、红细胞总数,及时发现病情及诊治。定期复查,了解贫血程度。注意观察重度贫血者的心率、呼吸、血压及体重等,警惕贫血性心脏病所致急性心力衰竭。注意观察胎儿生长发育及胎心变化,以防宫内生长迟缓、胎儿宫内窘迫、死胎等。

(2)饮食指导:建议摄取高铁、高蛋白/富含维生素C食物,以改善缺铁性贫血。含铁丰富的食物如肝脏、蛋白、菠菜、甘蓝等深色蔬菜、葡萄干、胡萝卜等。

(3)指导正确服用铁剂:铁剂需饭后服用,以减少胃肠刺激,且需同时摄取维生素C或酸性果汁以促进铁吸收。服用后粪便可能会变黑色,为用药所致,如有便秘,可合并使用软化剂,不可擅自停药,以免影响胎儿健康。如口服疗效差、不能耐受或病情较重时,可遵医嘱深部肌内注射铁剂。

(4)正确给予注射型铁剂:抽药时注意药物漏入组织;勿按揉注射部位;鼓励孕产妇注射后,多走动以利吸收。

2. 分娩期

(1)临产前后可酌情给予维生素K_1、安络血及维生素C等,并配新鲜血备用,预防产后出血。

(2)密切观察子宫收缩情况、出血量,产程进展,为产妇提供心理护理。

(3)防止产程延长、产妇疲劳,行阴道助产以缩短第二产程。

(4)胎肩娩出后使用缩宫素,以防产后出血。如产后出血量大时应及早输血。

(5)接生过程中应严格执行无菌操作,产后给广谱抗生素预防感染。

3. 产褥期

(1)按医嘱应用抗生素预防和控制感染。

(2)观察子宫复旧及恶露情况,预防产后出血,按医嘱补充铁剂,纠正贫血。

(3)重度贫血者向产妇及家属讲解不能母乳喂养的原因,使其理解和配合,并教会其人工喂养常识及方法。

九、护理评价

(1)孕产妇能够积极地应对缺铁性贫血对身心的影响,掌握自我保健措施。
(2)妊娠分娩经过顺利,无并发症发生,母婴健康。

课程思政

从"人"到"仁"的教育思想

"仁"是儒家思想精髓,中国传统文化的智慧结晶。"仁"是对人有仁爱之心,一视同仁,也是人道主义中的"博爱"精神,助人为乐之本!核心是"仁爱关怀",对生活乐观及情操高尚,对真理追及奉献精神。

护理的对象主要是"人"而不单是"病",培养医护工作者情操高尚,有爱惜他人的品性,有体察万物的感情是非常必要的。

让我们聆听每一个人的心声,探究他们的内心,体现仁爱,从根本上救人,服务人,尝试逐渐改善人们的饮食习惯、生活习惯,起到药物不能达到的效果。

倡议每位医护工作者从心底给出真心、正义、无畏与同情,做一个有仁爱、有责任的人。

本章小结

妊娠合并心脏病是孕产妇死亡的重要原因之一。其主要死亡原因是心力衰竭与感染。重点介绍了妊娠、分娩对心脏病的影响，心力衰竭的诊断、处理原则及护理措施。学生应学会对心脏病孕妇进行宣教、指导，掌握能否妊娠的指征，心脏病孕妇及产妇的护理措施。

妊娠合并糖尿病的孕妇妊娠并发症发生率增高，围生儿病死率增加，妊娠期需定期接受高危门诊的产前检查，及时做糖筛查和糖耐量检查以尽早确诊。通过饮食控制或药物治疗，积极控制糖尿病进展，严密观察母儿情况，适时终止妊娠。产褥期需预防感染和产后出血。新生儿均按早产儿护理。

妊娠合并急性病毒性肝炎以乙型肝炎最常见。孕产妇易并发妊娠高血压疾病，易导致产后出血；由于母婴传播，易造成流产、早产、死胎、死产和新生儿死亡，胎儿畸形发生率高，围生儿病死率明显增高。肝炎患者应在疾病痊愈后半年，最好2年后妊娠。妊娠期护理的重点是做好健康教育，配合医生进行保肝治疗；阴道分娩者做好消毒隔离，避免交叉感染，预防产后出血及感染。新生儿应及时行主动免疫和被动免疫接种。

缺铁性贫血对胎儿的影响是孕妇骨髓和胎儿是铁的主要受体组织，在竞争摄取孕妇血清铁的过程中，胎儿组织占优势，而铁通过胎盘又是单向运输，不能由胎儿向孕妇方向逆转转运。因此，一般情况下，胎儿缺铁程度不会太严重。但当孕妇患重症贫血时，会因胎盘供氧和营养不足，引起胎儿发育迟缓、胎儿窘迫、早产或死胎。特别是心肌缺氧导致贫血性心脏病，胎盘缺氧易发生妊娠期高血压疾病或妊娠期高血压疾病性心脏病，失血性休克等；由于贫血降低产妇抵抗力，易并发产褥感染，危及生命，注意防治。

客观题测验

客观题测验

主观题测验

第十一章

异常分娩妇女的护理

异常分娩妇女的护理PPT

学习目标

识记：异常分娩的概念、产力异常的类型及临床表现。

理解：产力异常、产道异常及胎儿发育异常的原因、诊断以及对母儿的危害。

运用：能预防并及时发现异常分娩，正确处理异常分娩，并对异常分娩的妇女进行护理及健康教育。

影响分娩的主要因素为产力、产道、胎儿及精神心理因素，这些因素在分娩过程中相互影响。任何一个或一个以上的因素发生异常或各个因素间相互不能适应，从而使分娩进展受到阻碍，称异常分娩（abnormal labor），又称难产（dystocia）。一旦发生异常分娩，必须早期识别，同时综合分析产力、产道、胎儿及产妇社会心理因素。在分娩过程中，各因素是可以相互影响的：产妇精神心理因素可以直接影响产力，对分娩有顾虑的产妇，往往出现原发性宫缩乏力；骨盆狭窄可以导致继发性宫缩乏力和胎方位异常；胎位异常和头盆不称的产妇临产后期出现继发性宫缩乏力；宫缩乏力影响胎儿下降和胎头内旋转引起胎位异常如持续性枕横位或者枕后位。

由于子宫收缩力是分娩最直接的动力，有效的产力才能促使宫口扩张及胎先露下降。当产妇出现精神心理因素、产道及胎位等异常时，都可以影响到产力，表现为产程时间延长。因此在临产过程中，宫缩的观察至关重要，一旦出现宫缩异常，应综合分析，寻找原因，作出正确判断，恰当处理，以保证分娩顺利和母婴安全。

第一节 产力因素

预习案例

刘女士，28 岁，G_1P_0，孕 40 周，因下腹部规则疼痛 4 小时入院。入院时检查：胎位枕左前，先露已衔接，胎心音 145 次/分钟，宫缩间歇时间 4~5 分钟，持续时间 40 秒。阴道检查：宫颈管消退 90%，宫颈质软，宫口未开，胎膜未破。入院后给予常规产科护理，规律宫缩 8 小时后，宫口开大 6 cm。4 小时后检查宫口仍开大 6 cm，宫缩间歇时间 8~10 分钟，持续时间 30 秒，宫缩高峰期宫底不硬。产妇疲劳，精神差，入睡困难。

思考：

1. 该产妇产程是否正常？如不正常属于哪种异常产程？

2. 该产妇存在的主要护理诊断/问题有哪些？

3. 针对该产妇，应采取哪些护理措施？

产力是分娩的动力，包括子宫收缩力、腹肌及膈肌收缩力和肛提肌收缩力，其中以子宫收缩力为主，子宫收缩力贯穿于分娩全过程。有效的宫缩才能促使宫口扩张及胎先露部下降，产程不断进展。

子宫收缩力异常（abnormal uterine action）即在分娩过程中子宫收缩的节律性、对称性及极性不正常或强度、频率有异常，简称产力异常。临床上子宫收缩力异常分为子宫收缩乏力（uterine inertia）（简称宫缩乏力）和子宫收缩过强（uterine hypercontractility）（简称宫缩过强）2 类，每类又分为协调性和不协调性（图 10-1）。当出现宫缩乏力时，产程延长，甚至出现滞产及一系列影响母婴健康的问题；当子宫收缩过强，可导致急产或不协调宫缩过强，可出现胎儿宫内窘迫、死亡、新生儿窒息及母体损伤。

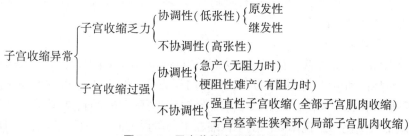

图 10-1 子宫收缩力异常的分类

一、子宫收缩乏力

(一)原因

1.头盆不称或胎位异常

胎儿先露部下降受阻，不能紧贴子宫下段及宫颈内口，不能引起有力的反射性子宫收缩，是导致继发性宫缩乏力的最常见原因。

2.子宫因素

子宫发育不良、子宫畸形(如双角子宫)、子宫壁过度膨胀(如双胎妊娠、巨大胎儿、羊水过多等)、高龄产妇、经产妇、宫内感染者、子宫肌纤维变性、结缔组织增生或子宫肌瘤等，均能引起宫缩乏力。

3.精神因素

产妇对分娩过度紧张焦虑，干扰了中枢神经系统正常功能，影响催产素的正常释放，从而导致宫缩乏力。同时精神过度紧张焦虑，影响产妇进食与休息，水电解质平衡紊乱，产妇体能消耗，体力衰竭，影响第二产程屏气用力。

4.内分泌失调

临产后，产妇体内雌激素、缩宫素、前列腺素、乙酰胆碱等合成及释放减少，使子宫平滑肌间隙连接蛋白减少，催产素受体量减少；孕激素下降缓慢，子宫对乙酰胆碱的敏感性降低，影响子宫肌兴奋阈；目前认为，子宫平滑肌细胞收缩，需肌动蛋白、磷酸化肌浆蛋白及能量供应。电解质(钾、钠、钙、镁)异常，子宫平滑肌细胞内 Ca 浓度降低、肌浆蛋白轻链激酶及 ATP 酶不足，均可影响子宫肌纤维收缩能力。

5.药物影响

临产后使用大剂量镇静药(如安定、氯丙嗪、苯巴比妥钠等)、镇痛药(如哌替啶、吗啡)以及宫缩抑制药(如硫酸镁、盐酸利托君等)都可以使宫缩受到抑制。

6.其他

产妇极度消瘦、营养不良、中重度贫血、过度疲劳或者膀胱充盈影响胎先露部下降，均可导致继发性宫缩乏力。

(二)临床表现

根据发生时间分为原发性和继发性 2 种。原发性宫缩乏力是指产程开始就出现宫缩乏力，宫口不能如期扩张，胎先露部不能如期下降，导致产程延长；继发性宫缩乏力是指产程开始子宫收缩正常，只是在产程较晚阶段(多在活跃期或第二产程)，子宫收缩转弱，产程进展缓慢甚至停滞。

1.协调性宫缩乏力

协调性宫缩乏力又称低张性宫缩乏力(hypotonic uterine inertia)，子宫收缩具有正常的节律性、对称性和极性，但收缩力弱，宫腔内压力低，低于 2.0kPa(15 mmHg)，持续时间短，间歇期长且不规律，宫缩<2 次/10 分钟。当宫缩高峰时，宫体隆起不明显，用手指压宫底部肌壁仍可出现凹陷。由于宫缩在不同阶段的间隔时间、持续时间以及强度不同，诊断宫缩乏力应结合产程所处的阶段进行判断。协调性宫缩乏力多属继发性宫缩乏力，即在临产早期宫缩正常，在产程进展到一定阶段后(多在活跃期或第二产程)宫缩

减弱，常见于中骨盆与骨盆出口平面狭窄、持续性枕横位或枕后位、胎头俯屈不良等头盆不称(头盆评分表见表10-1)以及其他影响胎头下降的情况。协调性宫缩乏力时由于宫腔内压力低，对胎儿影响不大。

2.不协调性宫缩乏力

不协调性宫缩乏力称高张性宫缩乏力(hypertonic uterine inertia)，多见于初产妇，常见于过度紧张焦虑、精神萎靡、极度疲劳。临床表现为子宫收缩失去正常的节律性和对称性，尤其是极性出现，宫缩的兴奋点不是起自两侧宫角部，而是来自子宫下段的一处或多处冲动，子宫收缩波由下向上扩散，收缩波小而不规律，频率高，节律不协调；宫腔内压力虽高，但宫缩时宫底部不强，而是子宫下段强，宫缩间歇期子宫壁也不完全松弛，表现为子宫收缩不协调。不协调性宫缩乏力多属原发性宫缩乏力，不能使宫口扩张和胎先露下降，属无效宫缩，与假临产相似。鉴别不协调性宫缩乏力和假临产的方法是给予哌替啶100 mg肌内注射，能使宫缩停止者为假临产，不能使宫缩停止者为不协调性宫缩乏力。产妇自觉下腹部持续疼痛、拒按、烦躁不安，严重者出现脱水、电解质紊乱、肠胀气、尿潴留等；胎儿-胎盘循环障碍，出现胎儿宫内窘迫。产科检查：下腹部有压痛，胎位触不清，胎心不规律，早期宫口扩张缓慢或停止，胎先露部下降延缓或停止，潜伏期延长。

表10-1　骨盆大小与头位分娩评分表

评分(分)	骨盆大小	胎儿体重(g)	胎头位置	产力
6	正常			
5	<正常			
4	临界狭窄	2500±250		
3	轻度狭窄	3000±250	枕前位	强
2	中度狭窄	3500±250	枕横位	中
1	重度狭窄	4000±250	枕后位	弱

宫缩弱，间隔时间5~6分钟，持续时间<25秒；宫缩强，间隔时间<1~2分钟，持续时间>90秒；介于两者之间为中等宫缩。高直前位、额前位评分0分，高直后位、前不均倾、额后位、额先露不评分，宜选择剖宫产术。累计四项评分为总分，≥10分有利于阴道分娩

3.产程异常

1)潜伏期延长(prolonged latent phase)：从临产规律宫缩开始至宫口扩张4~6 cm称潜伏期。初产妇潜伏期>20小时，经产妇潜伏期>14小时，称为潜伏期延长。潜伏期延长不再作为剖宫产指征，应全面评估，采取合适的分娩方式。

2)活跃期异常：包括活跃期延长(prolonged active phase)和活跃期停滞(protracted active phase)。

(1)活跃期延长：从活跃期起点(4~6 cm)至宫口开全称活跃期。活跃期宫口扩张速度<0.5 cm/h称活跃期延长。

(2)活跃期停滞：当破膜且宫口扩张≥6 cm后，若宫缩正常，宫口停止扩张≥4小时；若宫缩欠佳，宫口停止扩张≥6小时，称活跃期停滞。

3)第二产程异常：包括胎头下降延缓(protracted descent)、胎头下降停滞(arrested descent)和第二产程延长(protracted second stage)。

(1)胎头下降延缓：第二产程初产妇胎先露下降速度<1 cm/h，经产妇胎先露下降速度<2 cm/h。

(2)胎头下降停滞：第二产程胎先露停留在原处不下降>1 小时。

(3)第二产程延长：初产妇>3 小时，经产妇>2 小时(硬膜外麻醉镇痛分娩时，初产妇>4 小时，经产妇>3 小时)，产程无进展(胎头下降停滞或延缓，胎头旋转受阻)。

(三)对母儿的影响

1.对产妇的影响

(1)产程延长：宫缩乏力导致先露下降缓慢、宫口不能如期扩张，产程时间延长甚至停滞。

(2)体力损耗：产程时间延长，产妇休息不好，进食少，精神与体力消耗，可出现疲乏无力、肠胀气、排尿、排便困难等，严重时可引起脱水、酸中毒、低钾血症，进一步影响子宫收缩。

(3)产伤：由于第二产程延长，膀胱或者尿道被压迫于胎先露部(特别是胎头)与耻骨联合之间，可导致组织缺血、水肿、坏死，形成膀胱阴道瘘或尿道阴道瘘。

(4)产后出血：宫缩乏力影响胎盘剥离、娩出和子宫壁的血窦关闭，容易引起产后出血。

(5)产后感染：产程延长、滞产、多次阴道检查或手术助产等增加感染机会。

2.对胎儿的影响

(1)协调性宫缩乏力容易造成胎头内旋转异常，使产程延长，产时干预或者手术产机会增加，进而导致新生儿颅内出血、新生儿窒息、新生儿感染及病死率增加。

(2)不协调性宫缩乏力，宫缩间歇期子宫壁也不能完全放松，对子宫胎盘循环影响大，胎儿在子宫内缺氧，容易发生胎儿窘迫。

(四)护理评估

课程思政

提高分娩自信，保障母婴安全

胎儿是否能够顺利通过产道，不仅受生理因素的影响，而且与产妇是否有良好的心理状态、充分的分娩自信有关。自信是一种反映个体对自己是否有能力成功地完成某项活动的信任程度的心理特性，是一种积极、有效地表达自我价值、自我尊重、自我理解的意识特征和心理状态。在分娩过程中，如何有效激发产妇对分娩的自信，提高产妇分娩自我效能感，最大限度保障母婴安全一直是产科工作的重心。

1.健康史

首先要评估产前检查资料，了解产妇的身体状况、身高与骨盆测量值、胎儿大小、头盆关系等，还要注意既往病史、妊娠及分娩史；评估产妇的社会支持系统。

2. 身心状况

（1）观察产妇神志、体温、血压、脉搏、呼吸、心率。

（2）评估产妇的精神状态，有无焦虑、紧张和恐惧；有无进食少、肠胀气；评估休息及排泄情况。

（3）评估产程进展情况，监测宫缩的规律性、对称性、极性、强度和频率的变化，评估宫缩乏力是协调性还是不协调性。

（4）评估产妇及家属对阴道分娩的信心。

3. 辅助检查

（1）多普勒胎心听诊或者电子胎心监护：及时发现胎心异常。

（2）阴道检查：评估宫口开大及先露下降情况，了解产程进展，对产程延长者及时查找原因并进行处理。

（3）实验室检查：尿液检查可出现尿酮体阳性，血液生化检查可出现钾、钠、镁、氯、钙等电解质的改变，二氧化碳结合力降低。

妊娠晚期促子宫颈
成熟的方法

（4）宫颈 Bishop 评分：Bishop 提出用宫颈成熟度评分法，判断引产和加强宫缩的成功率，如表 10-2 所示。该评分法满分为 13 分。若产妇得分≤3 分，人工破膜失败，应改用其他方法；4~6 分的成功率约为 50%；7~9 分的成功率约为 80%；≥10 分引产成功。

表 10-2　Bishop 宫颈成熟度评分表

指标	分数			
	0 分	1 分	2 分	3 分
宫口开大(cm)	0	1~2	3~4	≥5
宫颈管消退(%)(未消退为 3 cm)	0~30	40~50	60~70	≥80
先露位置(坐骨棘水平=0)	-3	-2	-1~0	+1~+2
宫颈硬度	硬	中	软	
宫口位置	后	中	前	

（五）护理诊断/问题

1. 疲乏

与产程延长，孕妇体力消耗有关。

2. 有体液不足的危险

与产程延长，孕妇体力消耗、过度疲乏影响摄入有关。

（六）预期目标

（1）产妇情绪稳定，安全度过分娩期。

（2）产妇体液问题得到纠正，水、电解质达到平衡。

(七)护理措施

1. 预防

对孕妇进行产前教育，可以通过参与孕妇学校课程、助产士门诊就诊来科学全面了解分娩过程，储备分娩知识，做好分娩的准备；进入产程后，助产士应给予导乐陪伴及人性化关怀，重视产妇的心理情况，通过各种方法解除产妇不必要的思想顾虑和恐惧心理，使孕妇了解分娩是生理过程，增强其对分娩的信心。分娩前鼓励产妇多进食，必要时静脉补充营养。避免过多使用镇静药物，注意检查有无头盆不称等。产程初期注意休息，避免体力损耗。注意及时排空直肠和膀胱。

2. 协调性宫缩乏力

一旦出现协调性宫缩乏力，不论是原发性还是继发性，均需仔细评估子宫收缩力、胎儿大小与胎位、宫口扩张和胎先露部下降、骨盆以及头盆关系等，寻找可能导致宫缩乏力的原因。若发现有头盆不称，估计不能经阴道分娩者，应及时行剖宫产术；若判断无头盆不称和胎位异常，估计能经阴道分娩者，应采取以下护理措施。

1) 第一产程：

(1) 改善全身情况：①保证休息，消除紧张。产妇进入产程后，助产士应关心安慰产妇，讲解分娩相关知识，使产妇了解分娩过程，消除其精神紧张及恐惧心理，增强对分娩的信心。对于极度疲劳、入睡困难或者烦躁不安者应遵医嘱予缓慢静脉推注地西泮 10 mg 或肌注哌替啶 100 mg，经过一段时间充分休息，可使子宫收缩力转强。②鼓励进食，补充体能。

自由体位分娩

鼓励产妇进食易消化、高热量饮食。不能进食者静脉补充营养，静脉滴注 10% 葡萄糖液 500~1000 mL 内加维生素 C 2 g；如伴有酸中毒时应补充 5% 碳酸氢钠；低钾血症时应给予氯化钾缓慢静脉滴注；同时补充水分和钙剂以提高子宫肌球蛋白及腺苷酶的活性，增加间隙蛋白的数量，增强子宫收缩。③陪伴分娩，精神鼓励。开展自由体位分娩和导乐陪伴分娩，开设康乐待产室、一体化产房(Labor-Delivery-Recovery, LDR)和家庭化病房，让产妇爱人及家属陪伴，有助于消除其紧张情绪，可预防精神紧张所致的宫缩乏力。④保持膀胱和直肠的空虚状态，促进宫缩。

(2) 加强子宫收缩：经上述一般处理，子宫收缩力仍弱，产程无明显进展，如确诊为协调性宫缩乏力，可选用下列方法加强宫缩。①人工破膜：宫口扩张≥3 cm、无头盆不称、胎头已衔接者，可行人工破膜。破膜后，胎头紧贴子宫下段及宫颈内口，引起反射性子宫收缩，加速产程进展。现有学者主张胎头未衔接、无明显头盆不称者也可行人工破膜，认为破膜后可促进胎头下降入盆。破膜前必须检查有无脐带先露；破膜应在宫缩间歇期、下次宫缩将要开始前进行；破膜后术者手指应停留在阴道内，经过 1~2 次宫缩待胎头入盆后，再将手指取出，便于查看和处理脐带脱垂，同时观察羊水性状和胎心变化。②地西泮静脉推注：地西泮能使宫颈松弛，软化宫颈，促进宫口扩张，适用于宫口扩张缓慢及宫颈水肿时。常用剂量为 10 mg，间隔 2~6 小时可重复应用，与缩宫素联合应用效果更佳。③缩宫素静脉滴注：适用于协调性宫缩乏力、产程延长、胎心良好、胎位正常、头盆相称者。将缩宫素 2.5U 加于 0.9% 盐水 500 mL 内，使每滴(按 15 滴/mL

计算)含缩宫素 0.33mU,从 4~5 滴/分钟开始,根据宫缩强弱进行调整,每 15 分钟观察并记录子宫收缩、胎心、血压、脉搏及产程进展。若宫缩不强,可以逐渐加大滴数,最大滴数不超过 60 滴/分,以维持宫缩时宫腔内压力达 50~60 mmHg,宫缩间隔 2~3 分钟,持续 40~60 秒。对缩宫素不敏感者,可酌情增加缩宫素剂量。缩宫素静脉滴注过程中,应有专人监测宫缩、胎心、血压及产程进展。根据宫缩随时调节剂量、浓度和滴数,若出现 10 分钟内宫缩≥5 次,每次宫缩持续 1 分钟以上或胎心率有变化,应立即停止静脉滴注,外源性缩宫素在母体血中的半衰期为 1~6 分钟,故停药后能迅速好转,必要时加用镇静药。若发现血压升高,应减慢滴注速度。由于缩宫素有抗利尿作用,水的重吸收增加,可出现尿少,需警惕水中毒的发生。④针刺穴位:通常针刺合谷、三阴交、太冲、关元、中极等穴位有增强宫缩的效果。⑤刺激乳头可加强宫缩。

(3)剖宫产术前准备:经上述处理,若产程仍无进展、出现胎儿窘迫征象及产妇体力衰竭等情况时,应及时行剖宫产术。

2)第二产程:若无头盆不称,产妇于第二产程期间出现宫缩乏力时,可给予缩宫素静脉滴注促进产程进展。若胎头双顶径已通过坐骨棘平面,则等待自然分娩或会阴切开后行胎头吸引术、产钳术助产;若胎头仍未衔接或伴有胎儿窘迫征象,应行剖宫产术。做好新生儿抢救准备工作。

3)第三产程:为预防产后出血及感染,当胎儿前肩娩出时,可静脉推注缩宫素 10 U,并同时给予缩宫素 10~20 U 肌内注射。阴道检查或者助产操作多,应给予抗生素预防感染。

4)第四产程(产后 2 小时):密切观察子宫收缩、阴道流血、会阴伤口及生命体征情况,指导母乳喂养,给予保暖,鼓励进食,使产妇得到充分的休息与恢复。

3.不协调性宫缩乏力

处理原则是调节子宫收缩,恢复正常节律性和极性。遵医嘱给予强镇静:如哌替啶100 mg、吗啡 10 mg 肌注或地西泮 10 mg 静脉推注,使产妇充分休息。充分休息后不协调性宫缩乏力多能恢复为协调性宫缩乏力。在宫缩恢复为协调性宫缩乏力之前,严禁应用缩宫素。若经上述处理,不协调性宫缩乏力未能得到纠正、有胎儿窘迫征象、有头盆不称、胎位异常均应行剖宫产术。若不协调性宫缩乏力已被纠正,但宫缩较弱时,按照协调性宫缩乏力处理。

(八)结果评价

(1)产妇在待产过程中得到人文关怀和支持,情绪稳定,舒适度增加,顺利度过分娩期。

(2)产妇营养摄入正常,不存在水、电解质失衡与酸中毒问题。

二、子宫收缩过强

(一)原因

目前尚不十分明确,但与以下因素有关。

(1)急产几乎都发生于经产妇,其主要原因是软产道阻力小。

(2)缩宫素应用不当,如引产时剂量过大,个体对缩宫素过于敏感,误注缩宫素,分娩发生梗阻或者胎盘早剥血液浸润子宫肌层，均可导致强直性子宫收缩。

（3）产妇精神过度紧张、产程延长、极度疲劳、头盆不称及多次粗暴宫腔操作，均可引起子宫壁局部肌肉呈痉挛性不协调性宫缩过强。

（二）临床表现

1. 协调性宫缩过强

子宫收缩的节律性、对称性和极性均正常，仅子宫收缩力过强（宫缩时宫腔压力≥60 mmHg）、过频（10 分钟内宫缩达 5 次或以上）。若产道无阻力，无胎位异常及头盆不称，宫口迅速开全，分娩在短时间内结束，总产程不足 3 小时，称急产，多见于经产妇。若存在产道梗阻或瘢痕子宫，宫缩过强可能出现病理性缩复环，甚至子宫破裂。产妇往往有痛苦面容，大声叫喊。宫缩过强、过频易致产道损伤、胎儿缺氧、胎死宫内或新生儿外伤等。

2. 不协调性宫缩过强

（1）强直性子宫收缩：子宫强烈收缩，失去节律性，宫缩无间歇，呈持续性强直收缩，常见于缩宫素使用不当。产妇持续疼痛、烦躁不安、拒按；胎方位触诊不清，胎心音听不清。有时可在脐下或平脐处见一环状凹陷，即病理性缩复环，导尿为血尿等先兆子宫破裂的征象。

（2）子宫痉挛性狭窄环：子宫壁局部肌肉呈痉挛性不协调性收缩，形成环状狭窄，持续不放松，称子宫痉挛性狭窄环。狭窄环可发生在宫颈、宫体的任何部位，多在子宫上下段交界处，也可在胎体某一狭窄部，以胎颈、胎腰处常见。产妇出现持续性腹痛，烦躁不安，宫颈扩张缓慢，胎先露下降停滞，胎心时快时慢。阴道检查时在宫腔内触及较硬而无弹性的狭窄环。此环与病理缩复环不同，特点是不随宫缩上升。

（三）对母儿的影响

1. 对母体的影响

（1）宫缩过强、过频，产程过快，可致初产妇宫颈、阴道以及会阴撕裂；宫缩过强使宫腔内压力增高，增加羊水栓塞的风险。

（2）协调性宫缩过强若无产道梗阻易发生急产，接产时因来不及消毒可致产褥感染；胎儿娩出后子宫肌纤维缩复不良，易发生胎盘滞留或产后出血。协调性宫缩过强如有产道梗阻可发生子宫破裂危及母婴生命。

（3）子宫痉挛性狭窄环会导致产程延长，产妇因下腹部剧烈疼痛而极度痛苦、疲乏无力、衰竭，手术产机会增加。

2. 对胎儿及新生儿的影响

宫缩过强、过频影响子宫胎盘血液循环，胎儿在宫内缺氧，易发生胎儿窘迫、新生儿窒息甚至死亡。胎儿娩出过快，胎头在产道内受到的压力突然解除，可致新生儿颅内出血。接产时来不及消毒，新生儿易发生感染。若坠地可致骨折、外伤。

(四)护理评估

1. 健康史

认真阅读产前检查记录,包括骨盆测量值、胎儿情况及妊娠并发症等有关资料。经产妇需了解有无急产史。重点评估临产时间、宫缩频率、强度及胎心、胎动情况。

2. 身心状况

(1)应测量身高、体重及生命体征等一般情况。

(2)密切观察产妇宫缩、胎心及产程进展情况、及时发现先兆子宫破裂的征象:产妇腹痛难忍,子宫收缩过强过频,宫缩时宫体硬,间歇时间短,触诊胎方位不清;脐部或脐下出现环形凹陷,下腹部压痛,膀胱充盈或有血尿等。

(3)宫缩过强过频,产妇恐惧和极度无助感,担心自身和胎儿安危。

(五)护理诊断/问题

1. 急性疼痛

与过频、过强子宫收缩有关。

2. 焦虑

与担心自身与胎儿安全有关。

(六)预期目标

(1)产妇能应用减轻疼痛的常用技巧。

(2)产妇能描述自己的焦虑和应对方法。

(七)护理措施

1. 分娩前护理

有急产史的孕妇在预产期前1~2周不应外出远走,以免发生意外,有条件应提前住院待产,并嘱其勿离开病房。做好与产妇的沟通,让其了解分娩过程,减轻其焦虑与紧张等不良情绪。慎用任何加强宫缩的措施,提前做好接产和新生儿抢救准备工作。

2. 分娩时护理

(1)有急产史的产妇临产后应卧床休息,提供缓解疼痛、减轻焦虑的支持性措施。

(2)密切观察产程进展及产妇状况,发现异常及时通知医生并配合处理。一旦确诊为强直性宫缩或者子宫痉挛性狭窄环,停止一切刺激,如阴道内操作、停用缩宫素等,并认真寻找导致子宫痉挛性狭窄环的原因,及时纠正。遵医嘱给予宫缩抑制剂,如25%硫酸镁20 mL加于5%葡萄糖20 mL内缓慢静脉推注(不少于5分钟)、口服沙丁胺醇、肌注镇静药如哌替啶100 mg、吗啡10 mg,等待异常宫缩自然消失。待宫缩恢复正常可行阴道助产或者等待自然分娩。若产妇主诉有便意,应判断宫口开大和先露下降情况,避免在卫生间分娩。提前做好接产及抢救新生儿窒息的准备。胎儿娩出时,勿使产妇向下屏气。接生时防止会阴裂伤,遇到宫颈、阴道及会阴撕裂伤时应及时发现并缝合。若急产来不及消毒及新生儿坠地者,新生儿应肌注维生素 K_1 10 mg 预防颅内出血,并尽早肌注精制破伤风抗毒素 1500 U。

(3)经上述处理,子宫痉挛性狭窄环不能缓解、宫口未开全、胎先露较高、胎儿宫内窘迫时或者有梗阻性原因应立即行剖宫产术。

(4)若胎死宫内可用乙醚吸入麻醉缓解强直性宫缩,经阴道分娩,如不能缓解并有子宫破裂先兆时,应行剖宫产术。

3.分娩后护理

密切观察阴道流血、会阴伤口及生命体征、子宫复旧情况,应向产妇行健康教育及出院指导。若新生儿出现意外,需协助产妇及家属顺利度过哀伤期,并提供出院后的避孕指导。

(八)结果评价

(1)产妇能正确认识分娩疼痛,应用减轻疼痛的技巧,舒适度增加。

(2)产妇分娩顺利,母婴安全。

第二节　产道因素

预习案例

> 孙女士,29岁,G_1P_0,孕41周,下腹部规律疼痛4小时入院待产。入院时检查:腹部呈尖腹,枕左前,先露未衔接,胎心率145次/分钟,胎头跨耻征阳性。阴道检查:宫颈管消退80%,宫颈质软,宫口未开,胎膜未破。入院后给予常规产科护理,遵医嘱予催产素静滴引产后出现规律宫缩间歇时间3~4分钟,持续时间30秒,8小时后,检查:宫颈管消退80%,宫颈质软,宫口未开,先露S^{-4},膀胱充盈。
>
> **思考:**
> 1.该产妇可能存在哪种异常情况?
> 2.该产妇存在的主要护理诊断/问题有哪些?
> 3.针对该产妇,应采取哪些护理措施?

产道包括骨产道(骨盆腔)及软产道(子宫下段、宫颈、阴道、外阴),是胎儿经阴道娩出的通道。产道异常可使胎儿娩出受阻,临床上以骨产道异常多见。骨盆径线过短或形态异常,致使骨盆腔小于胎先露可通过的限度,阻碍胎先露部下降,影响产程进展,称狭窄骨盆。狭窄骨盆可以为一个径线过短或多个径线同时过短,也可以为一个平面狭窄或多个平面同时狭窄。当一个径线过短时,要观察同一个平面其他径线的长短,再结合整个骨盆腔大小与形态进行综合分析,作出正确判断。

一、骨产道异常及临床表现

(一)骨盆入口平面狭窄

骨盆入口平面狭窄(contracted pelvic inlet)以扁平型骨盆为代表,主要为骨盆入口平面前后径狭窄。以对角径为主,分为3级(表10-3)。

1. 分类

(1)单纯扁平骨盆：骨盆入口呈横扁圆形，骶岬向前下突出，使骨盆入口前后径缩短而横径正常(图 10-2)。

(2)佝偻病性扁平骨盆：童年患佝偻病，骨骼软化使骨盆变形，骶岬被压向前，骨盆入口前后径明显缩短，使骨盆入口呈横的肾形，骶骨下段向后移，失去骶骨正常弯度，变直向后翘。尾骨呈钩状突向骨盆出口平面。由于髂骨外展，使髂棘间径大于髂嵴间径；由于坐骨结节外翻，耻骨弓角度增大，骨盆出口横径变宽(图 10-3)。

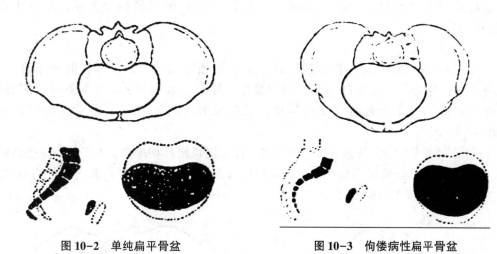

图 10-2　单纯扁平骨盆　　　　　　　图 10-3　佝偻病性扁平骨盆

2. 临床表现

(1)胎先露和胎方位的异常：骨盆入口平面狭窄的孕产妇因胎头衔接受阻易导致异常胎位，其臀先露、肩先露、面先露的发生率是骨盆正常妇女的 3 倍以上。头先露时易发生头盆不称，初产妇呈尖腹、经产妇呈悬垂腹，临产后胎头迟迟不入盆，胎头跨耻征阳性。胎头呈不均倾位和仰伸位。

(2)产程进展异常：当骨盆入口平面狭窄而导致相对头盆不称时，常见潜伏期和活跃早期产程延长，经充分试产后胎头一旦衔接，活跃晚期产程进展顺利。绝对骨盆狭窄者可出现宫缩乏力及产程停滞，甚至出现梗阻性难产。

(3)其他：狭窄骨盆伴宫缩过强，出现腹痛拒按、排尿困难、尿潴留等症状，检查发现产妇下腹压痛、耻骨联合分离、宫颈水肿甚至出现病理性缩复环，还可出现胎膜早破和脐带脱垂。

(二)中骨盆平面狭窄

中骨盆平面狭窄(contracted midpelvis)较入口平面狭窄更常见，主要见于男型骨盆及类人猿型骨盆，以坐骨棘间径和中骨盆后矢状径为主，分为 3 级(表 10-3)。主要有以下临床表现。

(1)胎先露和胎方位的异常：胎头能正常衔接，潜伏期及活跃期早期进展顺利。当胎头下降达中骨盆时，由于内旋转受阻，胎头双顶径被阻于中骨盆狭窄部位之上，导致持续性枕横位和枕后位。

（2）产程进展异常：导致继发性宫缩乏力，活跃晚期和第二产程时间延长。

（3）其他：胎头受阻于中骨盆，导致胎头发生变形、软组织水肿，出现产瘤，严重者出现头皮血肿、颅内出血及胎儿窘迫等；阴道助产增加导致软产道裂伤和新生儿产伤；严重的中骨盆狭窄，产力强导致先兆子宫破裂甚至子宫破裂。

（三）骨盆出口平面狭窄

骨盆出口平面狭窄（contracted pelvic outlet）常与中骨盆平面狭窄相伴行，常见于男型骨盆和类人猿型骨盆，以坐骨结节间径和出口后矢状径狭窄为主，分为 3 级（表 10-3）。

1. 分类

（1）漏斗骨盆：骨盆入口各径线值正常。两侧骨盆壁内收，形状似漏斗得名，其特点是中骨盆及骨盆出口平面均明显狭窄，使坐骨棘间径、坐骨结节间径缩短，耻骨弓角度＜90°。坐骨结节间径与出口后矢状径之和＜15 cm，常见于男型骨盆（图 10-4）。

（2）横径狭窄骨盆：骨盆入口、中骨盆及骨盆出口横径均缩短，入口平面呈纵椭圆形，前后径稍长，坐骨切迹宽。测量骶耻外径值正常，但髂棘间径及髂嵴间径均缩短，与类人猿型骨盆类似（图 10-5）。

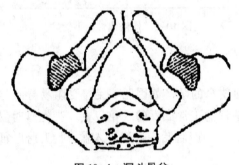

图 10-4　漏斗骨盆

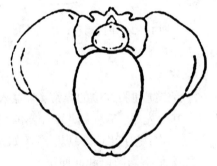

图 10-5　横径狭窄骨盆

2. 临床表现

常与中骨盆平面狭窄并存。出现继发性宫缩乏力、第二产程延长甚至停滞；强行助产，导致严重的软产道裂伤和新生儿损伤。

（四）骨盆三个平面狭窄

骨盆外形属女型骨盆，但骨盆入口、中骨盆及骨盆出口平面均狭窄，每个平面径线均小于正常值 2 cm 或更多，称均小骨盆，多见于身材矮小、体型匀称的妇女（图 10-6）。

（五）畸形骨盆

骨盆失去正常形态和对称性，包括跛行及脊柱侧突所致的偏斜骨盆和骨盆骨折所致畸形骨盆。

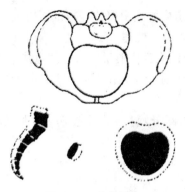

图 10-6　均小骨盆

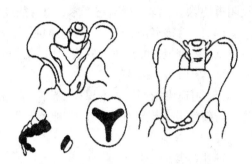

图 10-7　畸形骨盆

表 10-3　骨盆三个平面狭窄的分级

分级	入口平面狭窄	中骨盆平面狭窄		出口平面狭窄	
	对角径	坐骨棘间径	坐骨棘间径+中骨盆后矢状径	坐骨结节间径	坐骨结节间径+出口后矢状径
Ⅰ级（临界性）	11.5 cm	10 cm	13.5 cm	7.5 cm	15 cm
Ⅱ级（相对性）	10.0~11.0 cm	8.5~9.5 cm	12.0~13.0 cm	6.0~7.0 cm	12.0~14.0 cm
Ⅲ级（绝对性）	≤9.5 cm	≤8.0 cm	≤11.5 cm	≤5.5 cm	≤11.0 cm

二、软产道异常及临床表现

软产道异常所致的难产少见，容易被忽视。应于妊娠早期常规行双合诊检查，了解软产道有无异常。

（一）阴道异常

1. 常见的阴道异常类型

常见的阴道异常类型包括阴道纵隔、横隔、阴道包块、阴道狭窄及阴道尖锐湿疣等。

2. 临床表现

（1）阴道横隔：阴道横隔较坚韧，多位于阴道上段。在横隔中央或稍偏一侧常有一小孔，易被误认为宫颈外口。若仔细检查，在小孔上方可触及逐渐开大的宫口边缘，而该小孔的直径并不变大。阴道横隔影响胎先露部下降，当横隔被撑薄，此时可在直视下自小孔处将横隔作 X 形切开。若横隔高且坚厚，阻碍胎先露部下降，则需行剖宫产术结束分娩。

（2）阴道纵隔：阴道纵隔若伴有双子宫、双宫颈，位于一侧子宫内的胎儿下降，通过该侧阴道分娩时，纵隔被推向对侧，分娩多无阻碍。当阴道纵隔发生于单宫颈时，有时纵隔位于胎先露部的前方，胎先露部继续下降，若纵隔薄可自行断裂，分娩无阻碍；若纵隔厚阻碍胎先露部下降时，须在纵隔中间剪断才能分娩。

（3）阴道囊肿和肿瘤：阴道壁囊肿较大时，阻碍胎先露部下降，此时可行囊肿穿刺抽出其内容物,等待产后再选择时机进行处理。阴道内肿瘤阻碍胎先露部下降而又不能经阴道切除者,均应行剖宫产术,原有病变等待产后再行处理。

(4)阴道狭窄:由产伤、药物腐蚀、手术感染致使阴道瘢痕挛缩形成阴道狭窄者,若位置低、狭窄轻,可作较大的会阴后-斜切开,经阴道分娩。若位置高、狭窄重、范围广,应行剖宫产术结束分娩。

(5)阴道尖锐湿疣:体积大、范围广泛的疣可阻碍分娩,易发生裂伤、血肿及感染。为预防新生儿患喉乳头瘤,应行剖宫产术。

(二)外阴异常

1. 外阴坚韧

多见于初产妇,尤其35岁以上高龄初产妇更多见。由于组织坚韧,缺乏弹性,会阴伸展性差,使阴道口狭小,在第二产程常出现胎先露部下降受阻,胎头娩出时易造成会阴严重裂伤。分娩时,应作预防性会阴后-斜切开。

2. 外阴水肿

重度子痫前期、重症贫血、心脏病及慢性肾炎孕妇,在全身水肿的同时,可发生重度外阴水肿,分娩时妨碍胎先露部下降,造成组织损伤、感染和愈合不良等情况。临产前,可局部应用50%硫酸镁湿热敷;临产后,仍有严重水肿者,可在严格消毒下进行多点针刺皮肤放灌;分娩时,可行会阴后-斜切开。产后应加强局部护理,预防感染。

(三)宫颈异常

1. 宫颈外口粘合

多在分娩受阻时发现。当宫颈管已消失而宫口却不扩张,仍为一很小的孔,通常用手指稍加压力可分离粘合的小孔,宫口即可在短时间内开全,但有时为使宫口开大,需将宫颈放射状切开。

2. 宫颈水肿

多见于持续性枕后位或滞产,宫口未开全而过早使用腹压,致使宫颈前唇长时间受压于胎头与耻骨联合之间,血液回流受阻引起水肿,影响宫颈扩张。轻者可抬高产妇臀部,减轻胎头对宫颈压力,也可于宫颈两侧各注入0.5%利多卡因5~10 mL或地西泮10 mg静脉推注,待宫口近开全,用手将水肿的宫颈前唇上推,使其逐渐越过胎头,即可经阴道分娩。若经上述处理无明显效果,宫口不继续扩张,可行剖宫产术。

3. 宫颈坚韧

常见于高龄初产妇,宫颈缺乏弹性或精神过度紧张使宫颈挛缩,宫颈不易扩张。此时可静脉推注地西泮10 mg,也可于宫颈两侧注入0.5%利多卡因5~10 mL,若不见缓解,应行剖宫产术。

4. 宫颈瘢痕

宫颈锥形切除术后、宫颈裂伤修补术后、宫颈深部电烙术后等所致的宫颈瘢痕,虽可于妊娠后软化,但若宫缩很强,宫口仍不扩张,不宜久等,应行剖宫产术。

5. 宫颈癌

宫颈硬而脆,缺乏伸展性,临产后影响宫口扩张,若经阴道分娩,有发生大出血、裂伤、感染及癌扩散等危险,不应经阴道分娩,应行剖宫产术。

（四）子宫异常

子宫异常包括子宫畸形和瘢痕子宫。子宫畸形包括纵隔子宫、双子宫和双角子宫等，子宫畸形的孕产妇胎位和胎盘位置异常发生率增加，容易出现宫缩乏力、产程延长、宫口扩张缓慢，发生难产几率增加，宜放宽剖宫产指征。瘢痕子宫包括曾经行剖宫产、子宫肌瘤挖除术、子宫成形术、宫角切除术的孕妇，瘢痕子宫再孕分娩时发生子宫破裂的风险增加。

剖宫产术后阴道分娩

（五）盆腔肿瘤

盆腔肿瘤包括卵巢肿瘤和子宫肌瘤，对分娩的影响主要取决于肌瘤的大小、数量和生长部位，如阻碍胎先露部衔接和下降应行剖宫产术；肌壁间肌瘤可引起子宫收缩乏力。

三、对母儿的影响

1. 对母体的影响

（1）入口平面狭窄：影响胎先露衔接、胎先露下降受阻，造成继发性宫缩乏力、产程延长甚至停滞，宫缩过强者可出现病理性缩复环甚至子宫破裂。

（2）中骨盆和出口平面狭窄：影响胎头内旋转，导致持续性枕横位和枕后位（图10-8），出现继发性宫缩乏力，产程延长甚至停滞；产道软组织长时间受压，导致生殖道瘘、手术产机会增加、产后出血及感染概率增加。

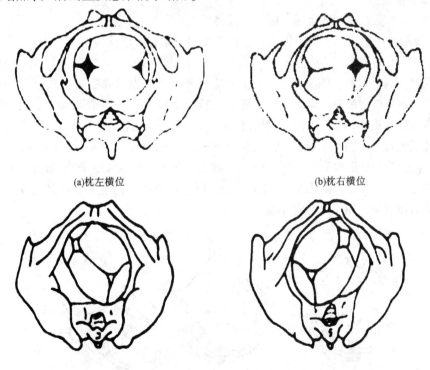

(a)枕左横位　　　　(b)枕右横位

(c)枕左后位　　　　(d)枕右后位

图 10-8　持续性枕横位和枕后位

2. 对新生儿的影响

（1）影响胎头衔接：容易出现胎膜早破和脐带脱垂，导致胎儿窘迫、胎死宫内、新生儿窒息及死亡。

（2）影响胎头下降：胎头极度挤压变形，形成产瘤、颅骨骨折、颅内出血及胎儿宫内窘迫。

（3）手术产机会增加，导致新生儿产伤、感染及围产期病死率增加。

四、护理评估

1. 健康史

仔细阅读产妇产前检查有关资料，尤其是骨盆各径线测量值及妇科检查记录。重点了解既往分娩史、内外科疾病史，询问产妇有无佝偻病、脊髓灰质炎、脊柱及髋关节结核以及外伤史。若为经产妇，应了解有无难产史及新生儿产伤等。

2. 身心状况

评估妊娠经过和头盆是否相称。

1）一般检查：观察孕妇腹部外形，如初产妇呈尖腹、经产妇呈悬垂腹应考虑骨盆入口狭窄。观察产妇的体型、步态有无跛足、有无脊柱和髋关节畸形、米氏菱形窝是否对称，身高<145 cm 的孕妇应警惕均小骨盆。

2）腹部检查：

（1）测量子宫底高度和腹围，估计胎儿体重。

（2）腹部四步触诊：了解胎先露、胎方位及胎先露有无衔接。

（3）评估头盆关系：正常情况下，部分初孕妇在预产期前 1~2 周，经产妇于临产后，胎头应入盆。若已临产，胎头仍未入盆，则应充分估计头盆关系。检查头盆是否相称的具体方法：孕妇排空膀胱，仰卧，两腿伸直。检查者将手放在耻骨联合上方，将浮动的胎头向骨盆腔方向推压。若胎头低于耻骨联合平面，表示胎头可以入盆。头盆相称，称胎头跨耻征阴性；若胎头与耻骨联合在同一平面，表示可疑头盆不称，称胎头跨耻征可疑阳性；若胎头高于耻骨联合平面，表示头盆明显不称，称胎头跨耻征阳性。对出现跨耻征阳性的孕妇，应让其取两腿屈曲半卧位，再次检查胎头跨耻征，若转为阴性，提示为骨盆倾斜度异常，而不是头盆不称(图 10-9)。

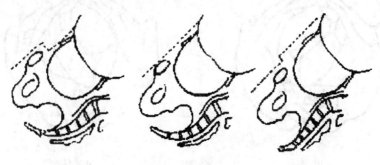

（a）头盆相称　　　（b）头盆可能相称　　　（c）头盆不称

图 10-9　评估头盆相称程度

3.辅助检查

(1)B 型超声：观察胎先露部与骨盆关系，还应测量胎头双顶径、胸围、腹围、股骨长，预测胎儿体重，判断能否通过骨产道。

(2)电子胎心监护仪：监测子宫收缩和胎心率的情况。

五、护理诊断/问题

1.有感染的危险

与胎膜早破、产程延长和手术操作有关。

2.有窒息的危险

与产道异常、产程延长有关。

3.潜在并发症

子宫破裂、胎儿窘迫。

六、预期目标

(1)产妇感染情况得到预防和控制。

(2)新生儿出生情况良好，Apgar 评分>7 分。

(3)产妇能平安分娩，无并发症发生。

七、护理措施

1.骨产道异常

应明确狭窄骨盆的类型和程度，了解产妇精神状态、产力、胎方位、胎儿大小、胎心率、破膜与否，宫口扩张和胎先露下降情况，同时结合年龄、产次和既往分娩史进行综合评估，决定分娩方式。

2.头盆不称

如有明显的头盆不称不能经阴道分娩，或者胎儿宫内窘迫者，做好剖宫产术的围手术期准备。

3.阴道试产的护理

(1)心理护理：在分娩过程中，应安慰产妇，增加信心；认真解答产妇及家属的疑问，使其了解目前产程进展情况；提供人文关怀，建立信任感，缓解焦虑情况。

(2)保证良好的产力：保证营养及水分的摄入，必要时补液，协助产妇休息。

(3)观察产程进展：密切监测宫缩，勤听胎心，检查胎先露下降和宫口扩张程度。

(4)产科协助处理：入口平面的临界狭窄、相对性狭窄应充分试产，待胎先露衔接后多能自然分娩，绝对狭窄应选择剖宫产术；中骨盆狭窄若宫口开全，胎头双顶径达到坐骨棘水平甚至更低，可以旋转胎头至枕前位后，待其自然分娩或者行阴道助产，若胎头未达到坐骨棘平面，或者出现胎儿宫内窘迫征象，应做好剖宫产准备；出口平面狭窄应在临产前对胎儿大小、头盆关系做充分估计，及早决定分娩方式，出口平面狭窄原则上不宜试产。

(5)做好新生儿抢救准备工作。

4. 预防产后出血及感染

及时按医嘱使用宫缩剂和抗生素;保持外阴清洁,每日擦洗会阴 2 次;胎先露压迫时间长应及时留置尿管 8~12 天,防止生殖道瘘的发生;做好留置尿管产妇的管道护理,定期更换尿袋,防止感染。

5. 新生儿护理

胎头在产道压迫时间过长或经手术助产的新生儿,应按产伤处理,严密观察新生儿颅内出血及其他损伤的症状。

八、结果评价

(1)产妇无感染征象,产后体温、恶露、白细胞计数均正常,伤口愈合良好。

(2)新生儿窒息被及时发现并处理。

(3)产妇能配合实施处理方案,母儿平安度过分娩过程。

第三节　胎儿因素

预习案例

> 周女士,28 岁,G_1P_0,孕 38^{+5} 周,因下腹部规则疼痛 8 小时入院待产。入院时检查:头先露,已衔接,胎心音 145 次/分钟,宫缩间歇时间 4~5 分钟,持续时间 30 秒,产妇自诉便意感强。阴道检查:宫颈管消退,宫颈质软,宫口开 8 cm,胎膜未破,宫颈前唇水肿,母体骨盆 2 点处可扪及胎头的菱形凹陷,并于胎儿头部扪及一肿块考虑产瘤形成。
>
> **思考:**
> 1. 该产妇的胎方位是否正常?
> 2. 该产妇存在的主要护理诊断/问题有哪些?
> 3. 针对该产妇,应采取哪些护理措施?

胎位异常是造成难产的常见因素之一,包括胎儿发育异常和胎位异常,均可导致不同程度的异常分娩。

一、胎位异常及临床表现

分娩时枕前位(正常胎位)约占 90%,异常胎位约占 10%,其中胎头位置异常居多,占 6%~7%,有胎头在骨盆腔内旋转受阻的持续性枕横(后)位,有因胎头俯屈不良呈不同程度仰伸的面先露,还有胎头高直位、前不均倾位等。胎产式异常中臀先露占 3%~4%,肩先露已极少见,此外还有复合先露。

(一)持续性枕后位或枕横位

在分娩过程中,胎头以枕后位或枕横位衔接,在下降过程中,胎头枕部因强有力宫缩绝大多数能转成枕前位自然分娩。仅有5%~10%胎头枕部持续不能转向前方,直至分娩后期仍位于母体骨盆后方或侧方,致使分娩发生困难者,称持续性枕后位(persistent occipital posterior position)或持续性枕横位(persistent occipital transverse position)。

1. 原因

骨盆异常(男型骨盆或类人猿型骨盆、扁平骨盆和均小骨盆)、胎头俯屈不良、子宫收缩乏力、头盆不称、膀胱充盈、前置胎盘等,均可导致持续性枕后位或枕横位。

2. 临床表现

胎背偏向母体骨盆后方或侧方。常出现协调性宫缩乏力、宫口扩张缓慢及产程延长。因枕骨持续位于骨盆后方压迫直肠,产妇自觉肛门坠胀及排便感,致使宫口尚未开全时过早使用腹压,容易导致宫颈前唇水肿和产妇疲劳,影响产程进展。持续性枕后位常致活跃期晚期及第二产程延长。

(二)胎头高直位

胎头以不屈不仰姿势衔接于骨盆入口,其矢状缝与骨盆入口前后径相一致,称胎头高直位。胎头枕骨向前靠近耻骨联合者称胎头高直前位,又称枕耻位;胎头枕骨向后靠近骶岬者称胎头高直后位(sincipital presentation),又称枕骶位。胎头高直位对母儿危害较大,应妥善处理。

1. 原因

头盆不称、骨盆入口平面狭窄、腹壁松弛、胎头大等均可使胎头矢状缝位于骨盆前后径上,形成胎头高直位。

2. 临床表现

由于临产后胎头不俯屈,进入骨盆入口的胎头径线增大,胎头迟迟不衔接,使胎头不下降或下降缓慢,宫口扩张缓慢,产程延长,产妇常感耻骨联合部位疼痛。

(三)前不均倾

枕横位入盆的胎头侧屈(胎头矢状缝与骨盆入口横径一致)以其前顶骨先入盆称前不均倾(anterior asynclitism)位。

1. 原因

常发生在骨盆倾斜度过大、腹壁松弛、悬垂腹时,因胎儿身体向前倾斜,使胎头前顶骨先入盆,若合并头盆不称因素更易发生。

2. 临床表现

产程延长,胎头迟迟不衔接,即使衔接也难以顺利下降,多在宫口扩张至3~5 cm时即产程停滞,因前顶骨紧嵌于耻骨联合后方压迫尿道及宫颈前唇,导致尿潴留、宫颈前唇水肿及胎膜早破。胎头受压过久,可出现胎头水肿。

(四)面先露

面先露(face presentation)多于临产后发现。系因胎头极度仰伸,使胎儿枕部与胎背接触,以颏骨为指示点,有颏左前、颏左横、颏左后、颏右前、颏右横、颏右后6种胎位,其中以颏左前及颏右后位较多见。

1. 原因

经产妇多于初产妇。常见原因有骨盆狭窄、头盆不称、经产妇腹壁松弛、脐带过短或脐带绕颈、无脑儿等。

2. 临床表现

腹部检查因胎头极度仰伸，入盆受阻，胎体伸直，宫底位置较高。颏前位时，在孕妇腹前壁容易扪及胎儿肢体，胎心由胸部传出，故在胎儿肢体侧的下腹部听得清楚。颏后位时于耻骨联合上方可触及胎儿枕骨隆突与胎背之间有明显凹沟，胎心较遥远而弱。肛门检查及阴道检查可触到高低不平、软硬不均的颜面部，若宫口开大时可触及胎儿口、鼻、颧骨及眼眶，并依据颏部所在位置确定其胎位。

(五) 臀先露

臀先露(breech presentation)是最常见的异常胎位，胎儿以臀、足或膝为先露，以骶骨为指示点，有骶左前、骶左横、骶左后、骶右前、骶右横、骶右后6种胎位。根据胎儿下肢所取姿势又可分为单臀先露或腿直臀先露；完全臀先露或混合臀先露；以及不完全臀先露(足先露)。其中以单臀先露最多见(胎儿双髋关节屈曲，双膝关节直伸，以臀部为先露)，其次是混合臀先露(胎儿双髋关节及双膝关节均屈曲，有如盘膝坐，以臀部和双足为先露)。因胎头比胎臀大，分娩时胎头往往娩出困难，脐带脱垂较多见，围生儿病死率是枕先露的3~8倍。

1. 原因

造成臀先露的原因尚不十分明确，可能的因素有胎儿在宫腔内活动范围过大，如羊水过多、经产妇腹壁松弛以及早产儿羊水相对偏多，胎儿易在宫腔内自由活动形成臀先露；胎儿在宫腔内活动范围受限，如子宫畸形(单角子宫、双角子宫等)、胎儿畸形(无脑儿、脑积水等)、双胎妊娠及羊水过少、胎盘附着在宫底宫角部等；胎头衔接受阻，如狭窄骨盆、前置胎盘、肿瘤阻塞骨盆腔及巨大胎儿等。

2. 临床表现

孕妇常自感肋下或者上腹部有圆而硬的胎头。由于胎臀不能紧贴子宫下段及子宫颈，常导致子宫收缩乏力，产程延长，手术产机会增加。胎臀形状不规则，对前羊膜囊压力不均匀，易导致胎膜早破。

(六) 肩先露

胎体横卧于骨盆入口之上，胎体纵轴与母体纵轴相垂直呈横产式，先露部为肩，称肩先露(breech presentation)。根据胎儿肩胛骨与母体骨盆的关系有肩左前、肩左后、肩右前、肩右后4种胎位。肩先露是对母儿最不利的胎位，除死胎及早产儿胎体可折叠娩出外，足月活胎不可能经阴道娩出。若不及时处理，容易造成子宫破裂，威胁母儿生命。

1. 原因

发生原因与臀先露类同。

2. 临床表现

腹部检查子宫呈横椭圆形，宫底高度低于妊娠周数，腹围宽。宫底部及耻骨联合上方较空虚，在母体腹部一侧触到胎头，另侧触到胎臀。肩前位时，胎背朝向母体腹壁，触之宽大平坦；肩后位时胎儿肢体朝向母体腹壁，触及不规则的小肢体。胎心在脐周两侧最清楚。容易发生宫缩乏力、胎膜早破、脐带脱垂、胎儿宫内窘迫甚至死亡；若宫缩正常，发生忽略性(嵌顿性)肩先露，导致先兆子宫破裂甚至子宫破裂。

(七)复合先露

胎先露部(胎头或胎臀)伴有肢体(上肢或下肢)同时进入骨盆入口，称复合先露(compound presentation)。临床以一手或一前臂沿胎头脱出最常见。

1. 原因

胎先露部不能完全充填骨盆入口或在胎先露部周围有空隙均可发生。经产妇腹壁松弛者、临产后胎头高浮、骨盆狭窄、胎膜早破、早产、双胎妊娠及羊水过多等为常见原因。

2. 临床表现

阴道检查时可见胎手露于胎头旁，或胎足露于胎臀旁。

二、胎儿发育异常及临床表现

1. 巨大胎儿

巨大胎儿是指出生体重达到或者超过 4000 g。多见于父母身材高大、孕妇患轻型糖尿病、经产妇、过期妊娠。临床表现为妊娠期子宫增大较快，妊娠后期孕妇可出现呼吸困难，自觉腹部及肋两侧胀痛等。常引起头盆不称、肩难产、软产道裂伤和新生儿产伤。

2. 胎儿畸形

(1)脑积水：指胎儿颅腔内、脑室内、外有大量脑脊液潴留，使头颅体积增大，颅缝增宽、囟门增大。临床表现为明显头盆不称，跨耻征阳性。

(2)联体儿：联体儿系单卵双胎在孕早期发育过程中未分离或分离不完全所致，故性别相同。相等联体儿以头部、胸部、腹部等联体方式多见；不等联体儿寄生胎多见。常导致局部体积增大而难产。

三、对母儿的影响

1. 对母体的影响

(1)可导致继发性宫缩乏力，产程延长。

(2)胎头位置异常，长时间压迫软组织，可发生缺血坏死脱落，形成生殖道瘘。

(3)阴道助产概率增加，易导致子宫颈裂伤甚至子宫破裂。

(4)增加产后出血及感染机会。

2. 对胎儿、新生儿的影响

(1)可导致胎膜早破、脐带先露、脐带脱垂，从而导致胎儿宫内窘迫、胎儿及新生儿死亡。

(2)颅骨过分重叠、产瘤形成、头皮血肿及颅内出血。

(3)分娩时后出头困难，还可出现臂丛神经损伤、胸锁乳突肌损伤。

(4)新生儿产伤。

(5)面先露易导致胎儿面部受压变形，颜面皮肤青紫、肿胀，尤以口唇为著，影响吸吮，严重时可发生会厌水肿影响吞咽。新生儿于生后保持仰伸姿势达数日之久。

四、护理评估

1.健康史

仔细阅读产妇产前检查有关资料，如身高、骨盆各径线测量值、胎方位，估计胎儿大小、羊水量，评估有无前置胎盘和盆腔肿瘤。了解既往分娩史，有无头盆不称和糖尿病史。了解有无分娩巨大儿、畸形儿等家族史。评估待产过程进展及胎先露下降情况。

2.身心状况

胎位和胎儿发育异常常导致继发性宫缩乏力、产程延长、胎膜早破、脐带脱垂等危险，易导致胎儿宫内窘迫甚至死亡。产妇担心母儿安全，产生紧张焦虑情绪。

1）腹部检查：

（1）持续性枕横位和枕后位：胎儿纵轴和母体纵轴一致，子宫呈纵椭圆形，在宫底部触及胎臀，胎背在母体骨盆侧方则为枕横位，胎背在母体骨盆后方则为枕后位。胎心在脐下一侧偏外方听得最响亮，枕后位时因胎背伸直，前胸贴近母体腹壁，胎心在胎儿肢体侧和胎胸部位也能听到。

（2）胎头高直位：胎头高直前位时，胎背靠近母体腹壁前方，不易触及胎儿肢体，胎心位置稍高在近腹中线听得最清楚。胎头高直后位时，胎儿肢体靠近腹前壁，有时在耻骨联合上方可清楚触及胎儿下颏。

（3）前不均倾位：胎头不易入盆，在临产早期，于耻骨联合上方可扪到胎头前顶部。随产程进展，胎头继续侧屈使胎头与胎肩折叠于骨盆入口处，因胎头折叠于胎肩之后使胎肩高于耻骨联合平面，于耻骨联合上方只能触到一侧胎肩而触不到胎头，易误认为胎头已入盆。前顶骨紧嵌于耻骨联合后方，产瘤大部分位于前顶骨，因后顶骨的大部分尚在骶岬之上，致使盆腔后半部空虚。

（4）面先露：因胎头极度仰伸，入盆受阻，胎体伸直，宫底位置较高。颏前位时，在孕妇腹前壁容易扪及胎儿肢体，胎心由胸部传出，故在胎儿肢体侧的下腹部听得清楚。颏后位时，于耻骨联合上方可触及胎儿枕骨隆突与胎背之间有明显凹沟，胎心较遥远而弱。

（5）臀先露：在宫底部触到圆而硬、按压时有浮球感的胎头，在耻骨联合上方触及软而宽、不规则的胎臀，胎心在脐上左右听得最清楚。

（6）肩先露：胎儿纵轴与母体纵轴垂直，呈横产式。子宫呈横椭圆形，子宫上下段空虚。

2）阴道检查：

（1）枕横位和枕后位：盆腔后部空虚，胎头矢状缝位于骨盆斜径上，前囟在骨盆前方，后囟（枕部）在骨盆后方为枕后位；胎头矢状缝位于骨盆横径上，前囟在骨盆侧方，后囟（枕部）在骨盆另一侧则为枕横位；当出现胎头水肿、颅骨重叠、囟门触不清时，需行阴道检查借助胎儿耳郭及耳屏位置及方向判定胎位。若耳郭朝向骨盆后方，诊断为枕后位；若耳郭朝向骨盆侧方，诊断为枕横位。

（2）胎头高直位：胎头矢状缝与骨盆入口前后径一致，后囟在耻骨联合后，前囟在骶骨前，为胎头高直前位，反之为胎头高直后位。

（3）臀位：可触及软而不规则的胎臀、胎足和胎膝。

（4）面先露：可触到高低不平、软硬不均的颜面部。

（5）肩先露：胎膜未破者，因胎先露部浮动于骨盆入口上方，不易触及胎先露部。若胎膜已破、宫口已扩张者，可触到肩胛骨。

（6）复合先露：胎先露部旁有肢体。

3.辅助检查

（1）B 型超声：观察胎先露部与骨盆关系，估计头盆是否相称，探查胎头的位置、大小和形态，做出胎位和胎儿发育异常的诊断。

（2）实验室检查：可疑为巨大儿的孕妇，产前应检查血糖和尿糖，孕晚期抽羊水做胎儿肺成熟度和胎盘功能的检查；疑为脑积水合并脊柱裂者，妊娠期可查孕妇血清和羊水中的甲胎蛋白水平。监测子宫收缩和胎心率的情况。

五、护理诊断/问题

1.有胎儿受伤的危险

与脐带脱垂、产程延长、手术助产有关。

2.有感染的危险

与胎膜早破、产程延长和手术操作有关。

3.潜在并发症

子宫破裂。

4.恐惧

与难产及胎儿发育异常有关。

六、预期目标

（1）新生儿出生情况良好，Apgar 评分>7 分。

（2）产妇无感染征象。

（3）不发生子宫破裂。

（4）产妇情绪稳定，配合医护人员，顺利度过分娩期。

七、护理措施

（1）加强孕期保健，通过系统的产前检查及时发现胎位异常和胎儿发育异常，并积极处理异常情况。胎位异常者于 30 周之前多能自行转为头先露，若 30 周后仍不纠正，可指导孕妇膝胸卧位：孕妇排空膀胱，松解裤带，跪于床上，大腿与床面垂直，身体俯向床面，每天 2 次，每次 15 分钟，连续做 1 周后复查（图 10-10）。这种姿势可使胎臀退出盆腔，借助胎儿重心改变，使胎头与胎背所形成的弧形顺着宫底弧面转动而完成胎位矫正。此外还可以采用激光或者艾灸"至阴穴"（足小趾末节外侧，距趾甲角 1 cm）矫正胎位。

（2）有明显头盆不称、胎位异常或确诊为巨大胎儿的产妇，应做好剖宫产围手术护理。

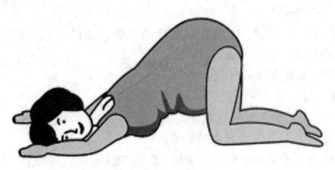

图 10-10　膝胸卧位

（3）阴道试产的孕妇，应做好如下护理：①创造舒适的休息环境，鼓励产妇宫缩间歇期休息，保持充足体力。②鼓励产妇待产期间进清淡易消化饮食，保持良好的营养状态，必要时遵医嘱予静脉补液，维持水、电解质、酸碱平衡。③枕后位时产妇过早有便意感，应嘱咐不要过早用力，并指导产妇自由体位帮助胎头衔接和下降。指导产妇合理用力，避免体力消耗。④防止胎膜早破：产妇容易发生胎膜早破，应少行阴道检查，避免灌肠。发生胎膜早破立即卧床休息，听取胎心并观察羊水性状。行阴道检查，检查是否存在脐带脱垂，头盆是否相称，决定是否需抬高臀位和剖宫产术。⑤协助做好阴道助产和新生儿抢救准备工作，必要时缩短第二产程时间。⑥产后应仔细检查软产道，如有裂伤应缝合止血。按医嘱使用子宫收缩剂和抗生素，预防产后出血及感染。

（4）做好心理护理。关心产妇，提供人文关怀。耐心听取产妇及家属的疑问、焦虑，给予解答。执行医嘱及提供照顾时应给予充分解释，减轻产妇及家属的紧张焦虑情绪。及时向产妇及家属汇报产妇及胎儿状况，增强产妇分娩信心，加强与医护配合，促进产程进展，分娩顺利。

八、结果评价

（1）未出现胎儿宫内窘迫或者新生儿窒息。
（2）产妇无感染征象，产后体温、恶露、白细胞计数均正常，伤口愈合良好。
（3）未发生子宫破裂。
（4）产妇与医护配合好，顺利度过分娩期。

本章小结

　　在分娩过程中，产力、产道、胎儿及产妇精神心理因素相互影响，其中一个或者多个因素发生异常，或者相互之间不能协调适应，都可以导致异常分娩。

　　子宫收缩异常主要表现为子宫收缩乏力和子宫收缩过强两类，每一类又根据子宫收缩是否具有正常的节律性、对称性和极性分为协调性和不协调性。子宫收缩力异常的处理原则是：不协调性子宫收缩先调节子宫收缩，使其恢复正常的节律性、对称性和极性；子宫收缩乏力需仔细评估子宫收缩力、胎儿大小、胎方位、骨盆以及头盆关系等，综合分析决定分娩方式；试产过程中应改善产妇全身情况，加强宫缩；存在头盆不称的尽早行剖宫产术。

　　产道异常包括骨产道异常和软产道异常。以骨产道异常为主。分娩时应明确狭窄骨盆的类型和程度，结合软产道、产力和胎儿综合判断，决定分娩方式。入口平面的临界狭窄和相对狭窄应充分试产。在试产过程中，应结合产妇的个体差异，严密观察产程进展。绝对狭窄应行剖宫产术；中骨盆平面狭窄根据宫口开大和先露位置决定分娩方式；出口平面狭窄原则上不宜试产。

　　胎儿异常包括胎位异常和胎儿发育异常，应根据骨盆类型、软产道、胎儿大小及位置等做出判断，决定分娩方式。分娩对产妇来说是一种强大的心理应激，分娩结局的不确定性、剧烈疼痛、对母婴健康的担忧等都会使产妇出现焦虑恐惧等负面情绪。产妇神经内分泌发生改变，交感神经兴奋，影响激素释放，导致心跳加快、血压升高、呼吸急促、宫缩乏力、宫口扩张缓慢、产程延长，最终导致胎儿宫内窘迫，甚至胎死宫内。分娩过程中应给予产妇心理支持和人文关怀，使其增强分娩信心；及时发现产程中的异常，协助医生积极处理，消除难产因素，促进自然分娩；做好阴道助产、新生儿安全和剖宫产术的准备，减少母婴并发症，促进母婴健康。

客观题测验

主观题测验

第十二章

分娩期并发症妇女的护理

分娩期并发症妇女的护理PPT

学习目标

识记：产后出血、子宫破裂、羊水栓塞的定义、原因。

理解：产后出血、子宫破裂、羊水栓塞的应急抢救原则和预防措施。

运用：产后出血、子宫破裂、羊水栓塞的孕妇的急救护理措施。

在分娩过程中，会出现一些严重的并发症危及母儿生命，如产后出血、子宫破裂、羊水栓塞等，早期发现、及时处理是抢救成功的关键。

第一节 产后出血

预习案例

李女士，25 岁，G_1P_1，孕 40 周，10:00 顺产单活男婴，胎肩娩出后常规肌注缩宫素 10U。10:20 胎盘胎膜完整自娩，第三产程出血约 300 mL，总产程 15 小时 40 分。产后按压宫底，见阴道口暗红色血液流出，伴凝血块，量约 100 mL。查体：体温 37.0℃，心率 93 次/分钟，呼吸 20 次/分钟，血压 112/68 mmHg，耻骨联合上可触及充盈的膀胱。专科检查：宫底脐上一横指，子宫质软，轮廓不清。

思考：

1. 根据病历描述该患者产后出血最可能原因是什么？最有效的针对性处理措施有哪些？

2. 请提出该患者可能存在的护理问题？针对这些护理问题，护士该采取哪些护理措施？

产后出血（postpartum hemorrhage，PPH）是指胎儿娩出后 24 小时内，阴道分娩者出血量≥500 mL、剖宫产分娩者出血量≥1000 mL。产后出血是分娩期的严重并发症，是我国孕产妇死亡的首要原因。产后出血的发生率为 5%～10%，但由于临床上出血量估计往往低于实际出血量，因此产后出血的真实发生率更高。

一、病因与发病机制

子宫收缩乏力、胎盘因素、产道损伤及凝血功能障碍是产后出血的四大主要原因。这些原因可共存、相互影响或互为因果。值得注意的是，有些孕产妇如妊娠期高血压疾病、妊娠合并贫血、脱水或身材矮小等，即使出血量未达到产后出血的诊断标准，也会出现严重的病理生理改变。

1. 子宫收缩乏力

子宫收缩乏力是产后出血最常见原因。妊娠足月时，母体血液以平均 600 mL/min 的速度通过胎盘，胎儿娩出后，子宫肌纤维收缩和缩复使胎盘剥离面迅速缩小；同时，其周围的螺旋动脉得到生理性结扎，血窦关闭，出血控制。所以，任何影响子宫肌收缩和缩复功能的因素，均可引起子宫收缩乏力性出血，常见因素如下：

（1）全身因素：产妇对分娩恐惧、精神过度紧张；产妇体质虚弱或合并慢性全身性疾病等；产程延长致使体力消耗过多；妊娠期高血压疾病、前置胎盘、胎盘早剥、宫腔感染等，可使子宫肌水肿或渗血，影响子宫收缩；临产后过多使用麻醉剂、镇静药或子宫收缩抑制剂等。

（2）子宫局部因素：①子宫肌壁损伤（剖宫产史、肌瘤剔除术后、产次过多等）；②子宫肌纤维过分伸展（如羊水过多、多胎妊娠、巨大胎儿等）；③子宫病变（子宫畸形、子宫肌瘤、子宫肌纤维变性等）。

2. 胎盘因素

根据胎盘剥离情况，胎盘因素所致产后出血的类型归纳如下：

（1）胎盘滞留：通常胎盘在胎儿娩出后 15 分钟内娩出，若超过 30 分钟胎盘仍不排出，称胎盘滞留。临床上常见原因有：①胎盘嵌顿，子宫收缩药物应用不当或宫腔操作不当，宫颈内口附近子宫肌出现异常环形收缩，使已剥离的胎盘嵌顿于宫腔；②膀胱充盈，使已经剥离的胎盘滞留于宫腔内；③胎盘剥离不全，第三产程处理不当，过早过度牵拉脐带，致使胎盘部分剥离血窦开放而出血。

（2）胎盘植入：指胎盘绒毛在其附着部位与子宫肌层紧密连接。根据胎盘绒毛侵入子宫肌层深度分为胎盘粘连、胎盘植入、穿透性胎盘植入。

（3）胎盘部分残留：指部分胎盘小叶、副胎盘或部分胎膜残留于宫腔，妨碍子宫收缩而出血。

3. 软产道裂伤

常见原因有阴道手术助产、急产、巨大儿分娩、软产道静脉曲张、外阴水肿、软产道组织弹性差、产力过强等。如未能及时发现并有效缝合压迫，可导致产后出血。

4. 凝血功能障碍

任何原发或继发的凝血功能异常均能导致产后出血。表现为以下两种情况：①妊娠合并凝血功能障碍性疾病，如免疫性血小板减少症、再生障碍性贫血、肝脏疾病等，因凝血功能障碍可引起手术创伤处及子宫剥离面出血。②妊娠并发症所致凝血功能障碍，如胎盘早剥、死胎、羊水栓塞、重度子痫前期等产科并发症，可引起弥散性血管内凝血从而导致子宫大量出血。

二、临床表现

产后出血的主要临床表现为胎儿娩出后阴道流血及出现失血性休克、严重贫血等相应症状。

1. 阴道流血

胎儿娩出后即刻发生持续性阴道流血，色鲜红，应考虑软产道裂伤；胎儿娩出后数分钟出现少量阴道流血，为胎盘剥离征象；若出血继续增加，则考虑胎盘因素引起的产后出血。若宫底偏高，子宫软或轮廓不清，阴道流血较多，应考虑子宫收缩乏力；胎盘娩出后阴道持续流血，且血液不凝，应考虑凝血功能障碍；失血表现明显但阴道流血不多，外出血量与症状不符合时，应考虑隐匿性出血（如阔韧带血肿、阴道血肿）或羊水栓塞。以上原因也可能并存。

2. 全身表现

阴道出血量多时，产妇可出现头晕、烦躁、面色苍白、口渴、皮肤湿冷等症状，检查发现血压下降、心率加快、脉搏细数、脉压差缩小，甚至少尿。

三、预防

1.加强产前保健

产前积极治疗妊娠并发症和合并症，充分认识产后出血的高危因素并加以预防，严格落实三级转诊制度，有产后出血高危因素的孕妇，应于分娩前转诊到有输血和抢救条件的医院分娩。

2.积极处理第三产程

积极正确地处理第三产程，能够有效降低产后出血的发生率，常见有效措施如下：①预防性使用宫缩剂，是预防产后出血最重要的常规推荐措施，首选缩宫素。应用方法：头位胎儿前肩娩出后、胎位异常胎儿全身娩出后、多胎妊娠最后 1 个胎儿娩出后，予缩宫素 10U 肌内注射或缩宫素 10U 加入

产后出血的预防

500 mL 液体中以 100~150 mL/h 静脉滴注。②预防性子宫按摩。③控制性牵拉脐带。但需由有经验的助产人员执行，需注意防止子宫内翻。

3.产后 2 小时预防

产后 2 小时(有高危因素者产后 4 小时)是发生产后出血的高危时段，应密切观察子宫收缩情况和出血量变化，并及时排空膀胱。鼓励产妇与新生儿早接触、早吸吮、早开奶。

四、处理原则

针对出血原因，迅速止血；补充血容量，纠正失血性休克；防止感染。

五、护理评估

课程思政

个体化评估

产后出血的定义中界定了出血量的标准。但值得注意的是，有些孕产妇如妊娠期高血压疾病、妊娠合并贫血、脱水或身材矮小等，即使未达产后出血诊断标准，也会出现严重的病理生理改变。出血量的绝对值对于不同体质量、不同身体状况者临床意义都不同。因此，凡事切不可一个标准放之四海而皆准，应充分考虑相关因素，作出最适用于个体、最符合当下情境的评估及处理。

1.健康史

评估与产后出血有关的病史，如出血性疾病、重度肝炎、子宫肌壁损伤史，多次人工流产史及产后出血史。询问此次妊娠有无合并高血压疾病、前置胎盘、胎盘早剥、多胎妊娠、羊水过多。评估此次产程的情况：产程是否延长或急产、宫缩乏力、使用镇静类药物或行分娩镇痛、是否过度疲劳紧张等。

2.身心状况

密切观察产妇生命体征、出血量、出血颜色、出血时间、出血速度、软产道损伤情况、胎盘胎膜完整情况等，综合多种方法评估出血量，并判断出血的原因，协助进行针对性处理。

大量临床资料显示出血量的估测往往低于实际失血量，常为实际失血量的 1/3~1/2，因此产后出血诊断的关键在于对出血量的准确判断，错误低估出血量将会延误抢救时机。出血量及出血速度都是反映病情严重程度的指标。

产后出血量的估计(微课)

(1)估测失血量：①称重法，失血量(mL) = [胎儿娩出后敷料湿重(g)-敷料干重(g)]/1.05(血液比重 g/mL)。②容积法，用产后接血容器收集血液后，查看容器刻度或放入量杯测量失血量。③面积法，可按接血纱布的血湿面积粗略估计失血量。④监测生命特征、尿量和精神状态。⑤休克指数法(shock index, SI)，休克指数=脉率/收缩压(mmHg)，SI=0.5 为正常；SI=1 时则为轻度休克；1.0~1.5 之间，失血量为全身血容量的 20%~30%；1.5~2.0 时，为 30%~50%；若 2.0 以上，约为 50% 以上，重度休克。具体见表 11-1。⑥血红蛋白水平测定，血红蛋白每下降 10 g/L，出血量为 400 mL 左右。但是在产后出血早期，由于血液浓缩，血红蛋白值往往不能准确反映实际出血量。

表 11-1　休克指数与估计出血量

休克指数	估计出血量(mL)	占总血容量的百分比(%)
<0.9	<500	<20
1.0	1000	20
1.5	1500	30
2.0	≥2500	≥50

孕妇对出血量的耐受性与其体重密切相关。因此，计算产后出血量占总血容量的百分比有助于评估产妇的情况，妊娠末期总血容量的计算方法为非孕期体重(kg)×7%×(1+40%)，或非孕期体质量(kg)×10%。简易方法为当前体重(kg)的 6%~8%(L)。

(2)失血原因的诊断：根据阴道流血发生时间、出血量与胎儿、胎盘娩出之间的关系，能初步判断引起产后出血的原因。有时产后出血原因互为因果。①子宫收缩乏力：正常情况下胎盘娩出后，宫底平脐或脐下一横指，子宫收缩呈球状、质硬。子宫收缩乏力时，宫底升高，子宫质软、轮廓不清，阴道流血多。按摩子宫及应用缩宫剂后，子宫变硬，阴道流血减少或停止，可确诊为子宫收缩乏力。②胎盘因素：胎儿娩出后胎盘尚未娩出，阴道大量流血，应考虑胎盘因素，胎盘部分剥离、嵌顿、胎盘部分粘连或植入、胎盘残留等是引起产后出血的常见原因。胎盘娩出后应常规检查胎盘及胎膜是否完整，确定有无残留。检查胎盘胎儿面如有断裂血管，应想到副胎盘残留的可能。徒手剥离胎盘时如发现胎盘与宫壁关系紧密，难以剥离，牵拉脐带时子宫壁与胎盘一起内陷，可能为胎盘植入，应立即停止剥离。③软产道裂伤：疑有软产道裂伤时，应立即仔细检查宫颈、阴道及会阴处是否有裂伤。④凝血功能障碍：主要表现为持续阴道流血，血液不凝，穿刺部位渗血、瘀斑。根据临床表现及血小板计数、纤维蛋白原、凝血酶原时间等凝血功能检测可作出诊断。

3. 辅助检查

血常规、血型、凝血功能检查。

六、常见护理诊断/问题

1. 潜在并发症

出血性休克、席汉综合征。

2. 有感染的危险

与大量出血抵抗力降低及阴道操作多有关。

3. 恐惧

与大量失血担心生命受到威胁有关。

七、预期目标

(1)血容量尽快得到恢复，生命体征平稳。

(2)产妇出院前无感染症状。

(3)产妇情绪稳定，积极配合治疗和护理。

八、护理措施

(一)启动产房急救流程，并做好抢救配合

(1)呼叫上级助产士及医生到场抢救，通知血库和检验科做好准备。

(2)协助产妇采取平卧位，下肢略抬高，注意保暖；使用留置针，建立双静脉通道，积极补充血容量。

(3)进行呼吸道管理，保持气道通畅，必要时给氧。

(4)密切监测出血量、生命体征，尤其是心率的观察，心率加快通常是休克的早期诊断指标之一。观察皮肤、黏膜、嘴唇、指甲的颜色；留取血标本进行实验室检查及交叉配血。

(5)留置尿管，保持尿管通畅，注意尿量及颜色，并做好出入量记录。

(6)注意产妇的保暖，更换和添加衣被，调节室内温湿度。

(7)做好抢救相关记录。

(二)针对出血原因积极止血

1. 子宫收缩乏力

发生子宫收缩乏力时应加强宫缩迅速止血。导尿排空膀胱后可采用以下方法：

(1)按摩子宫：经腹壁按摩宫底胎盘娩出后，术者一手的拇指在子宫前方、其余四指在子宫后方，在下腹部按摩并压迫宫底，挤出宫腔内积血，按摩子宫应均匀而有节律。若效果不佳，可选用腹部-阴道双手压迫子宫法，一手戴无菌手套伸入阴道，握拳置于阴道前穹隆，顶住子宫前壁，另一手在腹部按压子宫后壁，使宫体前屈，两手相对紧压并均匀有节律地按摩子宫。注意：按摩子宫一定要有效，评价有效的标准是子宫轮廓清楚、收缩有皱褶、阴道或子宫切口出血减少。按压时间以子宫恢复正常收缩并能保持收缩状态为止，有时可长达数小时，按摩时配合使用宫缩剂。

（2）应用宫缩剂：①缩宫素，为预防和治疗产后出血的一线药物。缩宫素 10～20U 加入 500 mL 晶体液中静脉滴注，给药速度根据患者的反应调整，常规速度 250 mL/h，约 80mU/min。也可给予 10U 缩宫素肌内注射。静脉滴注能立即起效，但半衰期短（1～6 分钟），故需持续静脉滴注。缩宫素安全性相对较大，但大剂量应用时可引起高血压、水中毒和心血管系统不良反应。快速静脉注射未稀释的缩宫素，可导致低血压、心动过速和（或）心律失常，禁忌使用。24 小时缩宫素总量一般控制在 60U 内。②麦角新碱，0.2～0.4 mg 肌肉注射。高血压或心血管疾病患者禁用。③卡前列素氨丁三醇，为前列腺素 F2α 衍生物（15-甲基 PGF2α），能引起全子宫协调强有力的收缩，用法为 250 μg 深部肌内注射或子宫肌层注射，3 分钟起作用，30 分钟达作用高峰，可维持 2 小时；必要时重复使用，总量不超过 2000 μg。哮喘、心脏病和青光眼患者禁用，高血压患者慎用。④米索前列醇，为前列腺素 E 的衍生物，可引起全子宫有力收缩。应用方法：米索前列醇 200～600μg 顿服或舌下给药。但米索前列醇不良反应较大，易出现恶心、呕吐、腹泻、寒战和体温升高。高血压、活动性心、肝、肾疾病及肾上腺皮质功能不全者慎用，青光眼、哮喘及过敏体质者禁用。

（3）宫腔填塞：包括宫腔纱条填塞和宫腔球囊填塞。宫腔填塞后应密切观察出血量、宫底高度及生命体征，动态追踪血常规和凝血功能。术后常规给予宫缩剂及抗生素，24 小时后取出纱条。

（4）子宫压缩缝合术：常用 B-Lynch 缝合法。适用于经宫缩剂和按压子宫无效者，特别是子宫收缩乏力性产后出血。

（5）结扎盆腔血管：经上述处理无效，出血不止，为抢救产妇生命，术中可结扎髂内动脉或子宫动脉。

（6）髂内动脉或子宫动脉栓塞：行股动脉穿刺插入导管至髂内动脉或子宫动脉，注入明胶海绵颗粒栓塞动脉，适用于产妇生命体征稳定时进行。

（7）切除子宫：经积极抢救无效、危及产妇生命时，应行子宫次全切除或子宫全切除术，以挽救产妇生命。

2.胎盘因素

胎儿娩出后，疑有胎盘滞留时，立即作宫腔检查。若胎盘已剥离则应立即取出胎盘；若胎盘粘连，可试行徒手剥离胎盘后取出。若剥离困难疑有胎盘植入，停止剥离，根据患者出血情况及胎盘剥离面积行保守治疗或子宫切除术。

（1）保守治疗：适用于一般情况良好、无活动性出血、胎盘植入面积小、子宫壁厚、子宫收缩好的产妇。可采用局部切除、髂内动脉栓塞术、药物等治疗。保守治疗过程中应用彩色多普勒超声密切监测胎盘大小及周围血流变化，观察阴道出血情况以及是否有感染，如出血增多或感染，应用抗生素同时行清宫或子宫切除术。

（2）切除子宫：如有活动性出血、病情加重或恶化、穿透性胎盘植入时应切除子宫。

胎盘全部植入时，可无活动性出血或出血较少，切忌强行剥离胎盘而造成大量出血，切除子宫是最安全的方式。

3. 软产道损伤

软产道损伤应彻底止血，按解剖层次逐层缝合裂伤。宫颈裂伤<1 cm且无活动性出血不需缝合；若裂伤>1 cm且有活动性出血应缝合。缝合第一针应超过裂口顶端0.5 cm，常用间断缝合；若裂伤累及子宫下段，缝合时应避免损伤膀胱和输尿管，必要时可经腹修补。修补阴道和会阴裂伤时，需按解剖层次缝合各层，不留死腔。软产道血肿应切开血肿、清除积血，彻底止血、缝合，必要时可置橡皮引流。

4. 凝血功能障碍

首先应排除子宫收缩乏力、胎盘因素、软产道损伤等原因引起的出血，明确凝血功能障碍的原因，去除诱因。尽快输血、血浆、补充血小板、纤维蛋白原或凝血酶原复合物、凝血因子等。

(三)失血性休克的护理

(1)呼叫相关人员协助抢救，建立至少两条有效静脉通道，及时快速补充晶体平衡液及血液、新鲜冷冻血浆等，纠正低血压；有条件的情况下应监测中心静脉压指导输血补液。抢救过程中随时做血气检查，及时纠正酸中毒。

(2)密切观察生命体征，作好记录，去枕平卧，保暖、吸氧。

(3)血压仍低时应用升压药物与肾上腺皮质激素，改善心功能、肾功能。

(4)防治肾衰，如尿量少于25 mL/h，尿比重高，应积极快速补充液体，观察尿量是否增加。尿比重在1.010或以下者，输尿要慎重，利尿时注意高血钾症。

(5)保护心脏，出现心力衰竭时应用强心药物同时加用利尿药。

(四)预防感染

保持环境清洁，注意无菌操作。使用会阴垫并及时更换，注意保持会阴清洁干燥，必要时遵医嘱给予抗生素防治感染。

(五)心理支持

产后出血的患者往往存在紧张、恐惧和焦虑心理，助产士应该耐心细致去关爱患者，给予安慰与心理支持，通过新生儿接触、家人的陪伴缓解紧张恐惧的情绪。诊治过程中，病情发生变化，需改变治疗措施时，向患者及家属进行病情交代，取得患者家属的知情同意，不延误病情的诊治。

(六)出院指导

大量失血后，产妇抵抗力低下，活动无耐力。指导产妇及其家属加强营养，鼓励产妇进食营养丰富易消化的饮食，多进食富含铁、蛋白、维生素的食物以改善贫血，如瘦肉、牛奶、鸡蛋、绿叶蔬菜等。教会产妇及其家属继续观察子宫收缩复旧及恶露情况，做好产褥期卫生指导及产后避孕指导，告知产褥期禁止盆浴及性生活。观察产妇是否有出现席汉综合征，若出现异常情况及时就诊。

九、结果评价

(1)产妇生命体征稳定，尿量、血红蛋白正常，全身状况改善。

（2）产妇体温、白细胞计数正常，无感染征象。

（3）产妇及其家属情绪稳定，积极配合治疗和护理。

第二节　子宫破裂

预习案例

> 王女士，32 岁，G_5P_1，曾于 2012 年行剖宫产 1 次，孕 40^{+1} 周临产入院。入院后电子胎心监护显示胎心音基线 148 次/分钟，基线变异<5 次/分钟，有晚期减速。孕妇突然感觉下腹部疼痛剧烈有"撕裂感"，宫缩减弱，拟"胎儿窘迫，瘢痕子宫破裂？"行急诊剖宫产术。术中情况：盆腔粘连严重，子宫下段原切口瘢痕处破裂 5 cm，胎儿左手伸出切口。子宫收缩差，出血多，胎盘自然剥离。新生儿 Apgar 评分 1 分钟 7 分，5 分钟 10 分。
>
> **思考：**
>
> 1. 针对上述情况应如何处理？
> 2. 导致这种情况发生的原因可能是什么？

子宫破裂（rupture of uterus）指在妊娠晚期或分娩期子宫体部或子宫下段发生破裂。是分娩期最严重的并发症之一，直接危及产妇及胎儿生命。随着剖宫后再次妊娠妇女的数量增多，子宫破裂的发生率有上升趋势。

一、病因

1.子宫壁因素

瘢痕子宫是近年来导致子宫破裂的常见原因，如剖宫产术、子宫肌瘤剥除术、宫角切除术、子宫成形术后，在妊娠晚期或分娩期由于宫腔内压力增高可使瘢痕破裂。前次剖宫产手术后伴感染、切口愈合不良、术后间隔时间过短者再次妊娠子宫破裂风险更大；子宫肌壁本身的病理改变，如子宫肌壁先天性发育不良（肌壁薄或发育不对称）。宫体部瘢痕常在妊娠晚期自然破裂，多为完全性破裂；子宫下段瘢痕破裂多发生于临产后，多为不完全性破裂。

2.梗阻性难产

梗阻性难产主要见于骨盆狭窄、头盆不称、软产道阻塞、子宫下段或宫颈肿瘤、胎位异常、巨大胎儿、胎儿畸形、高龄孕妇等，均可因胎先露下降受阻，为克服阻力子宫强烈收缩，使子宫下段过分伸展变薄发生子宫破裂。

3.子宫收缩药物使用不当

胎儿娩出前缩宫素或前列腺素类制剂使用不当，导致子宫收缩过强，尤其合并子宫壁因素或梗阻性因素时。

4.产科手术损伤

宫颈口未开全时行产钳助产或臀牵引术，中–高位产钳牵引等可造成宫颈裂伤延及子宫下段；毁胎术、穿颅术可因器械、胎儿骨片损伤子宫导致破裂；肩先露无麻醉下行内倒转术或强行剥离植入性胎盘或严重粘连的胎盘，易造成子宫破裂。

二、临床表现

子宫破裂多发生于分娩期，部分发生于妊娠晚期。按其破裂程度，分为完全性破裂和不完全性破裂。按其发生进展过程分为先兆子宫破裂和子宫破裂。子宫破裂的症状和体征主要取决于发生时间的长短、破裂位置及损伤程度。

1.先兆子宫破裂表现

常见于产程长、有梗阻性难产因素的产妇。表现如下：①下腹部疼痛，子宫呈强直性或痉挛性过强收缩，产妇烦躁不安，呼吸、心率加快，下腹剧痛难忍，出现少量阴道流血。②病理性缩复环，因胎先露部下降受阻，子宫收缩过强，子宫体部肌肉增厚变短，子宫下段肌肉变薄拉长，在两者间形成环状凹陷，称为病理缩复环。可见该环逐渐上升达脐平或脐上，压痛明显。③血尿，膀胱受压充血，出现排尿困难及血尿。④胎心率改变，因宫缩过强、过频，胎儿触不清，胎心率加快或减慢或听不清。

2.子宫破裂表现

(1)不完全性子宫破裂：子宫肌层部分或全层破裂，但浆膜层完整，宫腔与腹腔不相通，胎儿及其附属物仍在宫腔内，称为不完全性子宫破裂。多见于子宫下段剖宫产切口瘢痕破裂，仅在子宫破裂处有局限性压痛，常无先兆子宫破裂症状，体征也不明显。偶有血性羊水，若破裂发生在阔韧带两叶之间，可形成阔韧带血肿，在子宫的一侧可触及逐渐增大和有压痛的包块，此时常伴胎心率改变。

(2)完全性子宫破裂：子宫壁全层破裂，宫腔与腹腔相通，称为完全性子宫破裂。产妇突感下腹一阵撕裂样剧痛，子宫收缩骤然停止。腹痛稍缓和后，待羊水、血液进入腹腔，又出现全腹持续性疼痛，并伴有低血容量休克的征象，面色苍白、出冷汗、脉搏细数、呼吸急促、血压下降等。全腹压痛明显、有反跳痛，腹壁下可清楚扪及胎体，子宫位于侧方，胎心胎动消失。阴道检查可有鲜血流出，胎先露部升高，开大的宫颈口缩小，部分产妇可扪及宫颈及子宫下段裂口。但子宫体部瘢痕破裂多为完全性子宫破裂，多无先兆破裂典型症状。

三、预防

(1)建立健全三级保健网，加强产前检查及宣教。

(2)对前次剖宫产切口为子宫体部切口、子宫下段切口有撕裂、术后感染愈合不良者，均应行剖宫产终止妊娠。

(3)严密观察产程进展，警惕并尽早发现先兆子宫破裂征象并及时处理。

(4)严格掌握缩宫素应用指征，应用缩宫素引产时，应有专人守护或监护，严防发生宫缩过强。

（5）正确掌握产科手术助产的指征及操作常规，阴道助产术后应仔细检查宫颈及宫腔，及时发现损伤给予修补。

四、处理原则

1. 先兆子宫破裂

立即停用缩宫素，应用宫缩抑制药和镇静药。诊断明确应立即行剖宫产术。

2. 子宫破裂

一旦确诊，在积极输血、输液、吸氧和抢救休克的同时，无论胎儿是否存活均应尽快手术治疗。子宫破裂修补术联合紧急剖宫产术，如破裂口过大，破裂时间过长，边缘不完整的患者，应及时行子宫切除术。手术前后给予足量广谱抗生素控制感染。

五、护理评估

典型的子宫破裂根据病史、症状、体征，容易诊断。B 型超声检查能协助诊断。

1. 健康史

评估与子宫破裂相关的既往史和现病史，如有无子宫手术史、剖宫产史、此次妊娠有无骨盆狭窄、胎位异常、头盆不称，有无缩宫药物使用不当、阴道助产手术操作史。

2. 身心状况

有子宫破裂高危因素的产妇，应密切观察产程进展及生命体征；评估宫缩强度、间隔及持续时间，有无排尿困难、血尿，有无病理性缩复环；监测胎心及胎动情况；密切观察产妇的精神状态，有无烦躁不安、疼痛难忍、恐惧、焦虑；腹部检查腹痛的部位和性质，尤其是子宫下段的压痛，检查是否可扪及胎体等；阴道检查是否胎先露部上升、宫颈口缩小。

3. 辅助检查

子宫破裂以临床诊断为主，B 超检查有助于子宫破裂的诊断，确定破口部位及胎儿与子宫的关系。

六、常见护理诊断/问题

1. 急性疼痛

与强直性子宫收缩、病理性缩复环或子宫破裂血液及羊水进入腹腔刺激腹膜有关。

2. 有体液不足的危险

与大量出血有关。

3. 有感染的危险

与宫腔内损伤、多次阴道检查有关。

4. 预感性悲哀

与胎儿危险、大出血、切除子宫有关。

七、预期目标

（1）宫缩得到抑制，产妇疼痛减轻。

（2）产妇低血容量得到纠正与控制。

（3）产妇无感染症状。

（4）产妇情绪缓解。

八、护理措施

1.异常情况的处理

待产过程中密切监测胎心率变化，若出现胎心异常应立即报告医生，予吸氧、侧卧位等对症处理。如出现宫缩过强及下腹部压痛或病理性缩复环等先兆子宫破裂症状时，立即报告医生并停止催产素引产和一切操作，同时监测产妇的生命体征，遵医嘱给予抑制宫缩，并立即做好剖宫产术前准备。

2.急救的配合

如出现子宫破裂，应配合医生迅速输血输液，补充血容量，给予吸氧和体位摆放，积极抗休克处理并同时做好术前准备。做好新生儿复苏的准备，并呼叫和配合新生儿科医生进行新生儿抢救。

3.心理支持

向产妇及家属解释子宫破裂的治疗情况，争取其积极配合治疗抢救。对胎儿已死亡的产妇，应帮助其渡过悲伤期，认真倾听产妇诉说内心的感受。为产妇及其家属提供舒适的环境，给予生活上的护理和更多陪伴。

4.出院指导

提供产褥期休养计划，做好避孕指导。对于子宫切除的患者，告知相关的术后注意事项，嘱患者门诊定期随访。

九、结果评价

（1）住院期间产妇的低血容量状态得到及时纠正和控制。

（2）出院时产妇白细胞计数正常，感染得到控制。

（3）出院时产妇情绪稳定，饮食睡眠基本恢复正常。

第三节 羊水栓塞

预习案例

> 孙女士, 42 岁, G_3P_1, 孕 40 周, 自然临产入院。定期产检, 孕期无特殊。距上次分娩 13 年。专科情况: 宫缩强而有力, 胎膜自破, 羊水清, 宫口已开全, 胎头着冠。产妇屏气用力时突然出现意识丧失, 口唇发绀, 胎心监测显示减速, 最低 80 次/分钟。测血压 92/38 mmHg, 心率 90 次/分钟, 呼吸 24 次/分钟, 血氧饱和度 89%, 随即予高流量面罩给氧, 心电监测。呼叫抢救小组, 急诊抽血备血并予地塞米松 20 mg 静推。产妇意识丧失约持续 15 秒后自主恢复, 备产钳过程中, 经 2 次宫缩胎儿自娩, 体重 3.0 kg, Apgar 评分 8-9-10 分。5 分钟后胎盘自娩。总产程 1 小时 40 分。胎盘娩出后检查子宫颈 3 点处有长 2 cm 的裂伤予缝合。产后 30 分钟见阴道口持续流出酱油色不凝血。
>
> **思考**
>
> 1. 产妇目前诊断考虑什么? 发生此病的高危因素有哪些?
> 2. 针对目前情况, 下一步最有效的抢救措施是什么?

羊水栓塞(amniotic fluid embolism, AFE)指由于羊水进入母体血液循环引起急性肺栓塞、过敏性休克、弥散性血管内凝血、多器官功能衰竭等一系列病理生理改变的严重分娩并发症。羊水栓塞起病急骤, 病情凶险, 难以预测, 病死率高, 是孕产妇死亡的重要原因之一。多数发生在足月分娩, 也可发生于妊娠早期、中期的流产、引产及 10~14 周钳刮术时。

一、病因

羊水栓塞病因及发病机制并不十分清楚。一般认为是羊水中的有形物质(胎儿毳毛、角化上皮、黏蛋白、胎脂、胎粪)进入母体血液循环引起。基本条件有: 子宫颈或宫体损伤且存在病理性开放的静脉或血窦、羊膜腔内压力过高(强烈的子宫收缩)、胎膜破裂等。

高龄初产妇、多产妇(易发生子宫损伤)、过强宫缩或缩宫素使用不当、急产、胎膜早破或人工破膜史、前置胎盘、子宫不完全破裂、剖宫产术、刮宫术、死胎等均为羊水栓塞的诱发因素。

二、病理生理

羊水栓塞的核心问题是过敏性变态反应,由于羊水进入母体血液循环后,通过阻塞肺小动脉引起过敏反应和凝血机制异常而导致机体发生一系列复杂而严重的病理生理变化。主要变化如下:

1.肺动脉高压

羊水中有形物质如胎儿毳毛、胎脂、胎粪、角化上皮细胞等直接形成栓子,经肺动脉进入肺循环,阻塞小血管并刺激血小板和肺间质细胞释放白三烯、$PGF2\alpha$ 和 5-羟色胺等血管活性物质使肺小血管痉挛;同时羊水有形物质激活凝血过程,使肺毛细血管内形成弥散性血栓,进一步阻塞肺小血管,反射性引起迷走神经兴奋,引起小支气管痉挛和支气管分泌物增多,使肺通气、换气量减少。肺动脉高压直接使右心负荷加重,导致急性右心扩张,并出现充血性右心衰竭。而左心房回心血量减少,左心排血量明显减少,导致周围血循环衰竭,血压下降,出现休克、甚至死亡。

2.过敏性休克

羊水有形物质成为致敏原,作用于母体引起 I 型变态反应,导致过敏性休克,多在羊水栓塞后立即发生,表现为血压骤降甚至消失。与产妇个体体质相关。

3.弥散性血管内凝血(DIC)

妊娠时母体血液呈高凝状态,由多种凝血因子和纤维蛋白原增加所致,羊水中含多量促凝物质,可激活凝血系统,进入母血后易在血管内产生大量的微血栓,消耗大量凝血因子及纤维蛋白原而发生 DIC。同时羊水中也含有纤溶激活酶,当纤维蛋白原下降时可激活纤溶系统。DIC 时,由于大量凝血物质消耗和纤溶系统激活,产妇血液系统由高凝状态迅速转为纤溶亢进,血液不凝,极易发生严重产后出血及失血性休克。

4.急性肾衰竭

由于休克和 DIC 使得母体多脏器受累,常见为急性肾缺血导致肾功能不全和肾衰竭。

三、临床表现

羊水栓塞起病急骤、临床表现复杂。

1.典型羊水栓塞

典型羊水栓塞是以骤然的血压下降(血压与失血量不符合)、组织缺氧和消耗性凝血性疾病为特征的急性综合征。一般经过三个阶段:

(1)休克期:主要变现为心肺功能衰竭和休克。在分娩过程中,尤其是刚破膜不久,产妇突感寒战,出现呛咳、气急、烦躁不安、恶心、呕吐等前驱症状,继而出现呼吸困难、发绀、抽搐、昏迷、脉搏细数、心率加快、脉压差增大、血压急剧下降、肺底部湿啰音,短时间内迅速进入休克状态。病情严重者,产妇仅惊叫或打哈欠或抽搐后呼吸心跳骤停,约1/3患者可于数分钟内迅速死亡。

(2)出血期:患者度过心肺功能衰竭和休克期后,进入凝血功能障碍阶段,表现以阴道出血为主的全身出血倾向，如切口渗血、全身皮肤黏膜出血、针眼渗血、血尿、消化道大出血等。

（3）急性肾衰竭：羊水栓塞全身脏器均可受损，除心肺功能衰竭外，中枢神经系统和肾脏是最常受损器官。因为循环功能衰竭引起的肾缺血及 DIC 前期形成的血栓堵塞肾内小血管，引起缺血、缺氧，导致肾脏器质性损害，患者出现少尿（或无尿）及尿毒症表现。

2. 不典型羊水栓塞

羊水栓塞临床表现的三个阶段通常按顺序出现，也可同时出现或部分出现。有些病情发展缓慢，症状隐匿，缺乏急性呼吸循环系统症状或症状较轻；有些患者羊水破裂时突然一阵呛咳，之后缓解，未在意；也有些仅表现为一次寒战，几小时后才出现大量阴道出血，无血凝块，伤口渗血、血红蛋白尿等，并出现休克症状。

四、预防

羊水栓塞病因、发病机制并不十分明确，故难以预防，临床上应该注意识别高危因素，以降低羊水栓塞发生率。

（1）注意诱发因素，有前置胎盘、胎盘早剥、过期妊娠、胎儿窘迫、胎膜早破等并发症时，应提高警惕尽早发现、早诊断。

（2）人工破膜应在宫缩间歇期进行。

（3）剖宫产手术时动作应准确轻柔，预防子宫切口延裂；子宫切开后及时吸尽羊水再娩出胎儿，以免羊水进入子宫创口开放的血窦内。

（4）用缩宫素引产或加强宫缩时，必须有专人守候观察，避免宫缩过强。宫缩过强时，应立即停止用药，持续宫缩过强应使用宫缩抑制剂。

（5）做人工流产钳夹术时，应先破膜，待羊水流尽后再钳夹。

（6）孕中期引产行羊膜腔穿刺术时，应以细针穿刺。前壁胎盘穿刺时最好有超声引导，避免多次经胎盘穿刺形成局部血肿。

五、处理原则

一旦发生羊水栓塞，快速抢救是成功的关键。主要原则包括纠正呼吸循环功能衰竭，抗过敏，改善低氧血症，抗休克，防止 DIC 和肾功能衰竭，尽快终止妊娠。

1. 紧急处理

（1）保持呼吸道通畅，正压给氧：保持呼吸道通畅，立即面罩给氧，必要时气管插管或气管切开；保证供氧以改善肺泡毛细血管缺氧状况，预防及减轻肺水肿；改善心、脑、肾等重要脏器的缺氧状况。

（2）抗过敏：应立即给予大剂量肾上腺糖皮质激素抗过敏、解痉。氢化可的松 100~200 mg 加于 5%~10% 葡萄糖注射液 50~100 mL 快速静脉滴注，再用 300~800 mg 加于 5% 葡萄糖注射液 250~500 mL 静脉滴注，每日用量可达 500~1000 mg，或地塞米松 20 mg 加于 25% 葡萄糖注射液静脉推注后，再加 20 mg 于 5%~10% 葡萄糖注射液中静脉滴注。

（3）解除肺动脉高压：应用解痉药物缓解肺动脉高压，改善肺血流低灌注，预防右心衰竭所致的呼吸循环衰竭。推荐使用磷酸二酯酶-5 抑制药、一氧化氮及内皮素受体拮抗药等特异性舒张肺血管平滑肌的药物，如前列环素 1~2ng/（kg·h），静脉泵入，西地那非口服，20 mg/次，每日 3 次。另外，可以考虑给予盐酸罂粟碱、氨茶碱、酚妥拉明等药物。如盐酸罂粟碱 30~90 mg 加于 10%~25%葡萄糖注射液 20 mL 缓慢静脉推注，每日用量不超过 300 mg，可松弛平滑肌，扩张冠状动脉、肺和脑小动脉，降低小血管阻力，与阿托品同时应用效果更佳。

2. 抗休克

（1）补充血容量：扩容可选用生理盐水、葡萄糖注射液，补充新鲜血和血浆。抢救过程中应测定中心静脉压，了解心脏负荷状况、指导输液量及速度。

（2）升压药物：休克症状急剧而严重，或血容量已补足而血压仍不稳定者。多巴胺 20~40 mg 加于 10%葡萄糖注射液 250 mL 静脉滴注；间羟胺 20~80 mg 加于 5%葡萄糖注射液静脉滴注，根据血压调整速度。

（3）纠正心衰：常用毛花苷丙 0.2~0.4 mg 加于 10%葡萄糖注射液 20 mL 静脉缓注。

（4）纠正酸中毒：应及时行动脉血气分析、血清电解质测定。如有酸中毒时，用 5%碳酸氢钠液静脉滴注，并及时纠正电解质紊乱。

3. 防治 DIC

早期抗凝，以对抗羊水栓塞早期的高凝状态，及时输新鲜全血或血浆、纤维蛋白原，补充凝血因子；晚期抗纤溶。

（1）肝素钠：用于治疗羊水栓塞早期的高凝状态，尤其在发病后 10 分钟内使用效果更佳。在应用肝素时以试管法测定凝血时间控制在 15 分钟左右。肝素过量有出血倾向时，可用鱼精蛋白对抗，1 mg 鱼精蛋白对抗肝素 100U。

（2）补充凝血因子：应及时输新鲜血或血浆、纤维蛋白原等。

（3）抗纤溶药物：纤溶亢进时，用氨基己酸(4~6 g)、氨甲苯酸(0.1~0.3 g)或氨甲环酸(0.5~1.0 g)加于 5%葡萄糖注射液 100 mL 静脉滴注，抑制纤溶激活酶。补充纤维蛋白原 2~4 g /次，使血纤维蛋白原浓度达 1.5 g/L 以上。

4. 预防肾功能衰竭

羊水栓塞的患者应密切观察尿量及血清肌酐、尿素氮的变化。当血容量补足后，若仍少尿应选用呋塞米 20~40 mg 静脉注射，或 20%甘露醇 250 mL 快速静脉滴注（10 mL/min）。

5. 预防感染

应选用肾毒性小的广谱抗生素预防感染。

6. 产科处理

原则上在产妇呼吸循环功能得到明显改善，并已纠正凝血功能障碍后再处理分娩。在第一产程发病者待病情平稳立即行剖宫产终止妊娠；第二产程发病者行阴道助产，并密切观察子宫出血情况。若发生产后出血，经积极处理仍不能止血者，应行子宫切除，争取抢救时机。

六、护理评估

羊水栓塞的诊断主要是根据诱发因素、临床症状和体征。
在诱发子宫收缩、子宫颈扩张或分娩、剖宫产过程中或产后
短时间内，出现下列不能用其他原因解释的血压骤降或心脏
骤停、急性缺氧、凝血功能障碍，或无法解释的严重出血，首

羊水栓塞临床诊断
与处理专家共识的要点

先诊断为羊水栓塞，并立即按羊水栓塞抢救，同时进行相关辅助检查。

1. 健康史

了解有无羊水栓塞发生的各种诱因，如胎膜早破或人工破膜、前置胎盘、胎盘
早剥、宫缩过强或强直性宫缩，了解有无中期妊娠引产、钳刮术及羊膜穿刺术等手
术史。

2. 身心状况

破膜后、第一产程末、第二产程宫缩较强时或者胎儿娩出后的短时间内应注意产妇
有无呛咳、突然出现烦躁不安、气促、呼吸困难、发绀、咳粉红色泡沫痰、心率加快等表
现，是否迅速出现循环衰竭，进入休克及昏迷状态；观察阴道流血有无凝血块，是否出
现全身出血倾向、切口渗血，继而出现少尿、无尿等肾衰竭表现。少数患者可无先兆症
状，一声窒息样惊叫或打一哈欠，即进入昏迷状态。

3. 辅助检查

进行床旁胸部 X 线片、床旁心电图及超声心动图，观察心肺部情况。跟踪实验室检
查结果，留取相关血液标本寻找羊水成分等。

（1）血涂片查找羊水有形物质：采集下腔静脉血，镜检见到羊水有形成分支持诊断。
若临床症状典型，即使镜检无阳性发现也可诊断。

（2）床旁胸部 X 线片：双肺弥散性点片状浸润影，沿肺门周围分布，伴右心扩大。

（3）床旁心电图或心脏彩色多普勒超声检查：提示右心房、右心室扩大，而左心室
缩小，ST 段下降。

（4）与 DIC 有关的实验室检查示凝血功能障碍。

（5）尸体解剖：是诊断羊水栓塞的重要依据。

七、常见护理诊断/问题

1. 气体交换受损

与肺动脉高压导致肺血管阻力增加及肺水肿有关。

2. 外周组织灌注无效

与弥漫性血管内凝血及失血有关。

3. 潜在并发症

休克、肾衰竭、DIC。

4. 恐惧

与病情危重、濒死感有关。

八、预期目标

（1）产妇呼吸困难症状有所改善，维持呼吸功能。

（2）产妇能维持体液平衡，维持循环功能。

（3）产妇情绪平稳，恐惧减轻。

九、护理措施

1.配合治疗与抢救

在抢救过程中应正确有效及时配合医生完成治疗：①取半卧位或抬高头肩部卧位，加压给氧，及时做好气管插管或气管切开准备工作，保持呼吸道的通畅；②留置导尿管，保持导尿管的通畅，观察尿的排出量和性质，及时反映病情变化；③定时测量血压、脉搏、呼吸，准确地测量出血量，并观察血液有无凝血块；④严格执行无菌操作，遵医嘱用药，并观察药效及药物不良反应；⑤配合做好实验室检查，在反复观察动态变化中做到遵照医嘱及时反复抽血送验，及时反映异常数据；⑥应详细记录病情变化、诊治情况和24 小时出入量。

2.终止妊娠

做好终止妊娠的相关准备，当宫口已开全或接近开全时应及时做好阴道助产准备；当胎儿不能及时娩出时，应做好立即剖宫产的术前准备，行剖宫产结束分娩；密切观察产后出血情况，对无法控制的阴道流血患者，予以全子宫切除，应做好相关术前准备和术后护理。

3.心理支持

对于神志清醒的患者，应给予安慰和鼓励，使其配合治疗。对于家属的恐惧情绪表示理解和安慰。对子宫切除术后的患者，应进一步解释清楚子宫切除对其生理及心理的影响。

十、结果评价

（1）产妇呼吸困难症状改善。

（2）血压稳定、尿量正常，出血量减少。

（3）产妇及其家属情绪稳定。

本章小结

分娩期并发症包括产后出血、子宫破裂、羊水栓塞等，是导致孕产妇死亡的主要原因。

产后出血位居我国孕产妇死亡原因的首位。根据阴道出血发生时间与胎儿、胎盘娩出的关系及出血颜色、有无凝血块等可初步判断出血原因。子宫收缩乏力是最常见的原因。诊断产后出血的关键在于对出血量的准确测量和估计，错误的低估出血量会延误抢救时机。临床上应根据出血情况明确诊断并判断原因，及早处理。产后出血处理原则包括针对出血原因迅速止血、补充血容量、纠正休克。

子宫破裂最常见原因为瘢痕子宫破裂及先露部下降受阻，腹痛、病理性缩复环及胎心异常是主要临床表现。子宫破裂一旦确诊应尽快终止妊娠。

羊水栓塞典型表现是骤然出现的低氧血症、低血压和凝血功能障碍。羊水栓塞的诊断基于临床表现和诱发因素进行。处理原则是维持生命体征和保护器官功能。治疗主要采用支持性方法、对症性方法。

客观题测验

主观题测验

第十三章

产褥期疾病妇女的护理

产褥期疾病妇女的护理PPT

学习目标

识记：产褥期感染和产后抑郁症的定义、病因及诊断标准。

理解：产褥期感染和产后抑郁症的临床表现、预防及处理原则。

运用：产褥期感染和产后抑郁症的护理要点及产后抑郁症相关筛查量表。

产褥期母体各系统发生很大变化，是产妇身体与心理恢复的关键时期。若处理或护理不当，易导致产褥感染、产后抑郁症等，影响母婴健康。

■ 第一节　产褥感染

预习案例

陈女士，31 岁，1 周前阴道顺产娩出单活男婴。分娩过程中产程延长，行会阴侧切术，出血较多。目前该产妇出现下腹压痛，恶露较多且有恶臭，会阴切口红肿。查体：体温 38.9℃，宫底平脐，宫旁压痛，白细胞 $16×10^9/L$，中性粒细胞 80%。

思考：

1. 产妇出现了什么问题？属于哪类疾病？

2. 如何护理该产妇？

产褥感染（puerperal infection）是指分娩期及产褥期生殖道受病原体感染引起局部和全身的炎性变化。产褥病率（puerperal morbidity）是指分娩 24 小时后至 10 日内（即产后第 2~10 日），每天测量体温 4 次（每次间隔时间 4 小时），口表测 2 次体温达到或超过 38℃。产褥感染发病率约为 6%。据 WHO 报道，产褥感染是产褥期最严重的并发症，是直接导致孕产妇死亡的三大主要原因之一。引发产褥病率常见的原因是产褥感染，其次是生殖道以外的感染，如泌尿系统感染、上呼吸道感染、急性乳腺炎和血栓静脉炎等。

一、病因与发病机制

（一）病原体

机体对入侵病原体的反应取决于病原体的种类、数量、毒力以及机体自身的免疫力。引起产褥感染的病原体种类较多，常见有需氧菌、厌氧菌等，其中内源性需氧菌和厌氧菌混合感染的发生率呈上升趋势。

1. 需氧菌

（1）链球菌：是外源性感染的主要致病菌，尤其是 A 族 β-溶血性链球菌，其产生的外毒素与溶组织酶有极强的致病力、毒力和播散力，可致严重产褥感染。近年来，B 族链球菌感染率有明显上升趋势。

（2）杆菌：包括大肠杆菌、变形杆菌、克雷伯菌属等，亦为外源性感染的主要致病菌之一。这些杆菌寄生在阴道、会阴、尿道口周围，通常不致病。

（3）葡萄球菌：主要致病菌是金黄色葡萄球菌和表皮葡萄球菌。金黄色葡萄球菌多为外源性感染，容易引起严重的伤口化脓性感染，因能产生青霉素酶，从而对青霉素有耐药性。表皮葡萄球菌存在于阴道菌群中，所致的感染较轻。

2. 厌氧菌

（1）革兰阳性球菌：正常存在于阴道中。当产道损伤、胎盘残留、机体抵抗力下降时，可迅速大量繁殖，若与大肠杆菌混合感染，其分泌物异常恶臭。

（2）杆菌属：常见有脆弱类杆菌。多与需氧菌和厌氧性球菌混合感染，形成局部脓肿，产生大量脓液，有恶臭，还易引起化脓性血栓性静脉炎，形成感染血栓。

（3）芽孢梭菌：主要有产气荚膜梭菌，该毒素能产生外毒素溶解蛋白质而产气及溶血，可引起子宫内膜炎、腹膜炎、菌血症等。

3. 支原体、衣原体

溶脲支原体、人型支原体、沙眼衣原体均可寄生在女性生殖道内，引起产褥感染，多无明显症状。

（二）感染途径

1. 内源性感染

正常孕妇生殖道内寄生的微生物，多数不致病，当机体抵抗力降低和（或）病原体数量、毒力增强时，非致病微生物可转化为致病微生物，引起机体感染。研究表明孕妇生殖道病原体不仅可致产褥感染，而且还能通过胎盘、胎膜、羊水间接感染胎儿，导致流产、早产、胎膜早破、死胎等。

2. 外源性感染

外源性感染指外界病原菌进入生殖道所致的感染，可通过被污染的衣物、用具、手术器械、不严格的无菌操作、产妇临产前性生活等途径侵入机体。

（三）诱发因素

正常女性生殖道对外界致病因子的侵入有一定的防御能力。在孕前、孕期、分娩过程中，凡引起产妇生殖道防御功能和全身抵抗力下降的因素均可成为产褥感染的诱因。

（1）胎膜早破。完整的胎膜对病原体的入侵起着屏障作用。胎膜破裂导致阴道内病原体上行感染，病原体进入宫腔、输卵管、盆腔。

产妇产褥期感染相关因素分析

（2）产程延长、滞产、频繁的阴道检查增加病原体入侵机体的风险。

（3）剖宫产手术无菌操作不严、子宫切口缝合不当，可增加子宫内膜炎的发生率，并伴随严重的腹壁切口感染，尤以分枝杆菌所致者为甚。

（4）产程中宫内仪器使用不当或次数过多、时间过长，如宫内胎儿心电监护、胎儿头皮血采集等，将阴道及宫颈的病原体直接带入宫腔。

（5）阴道助产操作（产钳助产、胎头吸引术、臀牵引等）、产道损伤、产前产后出血、宫腔填塞纱布、产道异物、胎盘残留等。

（6）其他诱因。包括孕期生殖道感染、贫血、出血性疾病、糖尿病、妊娠合并心脏病、长期应用糖皮质激素及免疫抑制剂等。

二、临床表现及分类

产褥感染(微课)

发热、疼痛、异常恶露是产褥感染的三大主要症状。由于病原体及数量不同，感染部位及扩散范围不同，其临床表现也不同。

1. 急性外阴炎

会阴裂伤或会阴切口部位感染时，会阴部出现疼痛，排尿、活动受限，坐位困难。伤口局部充血水肿、发硬、压痛明显、伤口裂开、有脓性分泌物，较重时伴有低热。

2. 阴道炎、宫颈炎

阴道感染可由会阴感染上行蔓延所致，或致病菌直接由阴道裂伤侵入所致。感染部位较深时，可引起阴道旁结缔组织炎。阴道感染表现为黏膜充血、水肿或溃疡，局部疼痛，严重者可出现寒战、高热、心率加快等全身症状。当宫颈裂伤延至阔韧带时，若出现感染，可引起淋巴管炎、宫旁组织炎等。

3. 宫内感染

宫内感染包括子宫内膜炎、子宫肌炎。病原体经胎盘剥离面侵入子宫蜕膜层称为子宫内膜炎，侵入子宫肌层称为子宫肌炎。产妇通常主诉腹部疼痛，恶露增多有臭味，呈脓性，子宫复旧不良，可伴有高热、寒战、头痛、心率增快。血液检查白细胞增多。腹部和双合诊检查发现子宫、宫旁触痛。B型超声检查可发现子宫腔胎盘胎膜残留、子宫直肠陷凹积液。

4. 急性盆腔结缔组织炎、急性输卵管炎

多继发于子宫内膜炎或宫颈深度裂伤。病原体通过淋巴或血行侵及宫旁组织，并波及输卵管。临床表现主要为下腹持续性剧痛、肛门坠胀，常伴有寒战和高热。下腹部明显压痛、反跳痛、肌紧张，子宫复旧不良。妇检可触及宫旁组织增厚或有边界不清的实性包块，压痛明显，重者整个盆腔形成"冰冻骨盆"。

5. 急性盆腔腹膜炎、弥漫性腹膜炎

炎症进一步扩散至子宫浆膜层，形成盆腔腹膜炎。继续发展为弥漫性腹膜炎，出现全身中毒症状，如寒战、高热、恶心、呕吐、腹胀、下腹剧痛。查体时下腹明显压痛、反跳痛，产妇因产后腹壁松弛，腹肌紧张可不明显。腹膜炎性渗出及纤维素沉积可引起肠粘连，常在直肠子宫陷凹形成局限性脓肿，刺激肠管和膀胱导致腹泻、里急后重及排尿困难。

6. 血栓性静脉炎

血栓性静脉炎分为盆腔内血栓性静脉炎和下肢血栓性静脉炎。病原体多为厌氧菌。

(1)盆腔内血栓性静脉炎：子宫胎盘附着面的感染性栓子随着血液循环，可累及卵巢静脉、子宫静脉、髂内静脉、髂总静脉及阴道静脉，引起盆腔内血栓性静脉炎。可表现为反复发作的寒战、高热、一侧或双侧下腹部疼痛，子宫活动受限，可扪及增粗及触痛明显的静脉丛。

(2)下肢血栓性静脉炎：常继发于盆腔静脉炎，多发生在股静脉、腘静脉及大隐静脉，系盆腔静脉炎向下扩散或继发于周围结缔组织炎。临床症状随静脉血栓形成部位而有所不同。产妇多于产后1~2周出现持续发热和心动过速。髂静脉或股静脉栓塞时，影响下肢静脉回流，出现下肢疼痛、肿胀、皮肤发白、局部温度升高及栓塞部位压痛。小腿深静脉栓塞时可出现腓肠肌及足底部疼痛和压痛。

7. 脓毒血症及败血症

当感染血栓脱落进入血液循环可引起脓毒血症，出现肺、脑、肾脓肿或肺栓塞等；也可累及皮肤、关节，引起局部脓肿。当侵入血液循环的细菌大量繁殖引起败血症时，可出现严重全身症状及感染性休克症状，如寒战、高热、脉细数、血压下降、呼吸急促、尿量减少等，可危及生命。

三、预防

(1)加强孕期营养指导，增强机体抵抗力。积极治疗妊娠合并贫血、妊娠合并糖尿病等妊娠合并症。

(2)加强卫生指导，临产前2个月避免性生活及盆浴。积极治疗外阴炎、阴道炎和宫颈炎症等。

(3)避免胎膜早破、滞产、产道损伤与产后出血的发生。

(4)严格无菌技术操作，防止医源性感染。严格掌握阴道助产和剖宫产手术指征。

(5)注意会阴部清洁卫生，尤其是会阴伤口的清洁干燥，鼓励患者尽早进行产后康复。

课程思政

科学"坐月子"

　　民间俗称产褥期为"坐月子"，并在千百年来形成一套传统的"坐月子"风俗，但其中有许多做法并不能起到保健和预防疾病的作用，还会给产妇身体健康带来不利影响。如坐月子不可以刷牙、洗澡、开窗通风等，容易引起产褥感染、中暑、牙龈疾病，等等。因此，新妈妈既要重视产褥期的护理和保健，也不必迷信"坐月子"的陈规旧俗。而我们生活工作中，在面对外来文化和传统文化时，也要注意取其精华，去其糟粕。

四、处理方法

积极控制感染并纠正全身状况。

1. 支持疗法

高热产妇应行物理降温；伤口疼痛者给予止痛剂；加强营养，补充维生素，注意纠正贫血、水电解质紊乱；贫血严重者少量多次输注新鲜血液及血浆。

2. 局部处理

会阴伤口或腹部切口感染者，及时行热敷或切开引流；盆腔脓肿者，可经腹部或后穹隆切开引流；宫腔感染者应清除宫腔内残留物，如果产妇为急性感染伴发热，应控制感染，体温下降后再彻底清宫，避免引起感染扩散和子宫穿孔；下肢静脉栓塞者可敷中药，以活血化瘀。

3. 应用抗生素

未确定病原体时，根据临床表现和经验选用广谱高效抗生素。根据细菌培养和药物敏感试验结果，调整抗生素种类和剂量，保持有效血药浓度。

4. 抗凝治疗

血栓性静脉炎时，抗生素治疗的同时，加用肝素治疗。用药期间监测凝血功能，同时，也可给予双香豆素、阿司匹林等药物治疗。

5. 手术治疗

严重子宫感染经积极治疗无效，炎症扩散出现不能控制的出血、败血症或脓毒血症时应及时行子宫切除术清除感染源。

五、护理评估

1. 健康史

询问产妇一般情况和分娩经过，有无贫血、子宫复旧不良或生殖泌尿道感染等，了解本次妊娠是否有妊娠合并症及并发症，是否有胎膜早破、产程延长、手术助产、软产道损伤等。

2. 身心状况

严密观察产妇的生命体征；观察恶露的量、颜色、性状、气味。检查宫底高度、子宫软硬度、有无压痛等。观察会阴或腹部伤口愈合情况，有无红肿热痛、硬结及脓性分泌物。评估下肢有无疼痛、肿胀、皮肤发白、局部温度升高及局部压痛。评估产妇心理变化和社会支持情况，是否存在抑郁、焦虑等。

3. 辅助检查

结合血生化、细菌培养和影像学检查结果，判断病情严重程度。

(1)血液检查：白细胞总数增高及分类核左移，预示有感染存在。但严重产褥感染时，由于骨髓抑制，血白细胞总数及中性粒白细胞可不增多。血沉加快。检测血清 C 反应蛋白>8 mg/L，有助于早期诊断。

(2)细菌培养：通过宫腔分泌物、脓肿穿刺物、后穹隆穿刺物进行细菌培养和药物敏感试验，确定病原体及敏感的抗生素。

(3)影像学检查：①B 型超声检查确定是否存在胎盘胎膜残留、子宫旁包块、子宫直肠陷凹积液或积脓、腹部切口积液等；②CT 和 MRI 检查协助诊断血栓性静脉炎。

六、常见护理诊断/问题

1. 体温过高

与病原体感染及产后抵抗力降低有关。

2. 急性疼痛

与感染或下肢静脉炎有关。

3. 焦虑

与自身疾病或可能影响母乳喂养有关。

七、预期目标

(1)产妇感染得到控制，体温正常。

(2)产妇疼痛缓解。

(3)产妇焦虑情绪得以缓解，担心程度降低。

八、护理措施

1. 卫生指导与护理

做好孕期卫生宣教，预防感染发生。协助产妇做好产褥期皮肤及会阴护理，及时更换会阴垫，保持床单清洁干燥，防止感染加重。住院期间，每日 2 次用 0.1%聚维酮碘擦洗会阴。

2. 休息与体位

保证产妇充足的休息与睡眠。休息时鼓励采取半卧位或抬高床头，有利于炎症的局限及恶露的排出。下肢静脉栓塞者需卧床休息，并抬高患肢。会阴侧切者，为避免恶露浸润伤口，可取健侧卧位。

3. 饮食指导

给予高热量、高蛋白质、富含维生素、易消化食物，鼓励产妇多饮水。

4. 发热处理

密切监测产妇生命体征。如有高热，可行物理降温，降温期间密切观察体温变化，并记录降温效果。

5. 治疗配合

根据医嘱进行支持治疗，纠正贫血和水、电解质紊乱，增加蛋白质、维生素摄入。依据细菌培养和药敏试验结果合理选用抗生素，注意抗生素使用的时间间隔，维持血液中的有效浓度，同时注意药物是否影响哺乳。使用肝素、尿激酶等药物治疗时，应严密监测凝血功能。配合进行脓肿引流术、清宫术、后穹隆穿刺术等，做好术前准备及护理。

6. 就医指导

产后 42 天进行复查。教会产妇及家属识别产褥期感染征象，如畏寒、发热、腹部疼痛、会阴伤口红肿热痛、异常恶露等。

7. 心理支持

产妇面对疾病的影响和照顾新生儿的双重压力，可出现抑郁、焦虑情绪。需充分告知产妇及其家属病情和治疗方案，以消除其不必要的疑虑和担心，增强治疗信心。

九、结果评价

(1) 出院时，产妇疼痛缓解或消失。

(2) 出院时，产妇感染症状减轻或消失，指标恢复正常。

(3) 产妇焦虑情绪得到控制，积极配合治疗。

第二节 产后抑郁症

预习案例

陈女士，29 岁，G_1P_1，孕 41 周临产入院。入院后 40 小时产钳助产娩出单活女婴。新生儿因重度窒息转 NICU。产妇平日性格内向敏感，社交能力差。产后 2 周，家人发现其焦虑、易怒、食欲差、极少下床活动，常独自哭泣，不愿见人，对身边人充满敌意。

思考：

1. 陈女士可能的诊断是什么？有哪些高危因素？

2. 还需要进一步做哪些评估？

产后抑郁症（postpartum depression，PPD）是指产妇在分娩后出现的抑郁症状，是产褥期精神综合征中最常见的一种类型，我国报道的发病率为 1.1% ~ 52.1%，平均为 14.7%。产后抑郁症不仅影响产妇的生活质量、人际关系、家庭社会功能，还会导致母子互动少且质量差,影响婴幼儿的情感、认知、行为发育。抑郁症状严重的产妇甚至出现自杀、自残、弃婴、杀婴等行为倾向。

一、病因

产后抑郁症的发病原因尚不清楚。大量研究表明产后抑郁症是以下多种因素相互作用的结果。

1. 神经内分泌因素

产后抑郁的发生可能与神经内分泌失调有关。研究表明去甲肾上腺素、5-羟色胺、多巴胺、P 物质、脑啡肽等神经递质水平的变化与产后抑郁有关。分娩后产妇体内人绒毛膜促性腺激素(HCG)、人胎盘生乳素(HPL)、孕激素、雌激素含量急剧下降,可能在产后抑郁症和精神方面起重要作用。

2. 遗传因素

有精神病家族史,特别是家族抑郁症病史的产妇发病率高。

3. 产科因素

非计划怀孕、流产、难产、滞产、不良分娩结局等增加了产后抑郁症发生的风险。

4. 社会心理因素

(1)围产期负性生活事件:如失业、离婚、丧亲、家庭矛盾冲突、经济条件差、居住环境恶劣、婴儿不健康、婴儿性别不满意等。

(2)社会支持系统缺乏:特别是缺乏丈夫与长辈的支持与帮助、家属冷暴力等。

(3)产妇个性特征:具有敏感(神经质)、自我为中心、情绪不稳定、社交能力不良、好强、固执、内向等个性特征的产妇容易出现产后心理障碍。此外,对母亲角色有认同缺陷的产妇,孕期压力大、高度焦虑的产妇等容易发生产后抑郁症。

二、临床表现

一般产后 4 周内第一次发病(既往无精神障碍史),表现为抑郁、悲伤、沮丧、哭泣、易激惹、烦躁,重者出现幻觉或自杀倾向等症状。大多在 3~6 个月内自行恢复,若症状严重,可延长至产后 1~2 年,甚至迁延不愈。PPD 的临床表现复杂多样,异质性较大,主要分为核心症状群、心理症状群和躯体症状群 3 个方面。

1. 核心症状群

核心症状群包括情感低落、兴趣和愉快感丧失、劳累感增强和活动精力降低,这是 PPD 的关键症状。诊断 PPD 时至少应包括上述三个症状中的两个。

(1)情感低落:PPD 产妇感觉心情压抑,高兴不起来,常无缘无故地长时间哭泣,典型病例有晨重夜轻的节律性改变。

(2)兴趣和愉快感丧失:PPD 产妇对以前非常感兴趣的活动难以提起兴致,也无法从日常生活及活动中获得乐趣,体会不到与新生儿互动的喜悦。

(3)劳累感增加和活动精力减少:PPD 产妇会有不同程度的疲乏感,觉得活动困难、精力下降,且通过休息或睡眠并不能有效地恢复精力或体力。

2.心理症状群

心理症状群常见的有焦虑、无法集中注意力和注意的能力降低、自我评价和自信下降、自罪观念和无价值感、认为前途暗淡悲观、有自杀或伤婴的观念或行为、强迫观念和幻觉、妄想等精神病症。

3.躯体症状群

PPD产妇合并躯体症状的概率很高，有时躯体症状可能成为产妇的首发症状或就诊主诉，常见的有：睡眠障碍、食欲及体质量下降、性欲下降、头痛、腰背痛、恶心、口干、便秘、胃部烧灼感、肠胃胀气等非特异性症状。

产后抑郁症至今尚无统一的诊断标准。目前应用较多的是美国精神病学会在《精神疾病的诊断与统计 DSM-V》(2013年)中制定的标准：在过去的2周内出现下列5条或5条以上症状，并且必须具备(1)、(2)两条。

(1)情绪抑郁。

(2)对全部或多数活动明显缺乏兴趣或愉悦。

(3)体重显著下降或增加。

(4)失眠或睡眠过度。

(5)精神运动性兴奋或阻滞。

(6)疲劳或乏力。

(7)遇事皆感毫无意义或自罪感。

(8)思维力减退或注意力不集中。

(9)反复出现死亡或自杀的想法。

产后抑郁症的甄别症状

三、预防

(1)孕期加强宣教。利用孕妇学校、助产士门诊帮助孕妇及其家属了解妊娠、分娩、产褥及育婴知识，在思想上、技能上做好准备。

(2)对有精神病家族史、抑郁症史、不良妊娠史(如胎儿畸形)、不良分娩史(难产、死产)的产妇，应多关心、支持、安慰，避免不良刺激，增加其自信心。

(3)分娩过程中，产科医生和助产人员应有爱心和耐心，尤其是对产程长、精神压力大的初产妇。建立舒适温馨的待产环境，实施无痛分娩和 Doula 陪伴分娩，以减轻或者消除产妇的痛苦和紧张情绪。

(4)给予产妇及其家属针对性的健康宣教，提供足够的社会支持，特别是丈夫和家庭成员的情感和物质支持，使产妇平稳度过产褥期。

(5)产褥期抑郁症早期诊断困难，产后进行自我问卷调查(如 Edinburgh 产褥期抑郁量表)对于早期发现和诊断产褥期抑郁症很有帮助。对出现3条或3条以上症状者可纳入产后抑郁症的高危人群进行家庭和医院的提前干预。

四、处理原则

处理原则是识别诱因、早期发现、早期干预。药物治疗、心理治疗和物理治疗是当前治疗 PPD 的主要方法。已有众多的循证医学证据显示，综合治疗的效果优于单一的任何一种治疗，还需要全病程治疗，保证母婴安全。

1. 心理治疗

这是重要的治疗方法，主要包括心理支持与咨询、社会干预、团体治疗、同伴治疗等。

2. 药物治疗

适用于中度抑郁症及心理治疗无效者。尽量选用不良反应小，特别是不通过乳汁排泄的抗抑郁药。临床常首选 5-羟色胺再摄取抑制药，如盐酸帕罗西汀、盐酸舍曲林、氟伏沙明、西酞普兰等。

五、护理评估

1. 健康史

询问产妇一般状况，有无精神病家族史、抑郁病史、重大精神创伤等；评估本次妊娠进展是否顺利，有无妊娠合并症和并发症；评估产时情况，如产程进展、分娩方式、新生儿情况等；评估产后母乳喂养和母婴联结、有无伤口感染等。

产后抑郁症的治疗原则

2. 身心状况

观察产妇的情绪变化、食欲、睡眠、疲劳程度及集中注意力的能力。观察产妇的日常活动和行为，如自我照顾能力与照顾婴儿的能力。观察母婴之间的交流以及产妇与其家属之间的情感交流。评估产妇的分娩体验；评估产妇的社会支持系统、母亲角色适应、围产期有无负性生活事件的发生等；评估产妇的人际交往能力与社会支持系统。

Edinburgh产后抑郁量表（EPDS）

3. 辅助检查

产褥期抑郁症临床诊断困难，产后筛查问卷对早期发现诊断及干预很有帮助。

(1)爱丁堡产后抑郁量表(Edinburgh postnatal depression scale, EPDS)：目前公认该量表在评定产后抑郁时具有较高的灵敏度和特异度。该量表为自评量表，包括 10 个条目(表 13-1)。评定时间：强调评定的时间范围是在过去一周。最佳筛查时间在产后 2~6 周。评分标准：每一条目按 0~3 分进行 4 级评分。第 1、2、4 条目按 0、1、2、3 顺序计分，其余 7 个条目按 3、2、1、0 顺序计分。其主要统计指标是总分，即 10 个条目各项目分数之总和。总分范围为 0~30 分。总分大于或等于 13 分提示产妇在不同程度的抑郁症状，则视为筛查阳性。总分越高，抑郁程度越重。

(2)产后抑郁筛查量表(postpartum depression screening scale, PDSS)：包括 7 个维度，每个维度由 5 个条目组成。PDSS 包括睡眠/饮食失调、焦虑、担心、情绪不稳定、精神错乱、丢失自我、内疚/羞耻及自杀想法等因素，按照同意到不同意的强烈程度进行 5 级评分，评分范围为 35~175 分。总分≥60 分作为筛查产后抑郁患者的临界值；总分≥80 分作为筛查重度产后抑郁的临界值。

六、常见护理诊断/问题

1. 应对无效

与产妇抑郁行为改变有关。

2. 家庭运作过程失常

与无法承担母亲角色有关。

3. 有对他人施行暴力的危险

与产后严重的心理障碍，有伤婴的念头或行为有关。

4. 有对自己施行暴力的危险

与产后严重的心理障碍，有自伤的念头或行为有关。

七、预期目标

(1)产妇情绪稳定，能配合护理人员与家属采取有效应对措施。

(2)产妇能进入母亲角色，关爱婴儿。

(3)未发生自杀、自残或弃婴、杀婴等暴力事件。

八、护理措施

1. 生活指导

提供温馨、舒适的环境，让产妇多休息，保证足够的睡眠。助产人员应鼓励产妇在白天从事多次短暂的活动，入睡前喝热牛奶、洗热水澡。合理安排饮食，保证营养摄入，使产妇有良好的哺乳能力。

2. 协助并促进母亲适应角色

帮助产妇逐渐适应母亲角色，实施母婴同室、协助母乳喂养，鼓励产妇与婴儿多交流、多接触、多参与婴儿的照顾，培养其自信心。

3. 心理支持

让产妇感到被支持、尊重、理解，增强其信心、自我控制能力和交流能力。助产人员要具备温和、接受的态度，鼓励产妇宣泄和抒发自身感受，耐心倾听产妇诉说的问题。同时，鼓励和指导家属给予产妇更多的关心与爱护，减少或避免不良的精神刺激和压力。

4. 防止意外发生

注意安全防护，恰当安排产妇的生活与居住环境。抑郁产妇的睡眠障碍主要表现为早醒，而自杀、自伤等意外事件往往在此期间发生。

5. 用药护理

重症患者应在精神科医生或心理医生指导下用药。严格遵照医嘱给予抗抑郁药物治疗，并注意观察药物的疗效、不良反应。教会产妇及家属正确使用抗抑郁药及观察不良反应，例如，不能随意增减剂量，不能骤然停药，出现头痛、持续恶心、呕吐、心跳加速等症状应及时向医生报告。服用抗抑郁药物常常会发生直立性低血压，故起床或站立时应缓慢起身。未经医生同意严禁使用其他任何抗抑郁药物。

九、结果评价

(1)出院前产妇情绪稳定,能配合治疗。
(2)母婴接触与情感交流正常,学会护理新生儿。
(3)母婴安全、健康。

本章小结

> 产褥感染是导致产妇死亡的四大原因之一,以 β-溶血性链球菌最常见。临床分为急性外阴炎、阴道炎、宫颈炎,子宫感染,急性盆腔结缔组织炎和急性输卵管炎,急性盆腔腹膜炎和弥散性腹膜炎,血栓静脉炎,脓毒血症及败血症。发热、疼痛、恶露异常是产褥感染的三大主要症状,具体表现因感染部位、程度和扩散范围而不同。产后抑郁是产褥期精神综合征最常见的一种,主要表现为持续和严重的情绪低落及一系列躯体症状,严重影响母婴身心健康,需识别诱因、早期发现、早期干预。药物治疗、心理治疗和物理治疗是当前治疗 PPD 的主要方法。

客观题测验

主观题测验

第十四章

女性生殖系统炎症患者的护理

女性生殖系统炎症患者的护理PPT

学习目标

识记：女性生殖系统的自然防御功能；常见阴道炎的临床表现及处理原则；慢性宫颈炎、急性盆腔炎的临床表现、处理原则及护理要点。

理解：女性生殖系统炎症的传染途径、发展与转归；盆腔炎性疾病的高危因素。

运用：为妇科炎症患者制定个性化的护理计划，实施个性化的护理措施，减少妇科炎症对女性生活、生育和健康的影响。

女性生殖系统炎症是指外阴、阴道、宫颈、子宫、输卵管、卵巢、盆腔腹膜和盆腔结缔组织等受各种病原微生物的侵袭，所引发的感染性疾病，发病率高，且易反复。炎症可局限于一个部位，亦可多个部位同时受累，轻者可无症状，重者亦可引发败血症甚至是感染性休克、死亡。炎症不仅影响女性的身心健康和正常生活，也会危害胎儿及新生儿。

课程思政

关爱女性生殖健康

女性在社会生产中发挥着"半边天"的作用，又承担着孕育后代的重要责任和风险，她们的健康直接关系到儿童、家庭乃至整个社会的健康与安宁。然而我国各个年龄段妇女还普遍存在着不同程度的生殖道感染问题。为普及妇科疾病防治知识，促进我国妇女健康，帮助妇女养成健康、科学的生活方式，"健康与我同行——中国女性健康系列活动"组委会决定从2010年开始，在全国范围内开展"中国女性生殖健康工程"活动。活动主要是配合女性"两癌"筛查，开展女性生殖健康的科普专题讲座，创建生殖健康宣传基地，建立长期的女性健康系列教育体制，引导广大女性关注自身健康，加强自我保护意识，提高妇女健康水平。

第一节　概述

女性生殖系统炎症的发生、发展与其自然防御功能、致病病原体的种类及数量、传染途径息息相关。

一、女性生殖系统的自然防御功能

女性生殖器在解剖、生理、生化和免疫学等方面均具有比较完善的自然防御功能，在一定程度上能预防炎症的发生。

（一）解剖方面

外阴皮肤为复层鳞状上皮细胞，具有保护、吸收、分泌、排泄的功能，在一定程度上能防止外物损伤和病菌侵入；两侧大阴唇自然合拢，遮盖阴道口、尿道口，能防止外界微生物污染。自然状态下，阴道口闭合，阴道前后壁相互紧贴，能减少外界微生物的侵入；子宫颈内口紧闭、输卵管黏膜上皮细胞的纤毛向宫腔方向摆动以及输卵管的蠕动，均利于阻止病原体侵入。

（二）生理、生化方面

阴道上皮受雌激素的影响不但会增生变厚，其细胞内的糖原含量也增加。糖原在乳杆菌的作用下分解为乳酸，维持阴道正常的酸性环境（pH 在 3.8~4.4），抑制其他病原体的生长，称为阴道自净作用。若体内雌激素降低、性交过频（性交后阴道 pH 可上升至 7.2 并维持 6~8 小时）、阴道灌洗等均会使阴道 pH 升高，不利于乳杆菌的生长。另外，长期应用广谱抗生素也会抑制乳杆菌的生长；机体免疫力低下时，阴道其他条件致病菌则发展为优势菌，而引发炎症。

宫颈管黏膜分泌大量黏液，形成胶冻状黏液栓，能阻止微生物上行感染上生殖道。子宫内膜受激素影响出现周期性剥脱，是清除宫腔内感染的有利条件。此外，宫颈管黏液栓、子宫内膜分泌液以及输卵管分泌液内含有的乳铁蛋白和溶菌酶，能起到清除少量病原体的作用。

（三）免疫学方面

生殖道黏膜聚集了不同数量的淋巴组织及散在的淋巴细胞、中性粒细胞、巨噬细胞、补体和一些细胞因子，均在局部发挥着重要的免疫、抗感染的作用。

女性生殖系统虽然具备多重自然防御功能，但外阴阴道与尿道和肛门邻近，易受污染；外阴与阴道又是性交、分娩及宫腔操作的必经之道，亦容易受到损伤及病原体的侵入。同时，妇女在月经期、妊娠期、分娩期和产褥期等特殊生理时期，防御功能受到破坏，或机体免疫力低下时，病原体易侵入生殖道而形成炎症。

二、病原体

1.细菌

多数为化脓菌，比如葡萄球菌、链球菌、大肠杆菌、厌氧菌、淋病奈瑟菌及结核杆菌等。

2.原虫

以阴道毛滴虫最为常见，其次是阿米巴原虫。

3.真菌

以假丝酵母菌为主。

4.病毒

以疱疹病毒、人乳头瘤病毒为主。

5.螺旋体

以苍白密螺旋体为主。

6.衣原体

以沙眼衣原体为主，感染后症状不明显，但易导致盆腔广泛粘连。

7.支原体

在机体抵抗力低下时，可引发生殖道炎症。

三、传染途径

1.经生殖器黏膜上行蔓延

病原体侵入外阴、阴道后，或阴道内的病原体沿着阴道黏膜经宫颈、子宫内膜、输卵管黏膜至卵巢及腹腔的传染途径，是非妊娠期、非产褥期盆腔炎性疾病的主要感染途径。葡萄球菌、淋病奈瑟菌及沙眼衣原体多通过此途径传染扩散。

2.经淋巴系统蔓延

病原体经外阴、阴道、宫颈及宫体创伤处的淋巴管侵入盆腔结缔组织及内生殖器其他部位，是产褥期、流产后、放置宫内节育器后感染引发生殖系统炎症的主要传染途径，多见于链球菌、大肠杆菌及厌氧菌感染。

3.经血液循环蔓延

病原体先侵入人体的其他系统，再通过血液循环感染至生殖系统。结核杆菌主要经过此途径从肝脏蔓延至生殖器。

4.直接蔓延

腹腔内其他脏器先发生炎症，再直接蔓延至内生殖器，比如右侧阑尾炎会导致右侧输卵管炎。

以上4种传染途径均可见于盆腔炎性疾病。

四、炎症的发展与转归

1.痊愈

若患者抵抗力强、病原体致病力弱或治疗及时、抗生素使用恰当，一般情况下，患者炎症治愈后，其组织结构与功能可以恢复正常；若组织出现坏死、炎性渗出物，则会机化形成瘢痕或粘连，经治疗后炎症消失，但组织结构和功能则无法恢复正常。

2.转为慢性

若炎症治疗不彻底、不及时或病原体对抗生素不敏感，身体防御功能和病原体致病作用处于相持状态时，炎症则转变为慢性，长期持续存在。当机体抵抗力强时，炎症可被控制并逐渐好转；若机体抵抗力下降时，慢性炎症亦可急性发作。

3. 扩散与蔓延

若患者抵抗力低下，且病原体数量多、致病力强时，炎症可扩散蔓延，严重时可危及生命。

第二节 外阴炎症

预习案例

> 王女士，27 岁，因外阴瘙痒伴灼热疼痛 4 天来医院就诊。妇科检查发现外阴充血、红肿、有明显抓痕。阴道分泌物无异常改变。该患者常穿紧身化纤内裤。
>
> **思考：**
> 1. 请列出该患者最可能的临床诊断及主要的两个护理问题。
> 2. 针对该患者的病情应该给予哪些护理措施？

一、非特异性外阴炎

非特异性外阴炎（non-specific vulvitis）是由物理、化学因素而非病原体所致的外阴皮肤或黏膜的炎症。

（一）病因

女性解剖结构比较特殊，外阴与尿道、阴道和肛门邻近，经常受经血、阴道分泌物、尿液和粪便的刺激，若不注意皮肤清洁易引发炎症。其次是糖尿病患者的糖尿刺激、粪瘘患者的粪便刺激、尿瘘患者的尿液长期浸渍等。再者，长期穿紧身化纤内裤、或长期使用卫生护垫、外阴局部经常潮湿等亦可引发外阴部炎症。

（二）临床表现

1. 症状

外阴皮肤黏膜瘙痒、疼痛、红肿伴灼热感，于活动、性交、排尿、排便时加重。

2. 体征

妇科检查可见外阴局部充血、肿胀、糜烂，常有抓痕；严重者形成溃疡和湿疹。慢性炎症可使外阴皮肤增厚、粗糙、皲裂等，甚至出现苔藓样变。

（三）处理原则

保持局部清洁、干燥，局部使用抗生素，重视消除病因，积极治疗糖尿病，及时修补尿瘘和粪瘘。

（四）护理评估

1. 健康史

询问患者的年龄、月经史、婚育史、性生活史、个人卫生及月经期卫生保健情况，有无糖尿病、尿瘘、粪瘘等情况。

2. 身心状况

结合病史，询问患者外阴皮肤瘙痒、疼痛、烧灼等主观感觉，及其与活动、性交、排尿、排便的关系。了解患者情绪、心理状态的改变，尤其是未婚或未育女性，常因害羞、恐惧、担心被人耻笑等原因未能及时就医，导致延误病情，同时，也给治疗和护理带来一定的困难。

3. 辅助检查

尿糖、血糖监测。

（五）常见护理诊断/问题

1. 组织完整性受损

与局部皮肤瘙痒、抓挠有关。

2. 舒适度改变

与瘙痒、疼痛等不适有关。

3. 知识缺乏

缺乏防治非特异性外阴炎的相关知识。

（六）护理措施

1. 健康教育

对患者进行外阴清洁及疾病预防知识教育，嘱咐患者保持外阴部的清洁、干燥，尤其是在经期、孕期、分娩期和产褥期，要每天清洗外阴；不穿化纤类的内裤和紧身衣，穿全棉内裤，勤换内裤；勿饮酒，少食辛辣食物。

2. 症状护理

禁止患者搔抓皮肤或用手直接剥去干燥、脱落的痂皮，避免皮肤破溃、继发感染，延长皮肤愈合时间；若外阴破溃者，则要预防感染，使用柔软无菌会阴垫，减少摩擦和感染的机会。嘱咐患者勿用刺激性药物或肥皂擦洗，以免加重瘙痒不适感。

3. 用药护理

非特异性外阴炎患者局部治疗可使用 0.1% 聚维酮碘或 1∶5000 高锰酸钾液坐浴，每天 1~2 次，每次 15~30 分钟，5~10 次为 1 个疗程。护士应教会患者坐浴的方法，包括坐浴溶液的配置、温度、坐浴的时间及注意事项。注意提醒患者坐浴溶液浓度不宜过高，以免灼伤皮肤。坐浴时要使会阴部浸没于溶液中，经期禁止坐浴。坐浴后，局部涂抹抗生素软膏或紫草油。也可用中药水煎去渣，熏洗外阴部，每天 1~2 次。

4. 物理治疗

急性期患者可选用微波或红外线进行局部物理治疗。

二、前庭大腺炎

前庭大腺炎（bartholinitis）是指在性交、分娩或其他情况污染外阴时，病原体侵入前庭大腺腺体而引起的炎症。前庭大腺位于两侧大阴唇后 1/3 深部，其直径为 0.5~1.0 cm，出口管长 1.5~2.0 cm，腺管开口于处女膜与小阴唇之间。前庭大腺炎育龄妇女多见，幼女及绝经后期妇女少见。

（一）病因

主要病原体为葡萄球菌、链球菌、大肠杆菌、肠球菌、淋病奈瑟菌及沙眼衣原体，偶见滴虫感染。急性炎症发作时，病原体首先侵犯腺管，导致前庭大腺导管炎，腺管开口因肿胀或渗出物凝聚受阻，脓液无法外流、积存而形成脓肿，称为前庭大腺脓肿。

（二）临床表现

1. 症状

炎症多发生于一侧前庭大腺。初起非脓肿期，局部可见一侧大阴唇下方红肿热痛、坠胀感，行走不便，甚至会影响排尿、排便。

2. 体征

妇科检查时见局部皮肤红肿、发热、压痛明显，患侧前庭大腺开口处有时可见白色小点。若未及时得以治疗则转为脓肿期，此时可见疼痛加剧，肿胀范围增大，局部有波动感，或见脓液流出。部分患者可出现全身不适、发热、乏力等全身症状，腹股沟淋巴结可呈不同程度增大。若在未形成脓肿时治疗得当或脓肿期脓肿引流完全后可见局部红肿包块消退，疼痛减轻至消失，或伤口愈合良好。若引流不畅，炎症持续不消退，可反复急性发作。

（三）处理原则

根据病原体选择敏感的抗生素控制急性炎症；脓肿形成后切开引流并作造口术。

（四）护理评估

1. 健康史

询问患者的年龄、月经史、婚育史、性生活史、分娩史、个人卫生及月经期卫生保健情况。

2. 身心状况

结合病史，检查患处皮肤是否有红肿、发热、压痛，是否伴有发热、乏力等全身症状，是否有腹股沟淋巴结肿大；若有脓肿形成，要检查患处脓肿的大小。观察其行为变化，了解其情绪、心理状态的改变，避免延误病情。

3. 辅助检查

病原菌检查、血常规检查。

（五）常见护理诊断/问题

1. 舒适度改变

与红肿、热痛等不适有关。

2. 知识缺乏

缺乏防治前庭大腺炎的相关知识。

（六）护理措施

1.一般护理

治疗期间禁止性生活，保持外阴部清洁、干燥，每天用温水清洗外阴2次。勤换内裤，穿宽松裤子。急性炎症发作时，患者应卧床休息，以减轻坠胀感及避免摩擦刺破皮肤。

2.健康教育

养成健康、规律的生活习惯；清淡饮食，避免辛辣、煎炸、油腻食物，多饮水，可适当进食绿豆或藕汁等，勿饮酒及熬夜。做好经期、孕期、产褥期和性生活卫生。有白带异常、外阴及阴道炎症时及时就诊。

3.心理支持

因患病部位特殊，患者心理压力大，护士须尊重患者，维护患者的隐私权，不随意谈及和议论患者的病情，以坦诚、关心的态度选择合适的场合主动与患者沟通交流，并介绍成功的病例，使其增强信心，保持心情舒畅，积极主动配合治疗。

4.用药护理

在前庭大腺开口处取分泌物进行细菌培养和药敏试验，按医嘱给予抗生素及止痛剂，也可选用蒲公英、紫花地丁、金银花、连翘等局部热敷或坐浴。

5.物理治疗

可采用红外线治疗仪进行局部治疗。治疗前，先预热10分钟再照射外阴，距离20～30 cm（以患者不觉烫为宜），每天1次，每次30分钟，10天为1个疗程，照射过程须防止皮肤烫伤。

6.切开引流

有脓肿需行切开术，局部放置引流条引流，引流条每天更换。外阴用消毒液常规擦洗，伤口愈合后，再改用坐浴。

三、前庭大腺囊肿

前庭大腺囊肿（bartholin cyst）系因前庭大腺腺管开口部阻塞，分泌物积聚于腺腔而形成。

（一）病因

前庭大腺脓肿消退后，腺管口粘连闭塞，腺管阻塞，分泌物不能排出，脓液吸收后由黏液分泌物所代替；先天性腺管狭窄或腺腔内黏液浓稠分泌物排出不畅，导致囊肿形成；前庭大腺管损伤，如分娩时会阴与阴道裂伤后瘢痕阻塞腺管口，或会阴侧切损伤腺管，也可导致囊肿形成。

（二）临床表现

前庭大腺囊肿多发生在单侧，有时也可为双侧发病。若囊肿小且无感染，患者可无自觉症状，通常在妇科检查时发现；若囊肿较大，有外阴坠胀感或性交不适。囊肿多呈椭圆形，大小不等，位于外阴部后下方，可向大阴唇外侧突起。

（三）处理原则

以手术为主，造口术方法简单、损伤小，还能保留腺体功能。

（四）护理评估

同前庭大腺炎患者。

（五）常见护理诊断/问题

同前庭大腺炎患者。

（六）护理措施

同前庭大腺炎患者。

第三节　阴道炎症

预习案例

> 　　孙女士，32 岁，已婚。近半个月来阴道分泌物多、外阴瘙痒，近 2 天外阴奇痒难忍前来就诊。妇科检查发现外阴皮肤有明显抓痕，阴道黏膜充血、发红，分泌物呈乳白色豆渣样，擦除后露出红肿黏膜面。
>
> **思考：**
>
> 1. 请列出该患者最有可能的临床诊断和主要的护理问题。
> 2. 针对该患者目前的护理问题应该给予哪些护理措施？

一、滴虫阴道炎

滴虫阴道炎（trichomonal vaginitis）是由阴道毛滴虫引起的阴道感染，主要通过性接触传播。

滴虫阴道炎（微课）

（一）病因

阴道毛滴虫适合在温度 25℃~40℃、pH 5.2~6.6 的潮湿环境中生存。若 pH 在 5.0 以下或 7.5 以上，则不生长。滴虫在 3℃~5℃ 环境下能生存 21 天，在 46℃ 生存 20~60 分钟，在半干燥的环境中生存约 10 小时，在普通肥皂水中能生存 45~120 分钟。月经前、后阴道 pH 会发生改变，隐藏在腺体及阴道皱襞中的滴虫繁殖，引发炎症。另外，妊娠期、产后阴道环境发生改变，利于滴虫的生长繁殖。滴虫通过消耗或吞噬阴道上皮细胞内的糖原和乳杆菌，阻碍乳酸的生成，改变阴道 pH 环境，促进其在阴道内生长繁殖。滴虫阴道炎患者的阴道 pH 通常在 5.0~6.5 之间，多数>6.0。滴虫一般寄生在女性的阴道、尿道、尿道旁腺、膀胱、肾盂以及男性的包皮皱褶、尿道、前列腺等处。滴虫能消耗氧，使阴道成为厌氧环境，易促使厌氧菌繁殖，约有 60% 的患者合并有细菌性阴道炎（图 14-1）。

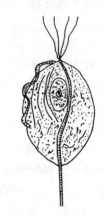

图 14-1　阴道毛滴虫

滴虫阴道炎的传染途径主要是经性交直接传播，也可经公共浴池、浴盆、浴巾、游泳池、坐式便器、衣物、污染的医用敷料、器械等间接传播。

(二)临床表现

1. 症状

潜伏期为4~28天，25%~50%的患者感染初期无症状，主要症状是阴道分泌物增多、外阴及阴道口瘙痒，间或有灼热、疼痛、性交痛等。分泌物为稀薄泡沫样、脓性、黄绿色、有臭味。若合并尿道感染，可有尿频、尿痛，有时伴有血尿。阴道毛滴虫能吞噬精子，影响精子在阴道内存活，可致不孕。

2. 体征

妇科检查可见患者阴道黏膜充血，严重者有散在出血斑点，形成"草莓样"宫颈，阴道后穹隆处可见泡沫状、灰黄色、黄白色稀薄液体或黄绿色脓性分泌物。

滴虫阴道炎的诊治指南（草案）

中、美、加滴虫阴道炎诊治指南解读

(三)处理原则

切断传染途径，杀灭阴道毛滴虫，恢复阴道正常pH，保持阴道自净功能。

全身用药主要是口服甲硝唑和替硝唑。甲硝唑治愈率为90%~95%，替硝唑治愈率为86%~100%。但此两种药物孕期及哺乳期妇女慎用，可选用局部用药，以乳酸杆菌阴道胶囊联合甲硝唑栓剂进行治疗。性伴侣同时服药进行治疗。

(四)护理评估

1. 健康史

询问患者的年龄、月经史、婚育史、性生活史、个人卫生及月经期卫生保健情况。

2. 身心状况

结合病史，询问患者外阴及阴道口瘙痒、疼痛、烧灼等主观感觉，及其与性交、排尿的关系。评估患者阴道分泌物的量、性状、气味。若患者存在不孕的情况，要注意评估不孕发生的时间、类型、与生殖系统炎症的关系。了解患者情绪、心理状态的改变，避免延误病情。

3. 辅助检查

生理盐水湿片镜检法是检测滴虫最简便的方法，敏感性为60%~70%。对可疑患者，若多次湿片法未能发现滴虫，采用培养法进行滴虫检测。

(五)常见护理诊断/问题

1. 组织完整性受损

与炎症刺激有关。

2. 舒适度改变

与瘙痒、疼痛、分泌物过多等有关。

3. 焦虑

与治疗效果欠佳或反复发作有关。

4. 知识缺乏

缺乏防治滴虫阴道炎的相关知识。

(六)护理措施

1. 健康教育

指导患者注意个人卫生，保持外阴清洁干燥，避免搔抓外阴致皮肤、黏膜破损。勤换内裤。内裤、浴盆等应煮沸消毒 5~10 分钟以消灭病原体。避免交叉和重复感染。治疗期间禁止性生活。

2. 指导患者配合检查

告知患者取分泌物检查前 24~48 小时避免性交、阴道灌洗或局部用药。分泌物取出后注意保暖并及时送检，否则滴虫活动力减弱，影响滴虫的检出率。

3. 用药护理

口服甲硝唑偶见胃肠道反应，如食欲减退、恶心、呕吐。此外，偶见头痛、皮疹、白细胞减少等，一旦发现应报告医生并停药。甲硝唑用药期间及停药 24 小时内、替硝唑用药期间及停药 72 小时内禁止饮酒，因药物可抑制乙醇在体内氧化而产生有毒的中间代谢产物发生双硫仑样反应。此外，甲硝唑用药期间及用药后 12~24 小时内不宜哺乳，替硝唑服药后 3 天内不宜哺乳，因两种药物均能通过乳汁排泄。

4. 要求性伴侣同时治疗

告知有性伴侣或已婚者滴虫阴道炎主要经性行为传播，要求检查性伴侣或配偶是否有生殖器、前列腺液滴虫存在。若为阳性，需同时治疗。

5. 治愈标准及治疗失败者的处理

治疗后宜在每次月经干净后复查白带，若连续 3 次复查均为阴性，方可诊断为治愈。对初次治疗失败的患者，遵医嘱增加用药剂量，同时要进行耐药性监测。

6. 说明妊娠期治疗的注意事项

滴虫阴道炎可致胎膜早破、早产及低出生体重儿，可采用甲硝唑治疗，减轻孕妇炎症症状，减少传播，防止新生儿呼吸道和生殖道感染。但目前甲硝唑能否改善滴虫阴道炎所致的妊娠并发症、是否会增加胎儿致畸率尚未明确，因此给孕妇应用甲硝唑时，最好取得孕妇及其家属的知情同意。为确保良好的妊娠结局，可考虑局部用药，以乳酸杆菌阴道胶囊联合甲硝唑栓剂进行治疗。

二、外阴阴道假丝酵母菌病

外阴阴道假丝酵母菌病(vulvovaginal candidiasis，VVC)是由假丝酵母菌引起的外阴阴道炎症，也称为外阴阴道念珠菌病。据国外资料显示，约 75% 的妇女一生中至少患过 1 次外阴阴道假丝酵母菌病，其中 40%~45% 的妇女经历过 2 次或以上的发病。

（一）病因

80%～90%的病原体为白假丝酵母菌，10%～20%为非白色假丝酵母菌（含光滑假丝酵母菌、近平滑假丝酵母菌、热带假丝酵母菌等）。酸性环境适宜假丝酵母菌生长，假丝酵母菌感染的患者阴道 pH 多在 4.0～4.7，通常<4.5。假丝酵母菌对热的抵抗力不强，加热至60℃后1小时即可死亡，但对干燥、日光、紫外线及化学制剂等抵抗力较强。

白假丝酵母菌是有酵母相和菌丝相的双相菌。酵母相为芽生孢子，在无症状寄居和传播中起作用；菌丝相为芽生孢子伸长成假菌丝，侵袭组织能力强。白假丝酵母菌为条件致病菌，10%～20%非孕妇女及30%～40%孕妇阴道中有此菌寄生，但数量极少，且呈酵母相，因此，并不引起症状，只有全身及阴道局部免疫能力下降、假丝酵母菌大量繁殖并转变为菌丝相才出现症状。常见发病诱因如下：①长期应用抗生素，抑制乳杆菌生长，有利于假丝酵母菌繁殖；②妊娠期机体免疫力下降，雌激素水平高，阴道组织内糖原增加，酸度增高，有利于假丝酵母菌生长；③糖尿病患者机体免疫力下降，阴道内糖原增加，适合假丝酵母菌繁殖；④大量应用免疫抑制药，如皮质类固醇激素或免疫缺陷综合征，使机体的抵抗力降低；⑤胃肠道假丝酵母菌、应用含高剂量雌激素的避孕药、穿紧身化纤内裤和肥胖者，均易诱发外阴阴道假丝酵母菌病。

外阴阴道假丝酵母菌病的传染途径主要为内源性传染，假丝酵母菌为条件致病菌，存在于人的口腔、肠道、阴道，一旦条件合适，三个部位可相互传染。少数经性交直接传播，极少数经接触感染的衣物间接传播。

（二）临床表现

1.症状

症状主要为外阴瘙痒、灼痛、性交痛及尿痛。尿痛是因排尿时尿液刺激水肿的外阴及前庭所致。部分患者阴道分泌物增多，特征为白色稠厚呈凝乳或豆腐渣样。

2.体征

妇科检查时可见外阴红斑、水肿，常伴有抓痕，严重者可见皮肤皲裂、表皮脱落。阴道黏膜红肿，小阴唇内侧及阴道黏膜附有白色块状物，擦除后露出红肿黏膜面，急性期还可见糜烂及表浅溃疡。

根据病原菌类型、临床表现、宿主状况等分为单纯性 VVC 和复杂性 VVC，见表14-1。有10%～20%的妇女表现为复杂性 VVC。一年内有症状并经真菌学证实的 VVC 发作4次或以上，称为复发性外阴阴道假丝酵母菌病（recurrent vulvovaginal candidiasis，RVVC），发生率约为5%。其中 VVC 的临床表现按 VVC 评分标准划分，评分≥7分为重度 VVC，而<7分为轻、中度 VVC，见表14-2。

（三）处理原则

（1）消除诱因，包括积极治疗糖尿病，及时停用广谱抗生素、雌激素及皮质类固醇激素。

（2）根据患者具体情况选择局部或全身应用抗真菌药物。单纯性 VVC 主要以局部短疗程抗真菌药物为主，如咪康唑栓剂、克霉唑栓剂、制霉菌素栓剂等；复杂性 VVC 患者可采用强化治疗及巩固治疗。严重 VVC 者，外阴局部可应用低浓度糖皮质激素软膏或唑类霜剂。

（四）护理评估

1. 健康史

询问患者的年龄、月经史、婚育史、性生活史、生殖系统手术史、糖尿病病史、个人卫生及月经期卫生保健情况，有无接受大剂量雌激素治疗或长期应用抗生素治疗史。

2. 身心状况

结合病史，询问患者外阴瘙痒、疼痛、烧灼等主观感觉。评估患者阴道分泌物的量、性状、气味等，评估外阴是否有红斑、水肿，皲裂。了解患者情绪、心理状态的改变，避免延误病情。

3. 辅助检查

（1）湿片法：目前临床上常用的 VVC 检测方法，检出孢子和假菌丝即可确诊。

（2）培养法：若为顽固病例，可采用该法确诊是否为非白假丝酵母菌感染。

（3）pH 测定：对是否为混合感染具有重要鉴别意义，若 pH<4.5，可能为单纯假丝酵母菌感染，若 pH>4.5，可能存在混合感染，尤其是细菌性阴道病的混合感染。

表 14-1　VVC 临床分类

	单纯性 VVC	复杂性 VVC
发生频率	散发或非经常发作	复发性
临床表现	轻到中度	重度
真菌种类	白假丝酵母菌	非白假丝酵母菌
宿主情况	免疫功能正常	免疫功能低下、应用免疫抑制剂、非控制的糖尿病、妊娠

表 14-2　VVC 临床评分标准

评分项目	0分	1分	2分	3分
瘙痒	无	偶有发作，可被忽略	能引起重视	持续发作，坐立不安
疼痛	无	轻	中	重
阴道黏膜充血、水肿	无	轻	中	重
外阴抓痕、皲裂、糜烂	无	/	/	有
分泌物量	无	较正常多	量多，无溢出	量多，有溢出

（五）常见护理诊断/问题

1. 组织完整性受损

与炎症刺激、溃疡、搔抓有关。

2. 舒适度改变

与瘙痒、疼痛、分泌物过多等有关。

3. 焦虑

与治疗效果欠佳或反复发作有关。

4. 知识缺乏

缺乏防治外阴阴道假丝酵母菌病的相关知识。

(六)护理措施

1. 健康教育

与患者讨论发病的因素及治疗原则，积极配合治疗方案；嘱患者保持心情舒畅，养成健康的卫生习惯，定时清洗外阴、保持外阴部清洁和干燥、勤换内裤、正确选择合适洗浴用品，用过的内裤、浴盆和毛巾均用开水烫洗；加强身体锻炼，提高机体抵抗力。

2. 指导患者配合检查

告知患者取分泌物或复查前 24~48 小时避免性交、阴道灌洗或局部用药。

3. 用药护理

向患者说明用药的目的、方法及坚持正规治疗的重要性。若采用局部用药，为保证药物局部作用时间，应告知患者宜在晚上睡前放置，且要把药物推送至阴道深部。为提高用药效果，可用 2%~4% 碳酸氢钠液坐浴或阴道冲洗后用药。月经期间禁止阴道局部用药，用药前后做好个人手部和会阴部的卫生。对复发性 VVC 患者，治疗期间应定期复查监测疗效及药物不良反应，一旦发现不良反应，立即停药。妊娠期合并感染者应积极治疗，否则经阴道分娩的新生儿易感染发生鹅口疮，治疗宜以局部治疗为主，以 7 天疗法效果为佳，禁止口服唑类药物。

4. 性伴侣治疗

虽性伴侣无须进行常规治疗，但 15% 的男性与女性患者接触后患有龟头炎，对有症状男性要进行假丝酵母菌检测并治疗，预防女性重复感染。

5. 消除病因

指导正确应用抗生素、雌激素及皮质类固醇激素，积极治疗糖尿病，以免诱发假丝酵母菌病的发生。

6. 随访

若症状持续存在或诊断后 2 个月内复发者，需再次复诊。对复发性 VVC 患者，在治疗结束后 7~14 天、1 个月、3 个月和 6 个月各随访 1 次，后两次随访时，建议进行真菌培养。

三、萎缩性阴道炎

萎缩性阴道炎(atrophic vaginitis)是因自然绝经或人工绝经后阴道局部抵抗力低下，致病菌大量繁殖引起的阴道炎症，严重时可导致阴道狭窄甚至闭锁。

(一)病因

由于卵巢功能衰退，雌激素分泌功能减弱，导致阴道壁萎缩、黏膜变薄，抵抗力、免疫力下降，病原微生物进入阴道引发炎症。

(二)临床表现

1. 症状

外阴瘙痒、灼热不适，阴道分泌物增多，分泌物稀薄，呈淡黄色，感染严重时呈血样脓性白带。因阴道黏膜萎缩，可伴有性交痛。

2. 体征

妇科检查可见阴道呈萎缩性改变，上皮皱襞消失、萎缩、菲薄。阴道黏膜充血，常伴有散在小出血点或点状出血斑，严重时见浅表溃疡。溃疡面可与对侧粘连，严重时造成阴道腔狭窄甚至闭锁，炎性分泌物排除不畅，可形成阴道积脓或宫腔积脓。

(三)处理原则

应用抗生素抑制细菌生长；补充雌激素增加阴道抵抗力。

(四)护理评估

1. 健康史

询问患者的年龄、月经史、婚育史、性生活史、绝经年龄、生殖系统手术史等。

2. 身心状况

结合病史，询问患者外阴瘙痒、烧灼、性交痛等主观感觉。评估患者阴道分泌物的量、性状、气味；评估阴道黏膜是否有萎缩性改变，是否充血，伴有散在出血点或点状出血斑；评估阴道黏膜是否存在溃疡，阴道是否狭窄或闭锁。了解患者情绪、心理状态的改变，避免延误病情。

3. 辅助检查

(1)悬滴法：取阴道分泌物检查，显微镜下见大量基底细胞及白细胞，而无滴虫及假丝酵母菌。

(2)宫颈刮片或分段诊刮术：对有血性白带者，应与子宫恶性肿瘤相鉴别，需常规做宫颈刮片，必要时行分段诊刮术。

(3)局部活组织检查：对于阴道壁肉芽组织及溃疡，应与阴道癌相鉴别。

(五)常见护理诊断/问题

1. 黏膜完整性受损

与炎症刺激引起黏膜溃疡甚至粘连有关。

2. 舒适度改变

与瘙痒、疼痛、分泌物过多等有关。

3. 知识缺乏

缺乏防治萎缩性阴道炎的相关知识。

(六)护理措施

1. 健康教育

注意保持会阴部清洁、干燥，勤换内裤，穿棉质透气性好的内裤，减少刺激等。向患者宣传有关萎缩性阴道炎的相关保健知识，告知预防措施和保健方法，一旦有症状及时就诊。另外，要加强营养，增强体质。

2. 用药护理

告知患者用药的目的、原则、方法及注意事项，能积极主动配合治疗。阴道局部用抗生素，如诺氟沙星 100 mg，放入阴道深部，每天 1 次，7~10 天为 1 个疗程。也可选用中药进行局部治疗，如保妇康栓等。若阴道局部干涩明显者，可用润滑剂。为增加阴道酸度，抑制细菌生长繁殖，通常用1%乳酸或0.5%醋酸冲洗阴道(1次/天)后再行局部治疗。雌激素制剂可局部给药，可用雌三醇软膏局部涂抹，每天1~2次，14天为1个疗程；或选用兼有广谱抗菌作用及局部雌激素样作用的制剂，如氯喹那多普罗雌烯阴道片。对于同时需要性激素补充治疗的患者，也可口服替勃龙 2.5 mg，1 次/天。告知乳腺癌或子宫内膜癌患者要禁止使用雌激素。

第四节　子宫颈炎症

预习案例

> 　　李女士，32 岁，已婚。因阴道分泌物多、外阴瘙痒伴性生活后出血 6 天来就诊。妇科检查发现宫颈充血、水肿，宫颈口有大量脓性分泌物流出，用棉拭子擦拭会有轻微出血，宫颈管黏膜外翻。
> 　　**思考：**
> 　　1. 请列出该患者最有可能的临床诊断和主要的护理问题。
> 　　2. 针对该患者目前的护理问题应该给予哪些护理措施？

　　子宫颈炎症（cervicitis）是妇科常见疾病之一，根据发病部位分为宫颈阴道部炎症及宫颈管黏膜炎症。根据子宫颈炎症病程发展可分为急、慢性宫颈炎。临床上多见急性子宫颈管黏膜炎，若急性子宫颈管黏膜炎未经及时诊治或病原体持续存在，可导致慢性子宫颈炎症。

一、急性子宫颈炎

　　急性子宫颈炎（acute cervicitis）以宫颈管黏膜柱状上皮感染为主，表现为局部充血、水肿、坏死、上皮变性，黏膜、黏膜下组织、腺体周围见大量中性粒细胞浸润，腺腔中有脓性分泌物。

　　（一）病因

　　宫颈本身具有多重防御功能，是阻止病原体进入上生殖道的重要防线。但因宫颈容易受性交、分娩、流产或手术操作的损伤，加上宫颈管单层柱状上皮抗感染能力较差，容易发生感染。另外阴道与宫颈相连，阴道炎症易沿黏膜上行蔓延至宫颈，引发宫颈炎。

　　（二）临床表现

　　1. 症状

　　大部分患者无症状，有症状者主要表现为阴道分泌物增多，呈黏液脓性，因大量阴道分泌物刺激可引起外阴瘙痒及灼热感。月经间期、性交后可有出血症状。合并尿路感染时，可有尿频、尿急、尿痛等症状。

　　2. 体征

　　妇科检查可见宫颈充血、水肿、黏膜外翻，有黏液脓性分泌物附着，甚至从宫颈管流出，子宫颈管黏膜质脆，易出血。淋病奈瑟菌感染时，因尿道旁腺、前庭大腺受累，可见尿道口、阴道口黏膜充血、水肿及大量脓性分泌物。急性宫颈炎具备以下一个或两个体征：①于子宫颈管或子宫颈管棉拭子标本上，肉眼可见脓性或黏液脓性分泌物；②用棉拭子擦拭子宫颈管时，易于诱发子宫颈管内出血。

（三）处理原则

处理原则主要采用抗生素药物治疗。对有性传播疾病高危因素的患者，即使未获得病原体检测结果，也可立即给予经验性抗生素治疗；有病原体检测结果者，则选择针对病原体的抗生素。

（四）护理评估

1. 健康史

询问患者的年龄、月经史、婚育史、性生活史、生殖系统手术史、分娩史；宫腔内手术操作后、产后、流产后有无感染史；个人卫生及月经期卫生保健情况；此前有无接受过急慢性宫颈炎治疗，治疗经过和效果，识别发病的可能诱因。

2. 身心状况

结合病史，询问患者外阴瘙痒、烧灼等主观感觉。评估子宫颈、阴道口及尿道口黏膜充血、水肿和分泌物的量、性状、气味等。评估炎症是否扩散到盆腔，患者是否有腰骶部疼痛、盆腔部下坠痛，疼痛与劳累、性交后及月经前后是否加剧。注意评估患者是否存在不孕情况，不孕发生的时间、类型、与急性宫颈炎的关系。了解患者情绪、心理状态的改变，避免延误病情。

3. 辅助检查

（1）白细胞检测：急性炎症时，子宫颈管分泌物或阴道分泌物中白细胞增多，阴道分泌物增多时应先排除阴道炎症。

（2）病原体检测：应进行沙眼衣原体、淋病奈瑟菌的检测，及时排除细菌性阴道炎及滴虫阴道炎。

（五）常见护理诊断/问题

1. 舒适度改变

与阴道分泌物过多、外阴瘙痒、灼热感等有关。

2. 焦虑

与患者担心病情加重或反复发作有关。

3. 知识缺乏

缺乏防治急性宫颈炎的相关知识。

（六）护理措施

1. 健康教育

嘱患者注意个人卫生，勤换内裤，保持外阴清洁、干燥，减少局部摩擦。适当运动，加强营养，增强抵抗力。禁忌有多个性伴侣和不良性行为。坚持治疗直至治愈，避免病情反复迁延不愈转为慢性。

2. 用药护理

指导患者及时、足量、规范、彻底、有效应用抗生素。①对于有性传播疾病高危因素的患者(年龄<25 岁，有多个性伴侣或新性伴侣，且为无保护性交)，未获得病原体检测结果前，针对沙眼衣原体，可给予阿奇霉素 1 g，单次口服；或多西环素 100 mg，每天 2 次，连服 7 天。②对获得病原体检测结果者，选择针对病原体的抗生素。单纯急性淋病奈瑟菌感染者，主张大剂量、单次给药，常用药物有第三代头孢菌素，如头孢曲松钠 250 mg，单次肌内注射；或头孢噻肟钠 1 g，单次肌内注射；对不能接受头孢菌素者，可选择氨基糖苷类抗生素中的大观霉素 4 g，单次肌内注射。沙眼衣原体感染者治疗药物主要有四环素类，如多西环素 100 mg，2 次/天，连服 7 天；红霉素类，如阿奇霉素 1 g，单次顿服。因淋病奈瑟菌感染常伴有衣原体感染，故淋菌性子宫颈炎患者应用抗淋病奈瑟菌药物和抗衣原体感染药物合并治疗。合并细菌性阴道炎时，要同时治疗细菌性阴道炎，否则将导致子宫颈炎持续存在。

3.性伴侣的处理

告知病原体为沙眼衣原体及淋病奈瑟菌的子宫颈炎患者，其性伴侣应进行相应的检查及治疗。治疗期间禁止性生活。

4.随访症状持续存在者

对症状持续存在的患者要加强随访，进行全面评估，分析原因，调整治疗方案。了解有无再次感染性传播疾病，性伴侣是否已进行治疗，阴道菌群失调是否持续存在等。

二、慢性子宫颈炎

慢性子宫颈炎(chronic cervicitis)是指子宫颈间质内有大量淋巴细胞、浆细胞等慢性炎细胞浸润，可伴子宫颈腺上皮及间质增生和鳞状上皮化。

(一)病因

慢性子宫颈炎由急性子宫颈炎迁延而来，也可为病原体持续感染所致，病原体与急性子宫颈炎相似，多见于分娩、流产、手术损伤宫颈后，病原体侵入引起感染；也可因局部卫生不良或雌激素缺乏、局部抵抗力低下引起。

(二)临床表现

1.症状

多无症状，少数患者有阴道分泌物增多，呈淡黄色或脓性，偶有分泌物刺激引起外阴瘙痒或不适。可有月经间期、性交后出血。

2.体征

妇科检查可见子宫颈呈糜烂样改变，或有黄色分泌物覆盖子宫颈口或从子宫颈口流出，也可表现为子宫颈息肉或子宫颈肥大。

子宫颈糜烂样改变是一个临床征象，可为生理性改变，也可为病理性改变。生理性改变即生理性柱状上皮异位主要是受雌激素水平的影响，雌激素水平增高会导致宫颈柱状上皮外移致宫颈外口，子宫颈局部呈糜烂样改变，可见的红色细颗粒状，这种情况可不伴有感染存在，多见于青春期、生育年龄妇女雌激素分泌旺盛者、口服避孕药或妊娠期的女性。病理性宫颈糜烂样改变除了在慢性子宫颈炎患者身上可见以外，在子宫颈上皮内瘤变、甚至早期子宫颈癌患者身上亦可见。因此对子宫颈糜烂样改变者需进行子宫颈细胞学检查和(或)HPV 检测，必要时行阴道镜及活组织检查，以排除子宫颈上皮内瘤变或子宫颈癌。

(三)处理原则

排除早期宫颈癌,不同病变采用的治疗方法不同。宫颈糜烂样改变但无症状的生理性柱状上皮异位无需处理;宫颈糜烂样改变伴有分泌物增多、乳头状增生或接触性出血,可给予局部物理治疗,如激光、冷冻、微波等方法,也可给予中药保妇康治疗或作为物理治疗前后的辅助治疗。宫颈息肉行息肉摘除术,并将切除的息肉送病理组织学检查。子宫颈肥大一般无需治疗。

(四)护理评估

1.健康史

询问患者的年龄、月经史、婚育史、性生活史、生殖系统手术史、分娩史;宫腔内手术操作后、产后、流产后有无感染史;个人卫生及月经期卫生保健情况;此前有无接受过急慢性宫颈炎治疗,治疗经过和效果,识别发病的可能诱因。

2.身心状况

结合病史,询问患者外阴瘙痒、烧灼等主观感觉。评估子宫颈是否肥大、是否有息肉、是否存在糜烂样改变及其程度,评估子宫颈及阴道分泌物的量、性状、气味等。评估炎症是否扩散到盆腔,患者是否有腰骶部疼痛、下腹部坠痛、痛经,疼痛在劳累、性交后及月经前后是否加剧。注意不孕发生的时间、类型,与慢性宫颈炎的关系等。了解患者情绪、心理状态的改变,避免延误病情。

3.辅助检查

(1)阴道镜检查:可见子宫颈糜烂样改变,但因子宫颈生理性柱状上皮异位和子宫颈上皮内瘤变、早期子宫颈癌均可呈现糜烂样改变,因此对子宫颈糜烂样改变者要进行子宫颈细胞学检查和(或)HPV检测,必要时行活组织检查以排除子宫颈上皮内瘤变或子宫颈癌。

(2)病理组织检查:子宫颈息肉应与子宫颈的恶性肿瘤及子宫体的恶性肿瘤相鉴别,因后两者也可呈息肉状,从子宫颈口突出,故息肉切除后应送病理组织学检查确诊。

(3)子宫颈细胞学检查:对子宫颈肥大者,需进行子宫颈细胞学检查,必要时进行子宫颈管搔刮术以排除内生型子宫颈癌尤其是腺癌。

(五)常见护理诊断/问题

1.组织完整性受损

与炎性刺激有关。

2.舒适度改变

与白带增多、外阴瘙痒等有关。

3.焦虑

与担心宫颈癌有关。

4.知识缺乏

缺乏防治慢性宫颈炎的相关知识。

（六）护理措施

1. 健康教育

嘱患者注意个人卫生，勤换内裤，保持外阴清洁、干燥，减少局部摩擦。适当运动，加强营养，增强抵抗力。禁忌有多个性伴侣和不良性交行为。坚持正规治疗，避免治疗后反复发作。

2. 物理治疗注意事项

临床常用的物理治疗方法有激光治疗、冷冻治疗、红外线凝结疗法及微波治疗等。其原理是将宫颈糜烂面的单层柱状上皮破坏，结痂脱落后新的鳞状上皮覆盖创面，宫颈恢复光滑外观。创面愈合为期3~4周，病变较深者，需6~8周。接受物理治疗的患者应注意：①治疗前常规进行宫颈癌筛查；②急性生殖器炎症列为禁忌；③治疗选择在月经干净后3~7天内进行；④物理治疗后每天清洗外阴2次，保持外阴清洁，在创面尚未愈合期间（4~8周）禁止盆浴、性交和阴道冲洗；⑤患者治疗后阴道分泌物增多，在宫颈创面痂皮脱落前，阴道有大量黄水流出，在术后1~2周脱痂时可有少量血水或少许流血，若出血量大，需急诊处理，局部用止血粉或压迫止血；⑥两次月经干净后3~7天复查，观察创面愈合情况，同时观察有无宫颈管狭窄。未痊愈者择期再作第二次治疗。

3. 预防措施

定期妇科检查，发现急性宫颈炎症及时治疗促其痊愈。治疗前常规做宫颈刮片，进行细胞学检查，排除早期宫颈癌。提高助产技术，避免分娩或器械损伤宫颈，产后发现宫颈裂伤及时缝合。注意性生活卫生。及时有效地采取避孕措施。凡月经周期过短或不规则，月经期持续较长者，应予积极治疗。

第五节　盆腔炎性疾病

预习案例

> 某女，32岁，已婚。因持续性下腹痛伴尿急、尿痛3天，高热1天入院就诊。入院查体：呼吸21次/分钟，体温39℃，脉搏96次/分钟，血压120/75 mmHg，伴寒战、头痛，下腹有压痛及反跳痛。妇科检查：阴道充血、有大量脓性臭味分泌物，子宫颈充血、水肿、有举痛；子宫后倾、宫体略大、有压痛、活动受限；右附件可触及一囊性包块，有压痛。
>
> **思考：**
> 1. 请列出该患者最有可能的临床诊断和主要的护理问题。
> 2. 针对该患者目前的护理问题应该给予哪些护理措施？

盆腔炎性疾病（pelvic inflammatory disease, PID）是指女性上生殖道的感染性疾病，主要包括子宫内膜炎、输卵管炎、输卵管卵巢脓肿、盆腔腹膜炎。炎症可局限于一个部位，也可同时累及几个部位，最常见的是输卵管炎和输卵管卵巢炎，单纯的子宫内膜炎或卵巢炎较少见。盆腔炎性疾病多发生在性活跃期、有月经的妇女，初潮前、绝经后或无性生活者很少发生盆腔炎性疾病，若发生盆腔炎性疾病，也往往是由邻近器官炎症扩散所致。若盆腔炎性疾病未得到及时、有效的治疗，可能会发生盆腔炎性疾病后遗症（sequelae of PID），出现不孕、输卵管妊娠、慢性腹痛和炎症反复发作等。

（一）病因

女性生殖系统自然防御功能遭到破坏，病原体入侵，导致炎症的发生。频繁和（或）不良性行为、下生殖道感染、宫腔内手术、经期卫生不良、邻近器官炎症等是发生盆腔炎性疾病的高危因素。

引起盆腔炎症性疾病的病原体有：①内源性病原体，来自寄居于阴道内的菌群，包括需氧菌和厌氧菌；②外源性病原体，如淋病奈瑟菌、沙眼衣原体、结核分枝杆菌等。

（二）临床表现

因炎症轻重及范围大小不同，症状与体征也不尽相同。

1. 症状

轻者无症状或症状轻微。常见症状为下腹痛、阴道分泌物增多。腹痛为持续性，活动或性交后加重。重者可有寒战、高热、头痛、食欲缺乏等。月经期发病者可出现经量增多、经期延长。腹膜炎者出现恶心、呕吐、腹泻、腹胀等消化系统症状。有脓肿形成时，可有下腹包块及局部压迫或刺激症状，如排尿困难、尿频、腹泻、里急后重感和排便困难；若包块在腹膜外，可破溃入直肠或阴道，流出脓性液体。盆腔炎性疾病后遗症可有不孕、异位妊娠、慢性盆腔痛及盆腔炎性疾病反复发作等。

2. 体征

轻者检查无明显异常发现，或妇科检查仅发现宫颈举痛、宫体压痛、附件区压痛等。重症患者呈现急性病容，体温升高，心率加快，下腹部有压痛、反跳痛及肌紧张，叩诊鼓音明显，肠鸣音减弱或消失；阴道黏膜充血，宫颈及后穹隆处有大量脓性分泌物，有臭味；后穹隆有明显触痛；宫颈充血、水肿、举痛明显；宫体增大，有压痛，活动受限；子宫两侧压痛明显。若为单纯性输卵管炎，可触及增粗的输卵管，压痛明显；若为输卵管积脓或输卵管卵巢脓肿，可触及包块且压痛明显，活动受限或粘连固定；宫旁结缔组织炎时可扪及宫旁一侧或两侧片状增厚，或两侧宫骶韧带高度水肿、增粗，压痛明显；若有盆腔脓肿形成且位置较低时，可扪及后穹隆或侧穹隆有肿块且有波动感。

（三）处理原则

及时、足量及个体化抗生素治疗，必要时手术治疗。抗生素应用原则是经验性、广谱、及时及个体化；依据药物及疾病的严重程度选择给药途径。盆腔炎性疾病后遗症患者，多采用中西药治疗、物理治疗、手术治疗等综合性治疗方案控制炎症，缓解症状，增加受孕机会，同时注意增强机体抵抗力。

（四）护理评估

1.健康史

询问患者的年龄、月经史、婚育史、性生活史、生殖系统手术史、分娩史、肺结核病史；了解有无吸毒史、输血史，宫腔内手术操作后、产后、流产后有无感染史；采用避孕或节育措施，个人卫生及月经期卫生保健情况。

2.身心状况

结合病史，评估阴道分泌物、阴道流血的情况；评估不孕与盆腔炎性疾病的关系；评估患者腹痛的性质、部位，与性交和活动之间的关系；评估是否有消化系统症状及全身症状；评估发病后月经的情况；评估包块的大小、位置，包块与排尿、排便异常之间的关系。了解患者情绪、心理状态的改变，避免延误病情。

3.辅助检查

（1）血常规检查：可见血白细胞总数及中性粒细胞增多，血沉加快。

（2）宫颈分泌物检查、病原体培养、药敏试验：可明确致病菌，选择合适的抗生素。

（3）B超检查：提示盆腔内炎性渗出或包块、脓肿、囊肿的部位与大小。

（4）腹腔镜检查：能直接观察到子宫、输卵管浆膜面，并取腹腔液进行细菌培养，或在病变处取活组织检查。操作时应避免损伤肠道。

（五）常见护理诊断/问题

1.舒适度改变

与慢性炎症引起下腹痛、腰骶部酸胀痛有关。

2.体温过高

与感染有关。

3.疼痛

与局部炎性刺激有关。

4.焦虑

与担心病情及疾病迁延较久有关。

5.知识缺乏

缺乏防治盆腔炎性疾病的相关知识。

（六）护理措施

1.健康教育

为患者讲解盆腔炎性疾病发病原因、诊治方法。做好经期、孕期及产褥期个人卫生宣教；嘱患者穿棉质内裤，勤换内裤；指导性生活卫生，减少性传播疾病，经期禁止性交。适度运动，增强机体抵抗力。若有盆腔炎性疾病者，应及时接受正规治疗，防止发生盆腔炎性疾病后遗症。

2.对症护理

病情严重、需要住院治疗的患者应提供相应的护理：①加强营养，给予高热量、高蛋白、富含维生素饮食；②急性腹膜炎宜采用半坐卧位休息，以利于脓液积聚于子宫直肠凹陷，使炎症局限；③高热时采用物理降温，若有腹胀，应遵医嘱行胃肠减压；④减少不必要的盆腔检查，以避免炎症扩散。

3.执行医嘱

进行药敏试验选择合适的抗生素，诊断48小时内及时用药将明显降低PID后遗症的发生。①若患者症状轻，能耐受口服抗生素，并有随访条件，可给予口服或肌内注射抗生素。常用头孢曲松钠、多西环素、氧氟沙星等药物。②若患者症状较重，不能耐受口服抗生素，或门诊治疗无效等，可给予静脉给药。常用头孢西丁钠、多西环素等药物。密切观察患者用药反应，若药物治疗无效、脓肿持续存在或脓肿破裂者，需行手术切除病灶，根据患者情况选择经腹手术或腹腔镜手术，做好手术相应的护理。

4.心理疏导

关心患者，耐心倾听患者的诉说，解除患者思想顾虑，增强对治疗的信心。与患者及其家属共同商讨治疗方案，帮助患者取得家人的理解和帮助，减轻患者的心理压力。

5.指导随访

针对接受抗生素治疗的患者，应在72小时内随诊，以观察疗效。若症状无改善，则需进一步检查，重新进行评估，必要时行腹腔镜或手术探查。对沙眼衣原体及淋病奈瑟菌感染者，可在治疗后4~6周复查病原体。

本章小结

女性生殖系统自然防御功能遭到破坏、机体免疫力下降、激素水平发生改变或外源性病原体入侵，均能引发生殖系统炎症，按照炎症发生部位可分为外阴部炎症、阴道炎、子宫颈炎、盆腔炎等。本章的重点内容为女性生殖系统的自然防御功能，常见阴道炎的临床表现及处理原则，慢性宫颈炎、急性盆腔炎的临床表现、处理原则及护理要点。

由于女性生殖系统炎症涉及患者隐私部位，在诊疗和护理过程中要特别注意尊重患者隐私，采取合适的方式缓解患者害羞、焦虑、恐惧的心理，提高依从性和配合度；还要注意做好患者性行为、性卫生的健康教育；对于妊娠合并生殖系统炎症的孕妇，要注意疾病对妊娠结局和母儿的影响；在用药护理方面尤其要注意做好孕期、哺乳期妇女的用药指导。

客观题测验

主观题测验

第十五章

性传播疾病患者的护理

性传播疾病患者的护理PPT

学习目标

识记：描述性传播疾病的临床表现、治疗原则；陈述性传播疾病的护理措施。

理解：性传播疾病的传染途径；性传播疾病对孕妇、胎儿、新生儿的影响；性传播疾病的病因、辅助检查。

运用：对性传播疾病患者进行护理评估，提出护理诊断/问题，制订护理措施。

性传播疾病（sexually transmitted diseases，STD）是指以性接触为主要传播途径的传染病。性传播疾病有 20 余种类型，主要包括梅毒、淋病、艾滋病、尖锐湿疣、软下疳、性病性淋巴肉芽肿、生殖器疱疹和非淋菌性尿道炎。性传播疾病严重危害个人身心健康，对家庭和社会均有极大的影响。感染性传播疾病的孕妇若没有及时治疗，可导致不良的妊娠结局，如流产、早产、胎儿生长受限、死胎、出生缺陷或新生儿感染等。

第一节　艾滋病

预习案例

王女士，26 岁，6 个月前与网友发生无保护性生活 1 次。主诉为不规则低热 1 个月，腹泻 5~6 次/日，体重较 1 个月前下降 15%。检查：全身淋巴结肿大，直径>1 cm，未发现腹部包块。

思考

1.该患者目前主要的护理问题有哪些？

2.为确诊需做什么检查？

3.该患者的主要护理措施有哪些？

艾滋病，又称获得性免疫缺陷综合征（acquired immunodeficiency syndrome，AIDS），是由人免疫缺陷病毒（human immunodeficiency virus，HIV）感染引起的性传播疾病。HIV通过破坏T淋巴细胞，导致人体的免疫功能严重受损，引起机会性感染及恶性肿瘤等，是主要致死性传染病之一。

一、病因

HIV属于反转录病毒科慢病毒亚科，为单链RNA病毒。HIV通过攻击$CD4^+T$淋巴细胞、巨噬细胞和树突状细胞等破坏人体的免疫系统。HIV具有高度的变异性，是预防及治疗感染HIV的巨大障碍。HIV对热敏感，56℃的温度30分钟，用75%乙醇、0.2%次氯酸钠和漂白粉能将其灭活。

二、传播途径

HIV主要存在于感染者的体液中，如血液、精液、阴道分泌物、泪液、尿液、乳汁等，传播途径主要包括性接触传播、血液传播、母婴传播。感染HIV的孕妇可通过胎盘循环感染胎儿，或经母乳喂养感染新生儿。

三、对孕妇、胎儿及新生儿的影响

（一）对孕妇的影响

感染HIV可引起流产、早产、死产、低出生体重儿和新生儿感染HIV等，而妊娠期因免疫功能下降，可能加快感染HIV的进程，使孕妇从无症状期快速发展为艾滋病期，并可加重AIDS的症状及相关综合征的病情。

（二）对胎儿及新生儿的影响

HIV可经胎盘以宫内感染的方式传播给胎儿。剖宫产或经阴道分娩的新生儿，都有可能被感染。母乳喂养传播率可高达30%~40%，为降低风险，感染HIV的哺乳期妇女应人工喂养婴儿。

四、临床表现

根据临床表现的不同，可将感染HIV的过程分为急性期、无症状期和艾滋病期。

（一）急性期

部分患者初次感染HIV后2~4周，可出现发热、皮疹、头痛、恶心、呕吐、肌肉关节疼痛以及全身广泛淋巴结轻度肿大等免疫功能急性损伤的症状。大部分患者症状较轻微，此期持续1~3周，可自行缓解。

（二）无症状期

可从急性期进入此期，或无明显的急性期症状而直接进入此期。患者无任何症状，此期可持续6~8年或更长。

（三）艾滋病期

1. 艾滋病相关症状

艾滋病相关症状主要为不明原因持续1个月以上的发热、乏力、腹泻，体重下降

10%以上。部分患者可出现记忆力减退、精神淡漠、性格改变、头痛等神经精神症状，还可伴有淋巴结肿大。

2. 机会性感染及肿瘤

机会性感染及肿瘤包括口腔念珠菌感染、卡氏肺囊虫肺炎、巨细胞病毒感染、疱疹病毒感染、弓形虫感染、隐球菌脑膜炎等以及恶性淋巴瘤、卡波西肉瘤等。

五、治疗原则

目前无治愈方法，主要采取抗病毒药物治疗和对症处理，必要时辅以心理治疗。目前国内抗反转录病毒药物有核苷类反转录酶抑制剂、非核苷类反转录酶抑制剂、蛋白酶抑制剂、整合酶抑制剂四类，主张联合用药以防止 HIV 产生耐药性。

HIV母婴传播阻断的措施

感染 HIV 的孕产妇正确应用抗病毒药物治疗，可显著降低 HIV 母婴传播率。感染 HIV 不是实施剖宫产的绝对指征。对于孕早、中期已经开始抗病毒治疗、规律服用药物、没有艾滋病临床症状，或孕晚期病毒载量<1000 拷贝数/毫升，或已经临产的孕产妇，不建议行剖宫产术。

六、护理评估

(一)健康史

收集患者的一般资料、家族史、既往史等，了解其性接触史，是否有输血史或使用过被污染的医疗器械等。

(二)身体状况

评估症状与体征、症状出现的时间、治疗经过，判断疾病的分期。

(三)心理—社会状况

感染 HIV 的患者承受着巨大的心理压力，常因害怕遭人耻笑而未及时就诊，或在出现典型的症状后才被迫就医。孕妇因担心胎儿被感染而感到恐惧、悲观、绝望，出现失眠、食欲下降等。

(四)辅助检查

1. 血常规检查

血红细胞、白细胞、血小板可有不同程度减少。

2. 免疫学检查

$CD4^+$ T 淋巴细胞总数<200/mm^3、$CD4^+$/$CD8^+$T 淋巴细胞比值<1，可协助诊断，并判断治疗效果。

3. 血清学检查

HIV 抗体检测是诊断感染 HIV 的金标准；HIV 抗原检查，用于诊断抗体产生前的窗口期。

4. HIV RNA 的检测

辅助诊断，用于判断治疗效果及预后。

七、常见护理诊断/问题

1. 有感染的危险

与免疫功能受损有关。

2. 营养失调：低于机体需要量

与恶心、呕吐有关。

3. 焦虑

与担心自身疾病的预后有关。

八、预期目标

(1) 患者未发生机会性感染。

(2) 患者营养摄入充足。

(3) 患者情绪稳定，焦虑减轻或消除。

九、护理措施

(一) 一般护理

1. 严密观察病情

密切监测患者有无发热、咳嗽、呼吸困难、呕吐、腹泻等症状，以便及早发现肺、胃肠道、中枢神经系统及皮肤黏膜等机会性感染的发生。

2. 休息与活动

指导急性期和艾滋病期的患者卧床休息，以减轻症状，无症状期的患者可正常工作，但应避免过度劳累。

3. 加强个人卫生

指导患者加强口腔护理和皮肤清洁，防止继发感染。长期腹泻的患者应注意护理肛周皮肤，每次排便后用温水清洗，再用软布或纸巾吸干，并涂抹润肤油保护皮肤。

4. 用药护理

指导患者正确用药，提高患者的依从性。抗病毒治疗需按时、足量、按医嘱终身服用，否则会降低疗效及产生耐药性。应观察药物的不良反应，包括恶心、呕吐、食欲减退、腹痛等胃肠道症状；中毒性肝炎、骨髓抑制、急性胰腺炎等中毒反应；四肢麻木、头痛、多梦等中枢神经系统症状。

5. 饮食护理

指导患者摄入高热量、高蛋白、富含维生素、易消化饮食，以保证营养供给，增强机体抗病能力。注意食物的色香味，少量多餐，设法促进患者食欲。若有呕吐的患者，在饭前 30 分钟给止吐药。不能进食、吞咽困难者给予鼻饲，必要时静脉补充所需营养和水分。

(二) 严格执行传染病防护措施

对于艾滋病患者，应采取接触隔离。如患者出现明显的腹泻，护士进行有可能发生血液、体液飞溅的护理操作时应佩戴防护眼镜、双层手套并穿隔离衣，尤其要预防污染的针头及其他锐器刺破皮肤。对艾滋病期患者实施保护性隔离。

HIV职业暴露处理与预防阻断

(三)孕产妇的护理

1. 产前咨询

对确诊为 HIV 感染的孕妇提供预防艾滋病母婴传播的知识指导。感染 HIV 的孕妇如选择继续妊娠，需转诊至当地传染病医院进行围产保健。感染 HIV 的孕妇要与正常孕妇一样常规进行产前检查，监测胎儿宫内状况，以便及时发现相关并发症并对症处理。

2. 隔离

将孕妇安置在隔离产房分娩，安排专人观察，贴有醒目的隔离标志，使用一次性用品接生。

3. 严密观察产程进展

尽量避免可能增加母婴传播危险性的操作，包括会阴侧切、人工破膜、使用胎头吸引器或产钳等。遵医嘱使用缩宫素预防产后出血，避免使用麦角新碱类药物。

4. 新生儿喂养指导

对感染 HIV 的产妇及其家属给予科学的婴儿喂养指导，提倡人工喂养，避免母乳喂养，杜绝混合喂养。婴儿喂养期间，均无须停止抗病毒治疗，对于因不具备人工喂养条件而选择母乳喂养的感染产妇及其家人，指导其坚持正确的纯母乳喂养，喂养时间最好不超过 6 个月。

(四)心理护理

多与患者沟通，运用倾听技巧，了解患者的心理状态。由于艾滋病缺乏特效治疗，预后不良，患者易发生焦虑、抑郁、恐惧等心理障碍，部分患者甚至出现报复、自杀等行为。护士要关心体谅患者，鼓励其亲属、朋友提供生活上的帮助和精神上的支持，解除患者的孤独、恐惧感。同时，号召全社会关心和理解患者及家属，帮助人们正确认识和面对艾滋病，为艾滋患者创造非歧视的社会环境。

(五)健康教育

1. 疾病知识指导

利用各种形式进行健康教育，使患者了解艾滋病的危害性及传播途径，对 HIV 抗体阳性的妇女宣传"不供血，固定性伴侣，避孕套避孕"，并对患者及家属进行随访，防止扩散。

2. 随访指导

(1)随访内容：在 HIV 暴露后的第 4、8、12 周及 6 个月时对 HIV 抗体进行检测，观察并处理服用抗病毒药物的不良反应，同时监测感染 HIV 的早期症状等。

(2)产妇产后需继续抗病毒治疗，并到传染病医院进行正规治疗及随访。新生儿出生后，及时应用抗病毒药物。感染 HIV 者所生的新生儿应纳入高危管理，在新生儿满 1、3、6、9、12 月龄和 18 月龄时，分别进行随访和体格检查，观察有无感染症状的出现。

十、护理评价

(1)患者未发生机会性感染。

(2)患者营养摄入充足。

(3)患者情绪稳定,焦虑减轻或消除。

第二节　淋病

预习案例

> 孙女士,26 岁,主诉为尿频 3 天,伴阴道黄色脓性分泌物增多及外阴烧灼感 1 天。妇科检查:阴道外口充血,以手指从阴道前壁向上压迫尿道时,可见尿道旁腺开口处有脓性分泌物外溢。分泌物涂片检查可见多核白细胞内含有肾形革兰阴性双球菌。
>
> **思考:**
> 1. 该患者最可能的诊断是什么?
> 2. 该患者目前的护理诊断是什么?
> 3. 该患者的护理措施有哪些?

淋病(gonorrhea)是由淋病奈瑟菌(简称淋菌)引起的以泌尿生殖系统化脓性感染为主要表现的性传播疾病。淋病是最常见的性传播疾病,有较强的传染性,可引起多种并发症和后遗症。

一、病因

淋病奈瑟菌为革兰阴性双球菌,人是其唯一天然宿主。淋菌喜潮湿环境,在微湿的衣裤、毛巾中可生存 10~17 小时,在完全干燥的情况下 1~2 小时死亡。一般消毒剂或肥皂液可将其迅速灭活。淋菌借助菌毛黏附于生殖泌尿系统黏膜的柱状上皮和移行上皮,引起局部急性炎症而产生临床症状。

二、传播途径

主要通过性接触传播,也可通过间接接触或产道感染。绝大多数成人淋病是通过性接触传染,少数患者可通过接触染菌衣物、毛巾、床单、浴盆等物品及消毒不彻底的检查器械等感染。新生儿可在分娩时因接触软产道而感染。

三、对孕妇、胎儿及新生儿的影响

(一) 对孕妇的影响

感染淋菌的孕妇易出现妊娠不良结局。妊娠早期可导致感染性流产与人工流产后感染；妊娠晚期易发生绒毛膜羊膜炎、胎膜早破。在分娩期易引起产褥感染，导致淋病播散。

播散性淋病

(二) 对胎儿及新生儿的影响

孕妇感染淋病后可增加胎儿早产的风险，并可导致胎儿宫内感染，使胎儿生长受限、胎儿窘迫，出现死胎、死产等。此外，胎儿可在通过软产道时感染淋菌，引起新生儿淋菌性结膜炎。若治疗不及时，新生儿淋菌结膜炎可累及角膜，使角膜出现溃疡、云翳，严重者出现角膜穿孔或虹膜睫状体炎、全眼球炎，可致失明。

四、临床表现

潜伏期短，通常为1~10日。感染初期病变局限于下生殖道、泌尿道，随病情发展或未及时治疗，可累及上生殖道，根据病理过程可分为急性淋病和慢性淋病。

(一) 急性淋病

感染淋菌后1~14日出现尿频、尿急、尿痛等急性尿道炎的症状，白带增多呈黄色、脓性，外阴红肿、有烧灼样痛，妇科检查可见宫颈水肿、充血。上行感染可致子宫内膜炎、输卵管炎、盆腔脓肿、弥漫性腹膜炎，甚至引起中毒性休克。

(二) 慢性淋病

急性淋病未经治疗可逐渐发展为慢性淋病。患者表现为慢性尿道炎、慢性宫颈炎、慢性输卵管炎等。炎症反复发作可造成输卵管狭窄，引起宫外孕、不孕等。

五、治疗原则

淋病的治疗应及时、足量、规范用药。首选药物以第三代头孢菌素为主，推荐联合使用头孢菌素和阿奇霉素，症状轻微者可大剂量单次给药，严重者可连续每日给药。配偶或性伴侣应同时接受检查或治疗。

六、护理评估

(一) 健康史

收集患者的一般资料，评估其性接触史、输血史或手术史等。

(二) 身体状况

评估有何症状与体征、症状出现的时间、治疗经过，了解有无并发症。

(三) 心理—社会状况

了解患者的心理和社会支持状况，评估是否有焦虑、恐惧、抑郁等不良情绪。

(四) 辅助检查

1.分泌物涂片检查

宫颈管或尿道口脓性分泌物涂片检查，若中性粒细胞内有革兰阴性双球菌，可初步诊断。

2. 淋菌培养

取宫颈管分泌物进行培养是诊断淋病的金标准。

七、常见护理诊断/问题

1. 疼痛

与急性期炎症发作有关。

2. 焦虑

与社会舆论导致心理负担或担心传染给胎儿有关。

3. 知识缺乏

缺乏预防淋病的相关知识。

八、预期目标

(1)患者疼痛减轻或消失,舒适感增加。

(2)患者焦虑程度减轻。

(3)患者了解淋病的疾病知识,积极配合治疗。

九、护理措施

(一)消毒隔离

指导患者卧床休息,实行接触隔离,患者使用过的物品均应消毒灭菌,接触患者后需用消毒液浸泡双手。

(二)用药护理

指导患者正确用药,可使用头孢曲松钠 125 mg 单次肌内注射,不能耐受者,可选用阿奇霉素 2 g 单次肌内注射,若合并衣原体感染可同时应用抗衣原体药物。播散性淋病者,需连续每日给药,连用 7 日。在治疗的过程中,严密观察药物疗效和不良反应。

(三)孕产妇的护理

妊娠合并淋病不是剖宫产的指征,应对孕妇做好解释工作,指导孕妇面对现实,尽快接受正规治疗,减轻孕妇及家属的焦虑。监测胎儿宫内状况,密切注意胎心、胎动,及时发现胎儿窘迫、胎儿宫内死亡的征象。

(四)新生儿的护理

新生儿需预防性用药,应尽快使用 0.5% 红霉素眼膏预防淋菌性眼炎,并给予头孢曲松钠 25~50 mg/kg(总剂量不超过 125 mg),单次肌内注射或静脉注射,密切观察新生儿播散性淋病的发生。

(五)健康教育

加强淋病防治知识的宣教工作,避免不洁性生活。治疗期间禁止性生活,劝说性伴侣或配偶同时接受检查治疗。指导患者随访,无并发症淋病治疗后无须随访,治疗后症状持续存在者,需行淋病奈瑟菌培养及药物敏感性试验,患者于治疗结束后 2 周内,无性接触史且符合下列标准为治愈:临床症状和体征全部消失;治疗结束后 4~7 日取宫颈管分泌物作涂片及细菌培养,连续 3 次均为阴性。

（六）心理护理

尊重患者,注意保护患者的隐私。告知患者接受规范治疗的重要性,解释抗生素治疗的作用和效果,增加患者治疗的信心。

课程思政

不忘初心,恪守职业道德

尊重患者的人格与尊严,保护患者隐私是护理人员基本的职业素养。在护理工作中,应弘扬林巧稚的爱国、爱人民的精神,热爱本职工作,以医者仁心的情怀,对患者一视同仁,给予患者心理精神上的支持,使患者增加战胜病魔的信心,尽快恢复健康。

十、护理评价

（1）患者疼痛减轻。

（2）患者焦虑程度减轻。

（3）患者了解淋病的疾病知识,积极配合治疗。

第三节　尖锐湿疣

预习案例

张女士,24 岁,2 个月前偶然发现阴道口出现数颗米粒大小淡红色丘疹,没有任何症状,未行特殊处理。随后皮损迅速增多,融合形成菜花状的赘生物。患者既往身体健康,血尿常规正常,肝、肾功能正常。

思考:

1.该患者最可能患了什么疾病?

2.如何治疗此类疾病?

3.如何对该患者进行健康教育?

尖锐湿疣(condyloma acuminate,CA)是由人乳头瘤病毒(human papilloma virus,HPV)感染生殖道引起的鳞状上皮疣状增生病变。CA 的发病率仅次于淋病,常合并其他性传播疾病。

一、病因

HPV 为双链 DNA 病毒，目前共发现 100 多个型别，生殖道小湿疣主要与低危型 HPV-6 型和 HPV-11 型感染有关。外阴皮肤温暖、潮湿，有利于 HPV 的生长。早年性交、多个性伴侣、抵抗力低下，吸烟以及高性激素水平等是高危因素。

二、传播途径

HPV 主要经性接触直接传播。孕妇感染 HPV 有垂直传播的可能，但其传播途径是经胎盘、软产道感染还是出生后感染尚未明确，一般认为胎儿通过软产道时吞咽含 HPV 的羊水、血或分泌物而感染。

三、对孕妇、胎儿及新生儿的影响

(一)对孕妇的影响

妊娠期因免疫功能抑制，性激素水平增高，使孕妇患尖锐湿疣的风险增高，体积较大的尖锐湿疣可阻塞产道，使会阴组织变得脆弱，经阴道分娩时易发生大出血。

(二)对胎儿及新生儿的影响

孕妇患尖锐湿疣后有垂直传播的危险，但胎儿宫内感染的情况极罕见，少数情况下可引起新生儿呼吸道乳头瘤。

四、临床表现

潜伏期为 3 周至 8 个月，平均 3 个月。症状不明显，部分患者可有外阴瘙痒、烧灼痛或性交后疼痛。典型体征为：起初为散在或呈簇状的粉色或白色小乳头状疣，质地柔软，顶端有细小指样突起。病灶增大增多后可融合成鸡冠状、桑葚状或菜花状。病灶好发于性交易受损的部位，如阴唇后联合、小阴唇内侧、阴道前庭、尿道口等部位。

五、治疗原则

以去除局部疣体为主，辅以抗病毒和提高免疫功能的药物。局部药物治疗可选择 5%咪喹莫特乳膏，酌情选用物理治疗，巨大疣体行手术切除。妊娠期间禁用足叶草碱、咪喹莫特乳膏和干扰素。

六、护理评估

(一)健康史

询问病史，着重了解患者的性接触史，评估其配偶的健康状况。

(二)身体状况

了解有何症状与体征、症状出现的时间及治疗经过。

(三)心理—社会状况

评估患者的心理状况和社会支持系统。

（四）辅助检查

进行组织学检查、HPV-DNA检测，可帮助诊断。

七、常见护理诊断/问题

1. 组织完整性受损

与局部病变有关。

2. 舒适度减弱

与外阴瘙痒、烧灼痛有关。

3. 焦虑

与担心隐私暴露有关。

八、预期目标

（1）患者外阴皮肤及黏膜病灶去除，修复良好。

（2）患者舒适感增加。

（3）患者焦虑程度减轻。

九、护理措施

（一）孕产妇的护理

1. 指导患者正确用药

妊娠36周前病灶小且局限于外阴，可使用80%~90%三氯醋酸涂擦病灶局部，每周1次。

2. 一般护理

接受物理或手术治疗的孕妇，术后要严密监测宫缩、胎心、胎动情况。切除疣体的孕妇，每天用络合碘棉球擦洗外阴，并观察创面有无渗出、出血等。

3. 分娩方式的选择

妊娠合并尖锐湿疣不是剖宫产的指征。妊娠满37周、病灶位于外阴者，可经阴道分娩。若病灶分布广泛易导致大出血或病灶巨大堵塞软产道时，应行剖宫产术。

（二）心理护理

尊重患者，保护患者的隐私，以耐心、热情、诚恳的态度对待患者，消除其思想顾虑，使患者积极接受正规治疗。

（三）健康教育

（1）向患者强调本病以预防为主。

（2）孕前接种四价或九价HPV疫苗可预防HPV感染和尖锐湿疣的发生，孕妇不推荐使用HPV疫苗，但哺乳期可注射。

（3）指导患者保持外阴清洁卫生，杜绝混乱的性生活。为避免上行感染，不宜采用坐浴。正确使用避孕套可预防性传播疾病。

（4）配偶或性伴侣应同时接受检查与治疗。

HPV感染的预防

(5)尖锐湿疣治愈率高,但可复发,若症状反复发作,需取活检排除恶变。

十、护理评价

(1)患者外阴皮肤及黏膜修复良好。

(2)患者舒适感增加。

(3)患者焦虑程度减轻,积极配合治疗。

■ 第四节　梅毒

预习案例

李女士,28 岁,2 周来外阴出现散在玫瑰色甲盖大的红斑,累及躯干四肢,不痒,表面浸润状,全身淋巴结肿大。

思考:

1. 该患者的护理诊断/问题有哪些?

2. 如何做好该患者的心理护理?

3. 如何预防首次药物治疗期间出现吉海反应?

梅毒(syphilis)是由苍白密螺旋体感染引起的慢性全身性性传播疾病,可侵犯全身各组织器官,临床表现复杂,妊娠合并梅毒可引起流产、早产、死胎或新生儿先天梅毒。

一、病因

苍白密螺旋体在干燥环境下难存活,普通消毒剂及肥皂水可将其杀灭,但耐寒力极强,4℃的条件下存活 3 日,-78℃保存数年仍有传染性。苍白密螺旋体侵入人体后通过免疫反应引起局部皮肤损害,形成硬下疳,可经淋巴结和血液播散到全身各组织器官。

二、传播途径

性接触传播是最主要的传播途径,未经治疗者在感染后 1 年内具有强传染性,病期超过 4 年以上基本无传染性。孕妇可通过胎盘将苍白密螺旋体传给胎儿,新生儿可在通过软产道或产后哺乳时被传染。患梅毒的孕妇即使病期超过 4 年,仍可通过胎盘感染胎儿。少数患者通过输入含苍白密螺旋体的血液或使用未消毒的医疗器械而感染,偶见经接吻、握手、哺乳或接触污染衣物、用具间接感染者。

三、对孕妇、胎儿及新生儿的影响

患梅毒的孕妇易患各种继发感染。梅毒螺旋体通过胎盘感染胎儿,可引起流产、死胎或早产。患梅毒的孕妇若没有及时治疗,存活的新生儿有可能为先天梅毒儿,其早期表现为皮肤大疱、皮疹、鼻炎、肝脾大,2 岁以后可表现为楔状齿、鞍鼻、间质性角膜炎、骨膜炎、神经性耳聋等，病死率及致残率均高。

四、临床表现

梅毒的潜伏期为 2~4 周。根据病程的不同，可分为早期梅毒和晚期梅毒，病程在 2 年以内为早期梅毒，2 年以上为晚期梅毒，不同期别的患者临床表现不同。

（一）早期梅毒

1. 一期梅毒

一期梅毒主要表现为硬下疳、硬化性淋巴结炎，一般无全身症状。

（1）硬下疳：好发于外生殖器，起初为小红斑，迅速发展为无痛炎性丘疹，数日内形成硬结，表面发生坏死形成单个直径 1~2 cm、圆形或椭圆形的无痛性溃疡，边界清楚，表面有浆液性分泌物，内含大量苍白密螺旋体，传染性极强。

（2）硬化性淋巴结炎：发生于硬下疳出现 1~2 周后。常累及单侧腹股沟或患处附近淋巴结，呈质地较硬的隆起，表面无红肿破溃，数月才消退。

2. 二期梅毒

一期梅毒未经治疗或治疗不彻底，可引起全身皮肤黏膜及系统性损害，称二期梅毒。表现为梅毒疹、扁平湿疣、梅毒性秃发，也可表现为骨关节损害、眼损害、神经损害等。

（二）晚期梅毒

早期梅毒未经治疗或治疗不彻底，经过 3~4 年，可发展为晚期梅毒。皮肤黏膜损害主要为结节性梅毒疹，也可表现为骨梅毒、眼梅毒、心血管梅毒、神经梅毒、内脏梅毒等。

五、治疗原则

以早期诊断、及时治疗、用药足量、疗程规范为治疗原则。首选药物为青霉素，根据梅毒的分期采用相应的治疗方案，必要时增加疗程。妊娠早期药物治疗可避免胎儿感染；妊娠中晚期治疗可使受感染胎儿在出生前治愈。

六、护理评估

（一）健康史
询问患者病史，了解其是否有性接触史、输血史或使用过被污染的医疗器械。

（二）身体状况
评估患者有何症状与体征，判断有无并发症状及所患梅毒类型、所处阶段。

（三）心理—社会状况
评估患者是否有羞耻感、恐惧感、负罪感等。

（四）辅助检查

1. 病原体检查

取早期病损处分泌物涂片，用暗视野显微镜检查出梅毒螺旋体即可确诊。

2. 血清学检查

（1）非梅毒螺旋体试验：包括性病研究实验室试验和快速血浆反应素试验等，用于筛查和疗效判断，但缺乏特异性，确诊需进一步做螺旋体试验。

（2）梅毒螺旋体试验：包括荧光螺旋体抗体吸附试验和梅毒螺旋体被动颗粒凝集试验。

七、常见护理诊断/问题

1.组织完整性受损

与皮肤黏膜破损及组织器官衰竭有关。

2.焦虑

与疾病病程长及社会舆论导致心理负担或担心传染给他人有关。

3.知识缺乏

缺乏梅毒疾病的相关知识。

八、预期目标

（1）患者皮损逐渐愈合，营养均衡，未并发其他感染。

（2）患者心态平稳，焦虑减轻或消除。

（3）患者了解梅毒的疾病知识和危害，积极配合、正规治疗。

九、护理措施

（一）消毒隔离

住院一览表与床头卡上标上醒目的隔离标志，被患者污染的棉球、棉签、纱布须单独处理。做好有效防护，穿隔离衣、戴手套，防止操作时刺破皮肤黏膜而感染。

（二）孕产妇的护理

（1）定期产检。初次产检时进行梅毒筛查实验，有隐性梅毒或梅毒活动者，指导其根据医嘱建议进行正规治疗。监测胎心、胎动等，注意排查胎儿先天性梅毒征象等。

（2）密切监测产程进展，安排患者在隔离产房分娩，预防交叉感染，专人观察助产，严格遵守无菌操作原则，使用一次性接生包。

（3）妊娠合并梅毒不是剖宫产的指征，经阴道分娩的产妇，需在第二产程尽量避免对胎儿有损伤的手术操作，防止由产道感染引起的母婴传播。

（4）分娩前已接受规范治疗且效果良好的产妇，排除胎儿感染后，可进行母乳喂养。

（三）用药护理

指导患者正确用药。用药前，应特别告知患者及家属首次应用青霉素，可能在用药后24小时内出现急性变态反应，称为吉海反应（Jarisch-Herxheimer reaction），表现为发热、头痛、呼吸急促、恶心、心悸、肌肉骨骼疼痛等全身症状，孕产妇可出现子宫收缩、胎动减少、胎心监护示暂时性晚期胎心率减速等，一般4小时缓解。

（四）健康教育

向患者讲解梅毒的发病机制与防治常识，使患者认识到切断感染途径的重要性。治疗期间禁止性生活，性伴侣应同时进行检查及治疗，治疗后接受随访，至少2年内不宜妊娠。先天梅毒儿需遵照医嘱接受治疗。

（五）随访指导

指导患者定期随访检查以判断疗效。充分治疗后，应随访2~3年。第1年每3个月复查1次，以后每半年复查1次。复查若发现血清学检查阳性或症状复发应及时就诊。若治疗后6个月内血清滴度未下降4倍，应视为治疗失败或再感染，除需加倍治疗剂量外，还应进行脑脊液检查，观察有无神经梅毒。

（六）心理护理

尊重患者，主动与患者交流，了解她们的真实想法，对患者进行耐心细致的心理疏导，帮助其建立治愈的信心和生活的勇气。

TORCH综合征

十、护理评价

（1）患者皮损逐渐愈合。

（2）患者焦虑减轻或消除。

（3）患者了解梅毒疾病的相关知识，积极配合治疗。

本章小结

性传播疾病是指以性接触为主要传播途径的传染病。主要包括梅毒、淋病、艾滋病、尖锐湿疣、生殖器疱疹和非淋菌性尿道炎等。合并性传播疾病的孕妇，应注意疾病对母儿的影响。

艾滋病是由人免疫缺陷病毒感染引起的持续性免疫缺陷，可经胎盘、产道、母乳感染新生儿。目前无治愈方法，主要采取抗病毒药物治疗和对症处理。对妊娠者建议终止妊娠；继续妊娠者选择剖宫产。不推荐母乳喂养。

淋病是由淋病奈瑟菌引起的泌尿生殖系统化脓性感染，易导致感染性流产，使胎儿发生宫内感染、早产。治疗首选第三代头孢菌素，新生儿需预防用药。

尖锐湿疣是由人乳头瘤病毒感染引起的生殖道疣状增生病变，可通过产道感染引起新生儿呼吸道乳头状瘤。主要采用局部物理治疗和手术切除。

梅毒是由苍白密螺旋体感染引起的慢性全身性传染病，可通过胎盘感染胎儿引起先天性梅毒。治疗首选青霉素，可同时治疗孕妇和胎儿。

客观题测验

主观题测验

第十六章

女性生殖内分泌疾病患者的护理

女性生殖内分泌疾病
患者的护理PPT

学习目标

识记：排卵障碍性异常子宫出血的临床表现；闭经的定义、分类；痛经、绝经综合征的定义及临床表现。

理解：排卵障碍性异常子宫出血的处理原则；闭经的病因、辅助检查；痛经、绝经综合征的处理原则。

运用：对生殖内分泌疾病患者进行护理及健康教育。

女性生殖内分泌疾病是妇科常见病，主要是由于下丘脑垂体卵巢轴功能异常所致，这类疾病包括异常子宫出血、闭经、痛经、绝经综合征等，常表现为月经周期、经期、经量的异常及伴发某些异常症状。护理人员应帮助患者和家属正确认识女性生殖内分泌疾病，并采取积极措施，改善相关症状，提高患者的生活质量。

第一节　排卵障碍性异常子宫出血

预习案例

> 王女士，45 岁，G_2P_1。因经期延长，经量增多半年就诊。患者平素月经规律，周期 28~30 日，经期 4~5 日，量中，无痛经。自半年前开始，出现月经周期延长为 38~50 日，经期延长为 8~12 日，经量多，伴全身乏力。体格检查：体温 37℃，心率 86 次/分钟，呼吸 16 次/分钟，血压 90/60 mmHg。实验室检查：红细胞 $3.0×10^{12}$/L，血红蛋白 100 g/L。妇科检查：外阴已婚已产型，阴道中有暗红色血液，子宫颈已产型，无举痛；子宫体大小如常，质中，活动无压痛；两侧附件未见异常。
>
> **思考：**
> 1. 王女士最可能患有何种疾病？
> 2. 该如何进行治疗？
> 3. 王女士的护理措施有哪些？

排卵障碍性异常子宫出血包括稀发排卵、无排卵及黄体功能不足，主要是由于下丘脑垂体卵巢轴功能异常引起，常见于青春期、绝经过渡期，生育期也可因多囊卵巢综合征、肥胖、高泌乳素血症、甲状腺疾病等引起。

异常子宫出血的分类

一、病因及发病机制

排卵障碍有关的异常子宫出血的发生是促性腺激素或卵巢激素在释放或调节方面的暂时性变化，机体内部受外界因素诸如精神过度紧张、忧伤、环境、温度骤变、全身性疾病、肥胖或遗传因素的影响，均可通过大脑皮层和中枢神经系统影响下丘脑垂体卵巢轴的相互调节。其次，营养不良、贫血及代谢紊乱也可影响激素的合成、转运和对靶器官的效应而导致月经失调。

（一）无排卵性异常子宫出血

无排卵性异常子宫出血主要发生于青春期少女和绝经过渡期妇女，也可发生于育龄期妇女。

1. 青春期少女

下丘脑和垂体的功能发育不成熟，与卵巢间未建立稳定的周期性调节，对雌激素的正反馈作用不敏感，垂体分泌的 FSH 相对不足，无 LH 高峰形成有关。因此，尽管有卵泡生长，却无排卵。

2.绝经过渡期妇女

因卵巢功能衰退，卵泡耗竭，对垂体促性腺激素反应低下；雌激素分泌量减少，对下丘脑和垂体的正反馈作用弱，于是促性腺激素水平升高，但不能形成排卵前的高峰，致使内膜无激素支持，发生剥脱出血。

3.育龄期妇女

可因过度劳累、压力、流产、手术或疾病等应激因素干扰引起短暂的无排卵或因肥胖、多囊卵巢综合征、高泌乳素血症等因素引起持续无排卵。

各种原因引起的无排卵均可导致子宫内膜受单一雌激素刺激无孕酮对抗而引起雌激素撤退性出血或雌激素突破性出血。同时子宫内膜随着体内雌激素水平的波动呈现不同程度的增生性改变，子宫内膜病理改变的形式有增殖期子宫内膜、子宫内膜增生（包括不伴有不典型的增生、不典型增生）及萎缩型子宫内膜。

（二）排卵性异常子宫出血

排卵性异常子宫出血少见，多见于育龄期妇女。卵巢虽有排卵功能，但黄体功能异常，常见有两种类型：

1.黄体功能不足

由于神经内分泌调节功能紊乱，导致卵泡期 FSH 缺乏，使卵泡发育缓慢，雌激素分泌减少，子宫内膜表现为腺体分泌不足，间质水肿，也可观察到腺体与间质发育的不同步现象，造成月经周期缩短。

2.子宫内膜不规则脱落（即黄体萎缩不全）

在月经周期中卵巢有排卵，黄体发育良好，但萎缩过程延长，内膜持续受到孕激素影响以致不能如期完整脱落，使子宫内膜不规则脱落，于月经第 5~6 日仍能见到分泌期内膜，月经期延长，出血淋漓不尽。

二、临床表现

（一）无排卵性异常子宫出血

无排卵性异常子宫出血可有不同类型的临床表现。临床上最常见的症状有：①月经周期紊乱；②经期长短和经量多少不一，出血量少者仅为点滴出血，出血量多时间长者可能继发贫血，大量出血可导致休克。出血期间一般无腹痛或其他不适。

（二）排卵性异常子宫出血

1.黄体功能不足

月经周期缩短，表现为月经频发（周期<21 日）。有时月经周期虽在正常范围内，但卵泡期延长、黄体期缩短（<11 日），以致患者不易受孕或在妊娠早期流产。

2.子宫内膜不规则脱落

月经周期正常，经期延长，可达 9~10 日，出血量多且淋漓不净。

三、处理原则

（一）无排卵性异常子宫出血

出血阶段应迅速有效地止血、纠正贫血，血止后尽可能明确病因，进行病因治疗。

选择合适方案调整月经周期、诱发排卵、预防复发及远期并发症。青春期少女以止血、调整月经周期、促使卵巢功能恢复为原则；绝经过渡期妇女以止血、调整周期、减少出血量，防止子宫内膜病变为原则。

（二）排卵性异常子宫出血

1.黄体功能不足

促进卵泡发育，刺激黄体功能及黄体功能替代。

2.子宫内膜不规则脱落

调节下丘脑垂体卵巢轴的反馈功能，使黄体及时萎缩，恢复黄体功能。

四、护理评估

（一）健康史

询问患者年龄、月经史、婚育史如不孕、流产、产后出血、严重产褥感染史、既往史如有无慢性疾病（如肝疾病、血液病、高血压、代谢性疾病等）。了解发病诱因、伴随症状、子宫出血特点、流血前有无停经史及诊治经过。

（二）身心评估

观察患者的精神和营养状态，有无肥胖、贫血貌、出血点、紫癜、黄疸和其他病态。进行全身体格检查，了解淋巴结、甲状腺、乳房发育情况。盆腔检查排除生殖器官器质性疾病。

评估患者及家属的压力原因，随着病程延长并发感染或止血效果不佳引起大量出血，患者易产生焦虑和恐惧。绝经过渡期患者常担心疾病严重程度，疑有肿瘤而不安。黄体功能不足常可引起不孕、妊娠早期流产，患者常感焦虑。

（三）辅助检查

1.诊断性刮宫

无排卵性异常子宫出血患者于经前期或月经来潮 6 小时内刮宫，内膜无分泌期变化；黄体功能不足者在月经来潮前刮宫，内膜分泌反应落后至少 2 日。子宫内膜不规则脱落者常在月经周期第 5~6 日刮宫，能见到残留的分泌期子宫内膜与出血坏死组织及新增生的内膜混杂共存。不规则流血或大出血患者可随时进行刮宫。诊刮时应注意刮出物的性质和量，及时送检。

2.宫腔镜检查

宫腔镜下可见子宫内膜状况，同时了解宫腔有无黏连，尤其在宫腔镜直视下选择病变区进行活检，诊断价值高。

3.基础体温测定

基础体温（basal body temperature，BBT）呈单相型，提示无排卵（图 16-1）。黄体功能不足者基础体温呈双相型，排卵后体温上升缓慢，上升幅度偏低，升高时间仅维持9~10 日即下降（图 16-2）。子宫内膜不规则脱落者，基础体温呈双相型，但下降缓慢（图 16-3）。

4.宫颈黏液结晶检查

经前出现羊齿植物叶状结晶提示无排卵。

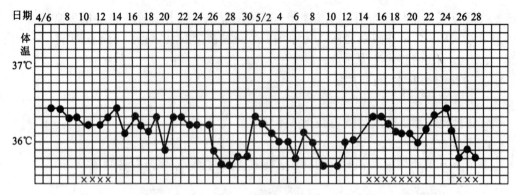

图 16-1　基础体温单相型(无排卵性异常子宫出血)

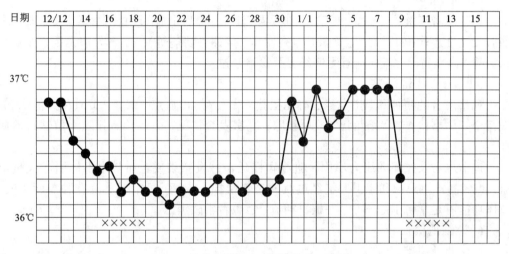

图 16-2　基础体温双相型(黄体期缩短)

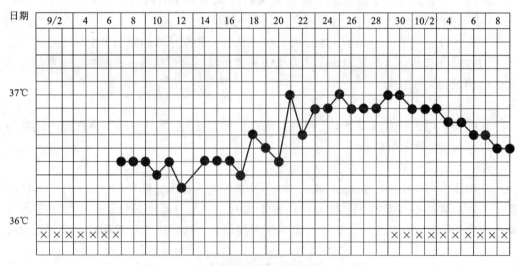

图 16-3　基础体温双相型(黄体萎缩不全)

5. 阴道脱落细胞涂片检查

根据细胞涂片所表现的各层鳞状上皮细胞成分及数量不同，判断体内雌激素水平，间接反映卵巢功能。无排卵性异常子宫出血患者表现为中、高度雌激素影响。

6. 激素水平测定

测定血雌激素、孕激素水平以了解卵巢功能，测定血睾酮、泌乳素水平及甲状腺功能等，以排除其他内分泌疾病。

7. 其他

还可完善血常规检查，了解有无贫血及其程度。

五、常见护理诊断/问题

1. 疲乏

与异常子宫出血导致贫血有关。

2. 焦虑

与疑有肿瘤或担心今后生育和治疗效果有关。

3. 有感染的危险

与子宫不规则出血过多致机体抵抗力下降有关。

4. 知识缺乏

缺乏正确使用性激素的知识。

六、护理目标

(1)患者子宫出血被控制，贫血得到及时纠正。

(2)患者情绪稳定，能正确对待疾病，焦虑减轻或消失。

(3)患者体温正常，无生殖道及全身感染征象。

(4)患者能讲述正确使用性激素的方法。

七、护理措施

(一)一般护理

(1)指导患者注意休息，保证充足睡眠，适当锻炼增强体质。

(2)患者机体抵抗力较低，应加强营养，可补充铁剂、维生素 C 和蛋白质，改善全身情况。

(二)诊疗配合

1. 无排卵性异常子宫出血

1)止血：绝经过渡期妇女止血首选刮宫术，青春期女性用性激素止血。对少量出血患者，使用最低有效量激素，减少药物不良反应。对大量出血患者，性激素治疗应在 8小时内见效，24~48 小时内出血基本停止，若 96 小时以上仍不止血，应考虑有器质性病变存在的可能。

(1)性激素：①单纯孕激素，适用于体内已有一定雌激素水平、血红蛋白>80 g/L、生命体征稳定的患者。孕激素可使子宫内膜由增生期转变为分泌期，停药后子宫内膜脱落较完全，类似生理性月经来潮，又称"子宫内膜脱落法"或"药物性刮宫"。常用药物包括地屈孕酮、17a-羟孕酮衍生物(甲羟孕酮、甲地孕酮)、左炔诺孕酮和19-去甲基睾酮衍生物(炔诺酮)等。②单纯雌激素,大剂量雌激素可促使子宫内膜迅速生长,短期内修复创面而止血,也称"子宫内膜修复法",适用于青春期无排卵性异常子宫出血患者。常用药物有结合雌激素、戊酸雌二醇等。对存在血液高凝状态或血栓性疾病史的患者,禁忌应用大剂量雌激素止血。③雌孕激素联合用药,止血效果优于单一药物。适用于青春期和育龄期无排卵性异常子宫出血的患者。采用孕激素占优势的口服避孕药,目前使用第三代短效口服避孕药,如复方屈螺酮片、去氧孕烯炔雌醇片、复方孕二烯酮片或复方醋酸环丙孕酮片。

(2)刮宫术:能迅速止血,又能明确诊断。适用于急性大出血、病程长的生育期患者和绝经过渡期患者。绝经过渡期患者激素治疗前宜常规刮宫,且宜行分段诊断性刮宫,以排除器质性病变。

(3)其他止血药物:氨甲环酸、巴曲酶、酚磺乙胺、维生素 K 等。

2)调整月经周期:应用性激素止血后,必须调整月经周期。

(1)雌激素、孕激素序贯法:即人工周期。通过模拟自然月经周期中卵巢的内分泌变化,序贯应用雌激素、孕激素,使子宫内膜发生相应变化,引起周期性脱落。适用于青春期及生育期内源性雌激素水平较低者。给药方法:从撤退性出血第 5 日开始,口服戊酸雌二醇或结合雌激素片,每晚 1 次,连服 21 日,服雌激素第 11~16 日起加用孕激素,如醋酸甲羟孕酮或地屈孕酮,连用 10~14 日,连续 3 个周期为一个疗程。

(2)雌激素、孕激素联合法:此法开始即用孕激素。孕激素可限制雌激素的促内膜生长程度,使撤退性出血逐步减少,雌激素则可预防治疗过程中孕激素突破性出血。适用于有避孕需求的育龄期无排卵性异常子宫出血患者。常用短效口服避孕药,给药方法:自撤退性出血第 5 日起,每日 1 片,连服 21 日,1 周为药物撤退性出血间隔,连续 3 个周期为一疗程。

(3)后半周期疗法:适用于青春期或活组织检查为子宫内膜增生期的患者。可于月经周期后半期(撤药性出血的第 16~25 日)口服孕激素,如地屈孕酮、微粒化孕酮、醋酸甲羟孕酮等,或肌内注射黄体酮,连续 3 个周期为一疗程。

3)促进排卵:适用于育龄期无排卵性异常子宫出血,尤其是不孕症患者。

(1)氯米芬:适用于体内有一定雌激素水平者。于月经周期第 5 日开始服用,每晚 50 mg,连用 5 日 一般用 3~4 个周期。如 1 个疗程后仍无排卵,则下一周期可增量至每日 100 mg。

(2)人绒毛膜促性腺激素:当卵泡发育接近成熟时开始给人绒毛膜促性腺激素 U 肌内注射,次日增至 2000U,第 3 日增至 5000U,可引起排卵。

2.排卵性异常子宫出血

1)黄体功能不足:

(1)可口服氯米芬或采用人绝经后尿促性腺激素联合人绒毛膜促性腺激素疗法,促进卵泡发育和诱发排卵,促使正常黄体形成。

(2)肌内注射绒毛膜促性腺激素,可促进黄体形成,并提高孕酮的分泌量,延长黄体期。

（3）选用天然黄体酮制剂，补充黄体分泌孕酮的不足。

（4）合并高泌乳素血症者，可口服溴隐亭，降低泌乳素水平，改善黄体功能。

2）子宫内膜不规则脱落：可口服甲羟孕酮、天然微粒化孕酮，或肌内注射黄体酮等，使黄体及时萎缩，内膜按时完整脱落，也可肌内注射绒毛膜促性腺激素，促进黄体功能。对于无生育要求者，可口服避孕药，调整周期。

（三）遵医嘱使用性激素

（1）按时、按量正确服用性激素，不得随意停服和漏服。

（2）药物减量必须按医嘱规定在血止后才能开始，每3日减量一次，每次减量不得超过原剂量的1/3，直至维持量。

（3）维持量服用时间，按停药后发生撤退性出血的时间与患者上一次行经时间综合考虑，无出血日期达21日即可停药。

（4）告知患者在治疗期间如出现不规则阴道流血应及时就诊。

（四）病情观察

（1）观察并记录患者的生命体征，保留出血期间使用的会阴垫及内裤，以便准确估计出血量。出血量较多者，应卧床休息，避免剧烈活动。贫血严重者，遵医嘱做好配血、输血、止血等措施，维持患者正常血容量。

（2）严密观察与感染有关的征象，如体温、脉搏、子宫压痛等，监测白细胞计数和分类，做好会阴护理，保持局部清洁。如有感染征象，及时报告医生并协助处理。

（五）心理护理

耐心倾听患者的诉说，了解患者疑虑，鼓励其表达内心感受。向患者解释病情及提供相关信息，解除思想顾虑，摆脱焦虑。

八、护理评价

（1）患者子宫出血被控制，疲乏感觉减弱或消失。

（2）患者焦虑减轻或消失。

（3）患者未发生感染，表现为体温正常、血白细胞正常。

（4）患者按规定正确服用性激素，服药期间药物不良反应程度轻。

第二节　闭经

预习案例

小李，19岁，因近半年无月经来潮而就诊。月经史：12岁初潮，量中，无痛经，半年前远赴异地求学后一直没有行经。既往史：无特殊。体格检查和盆腔检查均无异常。

思考：

1. 小李可能患有何种疾病？可能的原因是什么？

2. 治疗方法有哪些？

闭经(amenorrhea)是常见的妇科症状，表现为无月经或月经停止。根据既往有无月经来潮，分为原发性闭经和继发性闭经两类。原发性闭经(primary amenorrhea)指年龄超过 14 岁，第二性征未发育；或年龄超过 16 岁，第二性征已发育，月经还未来潮。继发性闭经(secondary amenorrhea)指正常月经建立后，月经停止 6 个月，或按自身原有月经周期计算停止 3 个周期以上。根据发病原因，闭经可分为生理性闭经和病理性闭经，青春期前、妊娠期、哺乳期及绝经后的无月经来潮属生理性闭经，本节不展开讨论。

一、病因

正常月经的建立和维持，有赖于下丘脑垂体卵巢轴的神经内分泌调节，靶器官子宫内膜对性激素的周期性反应和下生殖道的通畅，其中任何一个环节发生障碍均可导致闭经。

(一)原发性闭经

较少见，多为遗传因素或先天性发育缺陷引起。约30%的患者伴有生殖道异常，根据第二性征的发育情况，分为第二性征存在(包括米勒管发育不全综合征、雄激素不敏感综合征、对抗性卵巢综合征、生殖道闭锁、真两性畸形)和第二性征缺乏(低促性腺激素性腺功能减退、高促性腺激素性腺功能减退)两类。

(二)继发性闭经

发生率明显高于原发性闭经。根据病变部位主要分为以下几种：

1.下丘脑性闭经

最常见，以功能性原因为主，由于中枢神经系统及下丘脑各种功能和器质性疾病引起闭经。

(1)精神应激：突然或长期精神压抑、紧张、过度劳累、情感创伤、寒冷等应激状态下，下丘脑分泌的促肾上腺皮质激素释放激素和皮质素分泌增加，进而刺激内源性阿片肽和多巴胺分泌，抑制下丘脑分泌 GnRH 和垂体分泌促性腺激素，引起神经内分泌障碍而导致闭经。

(2)体重下降和神经性厌食：体重减轻 10%~15%，或体脂丢失 30%时将出现闭经。当内在情感剧烈矛盾或为保持体型强迫节食时，易发生严重的神经性厌食。因过度节食，体重急剧下降，导致下丘脑多种神经激素分泌降低，引起垂体前叶多种促激素包括 LH、FSH、促肾上腺皮质激素等分泌下降。临床表现为厌食、极度消瘦、低促性腺激素性闭经、皮肤干燥、低体温、低血压、各种血细胞计数及血浆蛋白低下，重者危及生命。

(3)运动性闭经：长期剧烈运动或芭蕾舞、现代舞等训练易致闭经，与患者的心理、应激反应程度及体脂下降有关。运动剧增后，GnRH 释放受抑制，使 LH 释放受抑制，也可引起闭经。

(4)药物性闭经：长期应用甾体类避孕药，因药物抑制下丘脑 GnRH 的分泌，引起闭经。吩噻嗪衍生物(奋乃静、氯丙嗪)、利血平等，通过抑制下丘脑多巴胺，使垂体分泌泌乳素增多，引起闭经。

(5)颅咽管瘤：瘤体增大可压迫下丘脑和垂体柄引起闭经、生殖器萎缩、肥胖、颅内压增高、视力障碍等症状，也称肥胖生殖无能营养不良症。

2. 垂体性闭经

主要病变在垂体。腺垂体器质性病变或功能失调可影响促性腺激素分泌，继而影响卵巢功能引起闭经。如垂体梗死(常见希恩综合征)、垂体肿瘤及空蝶鞍综合征等。

3. 卵巢性闭经

闭经原因在卵巢。因卵巢分泌的性激素水平低下，子宫内膜不能发生周期性变化而导致。如卵巢早衰、卵巢功能性肿瘤、卵巢切除及多囊卵巢综合征等。

4. 子宫性闭经

闭经原因在子宫。子宫内膜对卵巢激素不能产生正常反应而导致。如宫腔粘连、手术切除子宫、先天性无子宫、子宫发育不全及放疗破坏子宫内膜等。

5. 下生殖道发育异常

如宫颈闭锁、处女膜闭锁、阴道发育异常等，均能引起假性闭经。

6. 其他

常见疾病有甲状腺功能减退或亢进、肾上腺皮质功能亢进、肾上腺皮质肿瘤等。

闭经诊断与治疗指南(试行)

二、处理原则

明确病因后，针对病因给予治疗，改善全身情况，进行心理治疗，给予相应激素治疗，达到治疗目的。

三、护理评估

(一)健康史

详细询问患者的月经史、婚育史、家庭史，了解发病前有无导致闭经的诱因，如精神因素、环境改变、体重变化、有无剧烈运动以及各种疾病、用药情况等。原发性闭经应询问第二性征发育情况，了解生长发育史，有无先天缺陷或其他疾病。

(二)身心状况

注意观察患者全身发育状况、精神状态、营养、测量身高、体重、智力情况、注意躯干和四肢比例，五官特征及第二性征发育情况，有无多毛、溢乳等。妇科检查应注意内生殖器、外生殖器发育，有无先天缺陷、畸形等。

患者常因闭经担心自己的健康、性生活和生育能力，且由于病程过长及反复治疗效果不佳，加重患者和家属的心理压力，表现为情绪低落，对治疗和护理丧失信心。

(三)辅助检查

1. 功能试验

1)药物撤退试验：用于评估体内雌激素水平，以确定闭经程度。

(1)孕激素试验：为评估内源性雌激素的简单、快速方法。口服孕激素，如甲羟孕酮、地屈孕酮、微粒化黄体酮，或肌内注射黄体酮注射液。停药后出现撤退性出血，则为阳性反应，提示子宫内膜已受一定水平雌激素影响。停药后无撤退性出血，则为阴性反应，应进一步行雌孕激素序贯试验。

（2）雌孕激素序贯试验：适用于孕激素试验阴性的闭经患者。服用足够量的雌激素，如戊酸雌二醇或结合雌激素，连服 20~30 日后，加用孕激素，停药后发生撤退性出血为阳性，提示子宫内膜功能正常，可排除子宫性闭经，应进一步寻找原因。无撤退性出血为阴性，应重复一次试验，若仍无出血，提示子宫内膜有缺陷或被破坏，可诊断为子宫性闭经。

2）垂体兴奋试验：又称 GnRH 刺激试验，可了解垂体对 GnRH 的反应性。静脉注射黄体生成素释放激素后 LH 值升高，说明垂体功能正常，病变在下丘脑。若经多次重复试验，LH 值无升高或升高不显著，说明垂体功能减退，病变在垂体。

2. 血清激素测定

应停用雌孕激素药物至少两周后行 E_2、P、T、FSH、LH、PRL、TSH、胰岛素等激素测定，以协助诊断。

3. 影像学检查

（1）盆腔 B 超检查：了解子宫的发育状况、形态、大小及内膜厚度，卵巢大小、形态、卵泡数目等。

（2）子宫输卵管造影：了解有无宫腔病变和宫腔粘连。

（3）CT 或 MRI：用于盆腔及头部蝶鞍区检查，了解有无盆腔肿块和垂体肿瘤等。

（4）静脉肾盂造影：用以确定有无肾脏畸形。

4. 宫腔镜检查

能精确诊断宫腔粘连。

5. 腹腔镜检查

可观察卵巢及子宫情况。

6. 其他检查

染色体检查可用于鉴别性腺发育不全的病因及指导临床处理。

四、常见护理诊断/问题

1. 长期低自尊

与长期闭经，治疗效果不明显，月经不能正常来潮等有关。

2. 焦虑

与担心疾病对健康、性生活、生育的影响有关。

3. 预感性悲哀

与担心丧失女性形象有关。

五、护理目标

（1）患者能够接受闭经的事实，客观地评价自己。

（2）患者能够主动诉说病情及担心。

（3）患者能够主动、积极地配合诊治。

六、护理措施

(一)减轻或消除诱发闭经的原因

应激或精神因素所致闭经,应进行耐心的心理治疗,消除精神紧张和焦虑;体重下降引起闭经,应供给足够营养,保持标准体重;运动性闭经者应适当减少运动量;因肿瘤、多囊卵巢综合征等引起的闭经,应进行特异性治疗。

(二)诊疗配合

1.激素治疗:

1)性激素补充治疗:

(1)雌激素补充治疗:适用于无子宫者。

(2)雌激素、孕激素人工周期疗法:适用于有子宫者。

(3)孕激素疗法:适用于体内有一定内源性雌激素水平者。

2)促排卵:适用于有生育要求的患者。

(1)对于 FSH 和 PRL 正常的闭经者,体内有一定内源性雌激素,首选氯米芬。

(2)对于低促性腺激素性闭经者及氯米芬促排卵失败者,在雌激素治疗促进生殖器发育,子宫内膜已获得对雌孕激素的反应后,可采用 HMG-HCG 疗法促进卵泡发育及诱发排卵。

2.其他治疗

(1)溴隐亭:为多巴胺受体激动药。通过与垂体多巴胺受体结合,直接抑制垂体PRL 分泌,恢复排卵。

(2)肾上腺皮质激素:适用于先天性肾上腺皮质增生所致的闭经,一般用泼尼松或地塞米松。

(3)甲状腺素:适用于甲状腺功能减退引起的闭经。

(4)辅助生殖技术:适用于有生育要求,诱发排卵后未成功妊娠,合并输卵管问题的闭经者或男方因素不孕者。

(5)手术治疗:适用于生殖器畸形、Asherman 综合征、肿瘤等。

(三)指导合理用药

说明性激素的作用、不良反应、剂量、具体用药方法、用药时间等。嘱患者严格遵医嘱用药,不得擅自停服、漏服、不随意更改药量,监测用药效果。

(四)心理护理

鼓励患者表达自己的感受,建立良好的护患关系。向患者提供正确的诊疗信息,缓解患者的心理压力,鼓励患者与同伴、亲人交往,参与社会活动,减轻心理压力。

七、结果评价

(1)患者接受闭经的现实,积极配合诊治。

(2)患者了解病情,并能与病友交流病情和治疗感受。

第三节　痛经

预习案例

小林，20岁，患者13岁初潮后月经不规律，周期45~60天，经期10天，2年后月经渐规律，但每次行经均会出现下腹部疼痛，且难以忍耐，为此常感焦虑。患者既往体健。体格检查及盆腔检查未见异常。

思考

1. 小林痛经的原因是什么？
2. 护士该如何对其进行健康指导？

痛经（dysmenorrhea）是妇科最常见的症状之一，是指月经期出现的子宫痉挛性疼痛，可伴下腹坠痛、腰酸或合并头痛、乏力、头晕、恶心等其他不适，严重者可影响生活和工作质量。痛经分为原发性和继发性两类，前者指生殖器官无器质性病变者，占痛经90%以上，后者指由盆腔器质性疾病如子宫内膜异位症、盆腔炎等引起的痛经。本节只叙述原发性痛经。

一、病因及发病机制

月经时子宫内膜前列腺素（prostaglandin，PG）含量增高或失衡是原发性痛经的主要原因。分泌期子宫内膜前列腺素浓度较增生期子宫内膜高，分泌期晚期因孕激素水平下降，子宫内膜启动溶解性酶促反应，激活环氧酶通路，释放前列腺素类物质。PGF_{2a}含量高可引起子宫平滑肌过强收缩，血管挛缩，子宫肌壁缺血缺氧而出现痛经。增多的前列腺素进入血液循环，还可引起心血管和消化道等症状。此外，原发性痛经还受精神因素、遗传因素、免疫因素等影响，疼痛的主观感受也与个体痛阈有关。

二、临床表现

原发性痛经常见于青少年期，初潮后1~2年内发病，30岁以后发生率下降。疼痛多自月经来潮后开始，最早出现在经前12小时，行经第1日疼痛最剧烈，持续2~3日后缓解，部位通常位于下腹部耻骨上，可放射至腰骶部和大腿内侧。疼痛性质为痉挛性疼痛，可伴有恶心、呕吐、腹泻、头晕、乏力等症状，严重时面色发白、出冷汗。

三、处理原则

避免精神刺激和过度疲劳，以心理治疗、对症治疗为原则。

四、护理评估

（一）健康史

了解患者的年龄、月经史与婚育史，询问有无诱发痛经的因素，疼痛与月经的关系，疼痛发生的时间、部位、性质及程度，是否服用止痛药、用药量及持续时间，疼痛时伴随的症状等，有效缓解疼痛的方法。

（二）身心状况

评估下腹痛严重程度及伴随症状，妇科检查无阳性体征。痛经患者因经期下腹反复疼痛，害怕月经来潮，更易出现焦虑、恐惧心理。

（三）辅助检查

可做盆腔超声检查、腹腔镜、宫腔镜检查、子宫输卵管造影，用于排除子宫内膜异位、子宫腺肌症、黏膜下子宫肌瘤、宫腔粘连等引起的痛经。

五、常见护理诊断/问题

1. 疼痛

与子宫痉挛性收缩，子宫肌组织缺血缺氧有关。

2. 焦虑

与反复痛经造成的精神紧张有关。

六、护理目标

（1）患者的疼痛症状缓解。

（2）患者月经来潮前及月经期无焦虑。

七、护理措施

（一）一般护理

合理休息、加强营养摄入、规律而适度的锻炼、戒烟等均对缓解疼痛有一定的帮助。注意经期清洁卫生，经期禁止性生活。

（二）心理护理

讲解有关痛经的生理知识，消除患者紧张恐惧心理，避免精神刺激或过度疲劳。

（三）病情观察

注意患者痛经发生的时间、性质、程度，观察疼痛时有无伴随症状，了解引起疼痛的精神因素。

（四）用药指导

1. 口服避孕药

有避孕要求的痛经妇女可使用口服避孕药，通过抑制排卵，抑制子宫内膜生长，降低前列腺素和加压素水平，缓解疼痛。

针灸按摩治疗痛经

2. 前列腺素合成酶抑制药

通过抑制前列腺素合成酶的活性，减少前列腺素产生，防止过强子宫收缩和痉挛，从而减轻或消除疼痛。适用于不要求避孕或口服避孕药效果不佳的原发性痛经患者。常用药物有布洛芬、酮洛芬、甲氯芬那酸、双氯芬酸、甲芬那酸、萘普生等。

（五）健康指导

向患者介绍女性月经期生理卫生常识，腹部局部热敷和进食热饮（如热汤或热茶），可缓解疼痛。增加患者的自我控制感，放松身体，以解除痛经。疼痛不能忍受时可遵医嘱服药。

课程思政

加强女大学生生殖健康教育，培养健康意识

据调查，目前女大学生存在不同程度的痛经现象，很多学生对痛经等女性生殖健康知识不了解，甚至对痛经存在羞耻心，不敢求助他人，更不知如何处理痛经，部分学生存在药物滥用等不恰当处理，难免会损害身心健康。因此，加强女大学生生殖健康教育，能培养女大学生的健康意识，增强自我健康管理，有利于其经期的身心健康。

八、结果评价

（1）患者疼痛减轻，并能说出减轻疼痛的措施。

（2）患者焦虑的行为或表现减少，舒适感增加。

第四节　绝经综合征

预习案例

刘女士，50 岁，潮热、出汗加重半年。1 年前无明显诱因出现月经周期延长为 50~65 日，继而出现颈部、颜面部发热，随后出汗的症状，每日 3~5 次，未经治疗。近半年来潮热、出汗较前有所加重，每日可达 10 余次，今来就诊。月经史：13 岁初潮，量中，无痛经。生育史：1-0-1-1，安全套避孕。既往无高血压、糖尿病等病史。妇科检查：外阴已婚已产型，宫颈糜烂样改变，子宫前位，大小如常，质地软，活动度好，无压痛，双侧附件无异常。实验室检查：FSH 32U/L，E_2 15 pg/mL。

思考：

1. 刘女士可能患有何种疾病？发生该疾病的主要原因是什么？

2. 刘女士主要的护理诊断/问题有哪些？

3. 刘女士主要的护理措施有哪些？

绝经（menopause）指卵巢功能停止所致永久性无月经状态。停经 12 个月后方可判定

绝经。绝经综合征(menopausal syndrome，MPS)指妇女绝经前后出现性激素波动或减少所致的一系列躯体及精神心理症状。绝经分为自然绝经和人工绝经。自然绝经指由于卵巢卵泡活动的丧失引起月经永久停止；人工绝经指手术切除双侧卵巢或医源性因素(化疗或放疗)等损伤卵巢功能。人工绝经者更容易发生绝经综合征。

绝经综合征(微课)

一、病因及发病机制

绝经前后最明显的变化是卵巢功能衰退，随后表现为下丘脑垂体功能退化。

1. 雌激素

卵巢功能衰退的最早征象是卵泡对 FSH 敏感性降低，FSH 水平升高。绝经过渡期早期雌激素水平波动很大，由于 FSH 升高对卵泡过度刺激引起 E_2 分泌过多，甚至可高于正常卵泡期水平，因此整个绝经过渡期雌激素水平并非逐渐下降，只是在卵泡完全停止生长发育后，雌激素水平才迅速下降。绝经后卵巢不再分泌雌激素，但妇女循环中仍有低水平雌激素，主要来自肾上腺皮质和来自卵巢的睾酮和雄烯二酮经周围组织中芳香化酶转化的雌酮(E_1)。因此，绝经后妇女循环中 E_1 高于 E_2。

2. 孕激素

绝经过渡期卵巢尚有排卵功能，仍有孕激素分泌。但因卵泡期延长，黄体功能不良，导致孕激素分泌减少。绝经后极少量孕酮可能来自肾上腺。

3. 雄激素

绝经后雄激素来源于卵巢间质细胞及肾上腺，总体雄激素水平下降，其中雄烯二酮主要来源于肾上腺，量约为绝经前的一半。

4. 促性腺激素

绝经过渡期 FSH 水平升高，呈波动型，LH 仍在正常范围，FSH/LH 仍<1。绝经后雌激素水平降低，诱导下丘脑释放 GnRH，刺激垂体释放更多的 FSH 和 LH，其中 FSH 升高较 LH 更显著，FSH/LH>1。

5. 抑制素

绝经后妇女血抑制素水平下降，较 E_2 下降早且明显，可能成为反映卵巢功能衰退更敏感的指标。

卵泡闭锁导致雌激素和抑制素水平降低以及 FSH 水平升高，是绝经的主要信号。

二、临床表现

1. 近期症状

(1)月经紊乱：是绝经过渡期最早出现的症状，由于无排卵，常表现为月经周期不规则、经期持续时间长及经量增多或减少。此期症状的出现取决于卵巢功能状态的波动变化。

(2)血管舒缩症状：主要表现为潮热，是雌激素低落的特征性症状。其特点是反复出现短暂的面部、颈部及胸部皮肤阵阵发红，伴有轰热，继之出汗，一般持续 1~3 分钟。

症状轻者每日发作数次，严重者十余次或更多，夜间或应激状态易发生。该症状可持续1~2年，有时长达5年或更长。潮热严重时可影响妇女的工作、生活和睡眠，是需要性激素治疗的主要原因。

（3）自主神经失调症状：常出现心悸、眩晕、头痛、失眠、耳鸣等症状。

（4）精神神经症状：常表现为注意力不易集中，情绪波动大，如激动易怒、焦虑不安或情绪低落、抑郁、不能自我控制等，记忆力减退也较常见。

课程思政

关爱围绝经期女性，构建家庭和谐

围绝经期由于性激素波动或减少，妇女在生理与心理方面可能会出现重大的变化，处理不好则会影响正常的工作和生活，严重者可对家庭造成一定伤害甚至家庭破裂。因此，应提倡全社会关爱围绝经期女性，家庭中多一份体贴关爱，感恩母亲、关爱母亲，促进社会和谐、家庭稳定，构建社会主义和谐社会。

---

2. 远期症状

（1）泌尿生殖道症状：主要表现为泌尿生殖道萎缩症状，如外阴、阴道干燥、性交困难及反复阴道感染，排尿困难、尿频、尿急、反复发生的尿路感染，常有压力性尿失禁。

（2）骨质疏松：绝经后妇女缺乏雌激素使骨质吸收增加，导致骨量快速丢失而出现骨质疏松。50岁以上妇女半数以上会发生绝经后骨质疏松，一般发生在绝经后5~10年内，最常发生在椎体。

（3）阿尔茨海默病（Alzheimer's disease）：可能与绝经后内源性雌激素水平降低有关。

（4）心血管疾病：绝经后妇女动脉硬化、冠心病的发病风险较绝经前明显增加，这可能与雌激素水平低落有关。

三、处理原则

缓解近期症状，并能早期发现，有效预防骨质疏松症、动脉硬化等老年性疾病，根据个案具体情况选择心理治疗，配合对症治疗或激素补充治疗，以控制绝经过渡期症状。

1. 一般治疗

倡导健康的生活方式。精神状态不稳定的患者，应进行心理治疗；适量镇静药促进睡眠；谷维素调节自主神经功能。

2. 激素补充治疗

激素补充治疗（hormone replacement therapy，HRT）是针对绝经相关健康问题而采取的一种医疗措施，可有效缓解绝经相关症状。

1）适应证：已出现绝经相关症状（血管舒缩症状、泌尿生殖道萎缩症状）、低骨量及骨质疏松症。

2）禁忌证：①绝对禁忌证包括：已知或可疑妊娠、原因不明的阴道流血、已知或可疑乳腺癌、已知或可疑性激素相关恶性肿瘤、最近 6 个月内患有活动性静脉或动脉血栓栓塞性疾病、严重肝肾功能障碍、血卟啉症、耳硬化症、脑膜瘤。②相对禁忌证包括：子宫肌瘤、子宫内膜异位症、子宫内膜增生史、尚未控制的糖尿病及严重高血压、有血栓形成倾向、胆囊疾病、癫痫、偏头痛、哮喘、高泌乳素血症、系统性红斑狼疮、乳腺良性疾病、乳腺癌家族史。

HRT的窗口期

3）制剂：主要为雌激素，可辅以孕激素。①雌激素制剂：原则上应选择天然制剂。常用雌激素有戊酸雌二醇、结合雌激素、17β–雌二醇、尼尔雌醇等。②组织选择性雌激素活性调节剂：如替勃龙，根据靶组织不同，其在体内的 3 种代谢物分别表现出雌激素、孕激素及弱雄激素活性。③孕激素制剂：近年来倾向于选用天然孕激素制剂，如微粒化黄体酮胶丸和黄体酮胶丸，或接近天然的孕激素，如地屈孕酮。

4）用药途径及方案：

（1）口服：是最常用给药途径。用药方案有：单用雌激素、单用孕激素及雌激素、孕激素联合用药。

（2）胃肠道外途径：避免肝脏首过效应，对血脂影响较小。包括：①经阴道给药：常用药物有结合雌激素软膏、普罗雌烯阴道胶囊、普罗雌烯乳膏、氯喹那多–普罗雌烯阴道片、雌三醇乳膏，治疗下泌尿生殖道局部低雌激素症状；②经皮肤给药：适用于尚未控制的糖尿病及严重的高血压、有血栓形成倾向、胆囊疾病、癫痫、偏头疼、哮喘、高泌乳素血症者。包括雌二醇皮贴和雌二醇凝胶。

5）用药剂量与时间：用药剂量应个体化，宜选择能达到治疗目的的最低有效剂量。用药时间从卵巢功能开始减退并出现相关绝经症状后开始，时间以 3~5 年为宜，日间给药最为安全有效；停止雌激素治疗时，一般主张应缓慢减量或间歇用药，逐步停药，防止症状复发。

6）不良反应：

（1）子宫异常出血：多为突破性出血，须高度重视，查明原因，必要时行诊刮，排除子宫内膜病变。

（2）雌激素的不良反应：剂量过大可引起乳房胀、白带多、头痛、水肿、色素沉着等。

（3）孕激素的不良反应：抑郁、易怒、乳房痛和水肿，患者常不易耐受。

（4）其他：长期性激素治疗可增加子宫内膜癌、卵巢癌、乳腺癌、心血管疾病、血栓性疾病及糖尿病的发病风险。

3. 非激素类药物

（1）改善血管舒缩症状及精神神经症状：选择性 5–羟色胺再摄取抑制剂，如盐酸帕罗西汀。

（2）防治骨质疏松症：可选用阿仑膦酸钠、降钙素、雷洛昔芬等药物。适当摄入钙剂，与维生素 D 合用有利于钙的完全吸收。

（3）改善睡眠：可用适量服用艾司唑仑等镇静药。

（4）调节自主神经功能：可选用谷维素。

四、护理评估

（一）健康史

了解患者的年龄、月经史、生育史。了解既往健康状况，排除肝病、高血压、糖尿病、冠心病、其他内分泌腺体器质性疾病以及精神疾病等。

（二）身心状况

评估患者有无卵巢功能减退及雌激素不足引起的症状。进行全身体格检查，包括精神状态、心血管、呼吸、血液、生殖及泌尿系统等检查，排除器质性病变。妇科检查可见内生殖器、外生殖器呈现不同程度的萎缩性改变；阴道萎缩，如合并感染，阴道分泌物增多，味臭；子宫颈及子宫萎缩变小等。

注意评估绝经过渡期家庭和社会环境的变化、精神状态及个性特征引起患者不愉快、忧虑、多疑、孤独等。

（三）辅助检查

1. 血清激素测定

绝经过渡期血清 FSH>10U/L，提示卵巢储备功能下降。闭经、FSH> 40U/L 且 E_2< 10~20 pg/mL，提示卵巢功能衰竭。血清抑制素 B≤45ng/L，是卵巢功能减退的最早标志，比 FSH 更敏感。抗苗勒管激素≤0.5~1.0 ng/mL，预示卵巢储备功能下降。

2. 超声检查

基础状态卵巢的窦状卵泡数减少、卵巢容积缩小、子宫内膜变薄。

五、常见护理诊断/问题

1. 焦虑

与绝经过渡期内分泌改变等有关。

2. 自我形象紊乱

与月经紊乱、出现精神和神经症状等有关。

3. 知识缺乏

缺乏绝经过渡期自我保健知识。

六、护理目标

（1）患者能够描述自己的焦虑心态和应对方法。

（2）患者能够认识到绝经是正常生理过程并正确对待。

（3）患者能够了解绝经过渡期自我保健知识。

七、护理措施

(一)一般护理

合理安排膳食，多摄入奶制品及豆制品，补充足量的蛋白质、维生素及含钙丰富的食物。鼓励患者加强体育锻炼，多进行户外运动，增加日晒时间，可促进血液循环，有利于延缓衰老及骨质疏松的发生。

(二)心理护理

对患者进行心理疏导，帮助其理解绝经过渡期是正常的生理过程，与患者建立良好相互信任的关系，认真倾听，让患者表达自己的困惑和忧虑，减轻焦虑和恐惧的心理，并争取家人的理解和配合，护患双方共同努力，缓解患者的症状。

(三)用药指导

帮助患者了解用药目的、适应证、禁忌证、药物剂量、时间及不良反应，督促长期使用性激素者定期接受随访。开始用药后、用药后1个月、3个月、半年、1年复诊，主要了解HRT的疗效和不良反应，并根据情况调整用药。长期性激素治疗者每年应复诊1次，内容包括：①体格检查，如体重、身高、血压、乳腺及妇科检查等。②辅助检查，如盆腔B型超声、血糖、血脂及肝肾功能检查。每3~5年测定一次骨密度，可根据患者情况，酌情调整检查频率。

(四)健康指导

(1)建立咨询门诊，介绍绝经前后减轻症状的方法，以及预防绝经综合征的措施。

(2)重视绝经过渡期妇女的预防保健工作，提高妇女的自我保健意识。

(3)指导绝经过渡期妇女科学合理地安排生活和工作，积极参加公益娱乐活动和体育锻炼，劳逸结合，转移注意力，调养身心，保持健康的心理状况。

八、结果评价

(1)患者认识到绝经是女性正常生理过程，能保持乐观态度，焦虑减轻或消失。

(2)患者了解激素补充治疗的利弊，了解绝经过渡期的自我保健知识。

本章小结

排卵障碍性异常子宫出血包括无排卵性异常子宫出血、黄体功能不足及子宫内膜不规则脱落，主要由于下丘脑垂体卵巢轴功能异常引起。目前主要采用性激素治疗，起到止血和调整月经周期的作用。

闭经分为原发性闭经和继发性闭经，后者多见。继发性闭经包括下丘脑性闭经、垂体性闭经、卵巢性闭经及子宫性闭经，其中以下丘脑性闭经最为常见。闭经主要针对病因治疗。

原发性痛经的发生与月经时子宫内膜前列腺素含量增高或失衡有关，主要表现为月经来潮后下腹部疼痛，要重视对患者的精神心理护理。

绝经综合征是由于卵巢功能衰退，雌激素低落引起的一系列躯体、精神和心理症状，包括近期症状如月经紊乱、血管舒缩症状、自主神经失调症状、精神神经症状和远期症状如泌尿生殖道萎缩、骨质疏松、阿尔茨海默病、心血管疾病。激素补充治疗可以有效改善相关症状，提高生活质量。对长期服用激素的患者要定期进行体检，至少每年进行 1 次个体化危险/受益评估。

客观题测验

主观题测验

第十七章

女性生殖系统肿瘤患者的护理

女性生殖系统肿瘤患者的护理PPT

学习目标

识记：女性生殖系统肿瘤临床表现、转移途径。

理解：女性生殖系统肿瘤的治疗要点、护理措施。

运用：对女性生殖系统肿瘤患者提供正确的护理。

女性生殖器官肿瘤可发生于生殖器官任何一个部位，其中以子宫和卵巢肿瘤的发生率较高，外阴、阴道、输卵管则较少发生。女性生殖器官肿瘤按性质分为良性和恶性，良性肿瘤以子宫肌瘤发病率最高；恶性肿瘤以子宫颈癌最多见，其次为卵巢恶性肿瘤和子宫内膜癌。

第一节　子宫颈癌

预习案例

　　患者，女，40 岁，半年前出现不规则阴道流血，量少，色鲜红，阴道检查：宫颈下唇菜花样肿物，直径约 2 cm，触之出血；宫体中位，正常大小，无压痛。辅助检查：HPV16（+）；肝肾功能正常。

　　思考

　　1. 护士应该从哪些方面对该患者进行评估？

　　2. 该患者可能存在哪些护理问题？

　　3. 针对该患者可能存在的护理问题，应采取哪些相应的护理措施？

　　子宫颈癌（cervical cancer）是常见的妇科恶性肿瘤之一，严重威胁妇女的生命。高发年龄为 50～55 岁，近年来其发病有年轻化的趋势。由于子宫颈癌筛查的普及，得以早期发现和治疗子宫颈癌和癌前病变，其发病率和病死率明显下降。

子宫颈癌(微课)

一、病因

　　子宫颈的移行带区是子宫颈癌的好发部位。宫颈癌的发病因素目前尚不清楚，病因可能与以下因素相关：

1. 病毒感染

　　高危型人乳头瘤病毒（HPV）持续感染是宫颈癌的主要危险因素。90% 以上的宫颈癌伴有高危型 HPV 感染。

2. 性行为及分娩次数

　　多个性伴侣、初次性生活<16 岁、初产年龄小、多孕、多产等与宫颈癌的发生密切相关。

HPV疫苗接种建议

3. 其他因素

　　吸烟、长时间口服避孕药或激素、患性传播性疾病等因素可增加子宫颈癌的患病风险。另外，营养不良、卫生条件差也可影响疾病的发生。

二、发病机制

　　子宫颈上皮内瘤变（cervical intraepithelial neoplasia, CIN）是与子宫颈浸润癌密切相关的一组子宫颈病变，常发生于 25～35 岁妇女。大部分低级别病变可自然消退，但高级别病变具有癌变潜能，可能发展成浸润癌，被视为宫颈癌的癌前病变。CIN 形成后随着病变继续发展，癌细胞突破上皮下基底膜并浸润间质则形成子宫颈浸润癌。

三、病理类型

(一)浸润性鳞状细胞癌

浸润性鳞状细胞癌占子宫颈癌的75%~80%。

1. 巨检

微小浸润性鳞状细胞癌肉眼观察无明显异常，或类似子宫颈柱状上皮异位。随病变发展，可形成4种类型。

(1)外生型：又称菜花型。最常见，癌灶向外生长呈乳头状或菜花样，组织脆，触之易出血。常累及阴道。

(2)内生型：又称浸润型。癌灶向子宫颈深部组织浸润，子宫颈表面光滑或仅有柱状上皮异位，子宫颈肥大变硬，呈桶状。常累及宫旁组织。

宫颈癌类型

(3)溃疡型：上述两型癌组织继续发展合并感染坏死，脱落后形成溃疡或空洞，似火山口状。

(4)颈管型：癌灶发生于子宫颈管内，常侵入子宫颈管和子宫峡部供血层及转移至盆腔淋巴结。

2. 显微镜检

(1)微小浸润性鳞状细胞癌：指在原位癌基础上镜检发现小滴状、锯齿状癌细胞团突破基底膜浸润间质。

(2)浸润性鳞状细胞癌：指癌灶浸润间质范围超出微小浸润癌，多呈网状或团块状浸润间质。根据细胞分化程度可分为：Ⅰ级，高分化鳞癌(角化性大细胞型)；Ⅱ级，中分化鳞癌(非角化性大细胞型)；Ⅲ级，低分化鳞癌(小细胞型)。

(二)腺癌

近年来发生率有上升趋势，占子宫颈癌的20%~25%。

1. 巨检

来自子宫颈管内，浸润管壁；或自子宫颈管内向子宫颈外口突出生长；常可侵犯宫旁组织。病灶向子宫颈管内生长时，子宫颈外观可正常，但因子宫颈管膨大形如桶状。

2. 显微镜检

(1)普通型宫颈腺癌：最常见的组织学亚型，约占宫颈腺癌的90%。镜下见腺体结构复杂、呈筛状和乳头状，腺上皮细胞增生呈复层，核异型性明显，核分裂象多见。

(2)黏液性腺癌：该亚型的特征是细胞内可见明确黏液，又进一步分为胃型、肠型、印戒细胞样和非特指型。

(三)其他

少见类型如腺鳞癌、腺样基底细胞癌、绒毛状管状腺癌、内膜样癌等上皮性癌，神经内分泌肿瘤，间叶性肿瘤等。

四、转移途径

以直接蔓延和淋巴转移为主，血行转移较少见。

1. 直接蔓延

最常见，癌组织向邻近器官及组织扩散。常向下累及阴道壁，极少向上累及宫腔。向两侧扩散可累及主韧带及子宫颈旁、阴道旁组织直至骨盆壁；癌灶压迫或侵及输尿管时，可引起输尿管阻塞及肾积水。晚期可向前、后蔓延侵及膀胱或直肠。

2. 淋巴转移

癌灶侵入淋巴管，形成瘤栓，随淋巴液引流进入局部淋巴结。淋巴转移一级组包括子宫旁、闭孔、髂内、髂外、髂总、骶前淋巴结；二级组包括腹股沟深浅淋巴结、腹主动脉旁淋巴结。

3. 血行转移

极少见，晚期可转移至肺、肝或骨骼等。

五、临床表现

早期宫颈癌常无明显症状和体征，子宫颈管型患者因子宫颈外观正常易漏诊或误诊。随病变发展，可出现以下表现：

1. 症状

(1) 阴道流血：常表现为接触性出血，即性生活或妇科检查后阴道流血。也可表现为不规则阴道流血，或经期延长、经量增多。老年患者常为绝经后不规则阴道流血。出血量根据病灶大小、侵及间质内血管情况而不同，若侵蚀大血管可引起大出血。

(2) 阴道排液：多数患者有白色或血性、稀薄如水样或米泔状、有腥臭味的阴道排液。晚期患者因癌组织坏死伴感染，可有大量米泔样或脓性恶臭白带。

(3) 晚期症状：根据癌灶累及范围出现不同的继发性症状。如尿频、尿急、便秘、下肢肿痛等；癌肿压迫或累及输尿管时，可引起输尿管梗阻、肾盂积水及尿毒症；晚期可有贫血、恶病质等全身衰竭症状。

2. 体征

微小浸润癌可无明显病灶，子宫颈光滑或糜烂样改变。随病情发展，可出现不同体征。外生型子宫颈癌可见息肉状、菜花状赘生物，常伴感染，质脆易出血；内生型表现为子宫颈肥大、质硬、子宫颈管膨大；晚期癌组织坏死脱落，形成溃疡或空洞伴恶臭。阴道壁受累时，可见赘生物生长或阴道壁变硬；宫旁组织受累时，双合诊、三合诊检查可扪及子宫颈旁组织增厚、结节状、质硬或形成冰冻骨盆状。

3. 宫颈癌的临床分期

宫颈癌的临床分期采取国际妇产科联盟（FIGO，2009）的临床分期标准，治疗前进行，治疗后不再更改（表17-1）。

表 17-1　子宫颈癌临床分期(FIGO，2009)

Ⅰ期		肿瘤局限在子宫颈(扩展至宫体应被忽略)
	Ⅰ A	镜下浸润癌。(所有肉眼可见的病灶，包括表浅浸润，均为 IB 期)
		间质浸润深度<5mm，宽度≤7mm
	Ⅰ A1	间质浸润深度≤3mm，宽度≤7mm
	Ⅰ A2	间质浸润深度>3mm 且<5mm，宽度≤7mrn
	Ⅰ B	肉眼可见癌灶局限于子宫颈，或者镜下病灶>IA
	Ⅰ B1	肉眼可见癌灶运≤4 cm
	Ⅰ B2	肉眼可见癌灶>4 cm
Ⅱ期		肿瘤超越子宫，但未达骨盆壁或未达阴道下 1/3
	Ⅱ A	肿瘤侵犯阴道上 2/3，无明显宫旁浸润
	Ⅱ A1	肉眼可见癌灶≤4 crn
	Ⅱ A2	肉眼可见癌灶>4 cm
	Ⅱ B	有明显宫旁浸润，但未达到盆壁
Ⅲ期		肿瘤已扩展到骨盆壁，在进行直肠指诊时，在肿瘤和盆壁之间无间隙。肿瘤累及阴道下 1/3。由肿瘤引起的肾盂积水或肾无功能的所有病例，除非已知道由其他原因所引起
	Ⅲ A	肿瘤累及阴道下 1/3，没有扩展到骨盆壁
	Ⅲ B	肿瘤扩展到骨盆壁，或引起肾盂积水或肾无功能
Ⅳ期		肿瘤超出了真骨盆范围，或侵犯膀胱和/或直肠黏膜
	Ⅳ A	肿瘤侵犯邻近的盆腔器官
	Ⅳ B	远处转移

六、治疗要点

根据临床分期、患者年龄、生育要求、全身情况、医疗技术水平及设备条件等综合考虑制订适当的个体化治疗方案。采用以手术和放疗为主、化疗为辅的综合治疗方案。

1. 手术治疗

手术主要用于早期宫颈癌患者。常用术式有：全子宫切除术，次广泛全子宫切除术及盆腔淋巴结清扫术，广泛全子宫切除术及盆腔淋巴结清扫术，腹主动脉旁淋巴结切除或取样。年轻患者，卵巢正常可保留。对要求保留生育功能的年轻患者，属于特别早期的可行宫颈锥形切除术或根治性宫颈切除术(图 17-1)。根据患者不同分期选用不同的术式。

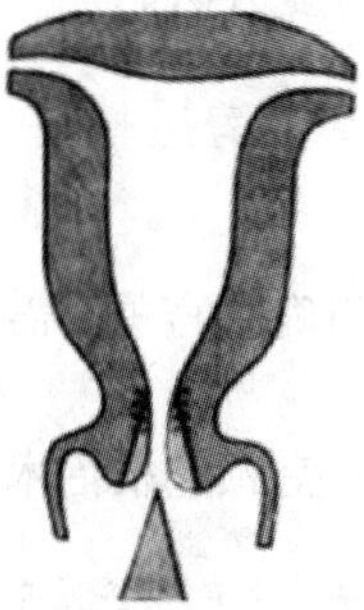

图 17-1　宫颈锥形切除术

2. 放射治疗

适用于：①中晚期患者；②全身情况不适宜手术的早期患者；③宫颈大块病灶的术前放疗；④手术治疗后病理检查发现有高危因素的辅助治疗。

3. 化疗

化疗主要用于晚期或复发转移的患者，近年来也采用手术联合术前新辅助化疗（静脉或动脉灌注化疗）来缩小肿瘤病灶及控制亚临床转移，也可与放疗同步化疗，增强放疗敏感性。常用化疗药物有顺铂、卡铂、紫杉醇、博来霉素、异环磷酰胺、氟尿嘧啶等。

七、护理评估

（一）健康史

询问病史时应注意患者的不良婚育史、性生活史以及与高危男子有性接触的病史。了解相关主诉，如月经史、月经量异常、绝经后不规则阴道出血等。详细查阅既往妇科检查发现、子宫颈刮片细胞学检查结果及处理经过等。注意识别高危因素及高危人群。

（二）身心状况

早期患者一般无自觉症状，多由普查中发现异常的子宫颈刮片报告。随着病程进展可出现典型的临床症状，表现为点滴样出血或接触性出血，出血量较多时可引起贫血、恶臭的阴道排液；当恶性肿瘤穿透邻近器官壁时可形成瘘管；晚期出现消瘦、贫血等全身症状。

几乎所有的患者面对诊断结果都会产生震惊和恐惧，害怕疼痛、被遗弃和死亡等。在明确诊断后，与其他恶性肿瘤患者一样，会经历否认、愤怒、妥协、忧郁、接受等心理反应阶段。

（三）辅助检查

1. 实验室检查

行血常规、尿常规、肝肾功能、血小板计数等检查，了解化疗药物对个体的毒性反应，化疗前如有异常则须暂缓治疗。密切观察血常规的变化趋势，每天或隔天检查，为用药提供依据。

2. 其他检查

了解盆腔检查、子宫颈刮片细胞学检查、碘试验、阴道镜检查、宫颈和宫颈管活体组织检查、宫颈锥切术检查，其中宫颈及颈管活体组织检查是确诊子宫颈癌及癌前病变的最可靠方法。

八、常见护理诊断/问题

1. 恐惧

与确诊宫颈癌需要进行手术治疗有关。

2. 排尿障碍

与宫颈癌根治术后影响膀胱正常张力有关。

九、预期目标

（1）患者住院期间，能接受与本疾病有关的各种诊断、检查和治疗方案。

（2）出院时，患者恢复正常排尿功能。

十、护理措施

1.提供预防保健知识

积极宣传与宫颈癌发病相关的高危因素，及时诊治宫颈肿瘤（CIN），阻断、控制宫颈癌的发生与发展。30岁以上妇女到妇科门诊就医时应常规接受宫颈刮片检查，有异常者及时处理。已婚妇女，尤其是绝经前后有月经异常或接触性出血者应及时就医，警惕恶性肿瘤可能。

人工智能宫颈癌筛查

2.鼓励患者摄入足够的营养

评估患者目前营养状况，纠正不良饮食习惯，满足患者营养需求，维持体重不继续下降。

3.指导患者维持个人卫生

协助患者勤擦身、更衣，保持床单位清洁，注意室内空气流通。指导患者勤换会阴垫，注意会阴部卫生。

4.以良好的身心状态接受手术治疗

根据诊治方案和手术方式认真完成术前护理，确保患者了解各项操作的目的和可能感受，以取得患者的主动配合。术前3天选用消毒剂或氯己定等消毒宫颈和阴道。菜花型癌患者有活动性出血可能，需用消毒纱条填塞止血，并认真交班。术前3天半流质饮食，术前2天流质饮食，术前1天晚22：00后禁食、禁水直至手术。术前夜做好清洁灌肠，保证肠道呈清洁、空虚状态。拟行全子宫切除术者，手术日晨阴道常规准备后，用1%龙胆紫涂宫颈、阴道穹隆作为手术中切除子宫的标记。发现异常及时与手术医生联系。

5.协助术后康复

宫颈癌根治术涉及范围广，患者术后反应较一般腹部手术者大。护士应每15~30分钟观察并记录患者的生命体征及出入液量，待病情平稳后改为每4小时1次。注意保持导尿管、腹腔及盆腔各种引流管通畅，认真观察引流液的色、质、量。通常于术后48~72小时取出引流管，术后7~14天拔除导尿管。拔除导尿管前3天训练膀胱功能，促进恢复正常排尿功能。如拔除导尿管后不能自行排尿或残余尿量超过100 mL，则需继续留置导尿管。指导卧床患者进行床上肢体活动，正确穿着抗血栓弹力袜，预防长期卧床并发症的发生。鼓励患者参与生活自理，渐进性地增加活动量。术后需接受放疗、化疗者按照相关内容进行护理。

6.晚期宫颈癌患者的对症护理

宫颈癌并发大出血时应及时报告医生，备齐急救药品和物品，配合抢救，并以吸收性明胶海绵及纱布填塞阴道，压迫止血。有大量米汤样或恶臭脓样阴道排液者，可用1：5000高锰酸钾溶液擦洗阴道。有贫血、消瘦、感染、发热等恶病质表现者，应加强护理，预防肺炎、口腔感染、压疮等并发症，按医嘱行支持疗法和抗生素治疗。

7. 化疗药物毒副反应护理

(1)胃肠道反应及护理:胃肠道黏膜对化疗药物极为敏感,常引起严重的胃肠道症状。在患者出现恶心、呕吐时应采取舒服的卧位,鼓励患者漱口,注意口腔清洁。遵医嘱予止吐剂,口服止吐剂后应卧床休息半小时至 1 小时后再起床。及时去除呕吐物,保持环境清洁、安静。告知患者化疗前后勿大量进食,饮食清淡,饭后 1~2 小时不要马上卧床。

(2)骨髓抑制及护理:化疗药物杀伤肿瘤细胞的剂量与损害骨髓的剂量差异很小。因此,对接受化疗的患者应密切观察骨髓抑制征象,定时为患者进行血细胞计数和骨髓检查,当白细胞计数$< 1×10^9/L$,血小板计数下降至 $20×10^9/L$ 时,除停止化疗外,应予以保护性隔离。

(3)黏膜、皮肤反应及护理:某些化疗药物的毒性亦表现在黏膜上,尤其是大剂量应用时常引起严重的口腔炎、口腔糜烂、坏死。口腔炎发生后给予及时、合理的治疗和护理。化疗期间应嘱患者多次饮水以减轻药物对黏膜的毒性刺激。保持口腔清洁,口腔炎发生后应改用 2%雷夫诺尔和 1%过氧化氢(双氧水)交替漱口,并给予西瓜霜等局部治疗。嘱患者不要使用牙刷,而用棉签轻轻擦洗口腔牙齿。给予无刺激性软食,因口腔疼痛而致进食困难者给予 2%普鲁卡因含漱,止痛后再进食。

(4)泌尿系统毒性反应及护理:因化疗药物所致,癌细胞及正常组织细胞大量破坏,少数患者可出现高尿酸血症。有些药物通过肾脏以原形排出,其代谢产物在酸性环境中易沉淀甚至形成结晶造成尿路阻塞,导致肾衰竭,因此,治疗中必须采用水化和碱化来预防这一并发症。故除医嘱外,应鼓励患者多次饮水,保证每天液体入量>4000 mL,尿量>3000 mL;对液体入量已够,但尿量少者,需给予利尿剂以促进药物排泄。尿碱化时保证尿液 pH>6.5,可加速代谢产物的溶解、排出,避免沉淀产生尿酸结晶。

8. 做好出院指导

鼓励患者及家属积极参与出院计划的制订,向出院患者说明认真随访的重要性。一般出院后第 1 年内,出院后 1 个月行首次随访,以后每 2~3 个月复查 1 次;出院后第 2 年,每 3~6 个月复查 1 次;出院后 3~5 年,每半年复查 1 次,第 6 年开始,每年复查 1 次。患者出现任何异常症状均应及时就诊。护士应帮助患者调整自我状态,根据患者具体状况提供有关术后生活方式的指导,性生活的恢复需依术后复查结果而定。

十一、结果评价

(1)患者住院期间能以积极的态度配合诊治全过程。

(2)患者出院时已恢复正常的排尿。

第二节　子宫肌瘤

预习案例

张某，34 岁，已婚，月经量增多 2 年，自觉下腹包块 1 月余。患者自诉月经周期规则 28~30 天，持续时间长，量大，无痛经。妇科检查：宫体前位，宫颈光滑，子宫如孕 16 周大小。B 超检查示：子宫增大，形态不规则，肌壁间多发中低回声，最大者直径 10 cm，双侧卵巢正常。实验室检查：Hb 70 g/L。

思考：

1. 应该从哪些方面对该患者进行评估？

2. 针对该患者的一般情况应进行哪些处理与护理措施？

子宫肌瘤（myoma of uterus）是女性生殖器最常见的良性肿瘤，由平滑肌及结缔组织组成。常见于 30~50 岁妇女，20 岁以下少见。据尸检统计，30 岁以上妇女约 20% 有子宫肌瘤。因肌瘤多无症状或很少有症状，临床报道发病率远低于肌瘤真实发病率。

一、病因与发病机制

确切的发病因素尚不清楚。因肌瘤好发于生育期，青春期前少见，绝经后萎缩或消退，提示其发生可能与女性激素相关。生物化学检测证实肌瘤中雌二醇的雌酮转化明显低于正常肌组织；肌瘤中雌激素受体浓度明显高于周边肌组织，故认为肌瘤组织局部对雌激素的高敏感性是肌瘤发生的重要因素之一。此外，研究还证实孕激素有促进肌瘤有丝分裂、刺激肌瘤生长的作用。细胞遗传学研究显示，25%~50% 的子宫肌瘤存在细胞遗传学的异常，包括 12 号和 14 号染色体长臂片段相互换位、12 号染色体长臂重排、7 号染色体长臂部分缺失等。分子生物学研究提示子宫肌瘤是由单克隆平滑肌细胞增殖而成，多发性子宫肌瘤是由不同克隆平滑肌细胞增殖形成。

二、临床分类

1. 按肌瘤生长部位分类

可分为子宫体部肌瘤（约 90%）和子宫颈部肌瘤（约 10%）。

2. 按肌瘤与子宫肌壁的关系分类

按肌瘤与子宫肌壁的关系可以分为 3 类：

（1）肌壁间肌瘤（intramural myoma）：占 60%~70%，肌瘤位于子宫肌壁间，周围均被肌层包围。

　　(2)浆膜下肌瘤(subserous myoma)：约占20%，肌瘤向子宫浆膜面生长，并突出于子宫表面，肌瘤表面仅由子宫浆膜覆盖。若瘤体继续向浆膜面生长，仅有一蒂与子宫相连，称为带蒂浆膜下肌瘤，营养由蒂部血管供应。若血供不足肌瘤可变性坏死。若蒂扭转断裂，肌瘤脱落形成游离性肌瘤。若肌瘤位于子宫体侧壁向宫旁生长突出于阔韧带两叶之间，称为阔韧带肌瘤。

　　(3)黏膜下肌瘤(submucous myoma)：占10%~15%。肌瘤向宫腔方向生长，突出于宫腔，表面仅为子宫内膜覆盖。黏膜下肌瘤易形成蒂，在宫腔内生长犹如异物，常引起子宫收缩，肌瘤可被挤出宫颈外口而突入阴道。

　　子宫肌瘤常为多个，各种类型的肌瘤可发生在同一子宫，称为多发性子宫肌瘤(图17-2)。

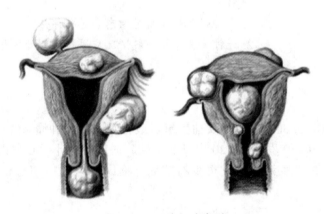

图17-2　子宫肌瘤类型

三、病理

1.巨检

　　肌瘤为实质性球形包块，表面光滑，质地较子宫肌层硬；单个或多个，大小不一。肌瘤表面有被压缩的肌纤维束和结缔组织构成的假包膜覆盖。肌瘤切面呈灰白色，可见漩涡状或编织状结构。颜色和硬度与纤维结缔组织多少有关。

2.镜检

　　可见肌瘤主要由梭形平滑肌细胞和不等量纤维结缔组织构成。肌细胞大小均匀，排列成漩涡状或棚状，核为杆状。极少情况下尚有一些特殊的组织学类型，如富细胞性、奇异型、核分裂活跃、上皮样平滑肌瘤及静脉内和播散性腹膜平滑肌瘤等。

四、肌瘤变性

　　肌瘤变性是指肌瘤失去原有的典型结构。常见的变性包括如下5种：

1.玻璃样变

　　玻璃样变又称透明变性，最常见。肌瘤剖面漩涡状结构消失，由均匀透明样物质取代。镜下见病变区肌细胞消失，为均匀透明无结构区。

2. 囊性变

子宫肌瘤玻璃样变继续发展，肌细胞坏死液化即可发生囊性变，此时肌瘤内出现大小不等的囊腔，内含清亮无色液体，也可凝固成胶冻状。

3. 红色变性

多见于妊娠期或产褥期，为肌瘤的一种特殊类型坏死，发生机制不清，可能与肌瘤内小血管退行性变引起血栓及溶血、血红蛋白渗入肌纤维间有关。患者可有剧烈腹痛伴恶心、呕吐、发热，白细胞计数升高，检查发现肌瘤增大、压痛。

4. 肉瘤样变

较少见，多见于绝经后子宫肌瘤伴疼痛和出血的患者。若绝经后妇女肌瘤增大应警惕恶变可能。

5. 钙化

多见于蒂部细小、血供不足的浆膜下肌瘤以及绝经后妇女的肌瘤。

五、临床表现

1. 症状

多无明显症状，仅在体检时发现。症状与肌瘤部位、大小和有无变性相关，而与肌瘤数目关系不大。常见症状如下：

（1）经量增多及经期延长：是子宫肌瘤最常见的症状。多见于大的肌壁间肌瘤及黏膜下肌瘤，肌瘤使宫腔增大，子宫内膜面积增加并影响子宫收缩。此外肌瘤可能使肿瘤附近的静脉受挤压，导致子宫内膜静脉丛充血与扩张，从而引起经量增多、经期延长。黏膜下肌瘤伴有坏死感染时，可有不规则阴道流血或血样脓性排液。长期经量增多可继发贫血，出现乏力、心悸等症状。

（2）下腹包块：肌瘤较小时在腹部摸不到肿块，当肌瘤逐渐增大使子宫超过3个月妊娠大小时，可从腹部触及。较大的黏膜下肌瘤可脱出于阴道外，患者可因外阴脱出肿物就诊。

（3）白带增多：肌壁间肌瘤使宫腔面积增大，内膜腺体分泌增多，致使白带增多；子宫黏膜下肌瘤一旦感染，可有大量脓样白带。若有溃烂、坏死、出血时，可有血性或脓血性、伴有恶臭的阴道流液。

（4）压迫症状：子宫前壁下段肌瘤可压迫膀胱引起尿频；宫颈肌瘤可引起排尿困难、尿潴留；子宫后壁肌瘤可引起便秘等症状。阔韧带肌瘤或宫颈巨大肌瘤向侧方发展，嵌入盆腔内压迫输尿管使上泌尿道受阻，造成输尿管扩张甚至肾盂积水。

（5）其他：包括下腹坠胀、腰酸背痛。肌瘤红色样变时有急性下腹痛，伴呕吐、发热及肿瘤局部压痛；浆膜下肌瘤蒂扭转可有急性腹痛；子宫黏膜下肌瘤由宫腔向外排出时也可引起腹痛。黏膜下肌瘤和引起宫腔变形的肌壁间肌瘤可引起不孕或流产。

2. 体征

与肌瘤大小、位置、数目及有无变性相关。较大肌瘤可在下腹部扪及实质性肿块。

妇科检查扪及子宫增大，表面不规则单个或多个结节状突起。浆膜下肌瘤可扪及单个实质性球状肿块与子宫有蒂相连。黏膜下肌瘤位于宫腔内者子宫均匀增大，脱出于宫颈外口者，阴道窥器检查可看到宫颈口处有肿物，粉红色，表面光滑，宫颈外口边缘清楚。若伴感染时可有坏死、出血及脓性分泌物。

六、处理原则

根据患者年龄、症状和生育要求，以及肌瘤的类型、大小、数目全面考虑。

(一)保守治疗

1.随访观察

无症状肌瘤一般不需治疗，特别是近绝经期妇女。绝经后肌瘤多可萎缩和症状消失。每3~6个月随访一次，若出现症状可考虑进一步治疗。

2.药物治疗

适用于症状轻、近绝经年龄或全身情况不宜手术者。

(1)促性腺激素释放激素类似物：采用大剂量连续或长期非脉冲式给药，可抑制FSH和LH分泌，降低雌激素至绝经后水平，以缓解症状并抑制肌瘤生长使其萎缩，但停药后又逐渐增大。用药后可引起绝经综合征，长期使用可引起骨质疏松等不良反应，故不推荐长期用药。应用指征：①缩小肌瘤以利于妊娠；②术前用药控制症状、纠正贫血；③术前用药缩小肌瘤降低手术难度，或使经阴道或腹腔镜手术成为可能；④对近绝经妇女，提前过渡到自然绝经，避免手术。一般应用长效制剂，每月1次。

(2)其他药物：米非司酮(mifepristone)，每日10 mg或12.5 mg口服，可作为术前用药或提前绝经使用。但不宜长期使用，因其拮抗孕激素后，子宫内膜长期受雌激素刺激，增加子宫内膜病变的风险。

(二)手术治疗

手术适应证：①因肌瘤导致月经过多，致继发贫血；②严重腹痛、性交痛或慢性腹痛、有蒂肌瘤扭转引起的急性腹痛；③肌瘤体积大压迫膀胱、直肠等引起相应症状；④因肌瘤造成不孕或反复流产；⑤疑有肉瘤变。

1.肌瘤切除术(myomectomy)

适用于希望保留生育功能的患者，包括肌瘤经腹剔除、黏膜下肌瘤和突向宫腔的肌壁间肌瘤宫腔镜下切除、及突入阴道的黏膜下肌瘤阴道内摘除。术后有残留或复发可能。

2.子宫切除术(hysterectomy)

不要求保留生育功能或疑有恶变者，可行子宫切除术，包括全子宫切除和次全子宫切除。术前应行宫颈细胞学检查，排除子宫颈鳞状上皮内病变或子宫颈癌。发生于围绝经期的子宫肌瘤要注意排除合并子宫内膜癌。

手术可经腹、经阴道或经宫腔镜及腹腔镜进行。若选择腹腔镜手术行肌瘤剔除或子宫次全切除，需要使用粉碎器取出切除的肌瘤或子宫体，因此，术前应尽可能排除子宫肉瘤或合并子宫内膜癌，并向患者及家属说明其风险。

3.其他治疗

为非主流治疗方法，主要适用于不能耐受或不愿手术者。例如：冷冻疗法、射频消融技术、高强度聚焦超声、子宫动脉栓塞术等，各有优缺点，疗效还不确实。

七、护理评估

(一)健康史

追溯病史应注意月经史、婚育史，是否有(因子宫肌瘤所致的)不孕、自然 流产史；是否长期使用雌激素；月经变化情况及伴随症状；曾接受治疗的经过、疗效及用药后机体反应。同时，注意排除因妊娠、内分泌失调及癌症所致的子宫出血现象。

(二) 身心状况

多数患者无明显症状，或没有自觉症状，仅在妇科检查时偶然发现。患者的症状与肌瘤生长的部位、大小、数目及有无并发症有关，其中与肌瘤生长部位关系更为密切。当肌瘤大到使腹部扪及包块时，患者会有"压迫"感。部分患者得知患有子宫肌瘤时会误认得了恶性肿瘤，从而产生恐惧心理。有些会在明确诊断后为如何选择处理方案而显得迷茫，或因要接受手术治疗而害怕、不安。多数患者面对这些疑虑和恐惧时，迫切需要咨询指导。

(三)辅助检查

1.妇科检查

通过双合诊/三合诊发现不同类型子宫肌瘤的相应局部体征。肌瘤体积较小、症状不明显或诊断有困难者，可借助探针探测宫腔深度及方向。

2.其他检查

B超是常用的辅助检查。MRI 检查可准确判断肌瘤大小、数目和位置，还可选择宫腔镜、腹腔镜、子宫输卵管造影等协助诊断。

八、常见护理诊断/问题

1.知识缺乏

缺乏子宫肌瘤相关知识。

2.感染

与黏膜下肌瘤有关。

3.应对无效

与选择子宫肌瘤治疗方案的无助感有关。

九、预期目标

(1)患者了解子宫肌瘤的性质及出现症状的原因。

(2)患者住院期间未出现感染相关症状。

(3)患者将能确认可利用的资源及支持系统。

十、护理措施

1. 一般护理

评估患者对疾病的认知程度，耐心解答患者提出的问题，消除患者顾虑，纠正错误认识，配合治疗。对出血多需住院治疗的患者，护士应严密观察并记录其生命体征变化情况，协助医生完成血常规及凝血功能检查、备血等。注意收集会阴垫，记录出血量。按医嘱给予止血药和子宫收缩剂，必要时输血、补液、抗感染或刮宫止血。

2. 对症护理

巨大子宫肌瘤常出现局部压迫症状，排尿不畅者可予以导尿，便秘者可用缓泻剂缓解不适症状。带蒂的浆膜下肌瘤发生扭转或肌瘤红色变性时应评估腹痛的程度、部位、性质，有无恶心、呕吐、体温升高征象。需剖腹探查时，护士应迅速做好急诊手术前准备和术中、术后护理。保持患者的外阴清洁干燥，如黏膜下肌瘤脱出宫颈口者，应保持其局部清洁，预防感染，为经阴道摘取肌瘤做好术前准备。

3. 经腹或腹腔镜下行肌瘤切除或子宫切除术患者的护理

(1)床旁交接：手术完毕患者被送回病房时，护士应与麻醉医生、手术室护士进行详细的床旁交班，了解患者术中的情况，包括麻醉类型、手术范围、有无特殊护理注意事项。及时为患者测体温、血压、脉搏、呼吸；检查患者的输液情况、腹部伤口、阴道出血情况、背部麻醉管是否拔除及引流管是否通畅等，认真做好床旁交接班，详尽记录观察情况。

(2)体位：按手术及麻醉方式决定术后体位。采用全麻方式的患者，在尚未完全清醒前应有专人守护，去枕平卧，头侧向一旁，稍垫高一侧肩胸，以免呕吐物、分泌物呛入气管引起窒息。蛛网膜下腔麻醉者去枕平卧 12 小时；硬膜外麻醉者去枕平卧 6~8 小时。硬脊膜外腔阻滞麻醉患者术后宜多平卧一段时间，以防头痛。病情稳定的受术者，术后次日晨可采取半卧位。半卧位有助于腹部肌肉松弛，降低腹部切口张力，减轻疼痛；有利于深呼吸，增加肺活量，减少肺不张；同时，有利于腹腔引流，减少渗出液对膈肌和脏器的刺激。

(3)切口情况：根据术式，腹部切口有纵切口和横切口之分。腹腔镜切口在脐孔周围及两侧下腹小切口 0.5~1.0 cm。术后注意观察切口有无渗血、渗液，应用腹带包扎腹部，用 1~2 kg 沙袋压迫腹部伤口 6~8 小时，可以减轻切口的疼痛，防止出血。术后 48 小时切口疼痛逐渐减轻，若切口持续疼痛则提示有血肿、感染等异常情况，需报告医生及时处理。

(4)留置引流管的观察：根据病情部分患者术后需要在腹腔或盆腔留置引流管，妇科手术后引流管可经腹部或经阴道放置，术后注意固定引流管。一般 24 小时内引流液不超过 200 mL，性状应为淡血性或浆液性，引流量应逐渐减少。根据引流量，引流管一般术后 2~3 天拔除。妇科手术后留置尿管 24~48 小时，在此期间护士应观察并记录尿量、颜色、性质，并保持导尿管通畅。导尿管拔出后 4~6 小时应督促并协助患者自行排尿，以免发生尿潴留。

(5)阴道情况：子宫全切患者阴道残端有伤口，应注意观察阴道分泌物的性质、量、颜色，以便判断阴道伤口的愈合情况。由于受阴道残端缝线反应的影响，术后阴道有少许浆液性分泌物属正常现象。要特别注意观察术后阴道出血情况。经阴道黏膜下肌瘤摘除术常在蒂部留置止血钳24~48小时，取出止血钳后需继续观察阴道出血情况，按阴道手术患者进行护理。

4.健康教育

保守治疗的患者需定期随访(3~6个月)，护士要告知患者随访的目的、意义和随访时间。随访注意监测肌瘤生长状况、了解患者症状的变化，如有异常及时和医生联系。针对应用激素治疗的患者，护士要向患者讲解药物的相关知识，使患者掌握药物的治疗作用、使用剂量、服用时间、方法、不良反应及应对措施，避免擅自停药和服药过量引起撤退性出血和男性化。

指导手术后的患者出院后1个月回门诊复查，了解患者术后康复情况，并给予术后性生活、自我保健、日常工作恢复等健康指导。嘱患者任何时候出现不适或异常症状，需及时就诊。

十一、结果评价

(1)患者在诊疗全过程中积极配合。

(2)患者出院时生活完全自理。

(3)患者能列举可利用的资源及支持系统。

第三节　子宫内膜癌

预习案例

> 李某，58岁，已婚，绝经7余年，既往月经规则，1个月前无诱因下出现阴道排液，色淡黄，无异味。8天后出现异常阴道出血，量少，咖啡色。妇科检查提示：子宫增大，质软。B超检查提示：子宫内膜增厚1 cm，回声不均。
>
> **思考：**
>
> 1.该患者可能的临床诊断是什么？如需确诊下一步应做什么检查？
>
> 2.目前存在的护理问题有哪些？
>
> 3.应对该患者采取哪些护理措施？

子宫内膜癌(endometrial carcinoma)是发生于子宫内膜的一组上皮性恶性肿瘤，以来源于子宫内膜腺体的腺癌最常见。为女性生殖道三大恶性肿瘤之一，占女性全身恶性肿瘤7%，占女性生殖道恶性肿瘤20%~30%。近年来发病率在世界范围内呈上升趋势。平均发病年龄为60岁，其中75%发生于50岁以上妇女。

一、病因

病因不十分清楚。通常将子宫内膜癌分为两种类型。

1. 雌激素依赖型(estrogen-dependent)(Ⅰ型)

其发生可能是在无孕激素拮抗的雌激素长期作用下,发生子宫内膜增生、不典型增生,继而癌变。子宫内膜增生主要分为两类:不伴有不典型的增生(hyperplasia without atypia)和不典型增生(atypical hyperplasia,AH),前者属良性病变,后者属癌前病变,有可能发展为癌。Ⅰ型子宫内膜癌多见,均为子宫内膜样腺癌,患者较年轻,常伴有肥胖、高血压、糖尿病、不孕或不育及绝经延迟,或伴有无排卵性疾病、功能性卵巢肿瘤、长期服用单一雌激素或他莫昔芬等病史,肿瘤分化较好,雌激素、孕激素受体阳性率高,预后好。

2. 非雌激素依赖型(estrogen-independent)(Ⅱ型)

发病与雌激素无明确关系。这类子宫内膜癌的病理形态属少见类型,如子宫内膜浆液性癌、透明细胞癌、癌肉瘤等。多见于老年妇女,在癌灶周围可以是萎缩的子宫内膜,肿瘤恶性度高,分化差,雌激素、孕激素受体多呈阴性或低表达,预后不良。

大多数子宫内膜癌为散发性,但约有5%与遗传有关,其中关系最密切的遗传综合征是林奇综合征(Lynch syndrome),也称遗传性非息肉结直肠癌综合征(hereditary non-polyposis colorectal cancer syndrome,HNPCC),是一种由错配修复基因突变引起的常染色体显性遗传病,与年轻女性的子宫内膜癌发病有关。

二、病理

1. 巨检

不同组织学类型内膜癌的肉眼观无明显区别。大体可分为弥散型和局灶型。弥散型子宫内膜大部或全部为癌组织侵犯,并突向宫腔,常伴有出血、坏死;癌灶也可侵入深肌层或宫颈,若阻塞宫颈管可引起宫腔积脓。局灶型多见于宫腔底部或宫角部,癌灶小,呈息肉或菜花状,易浸润肌层。

2. 镜检

(1)内膜样腺癌:占80%~90%,内膜腺体高度异常增生,上皮复层,并形成筛孔状结构。癌细胞异型明显,核大、不规则、深染,核分裂活跃,分化差的内膜样腺癌腺体少,腺结构消失,成实性癌块。根据细胞分化程度或实性成分所占比例分为3级:高分化(G1)、中分化(G2)和低分化(G3),低分化肿瘤的恶性程度高。

(2)浆液性癌:占1%~9%。癌细胞异型性明显,多为不规则复层排列,呈乳头状或簇状生长,1/3可伴砂粒体。恶性程度高,易有深肌层浸润和腹腔播散,以及淋巴结及远处转移,无明显肌层浸润时也可能发生腹腔播散,预后差。

(3)黏液性癌:约占5%,肿瘤半数以上由胞质内充满黏液的细胞组成,大多腺体结构分化良好,生物学行为与内膜样癌相似,预后较好。

(4)透明细胞癌:不足5%,多呈实性片状、腺管样或乳头状排列,细胞质丰富、透亮,核呈异型性,或由靴钉状细胞组成。恶性程度高,易早期转移。

(5)癌肉瘤：较少见，是一种由恶性上皮和恶性间叶成分混合组成的子宫恶性肿瘤，也称恶性米勒管混合瘤（malignant mixed mullerian tumor，MMMT），现认为其上皮来源恶性肿瘤向间叶转化。常见于绝经后妇女。肿瘤体积可以很大，并侵犯子宫肌层，伴出血坏死。镜下见恶性上皮成分通常为米勒管型上皮，间叶成分分为同源性和异源性，后者常见恶性软骨、横纹肌成分，恶性程度高。

三、转移途径

多数子宫内膜癌生长缓慢，局限于内膜或在宫腔内时间较长，部分特殊病理类型（浆液性癌、透明细胞癌、癌肉瘤）和高级别（G3）内膜样癌可发展很快，短期内出现转移。其主要转移途径为直接蔓延、淋巴转移和血行转移。

1.直接蔓延

癌灶初期沿子宫内膜蔓延生长，向上可沿子宫角波及输卵管，向下可累及宫颈管及阴道。若癌瘤向肌壁浸润，可穿透子宫肌层，累及子宫浆膜，种植于盆腹腔腹膜、直肠子宫陷凹及大网膜等部位。

2.淋巴转移

淋巴转移为子宫内膜癌的主要转移途径。当肿瘤累及子宫深肌层、宫颈间质或为高级别时，易发生淋巴转移。转移途径与癌肿生长部位有关：宫底部癌灶常沿阔韧带上部淋巴管网经骨盆漏斗韧带转移至腹主动脉旁淋巴结。子宫角或前壁上部病灶沿圆韧带淋巴管转移至腹股沟淋巴结。子宫下段或已累及子宫颈管癌灶的淋巴转移途径与子宫颈癌相同，可累及宫旁、闭孔、髂内、髂外及髂总淋巴。子宫后壁癌灶可沿宫骶韧带转移至直肠旁淋巴结。约10%内膜癌经淋巴管逆行引流累及阴道前壁。

3.血行转移

晚期可经血行转移至全身各器官，常见部位为肺、肝、骨等。

四、临床分期

采用国际妇产科联盟（FIGO，2009 年）修订的手术-病理分期（表 17-2）。

表 17-2　子宫内膜癌手术病理分期（FIGO，2009 年）

期别	肿瘤范围
Ⅰ 期	肿瘤局限于子宫体
Ⅰ A	肿瘤浸润深度<1/2 肌层
Ⅰ B	肿瘤浸润深度≥1/2 肌层
Ⅱ 期	肿瘤侵犯宫颈间质，但无宫体外蔓延
Ⅲ 期	肿瘤局部和（或）区域扩散
Ⅲ A	肿瘤累及子宫浆膜和（或）附件
Ⅲ B	肿瘤累及阴道和（或）宫旁组织
Ⅲ C	盆腔淋巴结和（或）腹主动脉旁淋巴结转移

期别	肿瘤范围
Ⅲ C1	盆腔淋巴结转移
Ⅲ C2	腹主动脉旁淋巴结转移伴(或不伴)盆腔淋巴结转移
Ⅳ期	肿瘤侵及膀胱和(或)直肠黏膜,和(或)远处转移
Ⅳ A	肿瘤侵及膀胱和(或)直肠黏膜
Ⅳ B	远处转移,包括腹腔内和(或)腹股沟淋巴结转移

五、临床表现

1. 症状

约 90%的患者出现阴道流血或阴道排液症状。

(1)阴道流血:主要表现为绝经后阴道流血,量一般不多。尚未绝经者可表现为经量增多、经期延长或月经紊乱。

(2)阴道排液:多为血性液体或浆液性分泌物,合并感染则有脓血性排液,恶臭。因异常阴道排液就诊者约占 25%。

(3)下腹疼痛及其他:若肿瘤累及宫颈内口,可引起宫腔积脓,出现下腹胀痛及痉挛样疼痛。肿瘤浸润子宫周围组织或压迫神经可引起下腹及腰骶部疼痛。晚期可出现贫血、消瘦及恶病质等相应症状。

2. 体征

早期患者妇科检查可无异常发现。晚期可有子宫增大,合并宫腔积脓时可有明显压痛,宫颈管内偶有癌组织脱出,触之易出血。癌灶浸润周围组织时,子宫固定或在宫旁扪及不规则结节状物。

六、处理原则

根据病情及患者全身状况选择手术、放射或药物治疗,可单用或综合应用。手术是早期患者治疗的首要选择,再根据病理结果选择手术后辅助治疗的方法。

1. 手术治疗

手术治疗是子宫内膜癌首选治疗方案,尤其是早期病例。临床应根据病情选择术式及手术范围。手术可确定病变范围及与预后相关因素,同时切除病变子宫及其他可能存在的病灶转移。术中首先留取腹腔积液或盆腔冲洗液进行细胞学检查,然后全面探查腹腔内脏器,对可疑病变取样送病理检查。子宫切除标本应在术中常规剖检,确定肌层侵犯程度,必要时可行冷冻切片检查,以进一步决定手术范围。手术可经腹或者在腹腔镜下进行。切除的标本应常规进行病理学检查,癌组织还应行雌激素、孕激素受体检测,作为术后选用辅助治疗的依据。

2. 放射治疗

放射治疗是治疗子宫内膜癌有效方法之一,适用于已有转移或可疑淋巴结转移及复发的内膜癌患者。对于老年或有严重并发症不能耐受手术或晚期不宜手术的病例,可以考虑单纯根治性放射治疗。

3. 药物治疗

（1）孕激素：适用于晚期或癌症复发者及不能手术切除者。年轻、早期、要求保留生育功能者，也可选用大量孕激素治疗，争取获得一定治疗效果。

宫颈获取液基涂片

（2）抗雌激素制剂：他莫昔芬是一种非类固醇抗雌激素药物，适应证与孕激素相同。可与孕激素配合使用，或同时使用以增加疗效。

（3）化学药物：适用晚期不能手术或治疗后复发者。可单独使用，也可几种药物联合应用，还可与孕激素合并使用。化疗途径有静脉给药、腹腔给药和动脉介入化疗。

七、护理评估

子宫内膜癌患者的早期症状不明显，病程较长，发生转移较晚，早期患者的疗效好，护士在全面评估的基础上，有责任加强对患者的医学指导和心理疏导。力争患者在门诊及早发现，增加患者的生存机会。

（一）健康史

收集病史时应高度关注患者的高危因素，如老年、肥胖、绝经期推迟、少育、不育以及停经后接受雌激素补充治疗等病史；询问近亲家属有无肿瘤病史；高度警惕育龄妇女曾用激素治疗效果不佳的月经失调史。全面复习围绝经期月经紊乱者进一步检查的记录资料。对于确诊为子宫内膜癌的患者，须详细询问并记录发病经过、有关检查、治疗及出现症状后的机体反应情况。

（二）身心状况

绝经后阴道出血是最典型的症状，通常出血量不多，绝经后患者可表现为持续或间歇性出血。晚期癌症患者常伴全身症状，表现为贫血、消瘦、恶病质、发热或全身衰竭等状况。

患者出现症状并需要接受各种检查时，面对各种检查会有恐惧和焦虑，担心检查效果以及检查过程带来的不适。当得知患子宫内膜癌时，恐惧和绝望是大部分患者的主要心理特征。

（三）辅助检查

1. 妇科检查

早期患者妇科检查时无明显异常。随病程进展，盆腔检查时发现子宫大于其相应年龄应有大小，质稍软，晚期病例则出现与病程相对应的体征。

2. 分段诊断性刮宫

分段诊断性刮宫是目前早期诊断子宫内膜癌最常用的刮取子宫内膜组织的方法。通常要求先环刮宫颈管，后探宫腔，再行宫腔搔刮内膜，标本分瓶做好标记，送病理检查。病理检查结果是确诊子宫内膜癌的依据。

3. 细胞学检查

从阴道后穹隆或宫颈管汲取分泌物做涂片找癌细胞，但阳性率不高。采用特制的宫颈吸管或宫腔刷放入宫腔，吸取分泌物做涂片，阳性率可达90%。但此方法仅供筛选，最后确诊仍需依靠病理检查结果。

4.宫腔镜检查

宫腔镜检查可直接观察子宫内膜病灶的生长情况，并在直视下取可疑病灶活组织送病理检查。

5.B超检查

典型的子宫内膜癌声像图表现为子宫增大或大于绝经年龄，子宫内见实质不均的回声区，形态不规则，宫腔线消失。有时见肌层内不规则回声紊乱区，边界不清，可提示肌层浸润的程度。

6.其他检查

癌血清标记物检查、CT、磁共振、淋巴造影检查等。

八、常见护理诊断/问题

1.焦虑

与住院、需接受的诊治手段有关。

2.知识缺乏

缺乏子宫内膜癌术前常规、术后锻炼及活动方面的知识。

3.睡眠型态紊乱

与环境(住院)变化有关。

九、预期目标

(1)住院期间，患者能主动配合诊断性检查。

(2)手术前，患者能示范手术后锻炼、呼吸控制等活动技巧。

(3)患者能叙述妨碍睡眠的原因，并列举对应措施。

十、护理措施

1.提供疾病知识，缓解焦虑

尽量采用非技术性语言，帮助患者减轻对疾病和手术的焦虑及恐惧，建立信心，能主动配合治疗和护理。为患者提供安静、舒适的睡眠环境，减少夜间不必要的治疗程序；教会患者应用放松等技巧促进睡眠，必要时遵医嘱使用镇静药。应加强营养，给予患者高热量、高蛋白、富含维生素的饮食。

2.协助患者配合治疗

(1)为需要接受手术治疗的患者提供腹部及阴道手术护理活动，将手术标本及时送交病理学检查。癌组织还需进行雌激素、孕激素受体检测，以作为术后辅助治疗的依据。术后6~7天阴道残端羊肠线吸收或感染时可致残端出血，需严密观察并记录出血情况，此期间告知患者减少活动。

(2)使患者理解放疗的意义，以取得患者的配合。术前放疗可缩小病灶为手术创造条件，术后放疗可降低局部复发，提高生存率。接受盆腔放疗者，事先灌肠并留置尿管，以保持直肠、膀胱空虚，避免放射性损伤。腔内置入放射源期间，保证患者绝对卧床，指导患者进行床上肢体运动。取出放射源后,鼓励患者下床活动,并参与到生活自理项目。

3.激素及其他药物治疗的护理

(1)对于晚期癌、癌复发者、不能手术切除或年轻、早期、要求保留生育功能患者,均可考虑孕激素治疗。一般用药剂量要大,如醋酸甲羟孕酮每天 200~400 mg,己酸孕酮每天 500 mg,10~12 周才能初步评价有无疗效。在治疗过程中需注意观察药物不良反应,如水钠潴留、水肿、药物性肝炎等,应告诉患者停药后会逐步好转。

(2)对三苯氧胺治疗的患者,应注意观察药物的不良反应,包括潮热、畏寒,类似更年期综合征的反应;骨髓抑制反应;少数患者可出现阴道出血、恶心、呕吐。如出现不良反应,应及时汇报医生。

4.化疗药物治疗的护理

化疗药物治疗常用于晚期不能手术、放疗或治疗后复发的病例。护理措施详见化疗护理。

5.出院指导

完成治疗后应定期随访,及时发现异常情况,确定处理方案。一般术后 2 年内,每 3~6 个月随访 1 次;术后 3~5 年,每 6~12 个月 1 次。随访中注意有无复发病灶,并根据患者康复情况调整随访间期。子宫根治术后、服药或放射治疗后,患者可能出现阴道分泌物减少、性交痛等症状,提供局部水溶性润滑剂可增进性生活舒适度。

十一、结果评价

(1)患者主动参与治疗过程,并表现出积极的行为。

(2)患者能列举缓解心理压力的方法,说出治疗过程中的注意事项。

(3)出院时,患者如期恢复体能并能生活自理,睡眠质量满意。

第四节　卵巢肿瘤

预习案例

王女士,60 岁,已婚,发现盆腔肿物 1 个月余,既往月经规则,已绝经 10 余年,2 个月前突感腹胀,右肋下疼痛,大便未解,食欲缺乏,未予重视,1 周前平躺时自己扪及右下腹一包块,到医院就诊。腹部 B 超检查提示:盆腔见 135 mm×120 mm×89 mm 巨大无回声包块,壁上见多枚强回声突起,边界光滑,未见明显血流信号,考虑附件来源,拟"盆腔巨大肿块"收治入院。

思考:

1.该患者可能的临床诊断是什么?

2.目前存在的护理问题有哪些?

3.应对该患者采取哪些护理措施?

卵巢肿瘤(ovarian tumor)是妇科常见肿瘤,有各种不同的形态和性质,又有良性、交界性和恶性之分。卵巢癌是女性生殖器官常见的恶性肿瘤之一,发病率仅次于子宫颈癌和子宫体癌而位居第3位。但卵巢癌的病死率却占各类妇科恶性肿瘤病死率的首位。对妇女生命造成严重威胁。由于卵巢的胚胎发育、组织解剖及内分泌功能较复杂,早期症状不典型,因而较难早期发现,术前鉴别卵巢肿瘤的组织类型及良恶性也相当困难。

卵巢恶性肿瘤中以上皮性肿瘤最多见,其次是恶性生殖细胞肿瘤。恶性卵巢上皮性肿瘤患者手术中发现肿瘤局限于卵巢的仅占30%,大多数已扩散到子宫、双侧附件、大网膜及盆腔各器官。

一、常见类型

卵巢组织成分复杂,是全身各脏器原发肿瘤类型最多的器官,不同类型卵巢肿瘤的组织学结构和生物学特点存在很大差异。

1.卵巢上皮性肿瘤

卵巢上皮性肿瘤是最常见的卵巢肿瘤,占原发性卵巢肿瘤的50%~70%,恶性类型占卵巢恶性肿瘤的85%~90%,有良性、交界性和恶性之分,是一种低度潜在恶性肿瘤,多见于中老年妇女。包括浆液性囊腺瘤、交界性浆液性囊腺瘤、浆液性囊腺癌、黏液性囊腺瘤、交界性黏液性囊腺瘤和黏液性囊腺癌。

2.卵巢生殖细胞肿瘤

卵巢生殖细胞肿瘤包括畸胎瘤、无性细胞瘤、卵黄囊瘤,好发于青少年及儿童,青春期前患者占60%~90%。

3.卵巢性索-间质肿瘤

卵巢性索-间质肿瘤占卵巢肿瘤的4.3%~6%,该类肿瘤常有内分泌功能,又称卵巢功能性肿瘤,包括颗粒细胞瘤、卵泡膜细胞瘤、纤维瘤。

4.卵巢转移性肿瘤

体内任何部位的原发性癌均可能转移到卵巢。库肯勃瘤(Krukenberg tumor)是一种特殊的卵巢转移性腺癌,其原发部位是胃肠道。

5.卵巢瘤样病变

卵巢瘤样病变属于非赘生性肿瘤,是卵巢增大的常见原因,有时表现为下腹压迫感、盆腔一侧胀痛、月经不规则等。常见有以下几种类型:

(1)滤泡囊肿:在卵泡发育过程中,因停滞以致不成熟或成熟但不排卵、卵泡液潴留而形成。

(2)黄体囊肿:因黄体持续存在所致,可使月经延后,一般少见。

(3)黄素囊肿:在滋养细胞疾病中出现。

(4)多囊卵巢:与内分泌紊乱、下丘脑-垂体平衡失调有关。患者常有闭经、多毛、不孕等多囊卵巢综合征表现。

(5)卵巢子宫内膜异位症:卵巢子宫内膜异位症又称卵巢巧克力囊肿,卵巢组织内因异位子宫内膜存在反复出血形成单个或多个囊肿,囊内为暗褐色糊状陈旧性血液。

二、卵巢恶性肿瘤的转移途径

直接蔓延、腹腔种植和淋巴转移是卵巢恶性肿瘤的主要转移途径。

癌细胞可直接侵犯包膜累及邻近器官，并广泛种植于腹膜及大网膜表面。由于卵巢有丰富的淋巴引流，瘤栓脱落后可随其邻近淋巴管扩散到髂区及腹主动脉旁淋巴结。因此，淋巴转移也是重要的转移途径，横膈为转移的好发部位，血行转移少见，晚期可转移到肺、胸膜及肝实质。

卵巢癌手术病理分期
（FIGO，2014年）

三、卵巢恶性肿瘤分期

卵巢恶性肿瘤的分期，采用国际妇产科联盟(FIGO，2014年)的手术病理分期。

四、临床表现

1. 卵巢良性肿瘤

肿瘤较小时多无症状，常在妇科检查时偶然发现。肿瘤增大时，感腹胀或腹部扪及肿块。肿瘤长大占满盆、腹腔时，可出现尿频、便秘、气急、心悸等压迫症状。检查见腹部膨隆，叩诊实音，无移动性浊音。双合诊和三合诊检查可在子宫一侧或双侧触及圆形或类圆形肿块，多为囊性，表面光滑，活动，与子宫无粘连。

2. 卵巢恶性肿瘤

早期常无症状。晚期主要症状为腹胀、腹部肿块、腹腔积液及其他消化道症状；部分患者可有消瘦、贫血等恶病质表现；功能性肿瘤可出现不规则阴道流血或绝经后出血。妇科检查可扪及肿块多为双侧，实性或囊实性，表面凹凸不平，活动差，常伴有腹腔积液。三合诊检查可在直肠子宫陷凹处触及质硬结节或肿块。有时可扪及上腹部肿块，及腹股沟、腋下或锁骨上肿大的淋巴结。

五、并发症

1. 蒂扭转

为常见的妇科急腹症，约10%卵巢肿瘤可发生蒂扭转。好发于瘤蒂较长、中等大、活动度良好、重心偏于一侧的肿瘤，如成熟畸胎瘤。常在体位突然改变，或妊娠期、产褥期子宫大小、位置改变时发生蒂扭转。蒂扭转的典型症状是体位改变后突然发生一侧下腹剧痛，常伴恶心、呕吐甚至休克。双合诊检查可扪及压痛的肿块，以蒂部最明显。有时不全扭转可自然复位，腹痛随之缓解。治疗原则是一经确诊，尽快行手术(图17-3)。

2. 破裂

约3%卵巢肿瘤会发生破裂。有自发性破裂和外伤性破裂。自发性破裂常因肿瘤浸润性生长穿破囊壁所致。外伤性破裂则在腹部受重击、分娩、性交、盆腔检查及穿刺后引起。症状轻重取决于破裂口大小、流入腹腔囊液的量和性质。

3. 感染

较少见。多继发于蒂扭转或破裂。也可来自邻近器官感染灶(如阑尾脓肿)的扩散。

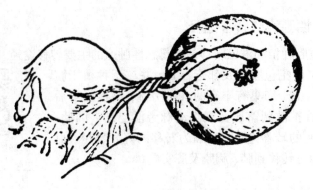

图 17-3　卵巢肿瘤蒂扭转

患者可有发热、腹痛、腹部压痛及反跳痛、腹肌紧张、腹部肿块及白细胞升高等。治疗原则是抗感染后,手术切除肿瘤。

4. 恶变

肿瘤迅速生长尤其双侧性,应考虑有恶变可能,并应尽早手术。

六、处理原则

原则上卵巢肿瘤一经确诊首选手术治疗。手术范围取决于肿瘤性质、病变累及范围和患者年龄、生育要求等情况。年轻、单侧良性肿瘤患者应行患侧卵巢肿瘤剥出术或卵巢切除术,双侧良性肿瘤患者应行肿瘤剥出术。绝经后期患者宜行子宫及双侧卵巢切除术,术中明确肿瘤性质以确定手术范围。交界性肿瘤主要采用手术治疗。恶性肿瘤以手术为主,辅以化疗、放疗等综合治疗方案。晚期卵巢肿瘤患者进行肿瘤细胞减灭术。卵巢肿瘤并发症属于急腹症,一旦确诊须立即手术。

七、护理评估

(一)健康史

早期患者多无特殊症状,通常于妇科普查时发现盆腔肿块而就医。注意收集与发病有关的高危因素,根据患者的年龄、病程长短及局部体征初步判断是否为卵巢肿瘤、有无并发症。

(二)身心状况

体积小的卵巢肿瘤不易早期诊断,尤其是肥胖或腹部检查时腹部不放松的患者。被确诊为卵巢癌者,在检查中应重视肿瘤增长速度、质地、伴随出现的腹胀、膀胱、直肠等压迫症状,以及营养消耗、食欲缺乏等恶性肿瘤的临床特征。当出现卵巢肿瘤蒂扭转、破裂、感染等并发症时,患者将出现相应的临床症状和体征。

患者和家属在等待卵巢肿瘤性质确诊期间,是一个艰难而恐惧的时期,患者迫切需要相关的信息支持。当患者得知自己患有可能致死的疾病,且该疾病的治疗可能改变自己的生育状态时会产生极大的压力,需要护士协助应对。

(三)辅助检查

1. B 超检查

可明确肿瘤的大小、形状、囊实性、部位及与周围脏器的关系,鉴别巨大卵巢囊肿。

2. X 线检查

必要时肠道造影可了解肿瘤与肠道的关系,并排除胃肠道肿瘤。

3. CT 及 MRI 检查

可了解肿瘤侵犯腹腔或盆腔的范围。

4. 肿瘤标记物

肿瘤标志物:①血清 CA125,80%卵巢上皮性肿瘤患者血清 CA125 水平升高。90%以上患者 CA125 水平与病程进展相关。②血清甲胎蛋白(AFP),对卵黄囊瘤有特异性诊断价值。③血清 HCG,对非妊娠性卵巢绒癌有特异性。④性激素,颗粒细胞瘤、卵泡膜细胞瘤产生较高水平雌激素。⑤血清人附睾蛋白 4(HE4),是继 CA125 后被高度认可的卵巢上皮性癌肿瘤标志物。

5. 腹腔镜检查

可直接观察肿块外观和盆腔、腹腔及横膈等部位。

6. 细胞学检查

抽取腹腔积液或腹腔冲洗液和胸腔积液,行细胞学检查。

八、常见护理诊断/问题

1. 营养失调:低于机体需要量

与癌症、化疗药物的治疗反应等有关。

2. 体像紊乱

与切除子宫、卵巢有关。

3. 焦虑

与发现盆腔包块有关。

4. 有感染的危险

与化疗引起的白细胞减少及腹部伤口、留置导尿管、引流管等有关。

九、预期目标

(1)患者能说出影响营养摄取的原因,并列举对应措施。
(2)患者能够用语言表达对失去子宫及附件的看法,并积极接受治疗过程。
(3)患者能够描述自己的焦虑,并列举缓解焦虑情绪的方法。
(4)住院期间未发生严重感染。

十、护理措施

1. 协助患者应对压力

认真倾听患者诉说恐惧、不适及疼痛,关心患者,取得患者的信任。鼓励患者和家属与同病种的、治疗效果满意的患者相互交流,增强患者战胜疾病的信心。帮助患者克服化疗不良反应,顺利度过心理危险期,让患者接受事实并积极配合治疗。鼓励患者尽可能参与护理活动,以维持其独立性和生活自控能力。

2. 协助患者接受各种检查和治疗

向患者及家属介绍将经历的手术经过、可能实施的各种检查。协助医生完成各种诊断性检查,如为放腹水者准备好腹腔穿刺用物,协助医生完成操作过程。在放腹水过程中,严密观察、记录患者的生命体征变化、腹水性质及出现的不良反应。需手术治疗的患者,按腹部手术护理内容认真做好术前准备和术后护理,包括与病理科联系快速切片组织学检查事项,以便术中识别肿瘤的性质,确定手术范围。巨大肿瘤患者术前应准备沙袋加压腹部,以防腹压骤降出现休克。需要放疗、化疗的患者,护士应采取相应护理措施。

3. 做好随访工作

卵巢癌手术后常需辅以化疗,但尚无统一化疗方案,多按组织类型制订不同方案,疗程长短因个案情况而异。早期患者常采用静脉化疗 3~6 个疗程,疗程间隔 4 周。晚期患者可采用静脉腹腔联合化疗或静脉化疗 6~8 个疗程,疗程间隔 3 周。老年患者可用卡铂或紫杉醇单药化疗。护士应协助患

林奇综合征相关性卵巢癌

者克服实际困难,努力完成治疗计划以提高疗效。卵巢癌易复发,患者需接受长期随访和监测:术后 1 年内,每月随访 1 次;术后第 2 年,每 3 个月 1 次;术后第 3~5 年根据病情每 4~6 个月 1 次。

十一、结果评价

(1)患者在化疗期间能努力克服化疗药物的不良反应,摄入足够热量,维持化疗前体重。

(2)患者住院期间能与同室病友交流并积极配合各种诊治过程。

(3)患者能够描述引起焦虑的原因,并用积极方式面对健康问题。

(4)患者住院期间未出现严重感染。

课程思政

防治妇科肿瘤,关爱女性健康

罹患妇科恶性肿瘤,对于患者及其家庭来说,是非常严重的打击,其承受着身体、心理、精神上的多重压力。尽早发现妇科肿瘤的发病风险对于早期的防治来说是非常及时和必要的!对于健康人群来说,疾病的发病需要经历很长时间,而避免危险因素、及早预防是保持身体健康的根本。对于已经罹患妇科肿瘤的患者,及早发现和治疗,坚持"以人为本"的护理理念,可以保证患者有较高的生活质量和较长的生存期。

本章小结

宫颈癌是最常见的妇科恶性肿瘤，主要组织学类型是鳞癌，腺癌次之。高危型 HPV 的持续感染是引起子宫颈癌前病变和宫颈癌的主要因素，宫颈细胞学检查联合 HPV 检测的筛查，可及时发现宫颈上皮内病变，从而阻断宫颈癌的发生。宫颈癌早期典型症状表现为接触性阴道出血。直接蔓延和淋巴转移是子宫颈癌的主要转移途径。治疗以手术、放疗为主，化疗为辅。

子宫肌瘤是最常见的妇科良性肿瘤。按肌瘤与肌壁的位置关系分为肌壁间肌瘤、黏膜下肌瘤和浆膜下肌瘤。临床常见症状为经量增多及经期延长。超声检查是常用、准确的辅助检查手段。无症状者一般不须治疗，症状轻、近绝经年龄者可采用非手术治疗。手术是最有效的治疗方法，适用于有症状或疑有肉瘤变者。

子宫内膜癌以内膜样腺癌最常见，分为雌激素依赖型和非雌激素依赖型。异常阴道流血为最常见症状。早期手术治疗，预后较好。

卵巢恶性肿瘤病死率居妇科恶性肿瘤首位，早期常无症状，晚期主要表现为腹胀、腹部肿块及腹水。一经确诊，首选手术治疗，化疗是主要的辅助治疗。护理重点包括心理护理、围术期护理及化疗护理。卵巢癌容易复发，应长期随访和监测。

客观题测验

主观题测验

第十八章

滋养细胞疾病患者的护理

滋养细胞疾病患者的护理PPT

学习目标

识记：葡萄胎、侵蚀性葡萄胎、绒毛膜癌的临床表现及随访内容。

理解：葡萄胎、侵蚀性葡萄胎、绒毛膜癌的处理原则及护理措施。

运用：正确判断葡萄胎、侵蚀性葡萄胎、绒毛膜癌并进行相应护理。

课程思政

以心换心，共战疾病

妊娠滋养细胞肿瘤患者在接受多次化疗的过程中，不仅身体承受各种痛苦，还会伴随多种负性情绪，对妊娠的态度产生消极改变、担心婚姻家庭受影响、社会角色适应不良等。护理人员重视患者化疗阶段的真实体验，给予有针对性、个性化护理，有利于患者改善负性情绪、树立对性生活和再次妊娠的正确态度。

妊娠滋养细胞疾病（gestational trophoblastic disease，GTD）是一组来源于胎盘滋养细胞的增生性疾病。根据组织学特征可分为葡萄胎、侵蚀性葡萄胎（invasive mole）、绒毛膜癌（简称绒癌，choriocarcinoma）、胎盘部位滋养细胞肿瘤（placental site trophoblastic tumor，PSTT）和上皮样滋养细胞肿瘤（epithelioid trophoblastic tumor，ETT）。虽然侵蚀性葡萄胎在组织学分类中属于交界性或不确定行为肿瘤，但其临床表现、诊断及处理原则与绒癌有相似性，临床上仍将其与绒癌一起合称为妊娠滋养细胞肿瘤，病变局限于子宫者称为无转移性滋养细胞肿瘤，病变出现在子宫以外部位者称为转移性滋养细胞肿瘤。

胎盘部位滋养细胞肿瘤和上皮样滋养细胞肿瘤与临床上所称的妊娠滋养细胞肿瘤在临床表现、发病过程及处理上存在明显不同，故分别单列，不属于本章讨论范围。绝大多数滋养细胞疾病继发于妊娠，极少数来源于卵巢或睾丸生殖细胞，称为非妊娠性绒毛膜癌。本章主要讨论妊娠性滋养细胞疾病。

第一节　葡萄胎

预习案例

> 某女士，31 岁，停经 70 天，不规则阴道流血 12 天。检查：子宫底位于脐耻之间，质软，尿 β-HCG(+)，B 超示宫腔内密集雪片状亮点，未见胎心搏动。
>
> **思考**
> 1. 根据上述评估资料，考虑该患者出现了什么异常情况？
> 2. 为明确诊断还需进一步收集哪些评估资料？
> 3. 请你为该孕妇制订一份护理计划。

葡萄胎是妊娠后胎盘绒毛滋养细胞增生、间质水肿，而形成大小不一的水泡，水泡间借蒂相连成串，形如葡萄而得名，也称水泡状胎块(hydatidiform mole)。葡萄胎是一种滋养细胞的良性疾病，但部分可发展成妊娠滋养细胞肿瘤。可分为完全性葡萄胎和部分性葡萄胎两类。

葡萄胎(微课)

一、病理

1. 完全性葡萄胎

大体检查水泡状物大小不一，形如串串葡萄，直径自数毫米至数厘米不等，其间有纤细的纤维素相连，常混有血块蜕膜碎片。水泡状物占满整个宫腔，胎儿及其附属物缺如。镜下见可确认的胚胎或胎儿组织缺失；绒毛水肿；弥漫性滋养细胞增生；种植部位滋养细胞呈弥漫和显著的异型性。

2. 部分性葡萄胎

部分绒毛呈水泡状，合并胚胎或胎儿组织，胎儿多已死亡，且常伴发育迟缓或多发性畸形，合并足月儿极少。镜下可见胚胎或胎儿组织存在；局限性滋养细胞增生；绒毛大小及其水肿程度明显不一；绒毛呈显著的扇贝样轮廓、间质内可见滋养细胞包涵体；种植部位滋养细胞呈局限和轻度异型性。

二、临床表现

1. 完全性葡萄胎

由于诊断技术的进步，葡萄胎患者常在早期妊娠时即已得到诊治，所以症状典型者已越来越少见。完全性葡萄胎的典型症状如下：

（1）停经后阴道流血：为最常见的症状。一般在停经 8～12 周左右开始不规则阴道流血，量多少不定。若大血管破裂，可造成大出血和休克，甚至死亡。葡萄胎组织有时可自行排出，但排出前和排出时常伴有大量流血，血中偶可见水泡状物。反复阴道流血若不及时治疗，可继发贫血和感染。

（2）子宫异常增大、变软：多数患者因葡萄胎迅速增长及宫腔内积血导致子宫大于停经月份，质地变软，并伴 HCG 水平异常升高。但部分患者的子宫可与停经月份相符或小于停经月份，可能与水泡退行性变、停止发展有关。

（3）妊娠呕吐：常发生于子宫异常增大和 HCG 水平异常升高者，出现时间一般较正常妊娠早，症状严重且持续时间长。若呕吐严重且未及时纠正，可导致水电解质酸碱平衡紊乱。

（4）子痫前期征象：多发生于子宫异常增大者，可在妊娠 24 周前出现高血压、蛋白尿和水肿，但子痫罕见。若早期妊娠发生子痫前期，要考虑葡萄胎可能。

（5）甲状腺功能亢进：约 7% 患者出现轻度甲状腺功能亢进，如心动过速、皮肤潮湿和震颤，血清游离 T_3、T_4 水平升高，但突眼少见。

（6）腹痛：表现为阵发性下腹痛，因葡萄胎增长迅速和子宫过度快速扩张所致，一般不剧烈，能忍受，常发生于阴道流血之前。若发生卵巢黄素化囊肿扭转或破裂，可出现急性腹痛。

（7）卵巢黄素化囊肿（theca lutein ovarian cyst）：大量绒毛膜促性腺激素（HCG）刺激卵巢卵泡内膜细胞发生黄素化而形成囊肿，称为卵巢黄素化囊肿。常为双侧，但也可单侧，大小不等，最小仅在光镜下可见，最大直径可在 20 cm 以上。囊肿表面光滑，活动度好，切面为多房，囊壁薄，囊液清亮或琥珀色。光镜下见囊壁为内衬 2~3 层黄素化卵泡膜细胞。黄素化囊肿一般无症状，偶可发生扭转。由于子宫异常增大，在葡萄胎排空前一般较难通过妇科检查发现，多由超声检查作出诊断。黄素化囊肿常在葡萄胎清宫后 2~4 个月自行消退。

卵巢黄素化囊肿

2. 部分性葡萄胎

部分性葡萄胎也常表现为停经后阴道流血，有时与不全流产或过期流产过程相似，容易误诊，需对流产组织进行病理学检查方能确诊。其他症状较少，程度也比完全性葡萄胎轻。

三、处理原则

葡萄胎一经临床诊断应及时清除子宫腔内容物，一般选用吸刮术。

由于葡萄胎清宫时出血较多，子宫大而软，容易穿孔，所以清宫应在手术室内进行，在输液、备血准备下，充分扩张宫颈管，选用大号吸管吸引。停经大于 16 周的葡萄胎清宫术应在超声引导下进行。待葡萄胎组织大部分吸出、子宫明显缩小后，改用刮匙轻柔刮宫。为减少出血和预防子宫穿孔，可在充分扩张宫颈管和开始吸宫后静脉滴注缩宫素。通常一次刮宫即可刮净葡萄胎组织。若有持续子宫出血或超声提示有妊娠物残留，需要第二次刮宫。

组织学是葡萄胎的最终诊断依据，所以葡萄胎每次刮宫的刮出物，必须送组织学检查。卵巢黄素化囊肿在葡萄胎清宫后会自行消退，一般不需处理。

四、护理评估

(一)健康史

询问患者的月经史、生育史；本次妊娠早孕反应发生的时间及程度；有无阴道流血等。若有阴道流血，应询问阴道流血的量、质、时间，是否伴有腹痛，并询问是否有水泡状物质排出。询问患者及其家族的既往疾病史，包括滋养细胞疾病史。

(二)身心状况

患者往往有停经后反复不规则阴道流血症状，出血多又未得到适当的处理者可有贫血和感染的症状，急性大出血可出现休克。多数患者子宫大于停经月份，质软，扪不到胎体，无自觉胎动。患者因子宫快速增大可有腹部不适或阵发性隐痛，发生黄素囊肿急性扭转时则有急腹痛。有些患者可伴有水肿、蛋白尿、高血压等子痫前期征象。

一旦确诊，患者及家属可能会担心孕妇的安全、是否需进一步治疗、此次妊娠对今后生育的影响，并表现出对清宫手术的恐惧。对妊娠滋养细胞疾病知识的缺乏及预后的不确定性会增加患者的焦虑情绪。

(三)辅助检查

1. 超声检查

超声检查是诊断葡萄胎的重要辅助检查方法，采用经阴道彩色多普勒超声效果更好。完全性葡萄胎的典型超声图像表现为子宫内无妊娠囊或胎心搏动，宫腔内充满不均质密集状或短条状回声，呈"落雪状"，若水泡较大形成大小不等的回声区，则呈"蜂窝状"。常可测到一侧或双侧卵巢囊肿。部分性葡萄胎宫腔内见水泡状胎块引起的超声图像改变及胎儿或羊膜腔，胎儿常合并畸形。早期葡萄胎妊娠的超声征象常不典型，容易误诊。

2. 人绒毛膜促性腺激素(HCG)测定

血清 HCG 测定是诊断葡萄胎的另一项重要辅助检查。患者血、尿 HCG 处于高值范围且持续不降或超出正常妊娠水平。但也有少数葡萄胎，尤其部分性葡萄胎因绒毛退行性变，HCG 升高不明显。

3. 其他检查

DNA 倍体分析、母源表达印迹基因检测、胸部 X 线片、血细胞和血小板计数、肝肾功能等。

五、常见护理诊断/问题

1. 焦虑

与担心清宫手术及预后有关。

2. 自我认同紊乱

与分娩的期望得不到满足及对将来妊娠担心有关。

3. 有感染的危险

与长期阴道流血、贫血造成免疫力下降有关。

4. 知识缺乏

缺乏有关葡萄胎疾病的知识及随访知识。

六、预期目标

(1)患者能掌握减轻焦虑的技能，积极配合刮宫手术。

(2)患者能接受葡萄胎及流产的结局。

(3)患者能说出引起感染的危险因素及预防措施，患者不发生感染。

(4)患者能陈述随访的重要性及具体方法。

七、护理措施

1. 病情监护

(1)阴道出血：观察和评估腹痛及阴道流血情况，一旦发现阴道排出物中有水泡状组织要送病理检查，并保留消毒会阴垫，以评估出血量及流出物的性质。

(2)生命体征：注意观察患者的血压、脉搏、呼吸、面色、神志等情况，以了解病情变化。监测体温，及时发现感染征兆。

2. 治疗配合

(1)清宫术的护理：清宫前首先完善全身检查，注意有无休克、子痫前期、甲状腺功能亢进及贫血表现，遵医嘱对症处理，稳定病情。术前嘱患者排空膀胱，建立有效的静脉通路，备血，准备好缩宫素、抢救药品及物品，以防大出血造成的休克。术中严密观察血压、脉搏、呼吸，有无休克征象，注意观察有无羊水栓塞的表现如呼吸困难、咳嗽等。术后注意观察阴道出血及腹痛情况；由于组织学检查是葡萄胎的最终诊断依据，每次刮宫的刮出物，必须送组织学检查；对合并子痫前期者做好相应的治疗配合及护理。

(2)预防性化疗：不常规推荐。研究显示，预防性化疗可降低高危葡萄胎发生妊娠滋养细胞肿瘤的概率。对于年龄大于 40 岁、刮宫前 HCG 值异常升高、子宫比相应的妊娠月份明显大或短期内迅速增大、黄素化囊肿直径>6 cm、滋养细胞高度增生或伴有不典型增生、出现可疑的转移灶或无条件随访的患者可采用预防性化疗，应在葡萄胎排空前或排空时实施，选用单一药物，一般为多疗程化疗至 HCG 阴性。部分性葡萄胎不作预防性化疗。

3. 一般护理

指导患者摄取高蛋白、富含维生素 A、易消化饮食；适当活动，保证充足的睡眠时间和质量，以改善机体的免疫功能；保持外阴清洁和室内空气清新，每次刮宫手术后禁止性生活及盆浴 1 个月以防感染。

4. 心理护理

详细评估患者对疾病的心理承受能力，对疾病、治疗手段的认识，鼓励患者表达不能得到良好妊娠结局的悲伤，确定主要的心理问题。向患者及家属讲解有关葡萄胎的疾病知识，说明尽快清宫手术的必要性，让患者以较平静的心理接受手术。

5. 健康指导

（1）随访指导：葡萄胎患者清宫后必须定期随访，让患者和家属了解坚持正规的治疗和随访是根治葡萄胎的基础，懂得监测 HCG 的意义，可早期发现妊娠滋养细胞肿瘤并及时处理。随访内容如下：①血清 HCG 定量测定，葡萄胎清宫后，每周随访一次，直至连续 3 次阴性，以后每个月一次共 6 个月，然后再 2 个月一次共 6 个月，自第一次阴性后共计 1 年；②询问病史，应注意月经是否规则，有无阴道异常流血，有无咳嗽、咯血及其他转移灶症状；③妇科检查，必要时作盆腔 B 型超声、胸部 X 线片或 CT 检查。

葡萄胎随访

（2）避孕指导：葡萄胎患者随访期间应可靠避孕，HCG 降至正常后 6 个月可以妊娠。不足 6 个月的意外妊娠，若 HCG 已经正常，妊娠后应在妊娠早期作超声检查和 HCG 测定，以明确是否正常妊娠，产后也需 HCG 随访至正常。避孕方法可选用避孕套或口服避孕药，一般不选用宫内节育器，以免穿孔或混淆子宫出血的原因。

八、结果评价

（1）患者和家属能理解清宫手术的重要性，配合医护人员顺利完成清宫术。

（2）患者情绪稳定，焦虑减轻，治愈疾病的信心增加。

（3）患者能采取预防感染的措施，进行自我护理。

（4）患者和家属了解随访的重要性，并能正确地参与随访全过程。

第二节　妊娠滋养细胞肿瘤

预习案例

王某，女，32 岁，葡萄胎清宫术后 5 个月，现停经 2 个月，阴道不规则流血 9 天，咳嗽、痰中带有血丝 1 周，经对症治疗后不见好转，辅助检查：子宫增大、变软，尿 β-HCG（+），B 型超声显示子宫腔未见胚囊，肺部 X 线检查有棉球状阴影。

思考：

1. 该患者最可能的诊断是什么？

2. 该患者可能存在哪些护理问题？

3. 针对可能存在的护理问题，应采取哪些相应护理措施？

妊娠滋养细胞肿瘤（gestational trophoblastic tumor，GTT）是滋养细胞的恶性病变，根据组织学分类，包括侵蚀性葡萄胎（invasive mole）、绒毛膜癌（choriocarcinoma）、胎盘部位滋养细胞肿瘤和上皮样滋养细胞肿瘤。在临床上，由于侵蚀性葡萄胎和绒癌在临床表现、诊断和处理等方面基本相同，故又将两者合称为妊娠滋养细胞肿瘤；但胎盘部位滋养细胞肿瘤和上皮样滋养细胞肿瘤是起源于胎盘种植部位的一种特殊类型的滋养细胞肿瘤，在临床表现、发病过程及处理上与上述两者不同，临床罕见，因此分别单列。本节主要讨论侵蚀性葡萄胎和绒毛膜癌。

妊娠滋养细胞肿瘤60%继发于葡萄胎，30%继发于流产，10%继发于足月妊娠或异位妊娠。其中，侵蚀性葡萄胎全部继发于葡萄胎妊娠，绒癌可继发于葡萄胎妊娠，也可继发于流产、足月妊娠、异位妊娠。侵蚀性葡萄胎恶性度低，预后较好。绒毛膜癌恶性程度极高，早期就可通过血运转移至全身，破坏组织或器官，在化疗药物问世以前病死率高达90%。如今随着诊断技术及化学治疗的发展，绒毛膜癌患者的预后已经得到极大的改善。

一、病理

1. 侵蚀性葡萄胎

大体检查可见子宫肌层内有大小不等的水泡状组织，宫腔内可以没有原发病灶。当病灶接近子宫浆膜层时，子宫表面可见紫蓝色结节。病灶也可穿透子宫浆膜层或侵入阔韧带内。镜下可见水泡状组织侵入肌层，有绒毛结构及滋养细胞增生和异型性。但绒毛结构也可退化，仅见绒毛阴影。

2. 绒癌

大体观见肿瘤位于子宫肌层内，可突向宫腔或穿破浆膜，单个或多个，大小不等，无固定形态，与周围组织分界清，质地软而脆，海绵样，暗红色，伴明显出血坏死。镜下见肿瘤细胞由细胞滋养细胞、合体滋养细胞及中间型滋养细胞组成，成片状高度增生，明显异型，不形成绒毛或水泡状结构，并广泛侵入子宫肌层造成出血坏死。肿瘤不含间质和自身血管，瘤细胞靠侵蚀母体血管而获取营养。

二、临床表现

1. 无转移滋养细胞肿瘤

大多数继发于葡萄胎妊娠。

(1)不规则阴道流血：在葡萄胎排空、流产或足月产后，出现持续的不规则阴道流血，量多少不定。也可表现为一段时间的正常月经后再停经，然后又出现阴道流血。长期阴道流血者可继发贫血。

(2)子宫复旧不全或不均匀性增大：常在葡萄胎排空后4~6周子宫尚未恢复到正常大小，质地偏软。也可受肌层内病灶部位和大小的影响，表现出子宫不均匀性增大。

(3)卵巢黄素化囊肿：由于HCG的持续作用，在葡萄胎排空、流产或足月产后，双侧或一侧卵巢黄素化囊肿持续存在。

(4)腹痛：一般无腹痛，但当子宫病灶穿破浆膜层时可引起急性腹痛及腹腔内出血症状。若子宫病灶坏死继发感染也可引起腹痛及脓性白带。黄素化囊肿发生扭转或破裂时也可出现急性腹痛。

(5)假孕症状：由于HCG及雌激素、孕激素的作用，表现为乳房增大，乳头及乳晕着色，甚至有初乳样分泌，外阴、阴道、宫颈着色，生殖道质地变软。

2.转移性滋养细胞肿瘤

易继发于非葡萄胎妊娠，或为经组织学证实的绒毛膜癌。肿瘤主要经血行播散，转移发生早而且广泛。最常见的转移部位是肺（80%），其次是阴道（30%），以及盆腔（20%）、肝（10%）和脑（10%）等。由于滋养细胞的生长特点之一是破坏血管，所以局部出血是各转移部位症状的共同特点。

转移性滋养细胞肿瘤可以同时出现原发灶和继发灶症状，但也有不少患者原发灶消失而转移灶发展，仅表现为转移灶症状，容易造成误诊。

（1）肺转移：可无症状，仅通过胸部 X 线片或肺 CT 检查作出诊断。典型表现为胸痛、咳嗽、咯血及呼吸困难。这些症状常呈急性发作，但也可呈慢性持续状态。在少数情况下，可因肺动脉滋养细胞瘤栓形成，造成急性肺梗死，出现肺动脉高压、急性肺功能衰竭及右心衰竭。

（2）阴道转移：转移灶常位于阴道前壁及穹隆，呈紫蓝色结节，破溃时引起不规则阴道流血，甚至大出血。一般认为系宫旁静脉逆行性转移所致。

病灶转移

（3）肝转移：为不良预后因素之一，多同时伴有肺转移。病灶较小时可无症状，也可表现右上腹部或肝区疼痛、黄疸等，若病灶穿破肝包膜可出现腹腔内出血，导致死亡。

（4）脑转移：预后凶险，为主要的致死原因。一般同时伴有肺转移和（或）阴道转移。转移初期多无症状。脑转移的形成可分 3 个时期，首先为瘤栓期，可表现为一过性脑缺血症状如猝然跌倒、暂时性失语、失明等。继而发展为脑瘤期，即瘤组织增生侵入脑组织形成脑瘤，出现头痛、喷射样呕吐、偏瘫、抽搐直至昏迷。最后进入脑疝期，因脑瘤增大及周围组织出血、水肿，造成颅内压进一步升高，脑疝形成，压迫生命中枢、最终死亡。

（5）其他转移：包括脾、肾、膀胱、消化道、骨等，其症状视转移部位而异。

三、临床分期

采用国际妇产科联盟（FIGO）妇科肿瘤委员会制定的临床分期，该分期包含了解剖学分期和预后评分系统两个部分（表18-1、表18-2）。其中预后评分≤6 分者为低危，≥7 分者为高危，其中预后评分≥12 分及对一线联合化疗反应差的肝、脑或广泛转移者为极高危。例如，一患者为滋养细胞肿瘤肺转移，预后评分为 6 分，此患者的诊断应为"妊娠滋养细胞肿瘤（Ⅲ：6）"。预后评分是妊娠滋养细胞肿瘤治疗方案制订和预后评估的重要依据，而解剖学分期有助于明确肿瘤进展和各医疗单位之间比较治疗效果。

表 18-1　滋养细胞肿瘤解剖学分期（FIGO，2000 年）

分期	病变范围
Ⅰ期	病变局限于子宫
Ⅱ期	病变扩散，但仍局限于生殖器（附件、阴道、阔韧带）
Ⅲ期	病变转移至肺，有或无生殖系统病变
Ⅳ期	所有其他转移

表 18-2　FIGO/WHO 预后评分系统(2000 年)

评分	0分	1分	2分	4分
年龄(岁)	<40	≥40	—	—
前次妊娠	葡萄胎	流产	足月产	—
距前次妊娠时间(月)	<4	4~<7	7~<13	≥13
治疗前血 HCG(IU/mL)	<10^3	10^3~<10^4	10^4~<10^5	≥10^5
最大肿瘤大小(包括子宫)	—	3~<5 cm	≥5 cm	—
转移部位	肺	脾、肾	肠道	肝、脑
转移病灶数目	—	1~4	5~8	>8
先前失败化疗	—	—	单药	两种或两种以上联合化疗

四、处理原则

治疗原则是以化疗为主,手术和放疗为辅的综合治疗。

1. 化疗

常用的一线化疗药物有甲氨蝶呤(MTX)、放线菌素-D(Act-D)、氟尿嘧啶(5-FU)、环磷酰胺(CTX)、长春新碱(VCR)、依托泊苷(VP-16)等。低危患者选择单一药物化疗,高危患者选择联合化疗。

2. 手术

手术主要用于化疗的辅助治疗。对控制大出血等并发症、切除耐药病灶、减少肿瘤负荷和缩短化疗疗程等方面有作用,在一些特定的情况下应用。

3. 放射治疗

应用较少,主要用于肝、脑转移和肺部耐药病灶的治疗。

五、护理评估

(一)健康史

采集个人及家属的既往史,包括滋养细胞疾病史、药物使用史及药物过敏史;若既往曾患葡萄胎,应详细了解第一次清宫的时间、水泡大小、吸出组织物的量等;以后清宫次数及清宫后阴道流血的量、质、时间,子宫复旧情况;收集血、尿 HCG 随访的资料;肺部 X 线检查结果。采集阴道不规则流血的病史,询问生殖道、肺部、脑等转移的相应症状的主诉,是否用过化疗及化疗的时间、药物、剂量、疗效及用药后机体的反应情况。

(二)身心状况

大多数患者有阴道不规则流血,量多少因人而异。当滋养细胞穿破子宫浆膜层时则有腹腔内出血及腹痛;若发生转移,要评估转移灶症状,不同部位的转移病灶可出现相应的临床表现。若出血较多,患者可有休克表现。

由于不规则阴道流血,患者会有不适感、恐惧感,若出现转移症状,患者和家属会担心疾病的预后,害怕化疗药物的毒不良反应,对治疗和生活失去信心。有些患者会感到悲哀、情绪低落，不能接受现实，因为需要多次化疗而发生经济困难，表现出焦虑不安。若需要手术，生育过的患者因为要切除子宫而担心女性特征的改变；未生育过的患者则因为生育无望而产生绝望，迫切希望得到丈夫及家人的理解、帮助。

（三）辅助检查

1. 血清 HCG 测定

HCG 水平异常是主要的诊断依据。影像学证据支持诊断，但不是必需的。

葡萄胎后滋养细胞肿瘤的诊断标准：在葡萄胎清宫后 HCG 随访的过程中，凡符合下列标准中的任何一项且排除妊娠物残留或再次妊娠即可诊断为妊娠滋养细胞肿瘤：①HCG 测定 4 次呈高水平平台状态（±10%），并持续 3 周或更长时间，即 1，7，14，21 日；②HCG 测定 3 次上升（>10%），并至少持续 2 周或更长时间，即 1，7，14 日；③HCG 水平持续异常达 6 个月或更长。

非葡萄胎后滋养细胞肿瘤的诊断标准：当流产、足月产、异位妊娠后，出现异常阴道流血、或腹腔、肺、脑等脏器出血、或肺部症状、神经系统症状等时，应考虑滋养细胞肿瘤可能，及时行血 HCG 检测。对 HCG 异常者，结合临床表现并除外妊娠物残留或再次妊娠，可诊断妊娠滋养细胞肿瘤。

2. 胸部 X 线片

胸部 X 线片是诊断肺转移的重要检查方法。肺转移典型的 X 线征象为棉球状或团块状阴影，转移灶以右侧肺及中下部较为多见。胸片可见病灶是肺转移灶计数的依据。

3. 影像学检查

B 型超声检查是诊断子宫原发病灶最常用的方法。胸部 CT 主要用于发现肺部较小病灶，是诊断肺转移的依据。磁共振主要用于脑、腹腔和盆腔转移灶的诊断。对胸部 X 线片阴性者，应常规检查胸部 CT。对胸部 X 线片或胸部 CT 阳性者，应常规检查脑、肝 CT 或磁共振。

4. 组织学检查

组织学检查对滋养细胞肿瘤的诊断不是必需的，但有组织学证据时应以组织学诊断为准。在子宫肌层内或子宫外转移灶组织中若见到绒毛或退化的绒毛阴影则诊断为侵蚀性葡萄胎；若仅见成片滋养细胞浸润及坏死出血，未见绒毛结构则诊断为绒癌。若原发灶和转移灶诊断不一致，只要在任一组织切片中见有绒毛结构，均诊断为侵蚀性葡萄胎。

六、常见护理诊断/问题

1. 自我认同紊乱

与较长时间住院和接受化疗有关。

2. 潜在并发症

肺转移、阴道转移、脑转移。

3. 有感染的危险

与长期阴道流血及化疗有关。

4. 活动无耐力

与化疗的不良反应、腹痛、存在转移灶有关。

七、预期目标

(1)患者能主动参与治疗护理活动。

(2)患者适应角色改变。

(3)患者不发生感染。

(4)患者能接受为其制订的活动计划,提高活动耐力。

八、护理措施

1.病情监护

严密观察患者腹痛及阴道流血情况,记录出血量,出血多时除密切观察患者的血压、脉搏、呼吸外,配合医生做好抢救工作,及时做好手术准备。动态观察并记录血 β-HCG 的变化情况,识别转移灶症状,发现异常立即通知医生并配合处理。

2.治疗配合

接受化疗者按化疗患者的护理常规护理,手术治疗者按妇科手术前后护理常规实施护理。

(1)阴道转移患者的护理:禁止做不必要的阴道检查和阴道窥器检查,尽量卧床休息,密切观察阴道转移灶有无破溃出血。配血备用,准备好各种抢救器械和物品(输血、输液用物、长纱条、止血药物、照明灯及氧气等)。若发生破溃大出血时,应立即通知医生并配合抢救,用长纱条填塞阴道压迫止血。保持外阴清洁,严密观察阴道出血情况及生命体征,同时观察有无感染及休克。填塞的纱条必须于 24~48 小时内如数取出,取出时必须做好输液、输血及抢救的准备。若出血未止,可用无菌纱条重新填塞,记录取出和再次填入纱条数量,给予输血、输液。按医嘱用抗生素预防感染。

(2)肺转移患者的护理:卧床休息,有呼吸困难者给予半卧位并吸氧。按医嘱给予镇静药及化疗药物。大量咯血时有窒息、休克甚至死亡的危险,应立即让患者取头低患侧卧位并保持呼吸道的通畅,轻击背部,排出积血。同时迅速通知医生,配合医生进行止血抗休克治疗。

(3)脑转移的护理:让患者尽量卧床休息,起床时应有人陪伴,以防瘤栓期的一过性症状发生时造成意外损伤。观察颅内压增高的症状,记录出入量,观察有无电解质紊乱的症状,一旦发现异常情况立即通知医生并配合处理。按医嘱给予静脉补液,给予止血剂、脱水剂、吸氧、化疗等,严格控制补液总量和补液速度,防止颅内压升高。采取必要的护理措施预防跌倒、咬伤、吸入性肺炎、角膜炎、压疮等发生。做好 HCG 测定、腰穿等项目的检查配合。昏迷、偏瘫者按相应的护理常规实施护理,提供舒适环境,预防并发症的发生。

3.一般护理

鼓励患者进食,推荐高蛋白、富含维生素、易消化的饮食,增强机体的抵抗力。注意休息,不过分劳累,有转移灶症状出现时应卧床休息,待病情缓解后再适当活动。注意外阴清洁,防止感染,节制性生活,做好避孕指导。

4.心理护理

评估患者及家属对疾病的心理反应,让患者宣泄痛苦心理及失落感;对住院者做好环境、病友及医护人员的介绍,减轻患者的陌生感;向患者提供有关化学药物治疗及其护理的信息,以减少恐惧及无助感;帮助患者分析可利用的支持系统,纠正消极的应对方式;详细解释患者所担心的各种疑虑,减轻患者的心理压力,帮助患者和家属树立战胜疾病的信心。

5.随访指导

治疗结束后应严密随访。第1次在出院后3个月,然后每6个月1次至3年,此后每年1次直至5年。也有推荐低危患者随访1年,高危患者可随访2年。随访内容同葡萄胎。随访期间应严格避孕,一般于化疗停止≥12个月后方可妊娠。

九、结果评价

(1)患者能理解并信任所采取的治疗方案和护理措施,配合治疗,树立战胜疾病的信心。
(2)患者获得一定的化疗自我护理知识、技能。
(3)能较好处理与家人的关系,诊治过程中表现出积极的行为。
(4)患者能采取预防感染的措施,进行自我护理。
(5)患者按护理指导参加适当的体力活动。

本章小结

> 　　葡萄胎是妊娠后胎盘绒毛滋养细胞增生、间质水肿,形成的水泡状胎块,属于妊娠滋养细胞的良性病变,分为完全性葡萄胎和部分性葡萄胎,两者最重要的鉴别要点是前者缺失可确认的胚胎或胎儿组织,后者存在。停经后阴道流血和子宫异常增大是最常见临床症状,超声和血HCG是重要的临床诊断依据,确诊依据是组织学诊断。一经诊断,应及时清宫并送检。治疗后必须定期HCG测定随访。
>
> 　　侵蚀性葡萄胎和绒癌在临床上统称为滋养细胞肿瘤,侵蚀性葡萄胎病理特征为水泡状组织侵入子宫肌层,绒癌在镜下可见细胞滋养细胞和合体滋养细胞广泛侵入子宫肌层,但不形成绒毛或水泡样结构。无转移滋养细胞肿瘤主要表现为异常阴道流血,多继发于葡萄胎妊娠。转移性滋养细胞肿瘤常经血行播散,肺转移最常见。肝、脑转移者预后不良。血HCG异常升高是主要诊断依据。治疗采用化疗为主、手术和放疗为辅的综合治疗。低危患者首选单一药物化疗,高危患者首选联合化疗。

客观题测验

主观题测验

第十九章

妇科肿瘤患者化疗的护理

妇科肿瘤患者化疗的护理PPT

学习目标

识记：妇科肿瘤患者化疗用药护理。

理解：常见的化疗不良反应，能运用护理程序对妇科肿瘤患者实施整体护理并完成随访健康指导。

运用：化疗药物的作用机制及常用化疗药物种类。

化学药物治疗（简称化疗）恶性肿瘤已取得了肯定的功效，目前化疗已成为恶性肿瘤的主要治疗方法之一和治疗癌症最有效的手段之一。化疗、手术和放疗一起并称癌症的三大治疗手段。滋养细胞疾病是所有肿瘤中对化疗最为敏感的一种，随着化疗的方法学和药物学的快速进展，绒毛膜癌患者的病死率大为下降。

化疗概念提出者

课程思政

趋利避害，规范肿瘤诊疗流程

化疗是肿瘤治疗的主要手段之一，在临床实践中发挥着十分重要的作用，但是其有着明显的毒性作用与不良反应。诸葛亮在《便宜十六策·思虑》中说到："欲思其利，必虑其害，欲思其成，必虑其败。"这反应出一件事情都是有对立的两面，有好处必然会有坏处，有成功的可能，必然会有失败的可能。科学发展有利有弊，但终归是利大于弊的，肿瘤治疗领域快速更新，需要通过更新知识、积累经验、临床试验并结合我国国情，权衡利弊，使患者接受恰当的治疗。

第一节　化疗的基础知识

预习案例

　　某女士，28 岁，葡萄胎清宫术后 6 个月，现停经 2 个月，阴道不规则流血 10 日，咳嗽、痰中带有血丝 1 周，经抗感染治疗不见好转。检查子宫增大、变软，尿 β-HCG 阳性，B 型超声显示子宫腔未见胚囊，肺部 X 线检查有棉球状阴影。

思考：

1. 该患者最可能的诊断是什么？
2. 该患者主要治疗原则是什么？
3. 该患者最主要的护理措施是什么？

一、化疗药物作用机制

　　化疗药物的主要作用机制：①影响去氧核糖核酸（DNA）的合成；②直接干扰核糖核酸（RNA）的复制；③干扰转录、抑制信使核糖核酸（mRNA）的合成；④阻止纺锤丝的形成；⑤阻止蛋白质的合成。

肿瘤相关抗原及胚胎抗原的临床意义

二、化疗药物的特点

　　(1)对细胞虽有一定的选择性，但远不如抗生素对细胞的选择性高，故大多数抗肿瘤药在杀伤肿瘤细胞的同时，往往对一些快速增殖更新的正常组织也有毒性。

　　(2)对肿瘤细胞的作用不是根除性的，只能杀伤大部分或一部分肿瘤细胞而不是全部。

　　(3)化疗药物本身具有"三致"作用，即可致癌、致畸胎、致基因突变作用。

　　(4)肿瘤细胞容易产生耐药性，甚至使用开始即有耐药性。

三、化疗药物给药途径

1. 静脉全身化疗

　　最经典常用的化疗途径，适用于所有妇科恶性肿瘤的化疗。

2. 动脉介入化疗

　　适用于局部脏器有大块瘤灶且血运丰富的情况。如妊娠滋养细胞肿瘤的盆腔病灶、妇科恶性肿瘤的肝转移、局部晚期巨块型宫颈癌等。

化疗的分类

3.腹腔化疗

卵巢癌切除术后有微小的残留病灶、胃肠道癌术后有残留,或有高度复发及转移危险。

4.口服

用于早期肿瘤患者术后的辅助治疗或晚期复发患者的姑息治疗。

四、常用化疗药物种类

(一)传统分类

1.烷化剂

烷化剂是细胞周期非特异性药物。临床上常用邻脂苯芥(抗瘤新芥)和硝卡芥(消瘤芥),一般以静脉给药为主,不良反应有骨髓抑制。

2.抗代谢药物

抗代谢药物能干扰核酸代谢,导致肿瘤死亡,属细胞周期特异性药物,常用的有甲氨蝶呤及氟尿嘧啶。甲氨蝶呤为抗叶酸类药,一般经口服、肌内、静脉给药;氟尿嘧啶口服不吸收,需静脉给药。

3.抗肿瘤抗生素

抗肿瘤抗生素是由微生物产生的具有抗肿瘤活性的化学物质,属细胞周期非特异药物。常用的有放线菌素 D,即更生霉素。

4.抗肿瘤植物药

此类药物有长春碱及长春新碱。长春碱类属细胞周期特异性药物,一般经静脉给药。

5.铂类化合物

铂类化合物属细胞周期非特异性药物,妇科肿瘤化疗中常用的有顺铂和卡铂。顺铂的主要不良反应有恶心、呕吐等胃肠道反应和肾毒性,还可导致神经毒性包括周围神经炎和高频区听力缺损;卡铂的主要不良反应为骨髓抑制,为剂量限制性毒性。

(二)按化疗药物对各期肿瘤细胞的敏感性不同分类

(1)细胞周期非特异性药物(CCNSA)能杀死各时相的肿瘤细胞,包括 G0 期细胞,这类药物包括烷化剂、抗癌抗生素和激素类,其作用特点是呈剂量依赖性,即其杀伤肿瘤的疗效和剂量成正比,大剂量间歇给药是发挥疗效的最佳选择。

(2)细胞周期特异性药物(CCSA)主要杀伤增殖期的细胞,G0 期细胞对其不敏感。在增殖期细胞中,S 期和 M 期对其最敏感。这类药物包括抗代谢物和植物类,其作用特点是呈给药时机依赖性,小剂量持续给药为最好的给药方式。

卵巢上皮性癌常用化疗方案

五、化疗药物的常见毒副反应

1.骨髓抑制

骨髓抑制主要表现为外周血白细胞和血小板计数减少,多数化疗药物骨髓抑制作用最强的时间约为化疗后 7~14 日,恢复时间多为之后的 5~10 日,但存在个体差异性。服药期间血细胞计数虽有下降,在停药后多可自然恢复。目前,化疗后骨髓抑制的分度普遍采用 WHO 骨髓造血毒性分度标准(表 19-1)。

表 19-1　WHO 骨髓造血毒性分度标准

	0	I	II	III	IV
血红蛋白(g/L)	≥110	95~109	80~94	65~79	<65
白细胞(×10⁹/L)	≥4.0	3.0~3.9	2.0~2.9	1.0~1.9	<1.0
中性粒细胞(×10⁹/L)	≥2.0	1.5~1.9	1.0~1.4	0.5~0.9	<0.5
血小板(×10⁹/L)	≥100	75~99	50~74	25~49	<25

2. 消化系统损害

最常见的表现为恶心、呕吐，多数在用药后 2~3 日开始，5~6 日后达高峰，停药后逐步好转，一般不影响继续治疗。呕吐严重者可导致离子紊乱，出现低钠、低钾或低钙症状。患者可出现腹胀、乏力、精神淡漠及痉挛等表现。部分患者会出现腹泻或便秘症状及消化道溃疡，常以口腔溃疡多见，

化疗所致恶心呕吐的发生机制

多数是在用药后 7~8 日出现，一般于停药后能自然消失。氟尿嘧啶有明显的胃肠道反应，包括恶心、呕吐、腹泻和口腔溃疡，严重时可发生假膜性肠炎。

3. 神经系统损害

长春新碱对神经系统有毒性作用，表现为指、趾端麻木，复视等。氟尿嘧啶大剂量用药可发生小脑共济失调。

4. 药物中毒性肝炎

药物中毒性肝炎主要表现为用药后血转氨酶值升高，偶见黄疸。一般在停药后短时间内恢复正常，但未恢复时不能继续化疗。

5. 泌尿系统损伤

环磷酰胺对膀胱有损害，部分药物如顺铂、甲氨蝶呤对肾脏有一定的毒性；在使用该药物时，特别是高剂量使用时，应先检查肾功能，并注意提醒患者多饮水。

6. 皮疹和脱发

皮疹最常见于应用甲氨蝶呤后，严重者可引起剥脱性皮炎。脱发最常见于应用放线菌素 D(更生霉素)者，1 个疗程即可全脱，但停药后均可生长。

六、化疗禁忌证

(1)骨髓贮备不足。

(2)心功能障碍者，不选用蒽环类抗癌药物。

(3)患者身体情况太差或者年龄太大不能承受化疗者。

(4)有严重感染者。

(5)精神病患者不能合作者。

(6)过敏体质者应慎用，对所有抗癌药过敏者忌用。

(7)妊娠合并肿瘤需视孕周、肿瘤性质和所需化疗药物等情况而定。

第二节　化疗患者的一般护理

预习案例

　　刘女士，38岁，于2个月前行卵巢浆液性囊腺癌根治术，术后进行常规静脉化疗治疗。在化疗过程中有脱发、恶心、呕吐、乏力等症状，遵医嘱给予止吐药物，护士给予心理疏导及相关健康指导。

思考

1. 刘女士入院化疗前护理需要评估哪些内容？
2. 化疗常见用药护理有哪些？

课程思政

仁心护理，加强人文关怀

　　"泛爱众而亲仁"，中华传统文化中的仁爱，既是一种人生态度，也是一种高超的生存智慧。仁爱观念促进和谐人际关系的建立，有利于家庭和社会秩序的稳定，有利于推进世界和平，有利于良性生态环境的建构。在当今时代，共建和谐社会理念，人性化服务的倡导早已经深入人心。对肿瘤患者的人文关怀集中体现在一个"爱"字上，尊重患者，关爱生命。

一、护理评估

1.健康史

采集患者既往用药史，尤其是化疗史及药物过敏史。记录既往接受化疗过程中出现的药物不良反应及应对情况。询问有关造血系统、肝脏、消化系统及肾脏疾病史，了解疾病的治疗经过及病程。采集患者的肿瘤疾病史、发病时间、治疗方法及效果，了解总体治疗方案和本次化疗方案及患者目前的病情状况。

2.身心状况

测量体温、脉搏、呼吸、血压、体重，了解患者一般情况（意识状态、发育、营养、面容与表情）；了解患者的日常生活情况（饮食形态、嗜好、睡眠形态、排泄状态及自理程度），观察皮肤、黏膜、淋巴结有无异常了解每日进食情况及本次化疗的不良反应等，以便为护理活动提供依据。

患者往往对化疗的不良反应有恐惧，尤其是具有化疗经历的患者更明显，因而需要了解患者对化疗的感受。患者通常会对疾病的预后及化疗效果产生焦虑、悲观情绪，也

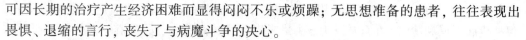

可因长期的治疗产生经济困难而显得闷闷不乐或烦躁；无思想准备的患者，往往表现出畏惧、退缩的言行，丧失了与病魔斗争的决心。

3. 辅助检查

测血常规、尿常规、肝肾功能等，化疗前如有异常则暂缓治疗。密切观察血常规的变化趋势，每日或隔日检查，为用药提供依据。用药前白细胞低于 $4.0×10^9/L$，血小板低于 $50×10^9/L$ 者不能用药；患者在用药过程中如白细胞低于 $3.0×10^9/L$ 需考虑停药；用药后一周继续监测各项化验指标，如有异常及时处理。对于妊娠滋养细胞肿瘤患者，每个疗程化疗结束后 18 日内，检测血 HCG 下降情况。

二、常见护理诊断/问题

1. 营养失调：低于机体需要量

与化疗所致的消化道反应有关。

2. 体像紊乱

与化疗所致头发脱落有关。

3. 有感染的危险

与免疫抑制有关。

三、预期目标

(1)患者能维持足够的营养摄入，满足机体营养需要。

(2)患者能接受自己形象的改变。

(3)患者未发生严重感染。

(4)护理措施。

(一)心理护理

让患者和家属与同病种的、治疗效果满意的患者相互交流，认真倾听患者诉说恐惧、不适及疼痛，关心患者以取得信任。及时为患者提供国内外及本科室治疗疾病及治疗相关信息，增强患者战胜疾病的信心。鼓励患者克服化疗不良反应，帮助患者度过脱发等所造成的心理危险期。

(二)健康教育

(1)讲解化疗护理的常识：包括化疗药物的类别告知化疗药物可能发生的毒不良反应，主要包括口腔溃疡或恶心、呕吐等消化道不适，脱发等。告知患者出现消化道反应时仍需坚持进食的重要性；化疗造成的脱发并不影响生命器官，化疗结束后就会长出秀发。

(2)教会患者化疗时自我护理：进食前后用生理盐水漱口，用软毛牙刷刷牙，若有牙龈出血，改用手指缠绕纱布清洁牙齿；化疗时和化疗后二周内是化疗反应较重的阶段，不宜吃损伤口腔黏膜的坚果类和油炸类食品；为减少恶心呕吐，避免吃油腻的、甜的食品，鼓励患者少量多餐，每次进食以不吐为度，间隔时间以下次进食不吐为准；与家属商量根据患者的口味提供高蛋白、高维生素、易消化饮食，保证所需营养的摄取及液体的摄入。对于化疗期间出现腹泻的患者，应进食低纤维素、高蛋白食物，避免进食对胃肠道有刺激的食物，同时补充足够的液体，维持水电解质平衡，必要时使用洛哌丁胺等止泻药。由于白细胞下降会引起免疫力下降导致感染，指导患者应经常擦身更衣，保持皮肤干燥和清洁，在自觉乏力、头晕时以卧床休息为主，尽量避免去公共场所。如非去不可应戴口罩，加强保暖。若白细胞低于 $1.0 \times 10^9/L$，则需进行保护性隔离。告知患者和家属保护性隔离的重要性，使其理解并能配合治疗。

（三）用药护理

（1）准确测量并记录体重：化疗时应根据体重来正确计算和调整药量，一般在每个疗程的用药前及用药中各测一次体重，应在早上、空腹、大小便后进行测量，酌情减去衣服重量。若体重不准确，用药剂量过大，可发生中毒反应，过小则影响疗效。

（2）正确使用药物：根据医嘱严格"三查八对"，正确溶解和稀释药物，并做到现配现用，一般常温下不超过 1 小时。如果联合用药应根据药物的性质排出先后顺序。放线菌素 D（更生霉素）、顺铂等需要避光的药物，使用时要用避光罩或黑布包好；环磷酰胺等药物需快速进入，应选择静脉推注；顺铂对肾脏损害严重需在给药前后给予水化，同时鼓励患者多饮水并监测尿量，保持尿量每日超过 2500 mL，腹腔内化疗时应注意变动体位以增强效果。

（3）合理使用静脉血管并注意保护：遵循长期补液保护血管的原则，有计划地穿刺，用药前先注入少量 0.9%氯化钠溶液，确认针头在静脉中后再注入化疗药物。一旦怀疑或发现药物外渗应重新穿刺，遇到局部刺激较强的药物，如氮芥、长春新碱、放线菌素 D（更生霉素）等外渗，需立即停止滴入并给予局部冷敷，同时用生理盐水或普鲁卡因局部封闭，以后用金黄散外敷，防止局部组织坏死、减轻疼痛和肿胀。化疗结束前用生理盐水冲管，以降低穿刺部位拔针后的残留浓度，起到保护血管的作用。对经济条件允许的患者建议使用 PICC 及输液港等给药，以保护静脉减少反复穿刺的痛苦。

（四）病情观察

经常巡视患者，观察体温以判断有否感染；观察有无牙龈出血、鼻出血、皮下淤血或阴道活动性出血等倾向；观察有无上腹疼痛、恶心、腹泻等肝脏损害的症状和体征；如有腹痛、腹泻要严密观察次数及性状，并正确收集大便标本；观察有无尿频、尿急、血尿等膀胱炎症状；观察有无皮疹等皮肤反应；观察有无如肢体麻木、肌肉软弱、偏瘫等神经系统的不良反应。如有上述发现，应即刻报告医生。

（五）药物毒反应护理

1. 口腔护理

应保持口腔清洁，预防口腔炎症。若发现口腔黏膜充血疼痛，可局部喷射西瓜霜等粉剂；若有黏膜溃疡，需做溃疡面分泌物培养，根据药敏试验结果选用抗生素和维生素 B_{12} 液混合涂于溃疡面促进愈合；使用软毛牙刷刷牙或用清洁水漱口，进食前后用消毒溶液漱口；给予温凉的流食或软食，避免刺激性食物；如因口腔溃疡疼痛难以进食时，可在进食前 15 分钟给予丁卡因（地卡因）溶液涂敷溃疡面；进食后漱口并用甲紫（龙胆紫）、锡类散或冰硼散等局部涂抹。鼓励患者进食促进咽部活动，减少咽部溃疡引起的充血、水肿、结痂。

2. 止吐护理

在化疗前后给予镇吐剂，合理安排用药时间以减少化疗所致的恶心、呕吐；选择适合患者口味的食物，鼓励进食清淡、易消化、高热量、高蛋白、富含维生素饮食，少吃甜食和油腻食物，少量多餐，同时避免在化疗前后 2 小时内进食、创造良好的进餐环境等；对不能自行进餐者主动提供帮助，按患者的进食习惯喂食；患者呕吐严重时应补充液体，以防电解质紊乱。护士还可采用指压按摩、音乐疗法、渐进性肌肉放松训练、催眠疗法等心理行为干预技术帮助患者缓解恶心、呕吐症状。

3. 骨髓抑制的护理

按医嘱定期测定白细胞计数，若低于 $3.0×10^9/L$，应与医生联系考虑停药。白细胞或中性粒细胞计数处于 I 度骨髓抑制一般不予以处理，复测血常规；Ⅱ度和Ⅲ度骨髓抑制需进行治疗，遵医嘱皮下注射粒细胞集落刺激因子；Ⅳ度骨髓抑制除给予升白细胞治疗，还需使用抗生素预防感染、同时给予保护性隔离，尽量谢绝探视。血小板计数$<50×10^9/L$，可引起皮肤或黏膜出血，应减少活动，增加卧床休息时间；血小板计数$<20×10^9/L$有自发性出血可能，必须绝对卧床休息，遵医嘱输入血小板浓缩液。

4. 动脉化疗并发症的护理

动脉灌注化疗后有些患者可出现穿刺局部血肿甚至大出血，主要是穿刺损伤动脉壁或患者凝血机制异常所造成。术后应密切观察穿刺点有无渗血及皮下淤血或大出血。用沙袋压迫穿刺部位 6 小时，穿刺肢体制动 8 小时，卧床休息 24 小时。若有渗出应及时更换敷料，出现血肿或大出血者立即对症处理。

四、结果评价

(1)患者能坚持进食，保证摄入量，未发生水电解质紊乱。

(2)患者能接受身体意向的改变，积极接纳自己。

(3)患者住院期间未出现严重感染，病情好转或治愈。

本章小结

　　在肿瘤治疗中进步最快的是化疗，化疗不仅仅是一种姑息疗法或者辅助治疗，而且已经发展成为一种根治性的方法和手段。抗肿瘤药物在杀伤肿瘤细胞的同时，也对机体的重要器官如心、肝、肾、肺、骨髓以及神经系统、消化系统等产生一定的毒不良反应。不同的药物对不同的器官产生不同的毒不良反应。化疗患者护理重点包括心理护理和化疗药物毒副反应护理。

客观题测验

主观题测验

第二十章

其他妇科疾病患者的护理

其他妇科疾病患者的护理PPT

学习目标

识记：子宫内膜异位症、尿瘘、不孕症的病因及子宫内膜异位症病理。

理解：子宫内膜异位症、尿瘘、不孕症的辅助检查、治疗原则。

运用：子宫内膜异位症、尿瘘、不孕症的临床表现、护理要点。

课程思政

新时代关爱女性健康

中华人民共和国成立以来特别是改革开放以来，党和政府坚持把促进妇女全面发展作为重要奋斗目标，确立了男女平等的基本国策，先后制定实施了三轮中国妇女发展纲要，有力推动了妇女事业与经济社会协调发展。

党的十八大以来，以习近平同志为核心的党中央把促进妇女儿童事业发展放在更加突出的位置，不断推进理论创新、制度创新、工作创新，开创了妇女事业发展的新局面。《中国妇女发展纲要（2011—2020年）》（国发〔2011〕24号）提到：妇女常见病定期筛查率达到80%以上，确保早诊早治率，降低病死率，加大妇女常见病防治力度，普及妇女常见病防治知识，建立妇女常见病定期筛查制度。

子宫内膜异位性疾病包括子宫内膜异位症和子宫腺肌病，两者均由具有生长功能的子宫内膜异位所致，常可并存。当子宫内膜腺体和间质出现在子宫体以外的部位时，称为子宫内膜异位症(endometriosis，EMT)，简称内异症。当子宫内膜腺体和间质侵入子宫肌层时，称子宫腺肌病(adenomyosis)。两者的发病机制和组织发生学不尽相同，临床表现也有差异，可看成两种不同疾病，但在护理上差异不大。

第一节　子宫内膜异位症

预习案例

> 李女士，20岁，未婚，因"渐进性痛经5年，B超发现右卵巢肿物1个月"入院，初潮15岁，月经5/30天，月经第1天腹痛明显，严重影响学习、生活，需服止痛药，月经结束后缓解。1个月前B超发现右卵巢一肿物，大小约7 cm×6 cm×5 cm，准备入院手术治疗。体格检查：体温36.5℃，脉搏80次/分钟，呼吸19次/分钟，血压110/70 mmHg，一般情况良好。妇科检查：外阴正常。专科检查：子宫前位，正常大小，质中，活动可，子宫右后方可扪及直径约7 cm大小肿物，与子宫后壁黏连，活动差，无压痛，左附件无异常。
>
> **思考：**
> 1. 该患者的护理要点有哪些?
> 2. 针对李女士，您应该提供哪些健康教育?
> 3. 该患者需要随访吗?

子宫内膜组织(腺体和间质)出现在子宫体以外的部位时，称为子宫内膜异位症(endometriosis，EMT)简称内异症。异位内膜可侵犯全身任何部位，如脐、膀胱、肾、输尿管、肺、胸膜、乳腺，甚至手臂、大腿等处，但绝大多数位于盆腔脏器和壁腹膜，以卵巢、宫骶韧带最常见，其次为子宫及其他脏腹膜、阴道直肠隔等部位，故有盆腔子宫内膜异位症之称(图18-1)。由于内异症是激素依赖性疾病，在自然绝经和人工绝经(包括药物作用、射线照射或手术切除双侧卵巢)后，异位内膜病灶可逐渐萎缩吸收；妊娠或使用激素抑制卵巢功能，可暂时阻止疾病发展。内异症在形态学上呈良性表现，但在临床行为学上具有类似恶性肿瘤的特点，如种植、侵袭及远处转移等。

流行病学调查显示，生育期是内异症的高发时段，其中76%发生于25~45岁，与内异症是激素依疾病的特点相符合。生育少、生育晚的妇女发病明显高于生育多、生育早者。近年来发病率呈明显上升趋势，与社会经济状况呈正相关，与剖宫产率增高、人工流产与宫腹腔镜操作增多有关，在慢性盆腔疼痛及痛经患者中的发病率为20%~90%，25%~35%不孕患者与内异症有关，妇科手术中有5%~15%患者被发现有内异症存在。

一、病因

子宫内膜异位症的发病机制至今尚未完全阐明，目前关于异位子宫内膜的来源及发病机制有以下学说及可能因素。

(一)种植学说

1921年，Sampson首次提出了种植学说，其传播途径主要如下：

1. 经血逆流

Sampson首先提出经期时子宫内膜腺上皮和间质细胞可随经血逆流，经输卵管进入盆腔，种植于卵巢和邻近的盆腔腹膜，并在该处继续生长、蔓延，形成盆腔内异症，也称经血逆流学说，许多临床和实验资料均支持这一学说。

2. 淋巴及静脉播散

子宫内膜也可以通过淋巴及静脉向远处播散，发生异位种植。不少学者在光镜检查时发现盆腔淋巴管、淋巴结和盆腔静脉中有子宫内膜组织。临床上所见远离盆腔的器官，如肺、四肢皮肤、肌肉等发生内异症，可能就是内膜通过血行和淋巴播散的结果。但盆腔外内异症的发病率极低。

3. 医源性种植

剖宫产术后腹壁切口或分娩后会阴切口出现内异症，可能是手术时将子宫内膜带至切口直接种植所致。

(二)体腔上皮化生学说

该学说由19世纪著名病理学家Robert Meyer提出。认为卵巢表面上皮、盆腔腹膜均由胚胎期具有高度化生潜能的体腔上皮分化而来，在受到持续卵巢激素或经血及慢性炎症的反复刺激后，能被激活转化为子宫内膜样组织。但目前仅有动物试验证实，小鼠卵巢表面上皮经过K-ras激活途径直接化生为卵巢内异症病变。

(三)诱导学说

未分化的腹膜组织在内源性生物化学因素诱导下，可发展成为子宫内膜组织，种植的内膜可以释放化学物质诱导未分化的间充质形成子宫内膜异位组织。此学说是体腔上皮化生学说的延伸，在兔动物实验中已证实，而在人类尚无证据。

(四)其他因素

子宫内膜发生异位后，能否形成内异症可能还与下列因素有关。

(1)遗传因素 内异症具有一定的家族聚集性，某些患者的发病可能与遗传有关。

(2)免疫与炎症因素 免疫调节异常在内异症的发生、发展各环节起重要作用，表现为免疫监视功能、免疫杀伤细胞的细胞毒作用减弱而不能有效清除异位内膜。

(3)生物学特性 国内学者提出"在位内膜决定论"，认为在位子宫内膜的生物学特性是内异症发生的决定因素，局部微环境是影响因素。

二、病理

内异症的基本病理变化为异位子宫内膜随卵巢激素变化而发生周期性出血，导致周围纤维组织增生和囊肿、粘连形成，在病变区出现紫褐色斑点或小泡，最终发展为大小不等的紫褐色实质性结节或包块。内异症根据发生的部位不同，分为不同病理类型。

(一) 大体病理

1. 卵巢型内异症(ovarian endometriosis)

卵巢最易被异位内膜侵犯，约80%病变累及一侧，累及双侧约50%。卵巢的异位内膜病灶分为两种类型。①微小病变型：位于卵巢浅表层的红色、蓝色或棕色等斑点或小囊，病灶只有数毫米大小，常导致卵巢与周围组织粘连，手术中刺破后有黏稠咖啡色液体排出。②典型病变型：又称囊肿型。异位内膜在卵巢皮质内生长，形成单个或多个囊肿，称为卵巢子宫内膜异位囊肿。囊肿表面呈灰蓝色，大小不一，直径多在5 cm左右，大至10~20 cm。典型情况下，陈旧性血液聚集在囊内形成咖啡色黏稠液体，似巧克力样，俗称"卵巢巧克力囊肿"(chocolate cyst of ovary)。因囊肿周期性出血，囊内压力增大，囊壁易反复破裂，破裂后囊内容物刺激腹膜发生局部炎性反应和组织纤维化，导致卵巢与邻近器官、组织紧密粘连，造成囊肿固定、不活动，手术时囊壁极易破裂。这种粘连是卵巢子宫内膜异位囊肿的临床特征之一，可借此与其他出血性卵巢囊肿相鉴别。

2. 腹膜型内异症

腹膜型内异症(peritoneal endometriosis)分布于盆腔腹膜和各脏器表面，以子宫骶骨韧带、直肠子宫陷凹和子宫后壁下段浆膜最为常见。在病变早期，病灶局部有散在紫褐色出血点或颗粒状散在结节。随病变发展，子宫后壁与直肠前壁粘连，直肠子宫陷凹变浅，甚至完全消失。输卵管内异症多累及管壁浆膜层，累及黏膜者较少。输卵管常与周围组织粘连，可因粘连和扭曲而影响其正常蠕动，严重者可致管腔不通，是内异症导致不孕的原因之一。

3. 深部浸润型内异症

深部浸润型内异症(deep infiltrating endometriosis，DIE)指病灶浸润深度≥5mm的内异症，累及部位包括宫骶韧带、直肠子宫陷凹、阴道穹隆、阴道直肠隔、直肠或者结肠壁等，也可侵犯至膀胱壁和输尿管。

子宫内膜异位症发生的部位

4. 其他部位的内异症

其他部位的内异症包括瘢痕内异症(如腹壁切口、会阴切口等)以及其他少见的远处内异症，如肺、胸膜等部位的内异症。

(二)镜下检查

典型的异位内膜组织在镜下可见子宫内膜腺体、间质、纤维素及出血等成分。出血来自间质内血管，镜下找到少量内膜间质细胞即可确诊内异症。肉眼正常的腹膜组织镜检时发现子宫内膜腺体及间质，称为镜下内异症，发生率10%~15%。

异位内膜组织可随卵巢周期变化而有增殖和分泌改变，但其改变与在位子宫内膜并不一定同步，多表现为增殖期改变。

三、临床表现

内异症的临床表现因人和病变部位的不同而多种多样，症状特征与月经周期密切相关。有 25% 患者无任何症状。

(一)症状

1. 下腹痛和痛经

疼痛是内异症的主要症状，典型症状为继发性痛经、进行性加重。疼痛多位于下腹、腰骶及盆腔中部，有时可放射至会阴部、肛门及大腿，常于月经来潮时出现，并持续至整个经期。疼痛严重程度与病灶大小不一定呈正比，粘连严重的卵巢异位囊肿患者可能并无疼痛，而盆腔内小的散在病灶却可引起难以忍受的疼痛。少数患者可表现为持续性下腹痛，经期加剧。但有 27%~40% 患者无痛经，因此痛经不是内异症诊断的必需症状。

2. 不孕

内异症患者不孕率高达 40%。引起不孕的原因复杂，如盆腔微环境改变影响精卵结合及运送、免疫功能异常导致抗子宫内膜抗体增加而破坏子宫内膜正常代谢及生理功能、卵巢功能异常导致排卵障碍和黄体形成不良等。此外，未破裂卵泡黄素化综合征（luteinized unruptured follicle syndrome，LUFS）在内异症患者中具有较高的发病率。中、重度患者可因卵巢、输卵管周围粘连而影响受精卵运输。

3. 性交不适

多见于直肠子宫陷凹有异位病灶或因局部粘连使子宫后倾固定者。性交时碰撞或子宫收缩上提而引起疼痛，一般表现为深部性交痛，月经来潮前性交痛最明显。

4. 月经异常

15%~30% 患者有经量增多、经期延长或月经淋漓不尽或经前期点滴出血。可能与卵巢实质病变、无排卵、黄体功能不足或合并有子宫腺肌病和子宫肌瘤有关。

5. 其他特殊症状

盆腔外任何部位有异位内膜种植生长时，均可在局部出现周期性疼痛、出血和肿块，并出现相应症状。肠道内异症可出现腹痛、腹泻、便秘或周期性少量便血，严重者可因肿块压迫肠腔而出现肠梗阻症状；膀胱内异症常在经期出现尿痛和尿频，但多被痛经症状掩盖而被忽视；异位病灶侵犯和（或）压迫输尿管时，引起输尿管狭窄、阻塞，出现腰痛和血尿，甚至形成肾盂积水和继发性肾萎缩；手术瘢痕内异症患者常在剖宫产或会阴侧切术后数月至数年出现周期性瘢痕处疼痛和包块，并随时间延长而加剧。

除上述症状外，卵巢子宫内膜异位囊肿破裂时，可发生急腹痛。多发生于经期前后、性交后或其他腹压增加的情况，症状类似输卵管妊娠破裂，但无腹腔内出血。

(二)体征

卵巢异位囊肿较大时，妇科检查可扪及与子宫粘连的肿块。囊肿破裂时腹膜刺激征阳性。典型盆腔内异症双合诊检查时，可发现子宫后倾固定，直肠子宫陷凹、宫骶韧带或子宫后壁下方可扪及触痛性结节，一侧或双侧附件处触及囊实性包块，活动度差。病变累及直肠阴道间隙时，可在阴道后穹隆触及，触痛明显，或直接看到局部隆起的小结节或紫蓝色斑点。

青春期痛经和子宫内膜异位症

四、辅助检查

1. B 型超声检查

阴道和腹部 B 型超声检查可以确定卵巢子宫内膜异位囊肿的位置、大小和形状，并可发现盆腔检查时未能扪及的包块。其诊断敏感性和特异性均在96%以上，是诊断内异症及其病灶部位的重要方法。

2. 血清 CA125 测定

中、重度子宫内膜异位症患者血清 CA125 值可能升高，但变化范围较大，另外在其他疾病如卵巢癌、子宫内膜癌、盆腔炎症时血清 CA125 也会增高，所以其诊断内异症的特异性和敏感性均较低，不作为独立的诊断依据，但有助于监测病情变化、评估疗效和预测复发。

3. 腹腔镜检查

是目前国际公认的内异症诊断的最佳方法，除了阴道或其他部位可直视的病变外，腹腔镜检查是确诊盆腔内异症的标准方法。对在腹腔镜下见到大体病理所述的典型病灶或可疑病变进行活组织检查即可确诊。

五、治疗与处理

治疗内异症根本目的是"缩减和去除病灶，减轻和控制疼痛，治疗和促进生育，预防和减少复发"。治疗方法应根据患者年龄、症状、病变部位和范围以及对生育要求等加以选择，强调治疗个体化。

(一)治疗方法

1. 药物治疗

治疗的目的是抑制卵巢功能，阻止内异症的发展。适用于有慢性盆腔痛、经期痛经症状明显、有生育要求及无卵巢囊肿形成患者。

(1)非甾体抗炎药(NSAID)：是一类不含糖皮质激素的抗炎、解热、镇痛药物，主要作用机制是通过抑制前列腺素的合成，减轻疼痛。用法：根据需要应用，间隔不少于6小时。不良反应主要为胃肠道反应，偶有肝肾功能异常。长期应用要警惕胃溃疡的可能。

(2)口服避孕药：其目的是降低垂体促性腺激素水平，并直接作用于子宫内膜和异位内膜，导致内膜萎缩和经量减少。长期连续服用避孕药造成类似妊娠的人工闭经，称"假孕疗法"。适用于轻度内异症患者。临床上常用低剂量高效孕激素和炔雌醇复合制剂，用法为每日1片，连续用6~9个月。不良反应主要有恶心、呕吐，并警惕血栓形成风险。

(3)孕激素：通过抑制垂体促性腺激素分泌，造成无周期性的低雌激素状态，并与内源性雌激素共同作用，造成高孕激素性闭经和内膜蜕膜化形成假孕。所用剂量为避孕剂量3~4倍，连续应用6个月，如甲羟孕酮(medroxyprogesterone)每天30 mg，不良反应有恶心、轻度抑郁、水钠潴留、体重增加及阴道不规则点滴出血等。患者在停药数月后痛经缓解，月经恢复。

(4)孕激素受体拮抗药：米非司酮(mifepristone)与子宫孕酮受体的亲和力是孕酮的5倍，具有强抗孕激素作用，每日口服25~100 mg，造成闭经使病灶萎缩。不良反应轻，无雌激素样影响，亦无骨质丢失危险。

(5)孕三烯酮(gestrinone)：也是一种假绝经疗法。每周用药两次，每次2.5 mg，于月经第1日开始服药，6个月为1个疗程，治疗后50%~100%患者发生闭经，症状缓解率达95%以上。不良反应较小，对肝功能影响较小且可逆，用药量少、方便。

(6)达那唑(danazol)：抑制FSH、LH峰，抑制卵巢合成甾体激素，导致子宫内膜萎缩，出现闭经，又称假绝经疗法。适用于轻度及中度内异症痛经明显的患者。用法：月经第1日开始口服200 mg，每日2~3次，持续用药6个月。若痛经不缓解或未闭经，可加至每日4次。疗程结束后约90%症状消失。停药后4~6周恢复月经及排卵。不良反应有恶心、头痛、潮热、乳房缩小、体重增加、性欲减退、多毛、痤疮、皮脂增加、肌痛性痉挛等，一般能耐受。药物主要在肝脏代谢，已有肝功能损害不宜使用，也不适用于高血压、心力衰竭、肾功能不全者。

(7)促性腺激素释放激素激动剂(GnRH-a)：在短期促进垂体LH和FSH释放后持续抑制垂体分泌促性腺激素，导致卵巢激素水平明显下降，出现暂时性闭经，此疗法又称"药物性卵巢切除"。目前常用的有：亮丙瑞林3.75 mg，月经第1日皮下注射后，每隔28日注射1次，共3~6次；戈舍瑞林3.6 mg，用法同前。用药后一般第2个月开始闭经；可使痛经缓解，停药后在短期内排卵可恢复。不良反应主要有潮热、阴道干燥、性欲减退和骨质丢失等绝经症状，停药后多可消失。但骨质丢失需时1年才能逐渐恢复正常。

2. 手术治疗

治疗的目的是切除病灶、恢复解剖。适用于药物治疗后症状不缓解、局部病变加剧或生育功能未恢复者、较大的卵巢内膜异位囊肿者。腹腔镜手术是首选的手术方法，目前认为腹腔镜确诊、手术+药物为内异症的"金标准"治疗。手术方式如下：

(1)保留生育功能手术：切净或破坏所有可见的异位内膜病灶、分离粘连、恢复正常的解剖结构，但保留子宫、一侧或双侧卵巢，至少保留部分卵巢组织。适用于药物治疗无效、年轻和有生育要求的患者。术后复发率约40%，因此术后宜尽早妊娠或使用药物以减少复发。

(2)保留卵巢功能手术：切除盆腔内病灶及子宫，保留至少一侧或部分卵巢。适用于Ⅲ期、Ⅳ期患者、症状明显且无生育要求的45岁以下患者。术后复发率约5%。

(3)根治性手术：将子宫、双附件及盆腔内所有异位内膜病灶予以切除和清除，适用于45岁以下患者。术后不用雌激素补充治疗者，几乎不复发。

(二)内异症不同情况的处理

1. 内异症相关疼痛

未合并不孕及无附件包块者，首选药物治疗，若药物治疗无效，应考虑手术治疗。所有的药物治疗都存在停药后疼痛的高复发率。合并不孕或附件包块者，首选手术治疗。

手术指征：①卵巢子宫内膜异位囊肿直径≥4 cm；②合并不孕；③痛经药物治疗无效。手术以腹腔镜为首选。但手术后症状复发率较高，年复发率高达10%。故手术后应辅助药物治疗并长期管理。

2. 内异症相关不孕

对于内异症合并不孕患者单纯药物治疗对自然妊娠无效。腹腔镜是首选的手术治疗方式。年轻、轻中度者，术后可期待自然妊娠 6 个月，并给予生育指导；有高危因素者（年龄在 35 岁以上、不孕年限超过 3 年，尤其是原发性不孕者；重度内异症、盆腔粘连、病灶切除不彻底者；输卵管不通者），应积极行辅助生殖技术助孕。

3. 内异症恶变

主要恶变部位在卵巢，其他部位少见。临床有以下情况应警惕内异症恶变：①绝经后内异症患者，疼痛节律改变；②卵巢囊肿直径>10 cm；③影像学检查有恶性征象；④血清 CA125 水平>200 U/mL。

六、护理要点

(一)预防措施

内异症病因不明确、多因素起作用，并且其组织学发生复杂，因此预防作用有限，主要注意以下几点以减少其发病。

(1)防止经血逆流：及时发现并治疗引起经血潴留的疾病，如先天性梗阻性生殖道畸形和继发性宫颈粘连、阴道狭窄等。

(2)药物避孕：口服避孕药可抑制排卵、促使子宫内膜萎缩，降低内异症的发病风险，对有高发家族史、容易带器妊娠者，可以选择。

(3)防止医源性异位内膜种植：尽量避免多次的宫腔手术操作。进入宫腔内的手术，缝合子宫壁时避免缝线穿过子宫内膜层，手术结束后应冲洗腹壁切口。月经前禁作输卵管通畅试验，以免将内膜碎屑推入腹腔。宫颈及阴道手术不宜在经前进行，以避免经血中内膜碎片种植于手术创面。人工流产吸宫术时，宫腔内负压不宜过高，避免突然将吸管拔出。

(二)药物治疗患者的护理

药物治疗的主要目的是缓解症状，延缓复发。患者必须对药物治疗的效果有正确的认识，对复发有一定的心理准备。耐心解答患者的具体问题，使其掌握，从而提高患者的控制感，增加依从性，坚持治疗。同时需告知患者定期门诊随访，如有异常及时与医生联系，以便修正治疗方案。

目前，治疗内异症的药物种类较多，不同的药物作用机制不同，治疗持续时间较长，不良反应亦各有不同，有必要向患者讲解药理知识，使其了解药物的治疗作用，明确使用剂量、服用时间、不良反应及注意事项。

(三)手术患者的护理

详见本书第十九章。对于希望妊娠的患者，在其手术治疗后，应向其宣教尽早妊娠的好处，并鼓励尽快妊娠。手术后两年内不能妊娠者，以后妊娠机会非常小。可告知适合的辅助生育技术供其考虑。

(四)心理护理

内异症被视为需要制订长期治疗计划的慢性疾病。其所导致的疼痛、性交痛和不孕症常常影响患者的家庭幸福和生存质量。另外，除根治性手术外，其复发率较高。所以在治疗和随访的过程中需观察患者及其家庭的心理反应和应激状况。针对患者急需解决的不同问题给予相应治疗会产生良好的心理缓解作用。应根据患者及其家庭的需求，个性化地制订治疗和护理方案。给患者希望，同时也给患者配偶希望，使患者可从配偶处获得有效的社会支持。

第二节　尿瘘

预习案例

> 　　王女士，37岁，因停经6个月余，发现胎盘前置状态并胎盘植入2天入院。入院后患者要求终止妊娠，行剖宫取胎术，术中发现胎盘植入到膀胱，行子宫次全切+膀胱修补术，术后留置尿管，术后第五天患者自述有尿液不自主地从阴道流出。
>
> **思考：**
> 1. 尿瘘的常见原因有哪些？
> 2. 该患者需要做哪些辅助检查？
> 3. 针对该患者应该采取哪些护理措施？

　　尿瘘指生殖道与泌尿道之间形成异常通道，尿液自阴道排出，不能控制。尿瘘可发生在生殖道与泌尿道之间的任何部位，根据解剖位置分为膀胱阴道瘘（vesico-vaginal fistula）、尿道阴道瘘（urethro-vaginal fistula）、膀胱尿道阴道瘘（vesico-urethro-vaginal fistula）、膀胱宫颈瘘（vesico-cervical fistula）、膀胱宫颈阴道瘘（vesico-cervical-vaginal fistula）、输尿管阴道瘘（uretero-vaginal fistula）及膀胱子宫瘘（vesico-uterine fistula）。

一、病因

　　常见尿瘘为产伤和盆腔手术损伤所致的膀胱阴道瘘和输尿管阴道瘘，尿道阴道瘘通常是尿道憩室、阴道前壁膨出或压力性尿失禁的手术并发症。

尿瘘(彩图)

（一）产伤

　　产伤曾经作为引起尿瘘的主要原因，如今在发达国家已不存在，现仅发生在医疗条件落后的地区。根据发病机制分类如下：

1. 坏死型尿瘘

　　由于骨盆狭窄、胎儿过大或胎位异常所致头盆不称，产程延长，特别是第二产程延长者，阴道前壁、膀胱、尿道被挤压在胎头和耻骨联合之间，导致局部组织缺血坏死形成尿瘘。

2. 创伤型尿瘘

产科助产手术，尤其产钳助娩直接损伤。创伤型尿瘘远多于坏死型尿瘘。

(二)妇科手术损伤

经腹手术和经阴道手术损伤均有可能导致尿瘘。通常是由于手术时分离组织粘连，伤及膀胱、输尿管或输尿管末端游离过度，造成膀胱阴道瘘和输尿管阴道瘘。主要原因是术后输尿管血供减少引发迟发性缺血性坏死。

(三)其他

外伤、放射治疗后、膀胱结核、晚期生殖泌尿道肿瘤、子宫托安放不当、局部药物注射治疗等均能导致尿瘘。

二、临床表现

1. 漏尿

产后或盆腔手术后出现阴道无痛性持续性流液是最常见、最典型的临床症状。根据瘘孔的位置，可表现为持续漏尿、体位性漏尿、压力性尿失禁或膀胱充盈性漏尿等，如较高位的膀胱瘘孔患者在站立时无漏尿，而平卧时则漏尿不止；瘘孔极小者在膀胱充盈时方漏尿；一侧输尿管阴道瘘由于健侧输尿管的尿液进入膀胱，因此在漏尿同时仍有自主排尿。漏尿发生的时间也因病因不同而有区别，坏死型尿瘘多在产后及手术后3~7日开始漏尿；手术直接损伤者术后即开始漏尿；腹腔镜下子宫切除中使用能量器械所致的尿瘘常在术后1~2周发生；根治性子宫切除的患者常在术后10~21日发生尿瘘，多为输尿管阴道瘘；放射损伤所致漏尿发生时间晚且常合并粪瘘。

2. 外阴瘙痒和疼痛

局部刺激、组织炎症增生及感染和尿液刺激、浸渍，可引起外阴部痒和烧灼痛，外阴呈皮炎改变。若一侧输尿管下段断裂而致阴道漏尿，由于尿液刺激阴道一侧顶端，周围组织引起增生，妇科检查可触及局部增厚。

3. 尿路感染

合并尿路感染者有尿频、尿急、尿痛及下腹部不适等症状。

三、辅助检查

1. 亚甲蓝试验

将三个棉球逐一放在阴道顶端、中1/3处和远端。用稀释的亚甲蓝溶液300 mL充盈膀胱，然后逐一取出棉球，根据蓝染海绵是在阴道上、中、下段估计瘘孔的位置。若染色液体经阴道壁小孔流出为膀胱阴道瘘；自宫颈口流出为膀胱宫颈瘘或膀胱子宫瘘；海绵无色或黄染提示可能输尿管阴道瘘。未见蓝染又临床怀疑瘘的存在，可重置三个棉球后嘱患者走动30分钟再取出棉球查看。

2. 靛胭脂试验(indigo carmine test)

静脉推注靛胭脂5 mL，5~10分钟见蓝色液体自阴道顶端流出者为输尿管阴道瘘。

3. 膀胱镜、输尿管镜检查

了解膀胱容积、黏膜情况，有无炎症、结石、憩室，明确瘘孔的位置、大小、数目及瘘孔和膀胱三角的关系等。从膀胱向输尿管插入输尿管导管或行输尿管镜检查，可以明确输尿管受阻的部位。

4.影像学检查

静脉肾盂造影为静脉注入造影剂，于注射后动态观察和泌尿系统摄片，根据肾盂、输尿管及膀胱显影情况，了解肾脏功能、输尿管通畅情况，有助于输尿管阴道瘘及膀胱阴道瘘的诊断。逆行输尿管肾盂造影对于静脉肾盂造影没有发现的输尿管阴道瘘有辅助诊断作用。64层螺旋CT尿路造影(CTU)通过1次屏气6~10秒，即可清楚地显示肾盂、输尿管及膀胱的全貌，已成为一种新的、非侵入性检查尿瘘的方法。

5.肾图

肾图能了解肾功能和输尿管功能情况。

四、治疗及处理原则

手术修补为主要治疗方法。非手术治疗仅限于分娩或手术后1周内发生的膀胱阴道瘘和输尿管小瘘孔，留置导尿管于膀胱内或在膀胱镜下插入输尿管导管，4周至3个月有愈合可能。由于长期放置导尿管会刺激尿道黏膜引起疼痛，并且干扰患者的日常活动，影响患者的生活质量，因此，膀胱阴道瘘如采用非手术治疗则建议行耻骨上膀胱造瘘，进行膀胱引流。长期放置引流管拔除前，应重复诊断检查(如亚甲蓝试验)明确瘘孔是否愈合。引流期间，要经常对病情进行评价。引流的同时保证患者营养和液体的摄入，促进瘘孔愈合。治疗中要注意治疗外阴皮炎和泌尿系统感染，改善患者生活质量。绝经后妇女可以给予雌激素，促进阴道黏膜上皮增生，有利于伤口愈合。对于术后早期出现的直径仅数毫米的微小尿瘘瘘孔，15%~20%的患者可以非手术治疗自行愈合。对于瘘管已经形成并且上皮化者，非手术治疗则通常失败。

手术治疗要注意时间的选择。直接损伤的尿瘘应尽早手术修补；其他原因所致尿瘘应等待3个月，待组织水肿消退、局部血液供应恢复正常再行手术；瘘修补失败后至少应等待3个月后再次手术。由于放疗所致的尿瘘可能需要更长的时间形成结痂，因此有学者推荐12个月后再修补。手术后的瘘孔，需要等待数周，病灶周围炎症反应消退，瘢痕软化并有良好的血供后方可修补。该段时间内需要进行抗泌尿系统感染治疗，对绝经后患者可补充雌激素治疗。

五、护理要点

(一)护理评估

1.健康史

通过详细询问患者，了解其与肿瘤、结核、接受放射治疗等相关病史。了解患者有无难产及盆腔手术史，找出患者发生尿瘘的原因。详细了解患者漏尿发生的时间和漏尿的表现，评估患者目前存在的问题。

2.身心状况

询问患者漏尿的症状及表现形式。由于尿液长期刺激，部分患者外阴部存在湿疹，注意湿疹面积的大小、涉及的范围、有无溃疡等。由于漏尿影响患者正常生活，患者表现为不愿意出门、与他人接触减少、常伴有无助感，家属和周围人群的不理解加重了患者的自卑、失望等。了解患者及家属对漏尿的感受，有助于缓解护理对象的负性情感。

（二）常见护理诊断/问题

1.皮肤完整性受损

与尿液刺激所致外阴皮炎有关。

2.社交孤立

与长期漏尿，不愿与人交往有关。

3.体像紊乱

与长期漏尿引起精神压力有关。

（三）护理目标

（1）住院期间，患者外阴皮炎得到控制。

（2）患者逐渐恢复正常的人际交往。

（3）患者理解漏尿引起的身体变化，增强治愈的信心。

（四）护理措施

1.做好皮肤护理

应积极控制外阴炎症，做好皮肤护理，为手术创造条件。方法有：术前3~5日每日用1：5000的高锰酸钾或0.2%的碘伏液等坐浴；外阴部有湿疹者，可在坐浴后行红外线照射，然后涂氧化锌软膏，使局部干燥，待痊愈后再行手术；对老年妇女或闭经者按医嘱术前半个月给予以含雌激素的药物，如倍美力或阴道局部使用含雌激素的软膏等，促进阴道上皮增生，有利手术后伤口的愈合；有尿路感染者应先控制感染后再手术；必要时给予地塞米松促使瘢痕软化。

2.指导适当体位

对有些妇科手术后所致小漏孔的尿瘘患者应留置尿管，指导患者保持正确的体位，使小漏孔自行愈合。一般采取使漏孔高于尿液面的卧位。

3.鼓励患者多饮水

由于漏尿，患者往往自己限制饮水量，甚至不饮水，造成酸性尿液对皮肤的刺激更大。应向患者解释限制饮水的危害，并指出多饮水可以达到稀释尿液，自身冲洗膀胱的目的，从而减少酸性尿液对皮肤的刺激，缓解和预防外阴皮炎。一般每日饮水不少于3000 mL，必要时按医嘱静脉输液以保证液体入量。

4.心理护理

护士应了解患者的心理感受，耐心解释和安慰患者，不能因异常的气味而疏远患者；指导家属关心、理解患者的感受，告诉患者和家属通过手术能治愈该病，让患者和家属对治疗充满信心。

5.术后护理

术后护理是尿瘘修补手术成功的关键。术后必须留置导尿管或耻骨上膀胱造瘘7~14日，注意避免尿管脱落，保持尿管的通畅，发现阻塞及时处理，以免膀胱过度充盈影响伤口的愈合。拔管前注意训练膀胱肌张力，拔管后协助患者每1~2小时排尿1次，然后逐步延长排尿时间。应根据患者漏孔的位置决定体位，膀胱阴道瘘的漏孔在膀胱后底部者，应取俯卧位；漏孔在侧面者应健侧卧位，使漏孔居于高位。术后每日补液不少于3000 mL，达到膀胱冲洗的目的。保持外阴清洁。由于腹压增加可导致尿管脱落，影响伤口的愈合，应积极预防咳嗽、便秘，并尽量避免下蹲等增加腹压的动作。

6. 出院指导

按医嘱继续服用抗生素或雌激素药物；3个月内禁止性生活及重体力劳动；尿瘘修补手术成功者妊娠后应加强孕产期保健，避免产伤；若手术失败，应做好心理护理，让患者有信心接受再次手术，告知下次手术的时间，并教会患者保持外阴清洁的方法，尽量避免外阴皮肤的刺激。

(五)结果评价

(1)出院时，患者外阴、臀部的皮疹消失。

(2)患者能与其他人进行正常的沟通与交流。

(3)患者自我肯定，在治疗全过程能积极配合。

第三节 不孕症

预习案例

易女士，30岁，结婚3年，婚后性生活正常，无避孕史及两地分居，一直未孕，前来医院检查不孕不育问题。男方检查结果无异常。

思考：

1. 针对该女士应该进行哪些评估及检查？

2. 对不孕症患者如何进行心理护理？

不孕(育)症是一种由多种病因导致的生育障碍状态，是生育期夫妇的生殖健康不良事件。女性无避孕性生活至少12个月而未孕称为不孕症(infertility)，对男性则称为不育症。不孕症分为原发性和继发性两大类，既往从未有过妊娠史，未避孕而从未妊娠者为原发不孕；既往有过妊娠史，而后未避孕连续12个月未孕者为继发不孕。不同人种和地区间不孕症发病率差异并不显著，我国不孕症发病率为7%~10%。

不孕症(微课)

一、病因

(一)女方因素

1. 盆腔因素

盆腔因素是我国女性不孕症，特别是继发性不孕症最主要的原因，约占全部不孕因素的35%。具体病因如下：①输卵管病变、盆腔粘连、盆腔炎症及其后遗症，包括盆腔炎症及盆腔手术后粘连导致的输卵管梗阻、周围粘连、积水和功能受损等；②子宫体病变，主要指子宫黏膜下肌瘤、体积较大影响宫腔形态的肌壁间肌瘤、子宫腺肌症、宫腔粘连和子宫内膜息肉等；③子宫颈因素，宫颈松弛和宫颈病变等；④子宫内膜异位症；⑤先天发育畸形包括米勒管畸形，如纵隔子宫、双角子宫和双子宫、先天性输卵管发育异常等。

2. 排卵障碍

排卵障碍占女性不孕的 25% ~ 35%，常见病因如下：①下丘脑病变，如低促性腺激素性无排卵；②垂体病变，如高泌乳素血症；③卵巢病变，如多囊卵巢综合征、早发性卵巢功能不全和先天性性腺发育不全等；④其他内分泌疾病，如先天性肾上腺皮质增生症和甲状腺功能异常等。

(二)男方因素

1. 精液异常

先天或后天原因所致精液异常，表现为少、弱精子症、无精子症、精子发育停滞、畸形精子症和单纯性精浆异常等。

2. 男性性功能障碍

男性性功能障碍是指器质性或心理性原因引起的勃起功能障碍、不射精或逆行射精，或性唤起障碍所致的性交频率不足等。

3. 其他

如免疫因素，但目前临床尚无明确的诊断标准。

(三)不明原因性不孕

不明原因性不孕是一种生育力低下的状态，男女双方因素均不能排除，占不孕症人群的 10% ~ 20%，可能病因包括免疫因素、隐性输卵管因素、潜在的卵母细胞异常、受精障碍、胚胎发育阻滞、胚胎着床失败和遗传缺陷等，但目前临床缺乏针对性的检测手段，难以确定明确病因。

二、女性的治疗及处理原则

女性生育力与年龄密切相关，治疗时需充分考虑患者的卵巢生理年龄，选择合理、安全、高效的个体化方案。对于肥胖、消瘦、有不良生活习惯或环境接触史的患者需首先改变生活方式；纠正或治疗机体系统性疾病；性生活异常者在排除器质性疾病的前提下可给予指导，帮助其了解排卵规律，调节性交频率和时机以增加受孕机会。对于病因诊断明确者可针对病因选择相应治疗方案。

(一)纠正盆腔器质性病变

1. 输卵管病变

(1)一般疗法：对男方精液指标正常，女方卵巢功能良好、不孕年限<3 年的年轻夫妇，可先试行期待治疗，也可用中药配合调整。

(2)输卵管成形术：适用于输卵管周围粘连、远端梗阻和轻度积水，可通过腹腔镜下输卵管造口术、周围粘连松解术和输卵管吻合术等，恢复输卵管及周围组织正常解剖结构，改善通畅度和功能。但对于严重的或伴有明显阴道排液的输卵管积水，目前主张行输卵管切除或结扎，阻断炎性积水对子宫内膜的不良影响，为下一步辅助生殖技术助孕提供有利条件。

2. 子宫病变

对于子宫黏膜下肌瘤、较大的肌壁间肌瘤、子宫内膜息肉、宫腔粘连和纵隔子宫等，若显著影响宫腔形态，则建议手术治疗；子宫明显增大的子宫腺肌症患者，可先行 GnRH-a 治疗 2~3 个周期，待子宫体积缩至理想范围再行辅助生殖技术助孕治疗。

3. 卵巢肿瘤

对非赘生性卵巢囊肿或良性卵巢肿瘤，有手术指征者，可考虑手术予以剥除或切除；性质不明的卵巢肿块，应先明确诊断，必要时行手术探查，根据病理结果决定手术方式。

4. 子宫内膜异位症

可通过腹腔镜进行诊断和治疗，但对于复发性内异症或卵巢功能明显减退的患者应慎重手术。中重度患者术后可辅以 GnRH-a 或孕激素治疗 3~6 个周期后尝试 3~6 个月自然受孕，如仍未妊娠，则需积极行辅助生殖技术助孕。

5. 生殖器结核

活动期应先行规范的抗结核治疗，药物作用期及药物敏感期需避孕。对于盆腔结核导致的子宫和输卵管后遗症，可在评估子宫内膜情况后决定是否行辅助生殖技术助孕。

(二)诱导排卵

1. 氯米芬

氯米芬(clomiphene)可竞争性结合垂体雌激素受体，模拟低雌激素状态，负反馈刺激内源性促性腺激素的分泌，进而促进卵泡生长。用法：月经第 3~5 日开始，每日口服 50 mg(最大剂量不超过 150 mg/日)，连用 5 日。推荐结合阴道超声监测卵泡发育，必要时可联合应用人绝经期促性腺激素(human menopausal gonadotropin, HMG)和人绒毛膜促性腺激素(human chorionic gonadotropin, HCG)诱发排卵。排卵后可进行 12~14 日黄体功能支持，药物选择天然黄体酮制剂。

2. 来曲唑

来曲唑(letrozole)属于芳香化酶抑制剂，可抑制雄激素向雌激素的转化，减低雌激素水平，负反馈作用于垂体分泌促性腺激素，刺激卵泡发育。适应证和用法同氯米芬，剂量一般为每天 2.5~5 mg，诱发排卵及黄体支持方案同前。

3. HMG

从绝经后妇女尿中提取，又称绝经后促性腺激素。用法：周期第 2~3 日开始，每日或隔日肌内注射 75~150U，直至卵泡成熟。用药期间必须辅以超声监测卵泡发育，可同时进行血清雌激素水平测定，待卵泡发育成熟给予 HCG 促进排卵和黄体形成，排卵后黄体支持方案同前。

4. HCG

结构与 LH 极相似，常用于卵泡成熟后模拟内源性 LH 峰诱发排卵，用法：4000~10000U 肌内注射一次。也可用于黄体支持。

(三)不明原因性不孕的治疗

对于年轻、卵巢功能良好女性可期待治疗，但一般试孕不超过 3 年；年龄超过 30 岁、卵巢储备开始减退的患者则建议试行 3~6 个周期宫腔内夫精人工授精作为诊断性治疗，若仍未受孕则可考虑体外受精-胚胎移植。

课程思政

传统中医诊疗不孕症效果佳

中医药是中华民族优秀传统文化，是我国卫生事业的特色和优势。自古就有"调经种子"之说。中医药从整体角度，以辨证施治为原则，通过调节机体、调整心态、调和阴阳，恢复功能，治疗不孕不育，从而达到"自然受孕"。几千年来的实践证实，中医药为人类健康保健、繁衍、生育作出了巨大的贡献。

(四)辅助生殖技术

辅助生殖技术包括人工授精、体外受精-胚胎移植及其衍生技术等。

三、护理要点

(一)男方评估及检查

1.病史采集

病史采集包括不育年限、有无性交或射精障碍、不育相关检查和治疗经过；既往疾病和治疗史，如腮腺炎、糖尿病；手术史，如输精管结扎术；个人史，如高温环境暴露、吸烟、酗酒和吸毒；家族史。

2.体格检查

体格检查包括全身检查和生殖系统检查。

3.精液分析

精液分析是不孕症夫妇首选的检查项目。根据《世界卫生组织人类精液检查与处理实验室手册》(第5版)进行，需行2~3次精液检查，以明确精液质量。

4.其他辅助检查

其他辅助检查包括激素检测、生殖系统超声和遗传筛查等。

(二)女方评估及检查

1.病史采集

需详细询问不孕相关的病史。

(1)现病史：包括不孕年限、性生活频率、有无避孕及方式、既往妊娠情况，有无盆腹腔疼痛、白带异常、盆腔包块、既往盆腔炎或附件炎史、盆/腹腔手术史等，有无情绪、环境和进食变化、过度运动和体重显著变化、泌乳伴或不伴头痛和视野改变，有无多毛、痤疮和体重改变等。详细了解相关辅助检查及治疗经过。

(2)月经史：初潮年龄、周期规律性和频率、经期长短、经量变化和有无痛经，若有痛经，需进一步询问发生的时间、严重程度以及有无伴随症状。

(3)婚育史：婚姻状况、孕产史及有无孕产期并发症。

(4)既往史：有无结核病和性传播疾病史以及治疗情况、盆腹腔手术史、自身免疫性疾病史、外伤史以及幼时的特殊患病史，有无慢性疾病服药史和药物过敏史。

（5）其他病史信息：个人史，包括吸烟、酗酒、成瘾性药物、吸毒、职业以及特殊环境和毒物接触史，以及家族史，特别是家族中有无不孕不育和出生缺陷史。

2. 体格检查

全身检查需评估体格发育及营养状况，包括身高、体重和体脂分布特征，乳房发育及甲状腺情况，注意有无皮肤改变，如多毛、痤疮和黑棘皮征等；妇科检查应依次检查外阴发育、阴毛分布、阴蒂大小、阴道和宫颈，注意有无异常排液和分泌物，子宫位置、大小、质地和活动度，附件有无增厚、包块和压痛，子宫直肠陷凹有无触痛结节，下腹有无压痛、反跳痛和异常包块。

3. 不孕相关辅助检查

（1）超声检查：推荐使用经阴道超声，明确子宫和卵巢大小、位置、形态、有无异常结节或囊、实性包块回声，评估卵巢储备。还可监测优势卵泡发育情况及同期子宫内膜厚度和形态分型。

（2）激素测定：排卵障碍和年龄≥35岁女性均应行基础内分泌测定，于月经周期第2~4日测定 FSH、LH、E2、T、PRL 基础水平。排卵期 LH 测定有助于预测排卵时间，黄体期 P 测定有助于提示有无排卵、评估黄体功能。

（3）输卵管通畅检查：子宫输卵管造影是评价输卵管通畅度的首选方法。应在月经干净后3~7日无任何禁忌证时进行。既可评估宫腔病变，又可了解输卵管通畅度。

（4）其他检查：①基础体温测定：双相型体温变化提示排卵可能，但不能作为独立的诊断依据；②宫腔镜、腹腔镜检查：适用于体格检查、超声检查和（或）输卵管通畅检查提示存在宫腔或盆腔异常的患者，可明确病变位置和程度，并进行相应的治疗。

4. 心理—社会评估

不孕的诊断及其治疗给女性带来了生理和心理上的不安。生理方面的不适包括激素治疗、试管婴儿等的干预措施，同时，不孕夫妇在希望和失望之中反复受到波折而影响心理健康。与男性比较而言，女性更容易出现心理问题，严重者可导致自我形象紊乱和自尊紊乱。

需要仔细评估不孕夫妇双方的心理反应，有时需要夫妇在一起完成评估，有时要根据情况单独对不孕夫妇进行评估。

不孕症的影响可以涉及心理、生理、社会和经济等方面。

（1）心理影响：一旦妇女被确认患有不孕症之后，立刻出现一种"不孕危机"的情绪状态。曼宁（Manning）曾将不孕妇女的心理反应描述为震惊、否认、愤怒、内疚、孤独、悲伤和解脱。

漫长而繁杂的不孕症的诊断检查极大地影响了妇女的生活，包括生理、精神、工作等。许多不孕症的诊断检查往往是介入性的，既引起女性的不适又花费很多的时间，所以在此期间妇女往往出现抑郁、丧失自尊、丧失性快感、丧失自信、丧失希望。

（2）生理影响：生理的影响多来源于激素治疗和辅助生殖技术治疗过程。即使不孕的原因在于男性，但大多数的介入性治疗方案（比如试管婴儿）仍由女性承担，女性不断经历着检查、服药、手术等既费时又痛苦的过程。

（3）社会和宗教的影响：社会和宗教把不孕的责任更多的归结为女性因素，而不论医学最后确诊不孕的因素是在于男方，更有一些宗教因素使人们认为婚姻的目的就是在于传宗接代。

（4）经济影响：不孕妇女不断寻求检查和治疗，此过程对妇女在生理、情感和经济方面造成很大的压力和不良影响。

（三）常见护理诊断/问题

1. 知识缺乏

缺乏解剖知识和性生殖知识；缺乏性技巧。

2. 有长期低自尊的危险

与不孕症诊治过程中繁杂的检查、无效的治疗效果有关。

（四）护理目标

（1）妇女能够了解性生殖知识，掌握提高妊娠的技巧。

（2）妇女可以表达对不孕的感受，寻找自我控制的方法，正确评价自我，增强自信。

（五）护理措施

1. 向妇女解释诊断性检查可能引起的不适

子宫输卵管碘油造影可能引起腹部痉挛感，在术后持续1~2小时，随后可以在当日或第2日返回工作岗位而不留后遗症。腹腔镜手术后1~2小时可能感到一侧或双侧肩部疼痛，可遵医嘱给予药物止痛。子宫内膜活检后可能引起下腹部的不适感如痉挛、阴道流血。若宫颈管有炎症，黏液黏稠并有白细胞时会影响性交后试验的效果。

2. 教会妇女提高妊娠的技巧

护士应教给妇女一些提高妊娠率的方法：①保持健康状态，如注重营养、减轻压力、增强体质、纠正营养不良和贫血、戒烟、戒毒、不酗酒；②与伴侣进行沟通，可以谈论自己的希望和感受；③不要把性生活单纯地看作是为了妊娠而进行；④在性交前、性交中、性交后勿使用阴道润滑剂或进行阴道灌洗；⑤不要在性交后立即如厕，而应该卧床，并抬高臀部，持续20~30分钟，以使精子进入宫颈；⑥掌握性知识，学会预测排卵、选择适当日期性交、性交次数适当，在排卵期增加性交次数。

3. 指导妇女服药

如果妇女服用促排卵药物，教会妇女在月经周期遵医嘱正确按时服药，告知此类药物的不良反应。较多见的不良反应如经间期下腹一侧疼痛、卵巢囊肿、血管收缩征兆（如潮热），少见的不良反应如乏力、头昏、抑郁、恶心、呕吐、食欲增加、体重增加、风疹、皮疹、过敏性皮炎、复视、畏光、视力下降、多胎妊娠、自然流产、乳房不适及可逆性的脱发等。

4. 协助选择人工辅助生殖技术

在不孕症诊治过程中，妇女往往会考虑治疗方案的选择、医护人员要帮助不孕夫妇了解各种辅助生殖技术的优缺点及其适应证。例如，配子输卵管内移植（GIFT）、体外受精与胚胎移植（IVF-ET）等都具有较高的妊娠率，但GIFT可以导致异位妊娠的发生率升高。

5. 注重心理护理

不孕症对于不孕夫妇来说是一个生活危机，将经历一系列的心理反应，护士应对夫妇双方提供心理护理。不孕的时间越长，夫妇对生活的控制感越差，因此应采取心理护理措施帮助他们尽快度过悲伤期。不孕的压力可以引起一些不良的心理反应如焦虑和抑郁，又将进一步影响成功妊娠的概率，因此护士必须教会妇女进行放松，如练习瑜伽、调整认知、改进表达情结的方式方法等。帮助妇女和她们的家人进行有效的沟通，获得家人和朋友的支持，提高自我评价，降低妇女的孤独感。鼓励妇女多参加社会活动，通过阅读、跳舞、听音乐、运动等方式提高对自我的认同和信心。当多种治疗措施的效果不佳时，护士需帮助夫妇正面面对治疗结果，帮助他们选择停止治疗或选择继续治疗，不论不孕夫妇作出何种选择，护士都应给予尊重并提供支持。

（六）结果评价

（1）不孕夫妇表示获得了正确的有关不孕的信息。

（2）不孕夫妇显示出具有良性的对待不孕症的态度。

（3）妇女表达出自己对不孕的感受，包括正性或负性的。

本章小结

　　子宫内膜异位症绝大多数位于盆腔脏器和壁腹膜，以卵巢、宫骶韧带最常见，主要症状为下腹痛与痛经、不孕及性交不适。腹腔镜检查是确诊盆腔内异症的标准方法，病理检查阴性不能排除内异症诊断。分为手术治疗和药物治疗，根据患者年龄、症状、分期、病变部位及对生育要求等给予个体化治疗。护理重点是做好预防指导、用药指导、心理护理及围术期护理。

　　尿瘘典型症状为尿液自阴道排出，不能控制。治疗前应明确诊断，并确定瘘管部位，手术修补是治疗尿瘘的主要方法。尿瘘与分娩有关，绝大多数可以预防，提高助产技术、避免妇科手术可减少其发生。护理重点是做好心理护理、皮肤护理和围术期护理。

　　不孕症可有多种病因同时存在，盆腔因素和排卵障碍是女性不孕的主要病因。诊断需男女双方同时就诊，根据病史、排卵功能、输卵管通畅性和男方精液检查明确病因。女性不孕症的治疗主要为对因治疗，包括纠正盆腔因素、诱导排卵和辅助生殖技术助孕。护理重点是评估夫妇双方的健康史、身心状况和相关检查，针对不同情况提供身心整体护理。

客观题测验

主观题测验

第二十一章

妇科手术患者的护理

妇科手术患者的护理PPT

学习目标

识记：腹部手术、外阴、阴道手术及腹腔镜手术患者的护理措施；腹部手术的种类、手术适应证。

理解：腹部手术、外阴、阴道手术及腹腔镜手术患者的术后常见并发症。

运用：为腹部手术、外阴、阴道手术及腹腔镜手术患者提供整体护理。

手术治疗是妇科疾病患者主要的治疗手段之一，包括腹部手术、外阴手术、阴道手术和腹腔镜手术。在以上手术过程中充分的术前准备和精心的术后护理是保证手术顺利进行、患者术后恢复的关键。

第一节　妇科腹部手术患者的护理

预习案例

> 周女士，47岁，平时月经规律，量中，轻度痛经。患者3天前出现同房后阴道流血，量少。妇科检查见宫颈6点处外突菜花样肿块，直径为1.5 cm，触碰有出血。行阴道镜下宫颈活检术，术后病检：宫颈外生性乳头状鳞状细胞癌伴局灶性间质浸润。入院完善相关检查后，拟在全麻下行腹腔镜广泛全子宫切除术+双附件切除术+盆腔淋巴清扫术。
>
> **思考：**
> 1. 该患者可能存在哪些护理问题？
> 2. 责任护士应怎样做好该患者的手术前后护理？

腹部手术治疗是妇科疾病常用的一种治疗手段，有关腹部手术患者的常规护理详见《外科护理学》。本节主要介绍妇产科腹部手术患者手术前后的护理，以便为接受手术治疗的妇女提供整体化护理。

一、妇产科腹部手术种类

（一）按手术急缓程度分类

按手术急缓程度可分为择期手术、限期手术、急诊手术。

（二）按手术范围分类

按手术范围分类主要包括以下几种：

1. 附件切除术

适用于附件病变，包括一侧或双侧输卵管及卵巢切除。

2. 次全子宫切除术和全子宫切除术

前者保留子宫颈，多适用于子宫体良性病变而子宫颈正常的患者；后者指子宫体和子宫颈全部切除，多适用于子宫或输卵管、卵巢恶性肿瘤，子宫良性肿瘤子宫颈管有病变的患者。

3. 卵巢肿瘤切除术或子宫肌瘤切除术

多适用于卵巢良性肿瘤和子宫肌瘤需保留生育功能的年轻妇女。

4. 子宫根治术及盆腔淋巴结清扫术

多适用于早期子宫颈癌和子宫内膜癌的患者。切除范围包括全子宫、子宫韧带、子宫旁组织3~4 cm、阴道上端1~2 cm及盆腔淋巴结。

5. 肿瘤细胞减灭术

适用于晚期恶性肿瘤的患者。术中尽量将大块肿瘤组织切除，以利于术后其他辅助治疗。

二、手术适应证

子宫本身及附件有病变，或因附件病变而不能保留子宫者，性质不明的下腹部肿块，诊断不清的急腹症及困难的阴道分娩等。

三、术前护理

（一）心理护理

当确定有手术必要时，患者已开始了术前的心理准备，与所有受术者一样会担心住院使其失去日常习惯的生活方式，手术会引起疼痛，或恐惧手术有夺去生命的危险。部分患者会担心身体的过度暴露，更顾虑手术可能会使自己丧失某些重要的功能，以致改变自己的生活方式。一些妇女视子宫为保持女性特征的重要器官，错误地认为切除子宫会引起卵巢功能衰弱，进而影响夫妻关系等。因此，子宫切除术对患者及其家属都会造成精神压力。针对这些情况，护士需要应用医学专业知识，采用通俗易懂的语言耐心解答患者的提问，为其提供相关的信息、资料等，帮助患者建立信心，使其配合治疗。

课程思政

传承医学人文关怀，树立社会主义核心价值观

随着医学模式的转变，医务人员必须更加注重医学人文关怀。北京协和医院的张羽医生在《只有医生知道3》中呼吁：重视妇产科诊疗护理过程中的患者体验，毫无私密性的职业傲慢、不雅呵斥或者简单粗暴的行为，都会导致病人产生心理障碍。可能只是一次不愉快的就诊经历，就会让女性终身惧怕妇产科，由此导致延误诊治的悲剧。语言的安慰、动作的轻柔体现的正是医学产生之初，医者对同类最细致和温暖的关怀。

社会主义核心价值观中的"友善"是医务人员的基本道德规范，也是处理医患关系的基本准则。"友善"价值观促使医务人员拉近了与患者的距离，不仅可以增进医患沟通，减少医患矛盾或纠纷，更有利于患者的身心康复。

（二）术前指导

1.预防术后并发症

积极处理术前合并症，如贫血、营养不良等，纠正患者的身心状况。同时，认真进行预防术后并发症的宣传指导工作，包括床上使用便器，术后的深呼吸、咳嗽、翻身、收缩和放松四肢肌肉的运动等。要求患者在指导、练习后独立重复完成，直至确定患者完全掌握为止。让患者及其家属理解术后尽早下床活动可促进肠功能恢复，预防坠积性肺炎和深静脉栓塞等并发症。老年患者各重要脏器趋于老化，修复能力降低，耐受性差，术前应全面评估，并进行必要的处理，为手术创造条件，尽可能地预防术后并发症的发生。

2. 术前营养和膳食指导

术前营养状况直接影响术后康复过程，护士应根据患者具体营养状况和膳食习惯指导患者饮食。尤其是老年人，需与营养师共同协商调整饮食结构，安排合理的食谱，以保证机体处于术前最佳的营养状况。

3. 宣教疾病相关知识

术前要用通俗易懂的语言向患者介绍手术名称及过程，解释术前准备的内容及各项准备工作所需时间、必要的检查程序等。术前要使子宫切除者了解术后不再出现月经，卵巢切除的患者会出现停经、潮热、阴道分泌物减少等症状，即使保留一侧卵巢，也会因手术影响卵巢血运，暂时性引起性激素水平波动而出现停经。症状严重者，可在医生指导下接受雌激素补充治疗以缓解症状。

(三)手术前一日护理

手术前一日，护士应认真核对手术相关医嘱，确认已取得患者或家属正式签字的手术同意书，并规范完成所需要的术前准备内容。

1. 皮肤准备

受术者于术前一日完成沐浴更衣等个人卫生后，进行手术区域皮肤的准备。通常以顺毛、短刮的方式进行手术区剃毛备皮，其范围是上自剑突下，下至两大腿上 1/3 处及外阴部，两侧至腋中线。备皮完毕用温水洗净、拭干，以消毒治疗巾包裹手术野。

2. 阴道准备

拟行全子宫切除术者，术前一日冲洗阴道两次，手术日晨用消毒液消毒宫颈、阴道、宫颈穹隆部，用大棉球拭干后再用亚甲蓝或 1% 甲紫溶液标记子宫颈及阴道穹隆，作为术者切除子宫的标志。阴道流血及未婚者不做阴道冲洗。

3. 肠道准备

肠道准备包括饮食管理和机械性肠道准备，有时也会根据手术要求及个体情况给予肠道抑菌药物。饮食管理包括无渣饮食、流质饮食以及术前禁食禁饮。禁食禁饮的主要目的是为了防止麻醉插管引起逆流窒息，也可防止手术中因牵拉内脏引起恶心、呕吐反应后的窒息。禁食禁饮使术后肠道得

皮肤准备

以休息，可促使肠道功能恢复。术前最短禁食时间为：术前 2 小时开始禁食清淡流质，6 小时开始禁食清淡饮食，8 小时开始禁食肉类、油炸和高脂饮食。机械性肠道准备包括口服导泻剂(顺行)和灌肠(逆行)，目的是使肠道空虚、暴露手术视野、防止或减轻术后肠胀气，防止手术时麻醉药物松弛肛门括约肌致粪便污染手术台。常用的导泻剂有番泻叶、50% 硫酸镁、20% 甘露醇、复方聚乙二醇电解质散、磷酸钠盐。其中复方聚乙二醇电解质散效果最好，已被临床广泛应用。灌肠法是由肛门经直肠灌入液体，达到软化粪块、刺激肠蠕动、促进排便和清洁肠道的目的。常用溶液有 0.1%~0.2% 肥皂水、甘油灌肠剂、等渗盐水、清水。

4.休息与睡眠

为患者提供安静、舒适的环境，保证患者良好的休息，减轻患者的紧张、焦虑。可给患者适量镇静药，常用地西泮 5 mg 睡前口服，或 10 mg 肌内注射。

5.其他准备

手术前一日抽血做血型鉴定及交叉配血试验，做普鲁卡因、青霉素等药物过敏试验。其他与外科腹部手术患者一样。

(四)手术日护理

手术日晨，护士宜尽早看望患者，核查体温、血压、脉搏、呼吸等，询问患者的自我感受。一旦发现月经来潮，应及时通知医生；若非急诊手术，应协商重新确定手术时间。

术日晨取下患者可活动的义齿、发夹、首饰及贵重物品交家属保管。手术室护士、病房护士需在患者床旁认真核对患者姓名、住院号、床号、手术名称、手术部位等资料，核对无误后签字。

术前常规安置导尿管，妥善固定并保持引流通畅，防止脱落，防止术中伤及膀胱、术后出现尿潴留等并发症。对于拟行全子宫切除术、广泛性全子宫切除术、卵巢癌细胞减灭术的患者，需在术前再次用消毒液消毒宫颈、阴道、宫颈穹隆部，并用大棉签拭干。

术前半小时给基础麻醉药物，常用苯巴比妥、阿托品、山莨菪碱等，以缓解患者的紧张情绪并减少唾液腺分泌，防止支气管痉挛等因麻醉引起的副交感神经过度兴奋。

病房护士根据患者手术种类及麻醉方式铺好麻醉床，准备好术后监护用具及急救用物，等待患者术后返回病房。

四、术后护理

(一)一般护理

1.床边交接

患者被送回病房后，值班护士应向手术室护士及麻醉师详细了解术中情况，包括麻醉类型、手术范围、用药情况、有无特殊护理注意事项等。及时为患者测量血压、脉搏、呼吸；观察患者的呼吸频率与深度，检查输液、腹部伤口、阴道流血情况、背部麻醉管是否拔除等，认真做好床边交班，详细记录。

2.体位

按手术及麻醉方式决定患者的术后体位。采用全身麻醉的患者在尚未清醒前应有专人守护，平卧，头侧向一旁，以免呕吐物、分泌物吸入气管，引起吸入性肺炎或窒息，麻醉清醒后可取低半卧位，头颈部垫枕并抬高头部 15°~30°。硬膜外麻醉者，术后可平卧睡软枕，观察 4~6 小时，生命体征平稳后即可采取半卧位。蛛网膜下腔麻醉者(又称腰麻)，去枕平卧 4~6 小时，以防头痛；由于腰麻穿刺留下的针孔约需 2 周方能愈合，蛛网膜下腔的压力较硬膜外间隙高，脑脊液有可能经穿刺孔处不断流出，致使颅内压力降低而引起头痛；平卧时，封闭针孔的血凝块不易脱落，可减少脑脊液流失量减缓头痛。近年来研究指出，随着腰麻技术的提高，穿刺器具的改良以及麻醉药品的精纯，腰麻术后患者的头痛发生率明显降低，为了提高患者的舒适度，建议术后垫枕平卧。病情稳定的患者，术后次日晨取半卧位，有助于腹部肌肉松弛，降低腹部切口张力，减轻疼痛；也利于深呼吸,增加肺活量,减少肺不张情况的发生。同时,半卧位有利于腹腔引流,减少渗出液对膈肌和脏器的刺激。

3.观察生命体征

密切观察生命体征并准确记录。通常术后每15~30分钟监测1次,平稳后改为每4~6小时测量1次,持续24小时后病情稳定者改为4次/日,直至正常后再测3日。由于机体对手术创伤的反应,术后1~3日体温稍有升高,但一般不超过38℃,如果体温持续升高,或正常后再次升高,则提示可能有感染存在。

4.留置引流管的护理

部分术后患者在腹腔或盆腔留置有引流管,术后注意合理固定,保持引流管通畅。同时观察引流物的量、颜色及性状。一般引流液不超过200 mL,性状应为淡血性或浆液性,引流量逐渐减少,而且颜色逐渐变淡。

5.留置导尿管的护理

在患者自主排尿没有恢复前,必须保留尿管。要保持导尿管通畅、勿折压,注意观察尿量及性质,以判断有无输尿管及膀胱的损伤。术后每小时尿量至少为50 mL,如尿量过少,应检查尿管是否堵塞、脱落、打折、被压,排除上述原因后,要考虑患者是否入量不足或有腹腔内出血的可能,及时通知医生处理。患者保留尿管的时间要根据其病情及手术情况而定。一般术后第一日或第二日即可拔除尿管。但是在治疗宫颈癌、卵巢癌等疾病的手术范围较大,影响膀胱功能,尿管常需保留7日或更长时间。在保留尿管期间应擦洗外阴,保持局部清洁,防止发生泌尿系统感染。留置尿管时间长者,在拔除尿管前2~3日尝试夹闭尿管,2小时开放1次以训练和恢复膀胱功能。拔除尿管后,应注意第一次排尿的时间和量,必要时做残余尿检查,若超过100 mL,必须重新插入导尿管。

6.心理护理

减轻患者疼痛,解除不适,告知手术的情况及术后的注意事项,帮助患者提高自理能力;做好家属的健康教育,取得其积极的配合,以降低术后患者不良的心理反应。

7.疼痛的护理

疼痛是术后主要的护理问题,麻醉作用消失至术后24小时内疼痛最明显。患者常常因为疼痛而拒绝翻身、检查,甚至焦虑、恐惧、失眠。护士应掌握止痛的方法和技巧,根据患者具体情况及时给予止痛处理。遵医嘱术后24小时内给予哌替啶(杜冷丁)等止痛药物;正确指导患者使用自控镇痛泵,保证患者舒适并得到充分休息。止痛剂的使用应在术后48小时后逐渐减少。

8.营养与饮食

一般手术患者,术后6小时进流质饮食,但应避免产气食物如牛奶、豆浆等,以免肠胀气。肛门排气后进半流质饮食,以后逐步过渡到普通饮食。涉及肠道手术的患者,术后应禁食,排气后进流质饮食,逐步过渡到半流质、普通饮食。术后饮食应以营养丰富、易消化、高热量及富含维生素为原则。不能进食或进食不足期间,应静脉补充液体和电解质,必要时给予肠外营养。

9. 休息与活动

在止痛的前提下，保证患者良好的休息和足够的睡眠。按循序渐进原则鼓励患者进行活动。术后每 2 小时协助卧床患者翻身 1 次，生命体征平稳后，鼓励患者尽早下床活动，以改善循环，促进肺功能的恢复，防止下肢静脉血栓形成。活动时注意防止患者特别是老年患者因体位变化引起血压不稳定，进而发生跌倒。

(二)术后常见并发症及护理

1. 腹胀

术后腹胀多因术中肠管受到激惹使肠蠕动减弱所致。患者术后呻吟、抽泣、憋气等可咽入大量不易被肠黏膜吸收的气体，加重腹胀。通常术后 48 小时恢复正常肠蠕动，一经排气，腹胀即可缓解。如果术后 48 小时肠蠕动仍未恢复正常，应排除麻痹性肠梗阻、机械性肠梗阻的可能。刺激肠蠕动，缓解腹胀的措施很多，例如，采用 0.9%氯化钠溶液低位灌肠、"1、2、3"灌肠、热敷下腹部等。在肠蠕动已恢复但仍不能排气时，可针刺足三里、肛管排气或按医嘱皮下或肌内注射新斯的明等。术后早期下床活动可改善胃肠功能，预防或减轻腹胀。如腹胀因炎症引起，需按医嘱给予抗生素治疗，形成脓肿者则应尽早切开引流；若因缺钾引起，则按医嘱补钾。

2. 泌尿系统问题

尿潴留是盆腔内和经阴道手术后常见的并发症之一，也是发生泌尿系统感染的重要原因之一。为了预防尿潴留的发生，根据患者的具体情况可采取不同措施，如术后鼓励患者定期坐起排尿，增加液体入量等；拔除导尿管前，注意夹管定时开放以训练膀胱恢复收缩力。如上述措施无效，则应导尿。一次导尿量不得超过 1000 mL，宜暂时留置导尿管，每 3~4 小时开放 1 次，逐渐恢复膀胱功能。老年患者、术后必须长期卧床者及过去有尿路感染史的患者均易发生泌尿系统感染。应嘱患者多饮水，并保持会阴清洁。术后出现尿频、尿痛，并有高热等症状者，应遵医嘱做尿培养，确定是否有泌尿系统感染。

3. 切口血肿、感染、裂开

妇产科手术切口多数是清洁封闭创口，能迅速愈合。切口出血较多，或压痛明显、肿胀、检查有波动感，应考虑为切口血肿。血肿极易感染，常为伤口感染的重要原因。遇到异常情况，应及时报告医生，协助处理。少数患者，尤其年老体弱或过度肥胖者，可出现伤口裂开的严重并发症。此时患者自觉切口部位轻度疼痛，有渗液从伤口流出；更有甚者腹部敷料下可见大网膜、肠管脱出。护士在通知医生的同时应立即用无菌手术巾覆盖包扎，并送手术室协助处理。

4. 下肢深静脉血栓

下肢深静脉血栓是妇科术后较为严重的并发症之一，静脉血流缓慢、血液呈高凝状态、血管内膜损伤是下肢深静脉血栓形成的三大重要因素。其中，高龄、肥胖、高血压或糖尿病及其他心脑血管疾病、既往有血栓史、盆腔恶性肿瘤手术时间长、口服避孕药及雌激素、应用止血药等是术后深静脉血栓形成的高危因素。血栓脱落，随血流运行，引起栓塞，最危险的是肺栓塞，可危及生命。因此，责任护士需通过评估筛查出高危患者，做好术前宣教，让患者了解深静脉血栓形成的相关因素、常见症状、危险性及预防措施。对于术前长期禁食、清洁灌肠、年老体弱排泄多者，应及时补充水分及电解质，防止体液丢失过多，血液浓缩。患者术后注意保暖，防止寒冷刺激引起静脉痉挛造成血液淤积。腹带的使用应松紧适宜，避免过紧，增加下肢静脉回流阻力。术后尽早活动双下肢，患者感觉未恢复前，以被动运动为主，护士或家属帮助患者做趾屈和背屈运动、足内外翻运动、足踝的"环转"运动。患者感觉恢复，督促其进行膝关节屈伸运动和踝关节自主运动，并鼓励早期下床活动。对于高危患者，卧床期间可穿着压力梯度弹力袜或使用充气压力泵促进静脉回流，同时严密观察双下肢有无色泽改变、水肿，询问患者有无酸胀感，检查小腿腓肠肌有无压痛。遵医嘱使用抗凝药物，临床上常用低分子肝素皮下注射预防下肢深静脉血栓。

五、出院后指导

出院前要为患者提供详尽的出院计划，使个人自我照顾能力达到最大程度。为此，需要评估患者的支持系统，如亲属参与照顾的能力和程度、个案学习自我护理的能力，按患者的不同情况提供相应的出院指导，尽可能将家属纳入个案健康教育计划内。健康教育内容应包括自我照顾技巧、生活形态改变后的适应、环境调整及追踪照顾的明确指导；还要提供饮食、运动、药物使用、可能的并发症预防指导。为了保证效果，宜列出具体内容的细目单，例如，子宫切除术患者的出院前教育主要包括以下内容：

(1)术后2个月内避免提举重物，指导患者进行增强腹部肌肉力量的运动。

(2)避免从事增加盆腔充血的活动，如跳舞、久站等。

(3)未经医生同意，避免阴道冲洗和性生活，以免影响阴道伤口愈合，并发感染。

(4)出现阴道流血、分泌物异常时应及时报告医生。

(5)按医嘱定期复查。

六、急诊手术患者的护理要点

妇产科常见的急诊手术有卵巢囊肿蒂扭转、破裂，异位妊娠腹腔内出血等。由于发病急、病情重，要求护士反应迅速，动作敏捷，配合医生在最短的时间内完成术前准备。

(一)迅速完成术前准备

急诊患者病情危重，处于极度痛苦、恐惧、衰竭甚至休克状态。护士应积极配合医生抢救并迅速完成腹部手术前准备。为节约时间，阴道准备可与手术准备同时进行，常规备皮后不必灌肠，麻醉前也不必常规给药等。

(二)心理护理

急诊患者和家属心理负担重，在积极完善术前准备的同时要注意提供心理支持。通过娴熟的技术、积极的态度使患者确信自己正被积极救治。配合医生向患者和家属耐心解释病情、解答疑问、告知注意事项，条件许可的情况下允许家属陪伴，减轻患者及家属焦虑、恐惧的情绪，使其积极配合医护人员工作。

(三)术后护理

术后按一般腹部手术后患者护理常规进行护理。

第二节　妇科外阴、阴道手术患者的护理

预习案例

　　熊女士，63 岁，主诉阴道内有肿物脱出 2 年，1 个月前感到肿块有增大趋势，行走不适，经常有尿液外溢无法控制。患者育有 8 个子女，均为阴道分娩，拟行阴式子宫切除术。

思考：

1. 该患者可能存在哪些护理问题？

2. 责任护士应怎样做好该患者的围手术期护理？

　　会阴部手术是指女性外生殖器部位的手术，该部位血管神经丰富、前方有尿道，后方临近肛门，又涉及身体隐私处，故患者容易出现疼痛、出血,感染、自我形象紊乱,自尊低下等护理问题

　　会阴部手术按手术范围有外阴癌根治术、外阴切除术、局部病灶切除术、前庭大腺切开引流术、处女膜切开术、宫颈手术、陈旧性会阴裂伤修补术、阴道成形术、阴道前后壁修补术、尿漏修补术、子宫黏膜下肌瘤摘除术、阴式子宫切除术等。

外阴、阴道手术患者的护理(微课)

一、术前准备

(一)心理支持

　　会阴部手术由于病变在隐私部位会加重患者的心理负担。患者常担心手术会损伤其身体的完整性、手术切口瘢痕可能导致将来性生活的不和谐。护士应理解患者的感受，以亲切和蔼的语言耐心解答患者的疑问，鼓励患者倾诉内心的感受，以取得患者的信任。针对具体情况给予针对性的心理疏导；帮助患者选择积极的应对措施，使其能够主动配合手术。进行术前准备、检查时应注意保护患者的隐私，减轻患者的羞怯感。同时做好家属工作，让其理解患者的感受，为患者提供心理及生活方面的支持，使患者能很好地配合治疗及护理。

(二)皮肤准备

　　患者术前要特别注意个人卫生，每日清洗外阴。若外阴皮肤有炎症、溃疡者需用药并保持局部干燥，促进创面愈合。备皮范围上至耻骨联合上 10 cm，下至会阴部、肛门周围、腹股沟区及大腿内侧上 1/3。毛发稀少的部位无须常规剃毛，会阴部最好以剪毛代替剃毛，以避免微小损伤破坏皮肤的解剖屏障。应把皮肤准备的重点放在皮肤清洁上。患者备皮时间离手术时间越近越好。

(三)阴道准备

为防止术后感染,手术前 3 日开始进行阴道准备。常用 1:5000 的高锰酸钾溶液、0.02%的碘伏溶液或 1:1000 苯扎溴铵溶液行阴道冲洗或坐浴,每日 2 次。术日晨用消毒液行阴道擦洗,应特别注意阴道穹隆并用大棉签拭干,必要时涂甲紫。

(四)肠道准备

可能涉及肠道的手术患者术前 3 日进少渣饮食,并遵医嘱给予肠道抗生素,常用庆大霉素口服,每日 3 次,每次 8 万单位。每日肥皂水清洁灌肠一次或 20%甘露醇 250 mL 加等量水口服;术前一日禁食,给予静脉补液,术前日晚和术晨行清洁灌肠。若手术不涉及肠道,仅术前一日下午给予清洁灌肠。

(五)其他准备

根据术式,术中或术后留置导尿管。根据手术的需要做好各种用物的准备,包括软垫、支托、阴道模型、丁字带、绷带等。

(六)健康教育

(1)详细介绍相关手术的名称及过程,解释术前准备的内容、目的、方法及主动配合的技巧等;讲解相关知识,如保持外阴、阴道清洁的重要性、方法及拆线时间等。

(2)由于术后卧床时间较长,床上排便的可能性大。因此,应让患者术前进行床上使用便器排便的训练。同时,教会患者床上锻炼肢体的方法,以预防术后并发症的发生。

(3)积极配合治疗内科各种并发症如糖尿病、高血压、心脏病、贫血等,以提高患者对手术的耐受力。注意有无月经来潮,一般手术在月经干净后 3~5 天进行,指导患者使其掌握正确咳痰的方法。

二、术后护理

(一)体位

根据不同的手术,指导患者采取相应的体位。处女膜闭锁及有子宫的先天性无阴道患者,术后采取半卧位,有利于经血的流出;外阴癌行根治术后的患者应采取半卧位,双腿外展,膝下垫软枕,减少腹股沟及外阴部的张力,减轻患者的疼痛,有利于伤口的愈合。行阴道前后壁修补或盆底修补术后的患者应以平卧位为宜,禁止半卧位,以降低外阴、阴道张力,促进伤口愈合。

(二)切口的护理

护士随时观察会阴切口的愈合情况,注意有无渗血、红肿、热、痛等炎性反应;观察局部皮肤的颜色、温度、湿度,有无黏膜或皮肤组织坏死;注意阴道分泌物的量、性状、颜色及有无异味,发现异常及时汇报医生。每日给患者进行会阴擦洗 2 次,保持外阴清洁、干燥,勤换内裤。外阴部手术需要加压包扎或阴道内留置纱条压迫止血,纱条一般在术后 12~24 小时取出,取出后注意核对数量。术后 3 天可进行外阴烤灯,保持伤口干燥,促进血液循环,有利于伤口愈合。切口有炎症表现可局部行烤灯治疗,保持伤口干燥。若切口有渗液应进行引流,切口有感染者应通知医生进行清创及局部、全身应用抗感染治疗。有引流的患者要保持引流通畅,严密观察引流物的量及性质。

（三）管道的护理

外阴、阴道手术后一般保留导尿管时间较长，根据手术范围及病情，尿管分别留置2~10日。术后应注意保持尿管的通畅，特别是尿瘘修补术的患者，观察尿量、尿色，如发现导尿管不通需及时查找原因并予以处理。拔尿管前应定时开放导尿管，训练膀胱功能。拔除尿管后应嘱患者尽早排尿，如有排尿困难应给予诱导、热敷等措施帮助排尿，必要时重新留置尿管。伤口放置引流管者，要防止引流管扭曲、受压、堵塞等，观察并记录引流液的量及性质，定时更换引流袋。

（四）肠道护理

为避免术后排便对伤口的牵拉，大便对伤口的污染，应控制首次排便的时间。涉及肠道的手术应在患者排气后抑制肠蠕动，常用药物为鸦片酊 5 mL，加水至 10 mL 口服，每日 3 次，每次 10 mL。于术后第 5 日给予缓泻剂，使大便软化，避免排便困难。

（五）减轻疼痛

由于会阴部神经末梢密集，外阴、阴道手术后患者疼痛感明显，护士应正确评估患者对疼痛的耐受性，针对患者的个体差异，采用不同的方法缓解疼痛，如认同患者的感受，提供一个良好的休养环境，采取恰当的体位减轻伤口的张力，遵医嘱及时给予止痛药，应用自控镇痛泵等。同时，应注意观察用药后的止痛效果。

三、出院指导

指导患者出院后保持外阴清洁、干燥，注意休息，外阴癌患者至少休息 3 个月，禁止性生活及盆浴，避免重体力劳动及增加腹压的动作，如下蹲、用力大便、咳嗽等。指导患者逐渐增加活动量。术后根据病情定期随访。

第三节　妇科腹腔镜手术患者的护理

预习案例

> 张女士，48 岁，G_3P_1。因"阴道不规则流血半年，伴尿频尿急 3 个月"入院。患者平素月经规律，半年前出现月经量增多，周期 20~50 天，现自感下腹部坠胀，白带增多。妇科检查：子宫增大如孕 8 周大小，质硬，表面凹凸不平，活动度好，双附件（-）。诊断为子宫肌瘤，拟在全麻下行腹腔镜次全子宫切除术。
> **思考：**
> 责任护士应怎样做好该患者的围手术期护理？

腹腔镜诊疗（laparoscopy）是将接有冷光源照明的腹腔镜经腹壁插入腹腔，连接摄像系统，通过视屏观察盆、腹腔内脏器的形态及有无病变，完成对疾病的诊断或对疾病进行手术治疗。20 世纪 80 年代后期,腹腔镜设备、器械不断更新,手术范畴逐渐扩大,国际妇产科联盟(FGO)提出在 21 世纪应有 60%以上妇科手术在内镜下完成。

一、适应证

(1)子宫内膜异位症的诊断和治疗。
(2)不明原因的急、慢性腹痛与盆腔痛。
(3)不孕症患者明确或排除盆腔疾病,判断输卵管通畅程度,观察排卵状况。
(4)卵巢及输卵管疾病的诊断和治疗。
(5)子宫肌瘤手术。
(6)早期子宫内膜癌和宫颈癌的手术治疗。
(7)计划生育手术及并发症的治疗。

二、禁忌证

(1)严重心肺功能不全者。
(2)腹腔内大出血患者。
(3)弥漫性腹膜炎或怀疑盆腔内广泛粘连者。
(4)大的腹壁疝或膈疝者。
(5)凝血功能障碍者。

三、术前准备

(一)患者准备

1. 术前检查、肠道、阴道准备

同妇科腹部手术。

2. 皮肤准备

备皮范围同妇科腹部手术,特别注意脐孔清洁。

(二)物品准备

腹腔镜 1 台、充气装置、气腹针、套管穿刺针、转换器、举宫器、阴道拉钩、分离器、剪刀、夹持钳、子宫探针、持针器、缝合器、窥阴器、带有刻度的拨棒、缝线、缝针刀片、刀柄、棉球、纱布、敷贴、注射器等。

(三)药品准备

0.9%氯化钠 1000 mL、2%利多卡因 2 支。

四、术中配合

(一)检测系统

连接好各内镜附件,打开各设备电源开关,确认腹腔镜处于完好备用状态。

(二)体位

患者先取平卧位,人工气腹阶段当充气 1L 后,放低床头倾斜 15°~25°,调整至头低臀高位。

(三)常规消毒

协助医生常规消毒腹部、外阴及阴道，留置导尿管，放置举宫器(有性生活史者)。

(四)操作配合

连接刀头与手柄，用扭力扳手加固，连接主机电源线，连接脚踏开关，连接主机和手柄，开机系统自检，刀头自检。接通各设备电源，接通二氧化碳气源，气腹机自检，设定好气腹压力，连接各设备管线，超声刀、高频电刀自检，放好脚踏开关；按下气腹机开始(start)键，协助医生建立人工气腹；打开监视器、摄像主机、光源开关，根据医嘱调整各设备参数。协助医生将腹腔镜与冷光源、电视摄像系统、录像系统、打印系统连接，经鞘管插入腹腔。术毕协助医生用0.9%氯化钠溶液冲洗盆腔，检查有无出血及内脏损伤。术毕清点敷料和器械。

(五)病理标本

管理好术中取出的病理标本，按要求及时送检。

五、术后护理

(1)评估患者术后心理状况，做好心理护理。

(2)评估患者生命体征、切口有无渗出、引流液的性状及量。

(3)评估患者有无与气腹相关的并发症，如皮下气肿、上腹不适及肩痛等。

(4)术后常规留置导尿24小时，留置期间做好相关护理。

(5)患者术后当日可进半流食，次日可摄入正常饮食。

(6)术后指导患者平卧24~48小时，可在床上翻身活动，避免过早站立导致CO_2上移刺激膈肌引起上腹部不适及肩痛。告知患者术后2周内禁止性生活。

(7)遵医嘱给予抗生素预防感染。

快速康复护理在妇科腹腔镜手术
患者中的应用及效果

本章小结

手术既是治疗的过程也是创伤的过程，始终存在风险，要保证手术顺利进行，促进患者术后快速康复，则需要充分的术前准备和精心的术后护理。

妇科腹部手术按手术急缓程度可分为择期手术、限期手术和急诊手术。按手术范围区分主要有剖宫产术、剖腹探查术、全子宫切除术、次全子宫切除术、附件切除术、次全子宫及附件切除术、全子宫及附件切除术、广泛性全子宫切除术及盆腔淋巴结清扫术、卵巢癌的肿瘤细胞减灭术等。适应证为子宫本身及其附件有病变，或因附件病变而不能保留子宫者，性质不明的下腹部肿块，诊断不清的急腹症以及困难的阴道分娩等。子宫、附件切除术也可经由阴道施行。

外阴手术主要有处女膜切开术、前庭大腺切开引流术、外阴癌根治切除术等；阴道手术则包括阴道局部手术及经阴道的手术，如尿瘘修补术、子宫黏膜下肌瘤摘除术、阴式子宫切除术等，近年来，随着微创技术的不断改进和提高，阴式手术得到人们越来越多的青睐。

如今手术辅助技术发展迅速，妇科腹腔镜手术得以大量开展，机器人手术也逐渐实施，手术更加精准、微创。

护士必须学习这些新技术，更好地配合手术，做好宣教工作。同时掌握好妇科手术前后患者的护理措施，为患者提供整体护理。

客观题测验

主观题测验

第二十二章

计划生育妇女的护理

计划生育妇女的护理PPT

学习目标

识记：女性常用避孕方法的种类及护理；女性绝育方法的种类及护理；避孕失败补救措施的种类及护理。

理解：女性常用避孕方法的适应证、禁忌证、不良反应；避孕失败补救措施的适应证、禁忌证、并发症及防治。

运用：为不同时期女性做好计划生育指导。

计划生育(family planning)是有计划地生育子女的措施，通过采用科学的方法实施生育调节，控制人口数量，提高人口素质，使人口增长与经济、资源、环境和社会发展计划相适应。我国是人口众多的国家，实行计划生育是一项基本国策。2016年1月我国开始实施修订后的《中华人民共和国人口与计划生育法》，提倡一对夫妻生育两个子女、符合法定条件者可以要求安排再生育子女。

第一节　计划生育妇女的一般护理

预习案例

> 　　李女士，25 岁，新婚，短期无生育计划来院咨询避孕方法。其平素月经规律，周期 28~30 日，经期 3~5 日，经量适中，无痛经。既往体健，无高血压、糖尿病。B 型超声检查子宫附件无异常。体格检查：体温 36.6℃，脉搏 72 次/分钟，呼吸 18 次/分钟，血压 105/60 mmHg，其他各项检查无异常。
>
> **思考：**
> 1. 李女士适合哪种避孕方法？
> 2. 该避孕措施的正确使用方法是什么？

一、护理评估

(一)健康史

详细询问欲采取计划生育措施妇女的现病史、既往史、月经史及婚育史等，了解是否符合各种计划生育措施的适应证，有无各种计划生育措施的禁忌证。

(二)身心状况

全面评估欲采取计划生育措施妇女的身体状况，如有无发热及急、慢性疾病。妇科检查：外阴、阴道有无赘生物及皮肤黏膜的完整性；宫颈有无炎症、裂伤；白带性状、气味和量；子宫位置、大小、活动度、有无压痛及脱垂；附件有无压痛、肿块等。

WHO循证共识的计划
生育服务提供者手册

由于缺乏计划生育相关知识，妇女对采取计划生育措施会存在一定思想顾虑和担忧。

(三)辅助检查

(1)血、尿常规及阴道分泌物常规检查。

(2)肝肾功能及凝血常规。

(3)心电图及腹部、盆腔 B 型超声检查等。

二、常见护理诊断/问题

1. 知识缺乏

缺乏对避孕方法的了解。

2.有感染的危险

与腹部手术切口及子宫腔创面有关。

三、预期目标

(1)采取计划生育措施的妇女获得相关知识,焦虑减轻,能够以正常心态积极配合。
(2)采取计划生育措施的妇女不发生感染。

四、护理措施

课程思政

积极维护妇女健康,组织动员妇女走在时代前列

　　妇女身兼慈母、孝女、贤妻等多重角色,承担着孕育生命、携幼扶老、勤俭持家的重大责任。妇女健康状况是衡量妇女社会地位的一个重要标志。以代表和维护妇女权益为其基本职能的妇联组织,对于推动解决妇女面临的健康问题,改善妇女健康状况、提高妇女健康水平,起着十分重要的作用。全国妇联建议落实妇女计划生育措施,面向妇女及家庭进行健康教育,有利于妇女健康的维护。2018年11月2日,习近平总书记在同全国妇联新一届领导班子成员集体谈话时,充分肯定了妇联工作取得的成绩,强调坚持中国特色社会主义妇女发展道路,组织动员妇女走在时代前列建功立业。

1.计划生育措施的选择

　　(1)新婚夫妇:因尚未生育,需选择使用简便、短效的避孕方法。可采用男用避孕套;也可采用短效口服避孕药或外用避孕栓、薄膜等,一般暂不选用宫内节育器。

　　(2)生育后夫妇:应选择长效、安全、可靠的避孕方法。可采用宫内节育器、男用避孕套、口服避孕药物、长期避孕针或缓释避孕药等各种方法。已生育两个或以上的妇女可采取绝育措施。

　　(3)哺乳期妇女:选择不影响乳汁质量和婴儿健康的避孕方法。宜选用男用避孕套、宫内节育器,不宜选用甾体激素避孕药。

　　(4)绝经过渡期妇女:仍有排卵可能,应坚持避孕。首选男用避孕套。原来采用宫内节育器无不良反应者可继续使用,至绝经后半年取出。年龄超过45岁的妇女一般不用口服避孕药或注射避孕针。

2.减轻疼痛、预防感染

　　护士要注意减轻受术者的疼痛,根据手术的需要和受术者自身身体状况,可嘱其卧床休息2~24小时。做绝育术及中期妊娠引产者需住院,住院期间应定时监测受术者的生命体征,密切观察受术者阴道流血、腹部切口及腹痛等情况。按医嘱给予镇静、止痛、抗生素等药物,以缓解疼痛、预防感染,促进康复。

五、结果评价

（1）夫妇双方获得计划生育知识，积极与医护人员共同协商，采取适宜有效的计划生育措施。

（2）受术者离院时体温正常，白细胞计数及分类在正常范围内，手术切口愈合良好。

第二节　避孕

预习案例

> 王女士，27 岁，剖宫产术后 6 个月，母乳喂养，来院咨询避孕方法。剖宫产术后月经来潮 2 次，周期 28~30 日，经期 3~5 日，经量适中，无痛经。既往体健，无高血压、糖尿病史。B 型超声检查子宫附件无异常。体格检查：体温 36.8℃，脉搏 76 次/分钟，呼吸 19 次/分钟，血压 100/65 mmHg，其他各项检查无异常。
>
> **思考：**
> 1. 王女士选择放置宫内节育器，其护理要点有哪些？
> 2. 放置宫内节育器的不良反应、并发症及各护理要点有哪些？

避孕（contraception）是指采用药物、器具及利用妇女的生殖生理自然规律，使妇女暂时不受孕。常用的避孕方法有放置宫内节育器及口服激素避孕药。

避孕(视频)

一、宫内节育器

宫内节育器（intrauterine device，IUD）避孕是将避孕器具放置于子宫腔内，通过刺激局部组织引起各种反应而达到避孕效果，是一种安全、有效、简便、经济、可逆的避孕方法，为我国育龄妇女所接受并广泛使用。

（一）种类

IUD 大致分为两大类（图 22-1）。

1. 惰性 IUD（第一代 IUD）

由金属、硅胶、塑料或尼龙等惰性材料制成。由于金属单环带器妊娠和脱落率较高，已于 1993 年停止生产使用。

2. 活性 IUD（第二代 IUD）

内含活性物质，如铜离子、激素、药物或磁性物质等，可

常见宫内节育器(彩图)

以提高避孕效果，减少不良反应。

（1）带铜 IUD：目前我国临床常用的 IUD。通过在子宫内持续释放具有生物活性的铜离子达到避孕目的，其避孕效果随铜的表面积增大而增强。带铜 IUD 从形态上分为 T 形、V 形、宫形等多种。不同形态带铜 IUD 又根据含铜表面积分为不同类型，如 TCu-220、TCu-380A、VCu-200 等。

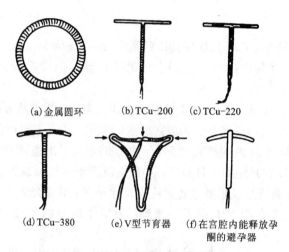

（a）金属圆环　　（b）TCu-200　　（c）TCu-220

（d）TCu-380　　（e）V 型节育器　　（f）在宫腔内能释放孕酮的避孕器

图 22-1　常用的宫内节育器

（2）药物缓释 IUD：目前我国临床主要应用含孕激素 IUD 和含吲哚美辛的带铜 IUD。①含孕激素 T 形 IUD：目前研制出左炔诺孕酮（levonorgestrel，LNG）IUD，又称曼月乐（Mirena），放置时间为 5 年，具有脱落率低、带器妊娠率低、经量少的优点。②含吲哚美辛的带铜 IUD：其特点是年妊娠率、脱落率及出血率低、继续存放率高。

（二）IUD 放置术

1.适应证

（1）育龄期妇女无禁忌证、自愿要求放置 IUD 者。

（2）无相对禁忌证，要求紧急避孕或继续以 IUD 避孕者。

2.禁忌证

（1）妊娠或可疑妊娠。

（2）生殖器官畸形、炎症及肿瘤。

（3）宫颈过松、重度裂伤、重度狭窄或重度子宫脱垂。

（4）月经频发、月经过多或不规则阴道流血。

（5）宫腔<5.5 cm 或>9.0 cm 者。

（6）较严重的全身急、慢性疾病。

（7）各种性病未治愈。

（8）盆腔结核。

（9）人工流产术后子宫收缩不良，怀疑有妊娠组织残留或感染。

（10）产时或剖宫产时胎盘娩出后。

(11)有铜过敏史者，禁止放置含铜 IUD。

3. 操作方法

受术者排尿后取膀胱截石位，常规消毒外阴、阴道及宫颈，以宫颈钳钳夹宫颈前唇，用子宫探针按子宫屈向探测宫腔深度。用放环器将节育器推送入宫腔底部，若放置带有尾丝的节育器，应在距宫颈外口 2 cm 处将尾丝剪断。观察无出血后，可取出宫颈钳和阴道窥器。

4. 护理要点

(1)IUD 大小的选择：T 形 IUD 按其横臂宽度(mm)分为 26、28、30 号 3 种。护士应协助医生根据宫腔深度为育龄妇女选择合适的节育器。通常宫腔深度≤7 cm 者用 26 号，>7 cm 者用 28 号。

(2)放置时间：①月经干净后 3~7 日内且无性交为宜；②自然分娩后 42 日子宫恢复正常，恶露已净，会阴切口已愈合；③剖宫产术后半年；④人工流产吸宫术和钳刮术后，中期妊娠引产术后 24 小时内或清宫术后(子宫收缩不良、出血过多或有感染可能者除外)；⑤含孕激素 IUD 在月经第 3 日放置；⑥自然流产于转经后放置，药物流产 2 次正常月经后放置；⑦哺乳期或月经延期放置时应先排除早孕；⑧紧急避孕应在性交后 5 日内。

(3)术前向受术者介绍 IUD 的避孕原理、放置术的目的和过程，使其理解并主动配合。

(4)术后健康指导：①术后休息 3 日，避免重体力劳动 1 周；②术后 2 周内禁止性生活及盆浴，保持外阴清洁；③术后 3 个月每次行经或排便时注意有无 IUD 脱落；④IUD 放置后 3、6、12 个月各复查 1 次，以后每年复查 1 次，直至取出停用；⑤术后若有发热、下腹痛及阴道流血量多时，应随时就诊。

(三)IUD 取出术

1. 适应证

(1)计划再生育者或已无性生活不再需避孕者。

(2)放置期限已满需更换者。

(3)拟改用其他避孕措施或绝育者。

(4)因不良反应治疗无效或出现并发症者。

(5)绝经过渡期停经半年后或月经紊乱者。

(6)带器妊娠者。

2. 禁忌证

患生殖器官急性、亚急性炎症或严重全身性疾病，应待病情好转后再取出。

3. 操作方法

取器前应确定宫腔内有无 IUD 及其类型。常规消毒外阴、阴道及宫颈，有尾丝者用血管钳夹住后轻轻牵引取出；无尾丝者先用子宫探针探查清楚 IUD 位置，再用取环钩或长钳牵引取出。若遇取器困难，可在 B 型超声、X 线指导下或借助宫腔镜取器。

4. 护理要点

取器时间以月经干净 3~7 为宜，出血多者随时可取。带器早期宫内妊娠于人工流产同时取器。带器异位妊娠于术前诊断性刮宫时或术中、术后取器。术后休息 1 日，术后2周内禁止性生活和盆浴,并保持外阴清洁。

(四)IUD的不良反应及其护理

1.阴道流血

常发生于放置IUD最初3个月内。主要表现为经量过多、经期延长和少量点滴出血,一般不需处理,3~6个月后逐渐恢复。若需药物治疗,可按医嘱给予前列腺素合成酶抑制剂或抗纤溶酶原蛋白制剂氨基己酸。出血时间长者,应补充铁剂,并给予抗生素。若经上述处理无效,应考虑取出IUD,改用其他避孕方法。

2.腰腹酸胀感

IUD与宫腔大小形态不符时,可引起子宫频繁收缩而出现腰腹酸胀感。轻者无须处理,重者应考虑更换合适的节育器。

(五)IUD的并发症及其护理

1.感染

放置IUD时未严格执行无菌操作、IUD尾丝过长及生殖器官本身存在感染灶等,均可导致上行性感染,引起宫腔炎症。有明确宫腔感染者,应在选用广谱抗生素治疗的同时取出IUD。

2.IUD嵌顿或断裂

由于放置IUD时损伤子宫壁、放置时间过长及绝经后取出IUD过晚,致部分器体嵌入子宫肌壁或发生断裂。一经确诊,需尽早取出。为防止IUD嵌顿或断裂,放置术前应注意选择合适类型、大小的IUD;放置时操作应轻柔;绝经后应及时取出IUD。

3.IUD异位

多由于术前没有查清子宫位置和大小、术中操作不当而造成子宫穿孔,将IUD放于子宫外。哺乳期子宫壁薄且软,极易发生子宫穿孔,术者应慎重。当发生IUD异位时,应经腹(包括腹腔镜)或经阴道将IUD取出。

4.IUD脱落

主要是由于IUD与宫腔大小、形态不符,放置时操作不规范,宫颈内口松弛或经量过多等原因造成。IUD脱落容易发生在放置IUD后第一年,尤其是最初3个月。常发生在月经期,与经血一起排出,不易被察觉。

5.带器妊娠

多见于IUD嵌顿或异位者;或IUD小于宫腔,子宫收缩使其下移至宫腔下段,使避孕失败;或双子宫仅一侧宫腔放置IUD,另一侧妊娠。带器妊娠一旦确诊,行人工流产终止妊娠。

二、激素避孕

激素避孕(hormonal contraception)是指女性应用甾体激素达到避孕效果。

(一)甾体激素避孕原理

1.抑制排卵

避孕药中雌激素、孕激素通过干扰下丘脑-垂体-卵巢轴的正常功能,抑制下丘脑释放GnRH,使垂体分泌FSH和LH减少;同时影响垂体对GnRH的反应,不出现排卵前

LH 高峰,因此不发生排卵。

2. 干扰受精和受精卵着床

孕激素使宫颈黏液量减少,高度黏稠,拉丝度减小,不利于精子穿透,阻碍受精;受持续的雌激素、孕激素作用,输卵管的正常分泌和蠕动频率发生改变,从而影响受精卵正常的运行速度,不适于受精卵着床。

(二)适应证与禁忌证

1. 适应证

健康育龄妇女均可采用甾体激素避孕药。

2. 禁忌证

(1)严重心血管疾病。

(2)急、慢性肝炎或肾炎。

(3)血液病或血栓性疾病。

(4)内分泌疾病,如糖尿病需用胰岛素控制者、甲状腺功能亢进。

(5)恶性肿瘤、癌前病变、子宫或乳房肿块者。

(6)哺乳期,因雌激素可抑制乳汁分泌,影响乳汁质量。

(7)月经稀少或年龄大于 45 岁者。

(8)原因不明的阴道异常流血。

(9)精神病生活不能自理患者。

(三)药物的不良反应及处理

1. 类早孕反应

服药后多有食欲减退、恶心、呕吐、困倦、头晕、乳房胀痛、白带增多等类似早孕反应,轻者不需处理,坚持服药数日后常可自行缓解。症状严重者给予对症处理,按医嘱口服维生素 B_6、维生素 C 可缓解症状。

2. 不规则阴道流血

多因漏服、迟服、服药方法错误、药片质量受损所致;或是由于个人体质不同,服药后体内激素水平不稳定,不能维持子宫内膜正常生长的完整性而发生。若点滴出血,则不需处理;若出血量稍多,可每晚加服炔雌醇 1 片,与避孕药同时服至 22 日停药;若阴道流血量如月经量,或流血时间接近月经期者,应停止用药,并将此次流血作为一次月经来潮,在流血第 5 日再开始下一周期用药,或更换避孕药。

3. 月经过少或停经

月经过少者可每日加服炔雌醇 1~2 片。绝大多数停经者,在停药后月经能恢复。若停药后月经仍不来潮,应在停药第 7 日开始服用下一周期避孕药,以免影响避孕效果。连续发生 2 个月停经,应考虑更换避孕药种类。更换药物后仍无月经来潮或连续发生 3 个月停经者,应停止服用避孕药,观察一段时间等待月经复潮,也可按医嘱肌内注射黄体酮或口服甲羟孕酮。通常在停药 2~7 日内出现撤药性出血,若仍无撤药性出血,应查找原因。

4. 色素沉着

极少数妇女颜面皮肤出现蝶形淡褐色色素沉着,停药后多数可自行消退或减轻。

5.体重增加

因避孕药中炔诺酮兼有弱雄激素活性所致,体重增加不会导致肥胖症,不影响健康,只需注意均衡饮食,合理安排生活方式,适当减少盐分摄入,并结合进行有氧运动。

常用甾体激素避孕药种类

(四)甾体激素避孕药种类

甾体激素避孕药包括口服避孕药、长效避孕针和缓释系统避孕药。

1.口服避孕药(oral contraceptive, OC)

(1)短效口服避孕药:以孕激素为主,辅以雌激素构成的复方避孕药。根据整个周期中雌激素、孕激素的剂量和比例变化而分为单相片、双相片和三相片3种。三相片配方合理,避孕效果可靠,控制月经周期作用良好,突破性出血和闭经发生率显著低于单相片,恶心、呕吐等不良反应也少。

复方口服避孕药的应用指导

用法及注意事项:①单相片,自月经周期第5日起,每晚1片,连服22日不间断。若漏服必须于次晨补服。一般于停药后2~3日出现撤药性出血,类似月经来潮,于下一次月经第5日,开始下一个周期用药。②双相片,服药方法同单相片。③三相片,药盒内每一相药物颜色不同,每片药旁标有服用时间,提醒服药者按箭头指示顺序服药。于月经周期第3日开始服药,每日1片,连服21日不间断。三相片应用渐趋广泛。

(2)探亲避孕药:又称速效避孕药或事后避孕药。分为孕激素制剂、雌孕激素复合制剂及非孕激素制剂,适用于夫妇分居两地短期探亲时避孕。

用法及注意事项:孕激素制剂和雌孕激素复合制剂的服用方法是在探亲前一日或当日中午服用1片,以后每晚服1片,连续服用10~14日。若已服14日而探亲期未满,可改服短效口服避孕药直至探亲结束。非孕激素制剂(C53号抗孕药)的服用方法是在第一次房事后即刻服1片,次日早晨加服1片,以后每次房事后即服1片。

2.长效避孕针

长效避孕针是长效避孕方法之一。目前国内供应有单孕激素制剂和雌激素、孕激素复合制剂两种,有效率达98%以上。

用法及注意事项:雌激素、孕激素复合制剂每个月肌注1次,可避孕1个月。第1个月应于月经周期第5日和第12日各肌内注射1支,第2个月起于每次月经周期第10~12日肌注1支,一般于注射后12~16日月经来潮。单孕激素制剂:醋酸甲羟孕酮避孕针,每隔3个月注射1针,避孕效果好。月经频发或经量过多者不宜选用长效避孕针。

3.缓释系统避孕药

缓释系统是指控制药物释放制剂。缓释系统避孕药是将避孕药(主要是孕激素)以具备缓释性能的高分子化合物为载体,一次给药在体内持续、恒定、缓慢释放,达到长效避孕效果。①皮下埋植剂:我国研制的皮下埋植避孕剂为左炔诺孕酮硅胶棒Ⅰ型和Ⅱ型。②缓释阴道避孕环:国产的硅胶阴道环也称甲硅环,一次放置,避孕1年,经期不需取出,有效率达97.3%。③微球和微囊避孕针:是一种新型缓释系统避孕针,将其注入皮下，每日释放恒定数量避孕药。④避孕贴剂：是一种外用的缓释系统避孕药，效果同口服避孕药。

第三节　绝育

预习案例

　　李女士，37 岁，自然分娩 3 次，育有两儿一女，放环避孕再次失败，需人工流产终止妊娠加绝育术入院。自诉有高血压病 3 年，服降压药 2 年余，现血压平稳，B 型超声检查子宫附件无异常。体格检查：体温 36.8℃，脉搏 84 次/分钟，呼吸 20 次/分钟，血压 125/80 mmHg，其他各项检查无异常。
　　思考：
　　1. 经腹腔镜输卵管绝育术的优点是什么？
　　2. 输卵管绝育术的术后有哪些并发症及护理要点？

女性通过手术或药物达到永远不生育的目的，为女性绝育（sterilization）。输卵管绝育术（tubal sterilization operation）是最普遍采用的方法，是指通过手术将输卵管结扎或用药物使输卵管腔粘连堵塞，阻断精子与卵子相遇而达到绝育目的，是一种安全、永久性节育措施，不影响受术者机体生理功能。

一、经腹输卵管绝育术

(一)适应证
(1)夫妇双方不愿再生育、自愿接受女性绝育手术且无禁忌证者。
(2)患有严重心脏病、肝肾疾病等全身性疾病不宜生育者。
(3)患遗传性疾病不宜生育者。
(二)禁忌证
(1)急性生殖道和盆腔感染、腹壁皮肤感染等。
(2)24 小时内两次间隔 4 小时测量体温≥37.5℃。
(3)全身状况不良不能耐受手术者，如产后失血性休克、心力衰竭、肝肾功能不全等。
(4)严重的神经症。
(5)各种疾病的急性期。
(三)操作方法
(1)受术者排空膀胱，取臀高头低仰卧位，常规消毒手术野，铺无菌巾。
(2)切口：取下腹正中耻骨联合上两横指(4 cm)处行 2 cm 纵切口，产后则在宫底下

2 cm 处行纵切口。

(3)提取辨认输卵管：术者先用左手示指经切口伸入腹腔，沿宫底后方宫角处滑向一侧，到达卵巢或输卵管后，右手持弯头无齿卵圆钳或指板或输卵管钩，提取输卵管。用鼠齿钳夹持输卵管系膜，再以两把短无齿镊交替使用依次夹取输卵管直至暴露出其伞端，确认输卵管无误，同时检查卵巢有无异常。

(4)结扎输卵管：主要有抽心近端包埋法和压挫结扎切断法两种方法。压挫结扎切断法多用于剖宫产或妊娠足月分娩后。

(5)检查无出血，清点纱布、器械无误后，按层缝合腹壁关腹，结束手术，送受术者回病房休息。

(四)护理要点

1. 手术时间

协助医生安排手术时间。

(1)非孕妇女以月经干净后 3~7 日为宜。

(2)人工流产或分娩后宜在 48 小时内施术；剖宫产实施同时即可作绝育术。

(3)难产或疑有产时感染者，需抗生素预防感染 3~5 日后，无异常情况可施行手术。

(4)哺乳期或闭经妇女绝育须先排除妊娠。

2. 术前准备

(1)做好受术者的思想工作，耐心回答其所提出的各种疑问，解除其顾虑与恐惧。

(2)术前详细询问病史，通过全身体格检查、妇科检查、白带常规、血常规、尿常规、出凝血时间、肝肾功能等检查，全面评估受术者。

(3)按腹部手术要求准备皮肤。

3. 术后护理

(1)除行硬膜外麻醉外，受术者不需禁食，局部浸润麻醉者静卧数小时后可下床活动。

(2)术后密切观察受术者生命体征，评估有无腹痛、内出血或脏器损伤征象等。若发生脏器损伤等，应严格执行医嘱，给予药物治疗。

(3)保持腹部切口敷料干燥、清洁，防止感染。

(4)鼓励受术者及早排尿。

(5)告知受术者术后休息 3~4 周，禁止性生活 1 个月。

二、经腹腔镜输卵管绝育术

(一)适应证

同经腹输卵管绝育术。

(二)禁忌证

患有腹腔粘连、心肺功能不全、膈疝等，余同经腹输卵管绝育术。

(三)操作方法

采用局麻、硬膜外麻醉或全身麻醉。常规消毒腹部皮肤，于脐孔下缘作 1~1.5 cm 横弧形小切口，将气腹针插入腹腔，充 CO_2 2~3L，然后插入套管针换置腹腔镜。在腹腔镜直视下用弹簧夹钳夹或硅胶环套于输卵管峡部，使输卵管通道中断。也可采用双极电凝烧灼输卵管峡部 1~2 cm。有学者统计比较上述 3 种方法的绝育失败率，电凝术最低为 1.9‰，硅胶环为 3.3‰，弹簧夹高达 27.1‰，但机械性绝育与电凝术相比，具有损毁组织少的优点，一旦受术者需要生育，输卵管再通术的成功率较高。

(四)术后护理

严密观察受术者有无发热、腹痛、内出血或脏器损伤等征象。术后静卧 4~6 小时后可下床活动。

第四节　避孕失败补救措施及护理

预习案例

> 王女士，30 岁，已婚，因停经 50 日来院就诊。尿妊娠试验阳性，B 型超声检查于宫腔内探及妊娠囊。患者平素月经规律，周期 28~30 日，经期 3~5 日，经量适中，无痛经。2 年前足月自然分娩 1 对双胞胎女婴，曾有 2 次人工流产史。既往体健，无生殖器官炎症，无血栓性疾病。平时采用安全期避孕，此次属于意外妊娠，要求行人工流产。体格检查：体温 36.8℃，血压 110/65 mmHg，心率 78 次/分钟，呼吸 20 次/分钟。其他各项检查无异常。
>
> **思考：**
> 1. 王女士在人工流产的过程中，护士的观察要点有哪些？
> 2. 人工流产有哪些并发症？该如何防治？

避孕失败且不愿生育者、患有遗传性疾病或其他严重疾病不宜继续妊娠者、检查发现胚胎异常者，需要终止妊娠。

人工流产后计划生育服务
流程及内容安排

一、早期妊娠终止方法

人工流产(induced abortion or artificial abortion)指因意外妊娠、疾病等原因而采用人工方法终止妊娠，是避孕失败的补救方法。避孕失败后妊娠早期终止妊娠的人工流产方法包括手术流产和药物流产。

(一)手术流产

手术流产是采用手术方法终止妊娠，包括负压吸引术和钳刮术。

1.适应证

(1)妊娠 14 周内自愿要求终止妊娠而无禁忌证者。

(2)因各种疾病不宜继续妊娠者。

2. 禁忌证

(1)生殖器官急性炎症。

(2)各种急性传染病或慢性传染病急性发作期。

(3)严重的全身性疾病或全身状况不良而不能耐受手术。

(4)术前相隔 4 小时两次体温均在 37.5℃ 以上者。

3. 操作方法

1)负压吸引术：适用于妊娠 10 周以内者。

(1)体位及消毒：受术者排尿后取膀胱截石位，常规消毒外阴、阴道及宫颈。

(2)探测宫腔及扩张宫颈：用宫颈钳夹持宫颈前唇，用子宫探针探测宫腔方向及深度。用宫颈扩张器依次扩张宫颈管至大于吸管半号或 1 号。扩张时注意用力均匀，以免发生宫颈内口损伤或子宫穿孔。

(3)吸管负压吸引：根据孕周选择吸管及负压大小，压力一般控制在 400～500 mmHg。吸引前，进行负压吸引试验，无误后，将吸管头部缓慢送入宫底，按顺时针方向吸引宫腔。感觉妊娠产物已被吸净，捏紧折叠橡皮管，阻断负压后缓慢取出吸管。再用小刮匙轻刮宫底及两侧宫角，检查宫腔是否吸净。确认已吸净，取下宫颈钳，观察无异常后取出阴道窥器，结束手术。

(4)检查吸出物：用纱布过滤全部吸出物，测量血液及组织容量，仔细检查有无绒毛、胚胎组织或水泡状物，所吸出量是否与孕周相符，若肉眼未发现绒毛或肉眼见到水泡状物，需送病理检查。

2)钳刮术：适用于妊娠 10～14 周者。由于胎儿较大，为保证钳刮术顺利进行，必须要充分扩张宫颈管。可用橡皮导尿管扩张宫颈管，将无菌 16 号或 18 号导尿管于术前 12 小时插入宫颈管内，手术前取出；也可术前口服、肌注或阴道放置扩张宫颈药物。术时先用卵圆钳夹破胎膜，使羊水流尽。再钳夹胎盘与胎儿组织，必要时用刮匙轻刮宫腔一周，观察有无出血，若有出血，加用缩宫素。

4. 护理要点

(1)术前应详细询问停经时间、生育史及既往病史，测量体温、脉搏和血压，根据双合诊检查、尿 HCG 检查和 B 型超声检查进一步明确早期宫内妊娠诊断，并进行血常规、出凝血时间以及白带常规等检查。协助医生严格核对手术适应证和禁忌证，签署知情同意书。

(2)术前告知受术者手术过程及可能出现的情况，解除其思想顾虑，取得更好的配合。

(3)术中陪伴受术者身边，指导其运用深呼吸减轻不适。

(4)术后受术者应在观察室卧床休息 1 小时，注意观察腹痛及阴道流血情况。

(5)遵医嘱给予药物治疗。

(6)嘱受术者保持外阴清洁，1 个月内禁止性生活及盆浴，预防感染。

(7)吸宫术后休息 3 周，钳刮术后休息 4 周。若有腹痛及阴道流血增多，随时就诊。

(8)积极实施"流产后关爱"服务，向女性和家属宣传避孕相关知识，帮助流产后女性及时落实科学的避孕方法，避免重复流产。

5. 并发症及防治

（1）人工流产综合反应：是指部分受术者在术中或手术刚结束时出现恶心呕吐、心动过缓、心律不齐、血压下降、面色苍白、头晕、胸闷、大汗淋漓，甚至出现昏厥和抽搐等迷走神经兴奋症状，也称人工流产综合征（artificial abortion syndrome）。术前应做好受术者的心理护理，帮助其缓解紧张焦虑的情绪；扩张宫颈时操作要轻柔，从小号宫颈扩张器开始逐渐加大号数，切忌用力过猛；吸宫时注意掌握适当负压，进出宫颈时关闭负压，吸净宫腔后不应反复吸刮宫壁；一旦出现心率减慢，静脉注射阿托品 0.5~1 mg，即可迅速缓解症状。

（2）子宫穿孔：多见于哺乳期子宫、瘢痕子宫、子宫过度倾屈或畸形者、术者未查清子宫位置或技术不熟练，手术器械可造成子宫穿孔。若手术器械进入宫腔探不到宫底或进入宫腔深度明显超过检查时宫腔深度，提示子宫穿孔，应立即停止手术。穿孔小，无脏器损伤或内出血，手术已完成，可注射子宫收缩剂保守治疗，并给予抗生素预防感染，同时密切观察生命体征，有无腹痛、阴道流血及腹腔内出血征象。若确认胚胎组织尚未吸净，应由有经验的医生避开穿孔部位，也可在 B 型超声或腹腔镜监护下完成手术；尚未进行吸宫操作，可以等待观察 1 周后再清除妊娠产物；穿孔大、有内出血或怀疑脏器损伤，应立即剖腹探查，修补损伤的脏器。

（3）吸宫不全：是指手术流产后宫腔内有部分妊娠产物残留，是手术流产常见并发症，与术者技术不熟练或子宫位置异常有关。术后阴道流血超过 10 日，血量过多，或流血停止后再现多量流血，均应考虑为吸宫不全，B 型超声检查有助于诊断。若无明显感染征象，应尽早行刮宫术，刮出物送病理检查，术后用抗生素预防感染。若同时伴有感染，应在控制感染后再行刮宫术，术后继续抗感染治疗。

（4）漏吸或空吸：已确诊为宫内妊娠，术时未能吸出胚胎或胎盘绒毛称为漏吸。主要与孕周过小、子宫畸形、子宫过度屈曲以及术者技术不熟练等有关。一旦发现漏吸，应复查子宫位置、大小及形状，并重新探查宫腔，再行吸宫术。误诊宫内妊娠而行人工流产负压吸引术，称为空吸。若肉眼未见吸刮出的组织内有绒毛，要重复尿妊娠试验及 B 型超声检查，宫内未见妊娠囊，则诊断为空吸。必须将吸刮出的组织全部送病理检查，警惕异位妊娠。

（5）术中出血：多发生在妊娠月份较大、吸管过小时，妊娠产物不能迅速排出而影响子宫收缩所致。可在扩张宫颈管后注射缩宫素，并尽快钳取或吸出妊娠产物。

（6）术后感染：多因吸宫不全、术后过早性交、敷料和器械消毒不严以及术中无菌观念不强所致。初起为急性子宫内膜炎，若治疗不及时，可扩散至子宫肌层、附件及盆腔腹膜，严重时可导致败血症。主要表现为发热、下腹痛、白带混浊和不规则阴道流血。妇科检查时子宫或附件区有压痛。患者应取半卧位休息，给予全身支持疗法，并应用广谱抗生素。宫腔内有妊娠产物残留者，应按感染性流产处理。

（二）药物流产

药物流产（drug abortion）也称药物抗早孕，是指应用药物终止早期妊娠的方法，具有方法简便、无创伤等优点。一般适用于妊娠 49 日以内者。

1. 适应证

(1)停经 49 日以内经 B 型超声证实为宫内妊娠,且胎囊最大直径≤2.5 cm;本人自愿要求使用药物终止妊娠的健康妇女。

(2)手术流产的高危对象,如瘢痕子宫、多次手术流产及严重骨盆畸形等。

(3)对手术流产有疑虑或恐惧心理者。

2. 禁忌证

(1)有使用米非司酮禁忌证,如肾上腺疾病、与甾体激素相关的肿瘤及其他内分泌疾病、妊娠期皮肤瘙痒、血液病、血管栓塞等病史。

(2)有使用前列腺素药物禁忌证,如心血管疾病、青光眼、哮喘、癫痫、结肠炎等。

(3)其他:过敏体质、带器妊娠、异位妊娠、妊娠剧吐、长期服用抗结核、抗癫痫、抗抑郁、抗前列腺素药等。

3. 用药方法

(1)顿服法:用药第 1 日顿服米非司酮 200 mg,第 3 日早上口服米索前列醇 0.6 mg。

(2)分服法:米非司酮 150 mg 分次口服,第 1 日晨服 50 mg,8～12 小时后再服 25 mg,第 2 日早、晚各服 25 mg,第 3 日上午 7 时再服 25 mg。每次服药前后至少空腹 1 小时。于第 3 日服用米非司酮 1 小时后,口服米索前列醇 0.6 mg。

4. 护理要点

(1)术前应详细询问停经时间、生育史、既往病史及药物过敏史,根据双合诊检查、尿 HCG 检查和 B 型超声检查明确早期宫内妊娠诊断,并进行血常规、出凝血时间以及白带常规等检查。协助医生严格核对孕妇药物流产的适应证和禁忌证,签署知情同意书。

(2)关注患者心理变化,介绍药物流产相关知识,陪伴患者,减轻思想顾虑。

(3)耐心详细地讲解米非司酮、米索前列醇的使用剂量、次数、用药方法及不良反应等,告知患者遵医嘱服用药物,切忌不可出现漏服、少服或者多服现象,不可提前或推迟服药。

(4)向患者说明服药后排出胎囊的可能时间,大多数患者在服药 6 小时内会出现阴道少量流血,胎囊随之排出。个别需要更长时间,需密切观察,耐心等待,告知患者可能会出现阴道流血、小腹下坠感、腹痛等症状。

(5)协助患者如厕,指导患者使用专用便器或一次性杯收集妊娠排出物。协助医生根据排出物鉴定妊娠囊大小、是否完整。

(6)密切观察阴道流血、腹痛等情况,如若流产不全或流产失败协助医生做好清宫准备。

(7)嘱患者药物流产后注意休息,保持外阴清洁,1 个月内禁止性生活及盆浴,预防感染。

(8)积极提供系统、规范的"流产后关爱"服务项目,帮助流产后女性选择合适的避孕方法,避免重复流产。

流产后关爱

5. 不良反应及处理

(1)胃肠道反应:是由于米非司酮和米索前列醇抑制胃酸

分泌和胃肠道平滑肌收缩所致。症状轻者给予心理安慰。症状较重者，可按医嘱口服维生素 B_6 或甲氧氯普胺，必要时给予补液治疗，可缓解症状。

(2)阴道流血：出血时间长、出血多是药物流产的主要不良反应。用药后应严密随访，若出血时间长、出血量较多、疑为不全流产时应及时行刮宫术，应用抗生素预防感染。

二、中期妊娠终止方法

孕妇患有严重疾病不宜继续妊娠或防止先天性畸形儿出生需要终止中期妊娠，可以采取依沙吖啶(利凡诺)引产和水囊引产。

(一)适应证

(1)妊娠 13 周至不足 28 周患有严重疾病不宜继续妊娠者。

(2)妊娠早期接触导致胎儿畸形因素，检查发现胚胎异常者。

(二)禁忌证

(1)严重全身性疾病。肝、肾疾病能胜任手术者不作为水囊引产禁忌证。

(2)各种急性感染性疾病、慢性疾病急性发作期、生殖器官急性炎症或穿刺局部皮肤感染者。

(3)剖宫产术或肌瘤挖除术 2 年内。子宫壁有瘢痕、宫颈有陈旧性裂伤者慎用。

(4)术前 24 小时内体温两次超过 37.5℃。

(5)前置胎盘或腹部皮肤感染者。

(三)操作方法

1.依沙吖啶(利凡诺)引产

(1)羊膜腔内注入法：孕妇排尿后取仰卧位，常规消毒腹部皮肤，铺无菌巾。穿刺点用 0.5%利多卡因行局部浸润麻醉，用腰椎穿刺针垂直刺入腹壁，穿刺阻力第一次消失表示进入腹腔，继续进针又有阻力表示进入子宫壁，阻力再次消失表示进入羊膜腔，拔出针芯，见羊水溢出，接上注射器抽出少量羊水，注入 0.2%依沙吖啶(利凡诺)液 25~50 mL。拔出穿刺针，纱布压迫数分钟后，胶布固定。

(2)宫腔内羊膜腔外注入法：孕妇排尿后取膀胱截石位，常规消毒外阴阴道，铺无菌巾。阴道窥器暴露宫颈及阴道，再次消毒，用宫颈钳钳夹宫颈前唇，用敷料镊将无菌导尿管送入子宫壁与胎囊间，将 0.2%依沙吖啶液 25~50 mL 由导尿管注入宫腔。折叠并结扎外露的导尿管，放入阴道穹隆部，填塞纱布。24 小时后取出纱布及导尿管。

2.水囊引产

将消毒水囊放置在子宫壁和胎膜之间，囊内注入一定量 0.9%氯化钠溶液，以增加宫腔压力和机械性刺激宫颈管，诱发子宫收缩，促使胎儿和胎盘排出。

孕妇排尿后取膀胱截石位，常规消毒外阴、阴道及宫颈，用宫颈钳钳夹宫颈前唇，用宫颈扩张器依顺序扩张宫颈口至 8~10 号。再用敷料镊将准备好的水囊逐渐全部送入子宫腔内，使其置于子宫壁和胎膜之间，缓慢向水囊内注入无菌的 0.9%氯化钠溶液 300~500 mL，并加入数滴亚甲蓝以利于识别羊水或注入液。折叠导尿管，扎紧后放入阴道穹隆部。

（四）注意事项

1. 依沙吖啶引产

（1）依沙吖啶通常应用剂量为 50~100 mg，不超过 100 mg。

（2）羊膜腔外注药时，避免导尿管接触阴道壁，防止感染。

2. 水囊引产

（1）水囊注水量不超过 500 mL。

（2）放置水囊后出现规律宫缩时应取出水囊。若出现宫缩乏力，或取出水囊无宫缩，或有较多阴道流血，应静脉注射缩宫素。

（3）放置水囊不得超过 2 次。再次放置，应在前次取出水囊 72 小时之后且无感染征象。

（4）放置水囊时间不应超过 48 小时。若宫缩过强、出血较多或体温超过 38℃，应提前取出水囊。

（5）放置水囊后定时测量体温，特别注意观察有无寒战、发热等感染征象。

（五）并发症

1. 全身反应

偶见体温升高，一般不超过 38℃，多发生在应用依沙吖啶后 24~48 小时，胎儿排出后体温很快下降。

2. 阴道流血

80%受术者出现阴道流血，量少于 100 mL，个别妇女可超过 400 mL。

3. 产道裂伤

少数受术者可有不同程度的软产道裂伤。

4. 胎盘胎膜残留

发生率低。为避免妊娠组织残留，多主张胎盘排出后立即行刮宫术。

5. 感染

发生率较低，但严重感染可致死亡。

（六）护理要点

1. 术前护理

护士要认真做好孕妇身心状况评估，协助医生严格掌握适应证与禁忌证。告知受术者手术过程及可能出现的情况，取得其积极配合，签署知情同意书。指导受术者术前 3 日禁止性生活，做好穿刺部位皮肤准备。术前每日冲洗阴道 1 次。

2. 术中护理

注意观察孕妇生命体征，识别有无呼吸困难、发绀等羊水栓塞症状，做好抢救准备。

3. 术后护理

让孕妇尽量卧床休息，防止突然破水。注意监测受术者生命体征，严密观察并记录宫缩出现的时间和强度、胎心与胎动消失的时间及阴道流血等情况。产后仔细检查胎盘胎膜是否完整，有无软产道裂伤，若发现裂伤，及时缝合。胎盘胎膜排出后常规行清宫术。注意观察产后宫缩、阴道流血及排尿情况，若妊娠月份大的产妇引产后出现泌乳，需指导其及时采取回奶措施，保持外阴清洁，预防感染。

4. 健康指导

引产后妇女应注意休息，术后 6 周禁止性生活及盆浴，加强营养。鼓励其表达内心焦虑、恐惧和孤独等情感，给予同情、宽慰、鼓励和帮助，为其提供避孕指导。若出院后出现发热、腹痛及阴道流血量多等异常情况，应及时就诊。

本章小结

计划生育是有计划地生育子女的措施，可以控制人口数量，提高人口素质，使人口增长与经济、资源、环境和社会发展计划相适应。主要包括避孕、绝育及避孕失败补救措施。

避孕是计划生育的重要组成部分。常用的避孕方法有放置宫内节育器及口服激素避孕药。放置宫内节育器避孕是一种安全、有效、简便、经济、可逆的避孕方法，为我国育龄妇女所接受并广泛使用。

女性绝育是通过手术或药物达到永远不能生育的目的。以经腹输卵管绝育术、经腹腔镜输卵管绝育术开展为主。经腹腔镜输卵管绝育术方法简单、安全，创伤性小，术后恢复快，国内已逐渐推广选用。

避孕失败且不愿生育者、不宜继续妊娠者，检查发现胚胎异常者，需采取适宜的避孕失败补救措施。人工流产是避孕失败后妊娠早期的补救措施，包括手术流产和药物流产两种方法。负压吸引术适用于妊娠 10 周以内者，钳刮术适用于妊娠 10~14 周者，药物流产一般适用妊娠 49 日之内者。临床中期妊娠终止常用的方法是依沙吖啶羊膜腔内注入法。

客观题测验

主观题测验

第二十三章

妇产科常规病史采集和体格检查

妇产科常规病史采集和体格检查PPT

学习目标

识记：妇产科常规健康史采集和身体评估方法及内容。

理解：了解护理程序，认真进行护理评估、确定护理诊断、制订护理目标和护理措施、做出结果评价，必要时随访。

运用：对患者进行护理评估。

女性出生后经历新生儿期、儿童期、青春期、性成熟期、围绝经期和绝经后期6个阶段，每一阶段女性生殖生理、生殖内分泌功能和心理—社会发生的变化均有可能导致异常，同时也会因外界环境影响而出现妊娠、分娩和产褥异常、女性生殖器官肿瘤、感染性疾病或生殖内分泌疾病等。在接诊患者的过程中，护士要依据护理程序，认真进行护理评估、确定护理诊断、制订护理目标和护理措施、做出结果评价，必要时进行随访。采集健康史与体格检查是为患者提供护理的主要依据，也是妇产科护理临床实践的基本技能。

课程思政

妇产科病史采集和妇科检查与人文关怀

谈话和触摸，曾经是医护人员探寻病因和减除患者痛苦的两件法宝。采集健康史与身体评估是为患者提供护理的主要依据。由于女性生殖系统疾病常常涉及患者的隐私和与性生活有关的内容，健康史采集和妇科检查时，容易使患者感到害羞和不适。医护人员除了掌握正确的方法以外，需要给予患者人文关怀：提供舒适的诊疗环境，注意语言沟通技巧，体查动作轻柔细致，尊重患者的生命价值、人格尊严和个人隐私，营造高层次的服务意识和人文关怀，用"心"去做每一件事，用"情"去护理每位患者，用"真诚"去对待每位患者。

预习案例

> 李女士，30 岁，结婚后 3 年未孕。曾到当地医院不孕症专科就诊，阴道 B 超示：右卵巢内侧上方一混合性包块，切面大小约为 30 mm×20 mm×10 mm，边界欠清，内为中低回声及散在小无回声，其余未见明显异常。丈夫曾到我院男科就诊，相关结果提示正常。
>
> **思考：**
> 1.此患者的病史采集的内容应包括哪些？如何采集？
> 2.此患者如何行盆腔检查？如何记录检查结果？

一、护理评估

(一)健康史采集方法

由于女性生殖系统疾病常常涉及患者的隐私和与性生活有关的内容，收集资料时会使患者感到害羞和不适，甚至不愿说出真实情况，所以，护理人员应当掌握妇产科护理采集病史方法。采集病史过程中，要做到态度和蔼、语言亲切并通俗易懂，关心体贴和尊重患者，耐心地询问，必要时加以启发，避免暗示和主观臆测，细致进行体格检查，给患者以责任感、安全感，并给予保守秘密的承诺。在可能的情况下要避免第三者在场，这样才能收集到患者真实的健康史、生理、心理和社会资料。

(二)健康史采集内容

健康史采集内容包括一般资料、主诉、现病史、月经史、婚育史、既往史、个人史和家族史 8 个方面。

1.一般资料

询问患者的姓名、年龄、婚姻状况、籍贯、职业、民族、教育程度、宗教信仰、家庭住址等，记录入院日期和入院方式。患者的年龄、婚姻、信仰、职业等均可能影响疾病的发生与发展。例如：孕妇年龄过小容易发生难产，35 岁以上初孕妇容易在妊娠期间发生妊娠期高血压疾病、产力异常等；妇女的婚姻状况、性伴侣与妇科疾病有关。

2.主诉

了解患者就医的主要问题、主要症状(或体征)、出现的时间、持续时间和患者的应对方式。产科常见的就诊问题有停经、停经后阴道流血和(或)下腹疼痛不适、见红、产后发热伴下腹痛等。妇科常见的症状有外阴瘙痒、阴道流血、白带异常、闭经、下腹痛、下腹部包块及不孕等。也有本人无任何不适，通过妇科常见病普查或健康体检而发现疾病。主诉通常不超过 20 字，一般采用症状学名称，避免使用病名，如"停经×日，阴道不规则流血×日"，或者"普查发现子宫腺肌瘤×日"。若非本人陈述内容，应注明陈述者与患者的关系。

3.现病史

围绕主诉了解发病的时间、发病的原因及可能的诱因、病情发展经过、就医经过、采取的护理措施及效果。可按照时间顺序进行询问。注意询问患者发病性质、部位、严重程度、持续时间、缓解的原因等，还需了解患者有无伴随症状及其出现的时间、特点和演变过程，特别是与主要症状的关系。此外，详细询问患者相应的一般情况变化及心理反应，询问食欲、大小便、体重变化、活动能力、睡眠、自我感觉、角色关系、应激能力的变化；还应询问既往有无发病及诊治情况。

4. 月经史

询问初潮年龄、月经周期、经期持续时间（如 14 岁初潮，月经周期 27~32 日，经期持续 4 日，可简写为 $14\dfrac{4}{27\sim32}$）。了解经量多少（询问每日更换卫生巾次数）、有无血块、经前期有无不适（如乳房胀痛、水肿、精神抑郁或易激动等）、有无痛经和疼痛部位、性质、程度、起始时间和消失时间，常规询问末次月经时间及其经量和持续时间。若其流血情况不同于以往正常月经时，还应询问再前次月经起始日期。绝经后患者应询问绝经年龄、绝经后有无阴道出血、分泌物情况或其他不适。

5. 婚育史

婚育史包括结婚年龄、婚次、男方健康情况、是否近亲结婚（直系血亲及 3 代旁系）、同居情况、双方性功能、性病史。生育情况包括足月产、早产、流产次数以及现存子女数，以 4 个阿拉伯数字顺序表示，可简写为：足-早-流-存，如足月产 1 次，无早产，流产 1 次，现存子女 1 人，可记录为 1-0-1-1。也可以用孕 X 产 X 方式表示，可记录为孕$_2$产$_1$（G_2P_1）。同时询问分娩方式、有无难产史、新生儿出生情况、有无产后大量出血或产褥感染史、末次分娩或流产的时间，采用的计划生育措施及效果。

6. 既往史

询问既往健康状况，曾患过何种疾病，特别是妇科疾病及与妇产科疾病密切相关的病史如生殖系统炎症、肿瘤、损伤、畸形等，是否肥胖，有无肺结核、肠结核、结核性腹膜炎、肝炎、心血管疾病及腹部手术史等。为防止遗漏，可按全身各系统依次询问。若患者曾患有某种疾病，应记录疾病名称、患病时间及诊疗转归。同时应询问食物过敏史和药物过敏史，并说明对何种药物过敏。

7. 个人史

询问患者的生活和居住情况、出生地和曾居住地区、个人特殊嗜好、自理程度、生活方式、睡眠、饮食、营养、卫生习惯等。了解与他人、家人的关系，对待职业、工作、退休的满意度，有无烟酒嗜好，有无吸毒史。

8. 家族史

了解患者的家庭成员包括父母、兄弟、姊妹及子女的健康状况，询问家族成员有无遗传性疾病（如血友病、白化病等）、可能与遗传有关的疾病（如糖尿病、高血压、肿瘤等）以及传染病（如结核等）。

（三）身体评估内容及方法

身体评估主要包括全身检查、腹部检查和盆腔检查。孕妇的身体评估还应包括产道检查和肛门指诊检查。产科检查包括全身体格检查和产科特殊检查，详见《妊娠期妇女的护理》。盆腔检查为妇科检查所特有，又称为妇科检查。除病情危急外，应按下列先后顺序进行。不仅要记录与疾病有关的主要体征,还要记录有鉴别意义的阴性体征。

1. 全身体格检查

测量体温、脉搏、呼吸、血压、身高、体重;观察精神状态、全身发育、毛发分布、皮肤、淋巴结(特别是左锁骨上淋巴结和腹股沟淋巴结)、头部器官、颈、乳房(检查其发育情况、有无皮肤凹陷及有无包块或分泌物)、心、肺、脊柱及四肢。

2. 腹部检查

腹部检查是妇产科体格检查的重要组成部分,应在盆腔检查前进行。视诊观察腹部形状和大小,有无隆起或呈蛙腹状,腹壁有无瘢痕、静脉曲张、妊娠纹、腹壁疝、腹直肌分离等。扪诊腹壁厚度,肝、脾、肾有无增大及压痛,腹部其他部位有无压痛、反跳痛及肌紧张,腹部能否扪到包块,若扪及包块,应描述包块的部位、大小(以 cm 为单位表示或相当于妊娠月份表示,如包块相当于妊娠 4 个月大)、形状、质地、活动度、表面光滑或高低不平隆起以及有无压痛。叩诊时注意鼓音和浊音分布区,有无移动性浊音存在。必要时听诊了解肠鸣音情况。若为孕妇,应进行四步触诊和胎心率听诊检查,详见《妊娠期妇女的护理》。

3. 骨盆测量

骨盆大小及其形状对分娩有直接影响,是决定胎儿能否顺利经阴道分娩的重要因素。产前检查时必须做骨盆测量。骨盆测量分内测量和外测量两种,详见《妊娠期妇女的护理》。

4. 肛门指诊检查

一方面,可以了解宫颈消退及宫口扩张、胎先露及其下降程度、胎方位、骶骨前面弯曲度、坐骨棘间径、坐骨切迹宽度以及骶尾关节活动度,并测量后矢状径,详见《妊娠期妇女的护理》,目前临床较少采用;另一方面,在会阴阴道损伤及缝合术后肛门指诊检查,用于了解阴道是否有血肿、直肠是否有损伤等。

5. 盆腔检查

盆腔检查(pelvic examination)为妇科特有的检查,又称妇科检查,包括外阴检查、阴道窥器检查、双合诊、三合诊、直肠-腹部诊。检查用物包括无菌手套、阴道窥器、鼠齿钳、长镊子、子宫探针、宫颈刮板、玻片、棉拭子、消毒液、液状石蜡或肥皂水等。

1)基本要求:

(1)检查者关心体贴患者,做到态度严肃,语言亲切,检查前向患者做好解释工作,检查时仔细认真,动作轻柔。同时,检查室温度要适中,环境要寂静,若有其他患者在场,应注意使用屏风遮挡。

(2)除尿失禁患者外,检查前嘱咐患者排空膀胱,必要时先导尿排空膀胱。大便充盈者应在排便或灌肠后进行。

(3)每检查一人,应更换一块置于臀部下面的垫单(塑料布、纸单)、无菌手套和检查器械一人一换,以避免感染或交叉感染。

(4)除尿瘘患者有时需取膝胸位外,一般妇科检查均取膀胱截石位,患者臀部置于检查台缘,头部略抬高,两手平放于身旁,以使腹肌松弛。检查者一般面向患者,立在患者两腿间。不宜搬动的危重患者可在病床上检查。

（5）正常月经期应避免检查。若为阴道异常出血，则必须检查，检查前应先消毒外阴，以防发生感染。

（6）无性生活患者禁做阴道窥器检查和双合诊或三合诊检查，一般行直肠-腹部诊。若确有检查必要时，应先征得患者及其家属同意后，方可用示指放入阴道扪诊，或行阴道窥器或双合诊检查。

（7）怀疑有盆腔内病变而腹壁肥厚、高度紧张不合作或无性生活史患者，若妇科检查不满意，可行 B 型超声检查。必要时可在麻醉下进行盆腔检查，以作出正确的判断。

（8）男性护士对患者进行妇科检查时，应有一名女性医护人员在场，以减轻患者紧张心理，并可避免发生不必要的误会。

2）检查方法：一般按下列步骤进行。

（1）外阴部检查：观察外阴发育、阴毛多少和分布情况（女性型或男性型），有无畸形、水肿、炎症、溃疡、赘生物或肿块，注意皮肤和黏膜色泽或色素减退及质地变化，有无增生、变薄或萎缩。然后分开小阴唇，暴露阴道前庭、尿道口和阴道口，观察尿道口周围黏膜色泽及有无赘生物。无性生活的患者处女膜一般完整，其阴道口勉强可容示指；有性生活的患者阴道口能容两指通过；经产妇的处女膜仅余残痕或可见会阴后-侧切瘢痕。检查时还应让患者用力向下屏气，观察有无阴道前壁或后壁膨出、子宫脱垂或尿失禁等情况。

（2）阴道窥器检查：根据患者阴道大小和阴道壁松弛情况，选用适当大小的阴道窥器。无性生活者未经本人同意，禁用阴道窥器检查。使用阴道窥器检查阴道和宫颈时，要注意阴道窥器的结构特点，以免漏诊。临床常见的阴道窥器为鸭嘴形，可以固定，便于阴道内治疗操作。

放置阴道窥器前，将阴道窥器两叶合拢，表面涂润滑剂（生理盐水或肥皂液）润滑两叶前端，以利插入阴道，避免阴道损伤。冬天气温较低时，可将阴道窥器前端置于 40℃~45℃肥皂液中预先加温，防止因阴道窥器的温度过低而影响检查效果。拟做宫颈细胞学检查或取阴道分泌物涂片时，则不宜用润滑剂，以免影响涂片质量和检查结果。放置阴道窥器时，检查者左手拇指和示指将两侧小阴唇分开，暴露阴道口，右手持阴道窥器避开敏感的尿道周围区，斜行沿阴道侧后壁缓慢插入阴道内，边推进边旋转，将阴道窥器两叶转正并逐渐张开两叶，直至完全暴露宫颈、阴道壁及穹隆部，然后旋转阴道窥器，充分暴露阴道各壁。取出阴道窥器时应将两叶合拢后退出，以免小阴唇和阴道壁黏膜被夹入两叶侧壁间而引起患者剧痛或不适。

阴道窥器检查内容包括宫颈、阴道的视诊。①阴道视诊：观察阴道前后壁和侧壁及穹隆黏膜颜色、皱襞多少，是否有阴道隔或双阴道等先天畸形，有无溃疡、赘生物或囊肿等。并注意阴道分泌物的量、性状、色泽，有无臭味。阴道分泌物异常者应进行滴虫、假丝酵母菌、淋菌及线索细胞等检查。

J. Marion Sims与Sims阴道窥器

②宫颈视诊：暴露宫颈后，观察宫颈大小、颜色、外口形状，有无出血、肥大、糜烂样改变、撕裂、外翻、腺囊肿、损伤、息肉、赘生物、畸形，宫颈管内有无出血或分泌物。可于此时采集宫颈外口鳞-柱状上皮交界部脱落细胞或宫颈分泌

物标本做宫颈细胞学检查和人乳头瘤病毒(human papilloma virus, HPV)检测。

（3）双合诊：是盆腔检查中最重要的项目。检查者一手的两指（多为示指和中指）或一指放入阴道内，另一手放在腹部配合检查，称为双合诊检查。目的在于检查阴道、宫颈、宫体、输卵管、卵巢及宫旁结缔组织和韧带，以及盆腔内壁情况。检查方法：检查者戴无菌手套，右手（或左手）示指和中指蘸润滑剂，顺阴道后壁轻轻插入，检查阴道通畅度、深度、弹性，有无先天畸形、瘢痕、结节、肿块及阴道穹隆情况。触诊宫颈的大小、形状、硬度及宫颈外口情况，有无接触性出血和宫颈举痛。当扪及宫颈外口方向朝后时，宫体为前倾；宫颈外口方向朝前时，宫体为后倾。宫颈外口朝前且阴道内手指伸达后穹隆顶部可触及子宫体时，子宫为后屈。随后将阴道内两指放在宫颈后方，另一手掌心朝下手指平放在患者下腹部，当阴道内手指向上向前方抬举宫颈时，腹部手指往下往后按压腹壁，并逐渐向耻骨联合部位移动，通过内、外手指同时抬举和按压，相互协调，扪诊子宫体位置、大小、形状、软硬度、活动度以及有无压痛。正常子宫位置一般是前倾略前屈。"倾"指宫体纵轴与身体纵轴的关系。若宫体朝向耻骨，称为前倾（anteversion）；当宫体朝向骶骨，称为后倾（retroversion）。"屈"指宫体与宫颈间的关系。若两者间的纵轴形成的角度朝向前方，称为前屈（anteflexion），形成的角度朝向后方，称为后屈（retroflexion）。扪清子宫后，再行双侧附件检查。将阴道内两指由宫颈后方移至一侧穹隆部，尽可能往上向盆腔深部扪触；与此同时，另一手从同侧下腹壁髂嵴水平开始，由上往下按压腹壁，与阴道内手指相互对合，以触摸该侧子宫附件区有无肿块、增厚或压痛（图23-1）。若扪及肿块，应查清其位置、大小、形状、软硬度、活动度、与子宫的关系以及有无压痛等。正常卵巢偶可扪及，触后稍有酸胀感。正常输卵管不能扪及。

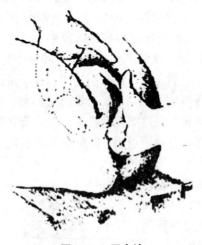

图23-1　双合诊

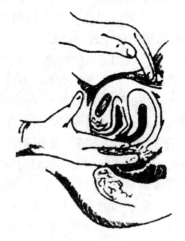

图23-2　三合诊

（4）三合诊：经直肠、阴道、腹部联合检查，称为三合诊。方法是双合诊结束后，一手示指放入阴道，中指插入直肠，其余检查步骤与双合诊时相同（图23-2），三合诊是对双合诊检查不足的重要补充。通过三合诊能扪清后倾或后屈子宫的大小，发现子宫后壁、宫颈旁、直肠子宫凹陷、子宫骶韧带及双侧盆腔后壁的病变，估计盆腔内病变范围，及其与子宫或直肠的关系，特别是癌肿与盆壁间的关系，扪诊阴道直肠隔、骶骨前方或直肠内有无病变。三合诊在生殖器官肿瘤、结核、内膜异位症、炎症的检查时尤为重要。

（5）直肠-腹部诊：检查者一手示指伸入直肠，另一手在腹部配合检查，称为直肠-腹部诊。一般适用于无性生活史、阴道闭锁、经期不宜做双合诊检查者或有其他原因不宜行双合诊检查的患者。

行双合诊、三合诊或直肠-腹部诊操作时，除应按常规操作外，掌握下述各点有利于检查的顺利进行：①当两手指放入阴道后，患者感疼痛不适时，可单用示指替代双指进行检查；②三合诊时，在将中指伸入肛门时，嘱患者像解大便一样同时用力向下屏气，使肛门括约肌自动放松，可减轻患者疼痛和不适感；③若患者腹肌紧张，可边检查边与患者交谈，使其张口呼吸而使腹肌放松；④当检查者无法查明盆腔内解剖关系时，继续强行扪诊，不但患者难以耐受，且往往徒劳无益，此时应停止检查。待下次检查时，多能获得满意结果。

3）记录：产科记录通常以表格形式完成，妇科记录需通过盆腔检查，按照解剖部位的先后顺序记录检查结果：

（1）外阴：发育情况、阴毛分布形态、婚产类型（未婚、已婚未产或经产），有异常发现时，应详加描述。

（2）阴道：是否通畅，黏膜情况，分泌物量、色、性状及有无臭味。

（3）子宫颈：大小、硬度，有无糜烂样改变、撕裂、息肉、腺囊肿，有无接触性出血、举痛及摇摆痛等。

（4）子宫：位置、大小、硬度、活动度、有无压痛等。

（5）附件：有无肿物、增厚、压痛。若扪及肿块，记录其位置、大小、硬度、表面光滑与否、活动度、有无压痛，与子宫及盆壁关系。左右两侧情况分别记录。

6.辅助检查

辅助检查包括血、尿、粪三大常规检查，相关的实验室检查项目及相应的物理学诊断，如超声检查、X线检查、内镜检查等。

（四）心理—社会评估

1.患者对健康问题及医院环境的感知

了解患者对健康问题的感受，对自己所患疾病的认识和态度，对住院、治疗和护理的期望和感受，对患者角色的接受。如有的患者担心住院检查发现更严重的疾病（如癌症），不知道如何面对未来的压力，所以不愿就医。也可能因为经济问题、工作忙碌或知识不足等延误就医。

2.患者对疾病的反应

应用量化评估量表评估患者患病前及患病后的应激反应，面对压力时的解决方式，处理问题过程中遭遇到的困难。明确导致患者疾病的社会心理原因，从而采取心理护理措施，帮助患者预防、减轻或消除心理方面对健康的影响。常用的量化评估量表为拉斯如斯（Lazarus）与弗克曼（Folkman）于1984年编制的应对量表。

3. 患者的精神心理状态

了解患者发病后的定向力、意识水平、注意力、仪表、举止、情绪、沟通交流能力、思维、记忆和判断能力有无改变。观察患者患病后有无焦虑、恐惧、否认、绝望、自责、沮丧、愤怒、悲哀等情绪变化。如妇科检查中的暴露常常使患者感到害羞、困扰，或将检查与性联想起来产生罪恶感。也可能因为以往不愉快的经历使患者对护理评估产生畏惧，拖延或拒绝接受妇科检查。

二、常见护理诊断/问题

护理诊断是对患者生命历程中所遇到的生理、心理、精神、社会和文化等方面问题的阐述，这些问题可以通过护理措施解决。当妇产科护士全面收集了有关患者的资料，并加以综合整理、分析后，应根据患者的问题确定护理诊断。护理诊断应包括患者潜在性与现存性问题、自我护理的能力及妇女群体健康改变的趋势。我国目前多使用北美护理诊断协会(North American Nursing Diagnosis Association，NANDA)认可的护理诊断，按照其重要性和紧迫性排列先后顺序，使护士能够根据病情轻重缓急采取先后行动。

三、护理目标

护理目标是指通过护理干预，护士期望患者达到的健康状态或在行为上的改变，也是护理效果的标准。制订护理目标可以明确护理工作的方向，指导护士为达到目标中期望的结果去制订护理措施，并在护理程序的最后一步对护理工作进行效果评价。选择的护理目标是妇产科护士和患者双方合作的结果，使患者提高自我护理的能力和适应环境的能力。根据达到目标所需时间的长短，可将护理目标分为长期目标和短期目标。

1. 长期目标

长期目标又称为远期目标，是指在较长时间内(数周或数月)能够达到的目标。长期目标有利于妇产科护士针对患者长期存在的问题采取连续护理行动，常常用于妇科出院患者、慢性炎症患者和手术后康复者。

2. 短期目标

短期目标又称为近期目标，是指在较短的时间内(一周或数日甚至更短的时间)能够达到的目标。常常用于病情变化较快或短期住院的妇科患者的护理计划。有时长期目标中期望的结果往往需要一系列的短期目标才能更好实现，或者长期目标包括一系列渐进性的短期目标，这样可以使护士分清各个护理阶段的工作任务，也可因短期目标的逐步实现而增加患者达到长期目标的信心。

四、护理措施

护理措施是指护士为帮助患者达到预定目标所采取的具体护理活动。包括执行医嘱、缓解症状、促进舒适的护理措施，预防、减轻和消除病变反应的措施，用药指导和健康教育等。护理措施的内容可分为3类。

1. 依赖性护理措施

依赖性护理措施是指护士执行医生、营养师或药剂师等开出的医嘱。

受过专业训练的注册护士，既要执行医嘱完成护理活动，又应对给予患者的治疗和护理负有责任。

2. 协作性护理措施

协作性护理措施是指护士与其他医务人员协同完成的护理活动。

3. 独立性护理措施

独立性护理措施是指护士运用自己的专业知识和能力，自行或授权其他护士进行的护理活动，包括生活护理、住院评估、患者教育、对患者住院环境的管理及对患者病情和心理-社会反应的监测等，都属于护士独立提出和采取的措施。制订护理措施时注意措施必须具有科学性、能实现护理目标、针对患者的具体情况、有充足的资源、保证患者的安全和保证健康服务活动的协调。

五、结果评价

结果评价是对整个护理效果的鉴定，可以判断执行护理措施后患者的反应，是评价预期目的是否达到的过程。将患者目前的健康状况与护理计划中的护理目标进行比较，判断目标是否达到，现实与目标之间可能会存在目标完全实现、目标部分实现和目标未实现等几种结果，若目标未能完全实现，应寻找原因，并重新收集资料，调整护理诊断和护理计划。

1. 停止

对于已解决的护理问题，目标已全部实现，其相应的护理措施可以同时停止。

"互联网+医疗健康"
与妇产科诊疗优化

2. 修订

对护理目标部分实现和未实现的情形进行分析，然后对护理诊断、护理目标、护理措施中不恰当的地方进行修改。

3. 排除

经过分析和实践，排除已经不存在的护理问题。

4. 增加

评价也是一个再评估的过程，根据对所获得的资料的判断，可发现新的护理诊断，应将这些诊断及其目标和措施加入护理计划中。

在评价过程中应注意总结经验教训，不断改进和提高护理质量，以争取患者早日康复。

妇科门诊病历+妇科住院病历
护理记录

本章小结

妇产科护理实践中，每一次接诊患者，均包括护理评估、护理诊断、护理目标、护理措施和结果评价，这一过程周而复始，医学基础知识就能够不断转化，临床护理经验就能够不断验证。通过本章内容的学习，应该能应用护理程序，正确采集病史和进行体格检查、评估并分析患者的心理—社会状态，根据患者的需要，制订相应的护理计划并实施。

客观题测验

主观题测验

第二十四章

妇产科常用的护理技术、检查及手术

妇产科常用的护理技术、检查
及手术PPT

学习目标

> 识记：会阴护理技术、新生儿护理技术、妇产科常用检查技术及产科常用手术的目的、适应证、禁忌证、注意事项、操作护理要点/配合要点。
>
> 理解：妇产科常用检查技术异常结果的解读和临床意义。
>
> 运用：能进行妇产科常用检查技术的护理配合和产科常用手术的助产配合；能给女性患者进行会阴擦洗/冲洗、阴道冲洗/擦洗、会阴湿热敷、会阴红外线照射、阴道或宫颈上药、坐浴等操作和护理；能给新生儿进行查体和护理，并能指导产妇开展"三早"技术。

第一节　会阴护理技术

预习案例

> 患者，女，40岁，患有外阴阴道假丝酵母菌病，需遵医嘱进行阴道冲洗。
>
> **思考：**
>
> 1. 应选用什么冲洗液？目的是什么？
>
> 2. 冲洗中有何注意事项？

一、会阴擦洗/冲洗

会阴擦洗/冲洗是利用消毒液对会阴部进行擦洗/冲洗的技术。会阴擦洗的目的是保持会阴及肛门部清洁舒适、促进会阴伤口愈合，预防或减轻生殖系统、泌尿系统感染。

会阴护理技术(微课)

(一)适应证

(1)妇科或产科手术后，留置导尿管者。

(2)会阴部手术术后或产后会阴有伤口者。

(3)长期卧床，生活不能自理的患者。

(4)急性外阴炎患者。

(二)操作步骤

1.评估

(1)患者评估：患者活动度、合作意愿、精神心理状态及需求，膀胱排空情况。

(2)会阴部情况评估：有无异味、分泌物，皮肤黏膜有无破损，会阴有无肿胀、发红、硬结、炎症。

2.物品准备

外阴擦洗盘，其内有一次性无菌持物镊、一次性消毒药碗、弯盘、浸有 $0.02\%\sim$ 0.05% 聚维酮碘溶液或 1∶5000 高锰酸钾溶液的大棉签或棉球若干、一次性会阴垫。若行会阴冲洗，则应准备消毒液(如 0.02% 聚维酮碘溶液或 1∶5000 高锰酸钾溶液等)、消毒棉球或大棉签若干、水温计 1 支、便盆 1 个。

3.操作

(1)患者取屈膝仰卧位，双腿略外展，暴露会阴，臀下垫会阴垫，若为会阴冲洗，应将便盆放于会阴垫上。注意保暖和隔帘遮挡。

(2)应用无菌技术进行操作。擦洗顺序：①第一遍，自上而下，由外向内，先对侧后近侧，擦洗会阴污垢、分泌物、血迹。顺序为阴阜→大腿内上 1/3→ 大阴唇→小阴唇→会阴及肛门周围。②第二遍，由内向外，自上而下，先对侧后近侧，每擦洗一个部位更换一个棉球。会阴有伤口者，需单独擦洗会阴伤口。根据患者的情况增加擦洗的次数，直至擦净，注意保持伤口干洁。若行会阴部冲洗，护士应一手持消毒液冲洗，另一手手持镊子夹棉球或用大棉签擦洗，一边冲刷一边擦洗，顺序同会阴擦洗。冲洗完毕，撤去便盆。

(3)擦干会阴部，撤去脏的会阴垫，协助患者穿好裤子。

(三)注意事项

(1)擦洗或冲洗时，应注意观察会阴部及会阴伤口周围组织有无红肿、分泌物及其性质和伤口愈合情况，发现异常及时记录并向医生汇报。

(2)产后及会阴部术后的患者，每次排便后均应擦洗会阴，预防感染。

(3)注意无菌操作，应最后擦洗有伤口感染的患者，避免交叉感染。

(4)嘱会阴切开者应取伤口对侧卧位，以免恶露浸润伤口。

二、阴道冲洗/擦洗

阴道冲洗/擦洗使用消毒液对阴道进行清洗的技术，其目的是使阴道与宫颈保持清洁，减少阴道分泌物，调节阴道酸碱度，抑制病原体生长，达到控制或治疗炎症的目的。

（一）适应证

（1）各种阴道炎、宫颈炎的治疗。

（2）子宫切除术前或阴道手术前的常规阴道准备。

（二）禁忌证

月经期、阴道流血、产后、人工流产、宫颈癌者有活动性出血。

（三）操作步骤

1. 评估

阴道分泌物的量、性质、有无异味，皮肤黏膜有无破损，会阴有无肿胀、发红、硬结、炎症；患者的活动度、合作能力、精神心理状态及需求，膀胱排空情况。

2. 物品准备

弯盘 2 个、卵圆钳 3 把、窥阴器、输液架、便盆、冲洗液约 1000 mL（温度以41℃~43℃为宜）、棉球、妇科大棉签。

3. 操作

（1）协助产妇取膀胱截石位，脱去一侧裤腿，臀下垫一次性垫巾，放置便盆。将冲洗液挂在输液架上，高度距离检查床 60~70 cm，排去管内空气。

（2）戴手套，取窥阴器涂润滑油，用手将小阴唇分开，窥阴器保持闭合状态，轻轻放入阴道暴露宫颈，左手固定窥阴器，右手持卵圆钳夹取消毒液棉球或持妇科大棉签，擦洗宫颈、阴道穹隆、阴道壁，边擦洗边转动窥阴器，确保阴道壁各个侧面均能消毒到位。

（3）左手固定窥阴器，右手取冲洗装置，打开冲洗开关，手腕内侧测试水温后，冲洗宫颈、阴道穹隆及阴道壁，边冲洗边转动窥器，确保阴道各侧壁均冲洗干净。冲洗完毕，轻轻下压窥阴器，使残留液体完全流出。

（4）取一把新的卵圆钳夹取棉球或用妇科大棉签，擦干宫颈、阴道穹隆及阴道壁。闭合窥器，轻轻退出阴道，擦干外阴部。整理物品，帮助患者穿好裤子。

（四）注意事项

（1）冲洗液应根据不同的目的选择，滴虫性阴道炎应选择酸性溶液，外阴阴道假丝酵母菌病患者应选择碱性溶液，非特异性阴道炎选择一般消毒液或生理盐水。妇科术前消毒选择碘伏或苯扎溴铵溶液。

（2）冲洗过程中，动作宜轻柔，转动窥阴器时，应放松窥阴器手柄，进入及退出时，应保持窥阴器处于闭合状态，勿损伤阴道壁及宫颈组织。

（3）产后 10 日或妇科手术 2 周后的患者，若出现阴道分泌物浑浊、有臭味、阴道伤口愈合不良，可行低位阴道冲洗，冲洗液的高度一般不超过检查床 30 cm，以免上行感染。

（4）未婚妇女一般不做阴道冲洗，必要时可以用导尿管进行冲洗，不能使用窥阴器。

三、阴道或宫颈上药

阴道或宫颈上药是将治疗性药物经过阴道涂抹到阴道壁或宫颈黏膜上，达到局部治疗的作用。

（一）适应证

各种阴道炎、宫颈炎、术后阴道残端炎。

（二）禁忌证

月经期、阴道流血、产后、人工流产、宫颈癌者有活动性出血。

（三）操作步骤

1. 评估

评估产妇相关病史。评估产妇的活动度、合作能力、精神心理状态及需求，膀胱排空情况。

2. 物品准备

阴道窥器、一次性会阴垫、一次性手套、妇科大棉签、消毒干棉球、带尾线的大棉球、阴道冲洗用物、润滑油、药品。常用药物如下：

（1）阴道后穹隆塞药：甲硝唑、制霉菌素等片剂、丸剂、栓剂等。

（2）局部非腐蚀性药物：1%甲紫、新霉素或氯霉素等。

（3）腐蚀性药物：20%～50%硝酸银溶液、20%络酸溶液或100%络酸溶液等。

（4）宫颈棉球上药：止血药、消炎止血粉、抗生素等。

（5）喷雾器上药：土霉素、呋喃西林、己烯雌酚等。

3. 操作

（1）协助患者取膀胱截石位，脱去一侧裤子，臀下垫一次性垫子，上药前先行阴道冲洗或擦洗，依据病情及治疗目的不同，选择不同方法上药。

①阴道后穹隆塞药：常用于滴虫性阴道炎、外阴阴道假丝酵母菌病、老年性阴道炎及其他阴道慢性炎症等患者。可指导患者自行放置，临睡前洗净双手，戴一次性手套，用示指将药片或栓剂沿阴道后壁推行至阴道后穹隆处。

②局部用药：常用于宫颈炎或阴道炎患者。非腐蚀性药物，如1%甲紫或大蒜液可用于治疗外阴阴道假丝酵母菌病，新霉素、氯霉素可用于治疗急性或亚急性宫颈炎或阴道炎，用长棉签蘸药液涂擦于阴道壁或子宫颈。腐蚀性药物，如20%～50%硝酸银可用于治疗慢性宫炎颗粒增生型患者，先在拟给药的组织周围填纱布或棉球以保护正常组织。用长棉签蘸药液涂于宫颈糜烂面，并插入宫颈管内0.5 cm，保留1分钟，然后用0.9%氯化钠溶液棉球擦去表面残余药液，最后用干棉球吸干。

③宫颈棉球上药：适用于子宫颈亚急性或急性炎症伴有出血者。用窥阴器充分暴露宫颈，用卵圆钳将带有尾线的棉球蘸药后塞于宫颈处，同时将窥阴器轻轻退出，然后取出卵圆钳，以防退出窥阴器时将棉球带出，将线尾端露于阴道口外，并用胶布固定于阴阜侧上方。叮嘱患者于上药后12～24小时轻拉尾线将棉球取出。

④喷雾器上药：常用于非特异性阴道炎及老年性阴道炎，常用药物有土霉素、呋喃西林、己烯雌酚等。用窥阴器暴露阴道壁，用喷雾器将药物粉末喷于炎性组织表面。

（2）整理用物，观察用药反应。

（四）注意事项

（1）使用非腐蚀性药物时，应转动窥阴器，使阴道壁各侧壁均涂上药物。

（2）应用腐蚀性药物时，要注意保护正常阴道壁及组织，上药前将纱布或干棉球垫于阴道后壁或阴道后穹隆处，以免药液灼伤正常组织。药液涂好后，用干棉球吸干，随即取出棉球或所垫纱布。

（3）棉签上的棉花必须捻紧，涂药时朝同一方向转动，避免棉花落入阴道内。阴道栓剂宜于晚上临睡前使用，以免站起脱落，影响治疗效果。

（4）未婚患者上药时，不能使用窥阴器，可用长棉签上药。经期或子宫出血者不宜阴道上药。

（5）用药期间禁止性生活。

四、会阴湿热敷

会阴湿热敷是应用热原理和药物化学反应，促进血液循环，有利于水肿吸收和炎症局限，促进局部组织恢复的一项护理技术。

（一）适应证

（1）会阴水肿及血肿的吸收期。

（2）会阴硬结及早期感染者。

（二）禁忌证

新鲜的会阴血肿或者会阴血肿比较大者。

（三）操作步骤

1. 评估

阴道分泌物的量、性质、有无异味，皮肤黏膜有无破损，会阴有无肿胀、发红、硬结、炎症，若有肿胀，是否有波动感；评估患者对热敏感性和耐受性、感觉有无迟钝及程度、有无药物过敏史；评估患者活动度、合作能力、心理状态及需求；膀胱排空情况。

2. 用物准备

治疗碗（内盛热水或药液，温度为50℃～60℃）、弯盘、无菌纱布若干块、无菌大棉签若干支、垫巾2块、温度计、凡士林、棉签、必要时备热水袋、屏风。

3. 操作

（1）协助患者取屈膝仰卧位，臀部垫一次性会阴垫。脱去对侧裤脚，两脚分开，注意保暖，暴露外阴。

（2）遵循无菌操作技术原则进行会阴部擦洗。

（3）会阴热敷部位先涂一薄层凡士林，盖上干消毒纱布；再用两把镊子将温度为41℃～46℃的50%硫酸镁浸透纱块拧干铺在热敷部位，外面盖上棉垫保温。

（4）湿热敷的面积应该是病损范围的2倍。每3～5分钟更换敷布；热敷时间一般为15～30分钟/次，期间观察皮肤，注意询问患者感受；可视情况用热源袋放在棉垫外或用红外线灯照射，延长更换热敷垫时间。

（5）湿热敷完毕，擦去凡士林，撤去用物，协助患者整理衣物，整理床单位。

(四)注意事项

(1)会阴湿热敷应该在行会阴擦洗、外阴局部伤口的污垢清洁后进行。

(2)定期检查热源袋的完好性,防止烫伤,对休克、虚脱、昏迷及术后感觉不灵敏的患者应尤为注意。

五、坐浴

坐浴可借助水温与药液的作用,促进局部组织的血液循环,减轻外阴局部的炎症及疼痛,使创面清洁,促进舒适,利于组织恢复。根据目的不同,坐浴分为3种:①热浴,水温在41℃~43℃,适用于渗出性病变及炎性病变,可先洗后坐;②温浴,水温在35℃~37℃,适用于慢性盆腔炎、术前准备等;③冷浴,水温在14℃~15℃,适用于膀胱阴道松弛、性无能及功能性无月经者。主要是利用低温刺激肌肉神经,使其张力增加。坐浴时间为2~5分钟。

(一)适应证

(1)外阴、阴道手术或经阴道行子宫切除术术前准备。

(2)外阴炎、阴道非特异性炎症或特异性炎症、子宫脱垂者。

(3)会阴伤口愈合但局部有硬结者。

(4)盆底肌松弛者。

(二)禁忌证

月经期、阴道流血、妊娠、流产、引产及正常产后7天内的妇女。

(三)操作步骤

1.评估

评估患者相关病史,如会阴伤口愈合情况。评估患者活动度、合作能力、心理状态及需求;评估膀胱排空情况;评估患者对热敏感性和耐受性,感觉有无迟钝及药物过敏史。

2.物品准备

坐浴盆、水温计、小毛巾、2000 mL左右的坐浴溶液。溶液的准备与配制如下:

(1)滴虫性阴道炎:常用0.5%醋酸溶液、1%乳酸溶液或1:5000高锰酸钾溶液。

(2)外阴阴道假丝酵母菌病:常用2%~4%碳酸氢钠溶液。

(3)萎缩性阴道炎:0.5%~1%乳酸溶液。

(4)外阴炎、非特异性阴道炎、外阴阴道手术术前准备:常用1:5000高锰酸钾溶液、1:1000苯扎溴铵溶液、0.02%碘伏溶液等。

(5)会阴伤口:常用1:5000高锰酸钾溶液。

3.操作

(1)根据病情与治疗目的,配置好坐浴溶液,协助患者臀部舒适坐于盆内,药液面为坐浴盆1/3~1/2,药液浸泡全臀及外会阴部。

(2)浴巾覆盖大腿,注意保暖,持续时间15~20分钟;过程注意患者主诉,观察面色、呼吸。

(3)坐浴完毕,浴巾擦干臀部、会阴部,有伤口者,清洁伤口,必要时给予换药;

(4)观察坐浴后皮肤情况。

（四）注意事项

（1）坐浴前擦干外阴及肛门周围。

（2）坐浴溶液应严格按比例配制。

（3）治疗完毕后，清洁伤口，擦干肛周、会阴部保持清洁干爽，防止感染。

六、会阴红外线照射

会阴红外线照射是指利用红外线理疗保持伤口干燥，利于组织生长修复。

（一）适应证

会阴伤口愈合不良者。

（二）操作步骤

1. 评估

评估患者伤口情况，有无渗液、肿胀、发红、硬结、炎症，若有肿胀，需要评估局部是否有波动感。

2. 用物准备

垫巾 1 块、红外线灯，必要时带备用电插板。检查红外线灯能否正常运作，电源距离是否适合。

3. 操作

（1）协助患者取舒适的屈膝仰卧位，臀部垫一次性会阴垫，暴露外阴。遵循无菌操作技术原则进行会阴部擦洗。

（2）放置红外线灯在两腿间，外阴部距离辐射板 30~40 cm；调节照射时间，按医嘱执行，一般为 20~30 分钟；嘱患者不要随意移动臀部及双腿，以免烫伤。

（3）照射后 5 分钟左右，观察局部皮肤情况，询问患者感受，随时调节灯距。

（4）照射完毕，撤下红外线灯，协助患者垫上消毒卫生垫，清洁伤口，擦干会阴部，整理衣物。

（三）注意事项

（1）移开或以隔热物品遮盖床旁吸热性强的物品。

（2）照射过程，定时巡视，专人负责，注意局部皮肤反应及产妇主诉。

（3）照射皮肤出现紫红色，应立即停止照射，并涂凡士林。

（4）如患者感觉出现过热、心慌、头晕，及时对症处理。

第二节　新生儿护理技术

预习案例

> 黄女士，28 岁，5 分钟前自然分娩一足月女婴，体重 3150 g，出生 1 分钟、5 分钟 Apgar 评分为 10 分。
>
> **思考：**
>
> 1. 护士对新生儿需进行哪些护理操作？
>
> 2. 护士应该从哪些方面去评估新生儿？

新生儿护理技术(微课)

一、新生儿"三早"开展技术

"三早"技术即为早接触、早吸吮、早开奶，指在出生后半小时内给予婴儿早接触、早吸吮，除母乳外不添加任何食物和饮料包括水。通过早吸吮刺激乳头神经末梢传入垂体前叶，促使乳腺提早分泌乳汁，促进母乳喂养的成功。

（一）适应证

母婴生命体征稳定，基础状况良好。

（二）禁忌证

1.产妇患慢性病需长期用药

如癫痫需用药物控制者，甲状腺功能亢进尚在用药物治疗者，肿瘤患者正在抗癌治疗期间，这些药物均可进入乳汁，对婴儿不利。

2.产妇处于细菌或病毒急性感染期

母亲乳汁内含致病的细菌或病毒，可通过乳汁传给婴儿。而感染期母亲常需应用药物，因大多数药物都可从乳汁中排出，如红霉素、链霉素等，均对婴儿有不良后果。

3.产妇接触放射性物质、有毒化学物质或农药

有害物质可通过乳汁使婴儿中毒，故哺乳期应避免接触有害物质及远离有害环境。

4.产妇患严重内外科疾病

如心脏功能Ⅲ～Ⅳ级者，避免母乳喂养。患有肾功能不全者，哺乳可加重脏器的负

担和损害。

5.产妇患严重精神病及产后抑郁症

产妇患严重精神疾患时会对婴儿的安全构成威胁。

6.产妇处于传染病急性期

如开放性结核病、各型肝炎的传染期等。

(三)操作步骤

1.评估

(1)新生儿评估：评估出生时 Apgar 评分、体重、生理反射、体表有无畸形、生命体征、分娩经过和意识状态等。

(2)产妇评估：了解诊断、孕周、分娩过程，有无母乳喂养禁忌证。

2.物品准备

辐射台预热的包被。

3.操作

(1)新生儿娩出并完成基础评估后，擦干全身，将其裸体放在母亲胸前，包被盖于新生儿及母亲身上，接触时间应不少于30分钟。

(2)剖宫产出生的新生儿在断脐后，擦干全身，先做局部皮肤接触，可以贴贴脸颊，或让母亲抚摸、亲吻自己的孩子，并于产妇返回病房后立即将新生儿放入母亲怀抱中。接触时间应不少于30分钟。

(3)协助新生儿尽早吸吮母亲的乳头，激发新生儿觅食、吸吮和吞咽的本能，促进乳汁分泌，使早下奶、多下奶。

(四)注意事项

(1)操作前了解新生儿出生经过、Apgar 评分、体重、生理反射情况、体表有无畸形、生命体征、意识状态。

(2)注意母亲与新生儿保暖。

(3)在早吸吮开始时，只需协助，不要采取强迫手段。

二、新生儿查体技术

新生儿查体技术是指对新生儿进行体格检查，以了解新生儿的健康状况。

(一)操作步骤

1.评估

(1)新生儿评估：评估新生儿 Apgar 评分、体重、生理反射、体表有无畸形、生命体征、分娩经过及意识状态等。

(2)产妇评估：了解产妇的妊娠情况、产检有无特殊情况、分娩过程是否顺利，有无影响新生儿的内外科疾病等。

2.物品准备

新生儿辐射台、身长测量器、头围测量器、听诊器、台秤、皮尺、记录表。

3.操作

1)全身检查：

（1）五官：检查五官是否俱全，有无畸形。

（2）头颅：检查头部有无异常隆起、凹陷、脑积水；颅缝大小、紧张度；有无产瘤、血肿；头颅大小、形状。

（3）四肢：检查四肢活动度、肌张力，有无畸形；有无四肢短小、足内翻、足外翻、多指、少指、多指融合；有无外伤。

（4）脊柱：检查脊柱是否连续，排列是否整齐，弯曲度是否正常；有无脊柱柱裂、脊膜膨出。

（5）外生殖器：检查外生殖器有无畸形，辨认性别，若为男婴，应检查睾丸是否下降。

（6）肛门：检查肛门是否闭锁，是否存在肛瘘、肛裂。

（7）皮肤检查：皮肤颜色、有无破损、出血点、色素沉着、肉瘤等。

（8）胸部：触诊锁骨，若有锁骨骨折，触诊时骨折部位压痛，可触及骨擦感。听诊心率；检查胸廓起伏情况。

（9）腹部：有无脐膨出、腹裂。

2）称体重：台称置零，将新生儿轻放于台称上，操作者双手护于新生儿周围，但不可接触新生儿。

3）测身长：新生儿仰卧于身长测量器上，助手将新生儿头部固定于"0"指示位，操作者将新生儿身体缓缓拉直，双足保持功能位时所指刻度即为总身长。

4）测胸围：用皮尺以新生儿双乳头连线为指示点，绕胸一周的周长即为胸围。

5）测腹围：用软皮尺经过新生儿肚脐上方边缘，平行绕一周的周长即为腹围。

6）测头围：寻找新生儿两条眉毛的眉弓；将软尺的零点放在眉弓连线上，以此为起点，将软尺沿眉毛水平绕向新生儿的头后；寻找新生儿脑后枕骨结节，将软尺绕过新生儿枕骨结节，并绕回前额；将软尺重叠交叉，交叉处的数字相减即为新生儿头围。

7）体检结束：给新生儿穿衣、盖被，注意保暖。

（二）注意事项

（1）操作者按要求洗手，戴手套、口罩，避免交叉感染。

（2）注意保暖，不过多暴露新生儿。

（3）若发现畸形应立即通知医生，配合医生做好产妇及家属安抚解释工作。

三、新生儿沐浴技术

新生儿沐浴技术即帮助新生儿沐浴，有助于活动新生儿肢体和肌肉，促进血液循环，使新生儿皮肤清洁、舒适、避免感染，同时可观察新生儿全身情况。

新生儿抚触

新生儿沐浴

（一）适应证

新生儿生命体征平稳。在喂奶前、后 1 小时不哭闹、清醒状态下。

（二）禁忌证

（1）新生儿存在急性皮肤疾病。

（2）新生儿处于缺氧状态。

（三）操作步骤

1. 评估

评估新生儿吃奶的时间，是否饥饿或过饱，新生儿精神状态及有无并发症。评估环境是否整洁、安全、安静，室温需保持在 26℃～28℃。

2. 用物准备

体重秤、沐浴露、爽身粉或护臀膏、湿纸巾、尿布、消毒小毛巾、浴巾、清洁衣服、发梳、护脐带、75%乙醇或 0.5%碘伏、棉签、温水（39℃～41℃）。

3. 操作

1）抱新生儿入沐浴室，将新生儿放置在抚触台上，打开包被，解开衣物，检查腕带、脚环，确认新生儿身份。

2）检查全身情况。

3）沐浴：打开喷头开始测试水温，抱新生儿于浴盆。

（1）洗脸：用消毒毛巾由内向外、由上向下按顺序擦洗眼、鼻、耳、颌下。

（2）洗头：左手掌托住新生儿头颈部；左手拇指和无名指将新生儿双耳廓折向前方遮盖耳孔，防止水流入耳内；右手取适量沐浴露涂抹新生儿头部并清水冲洗。

（3）清洗全身：左手经背部环抱新生儿肩部及对侧腋窝；右手取适量沐浴露按颈—腋下—上肢—手—胸部—腹股沟—下肢—背部—臀部的顺序涂抹新生儿全身，用流动水将沐浴露洗净；洗背时可左右手交替环抱小儿，使其头靠在右手臂上。

4）擦干：将新生儿抱至浴台上，用浴巾蘸干全身。

5）消毒脐带：用 75%乙醇或 0.5%碘伏消毒肚脐，保持脐带残端干燥暴露。

6）皮肤护理：颈下、腋下、腹股沟处撒爽身粉。若臀部有尿布疹，可涂鞣酸软膏。

7）穿好尿布、衣服：纸尿裤粘贴正确，松紧合适容两指，尿布避免超过脐部，以防大小便污染脐部；先将衣服平放在台面上，婴儿平躺在衣服上。依次穿上衣服和裤子，动作轻柔，顺着新生儿肢体弯曲和活动的方向进行，不可生拉硬拽。

8）清洗过程中注意观察新生儿的表现，注意皮肤是否红润、干燥，有无发绀、斑点、皮疹、感染、黄疸；脐部有无红肿、分泌物及渗血；肢体活动有无异常，发现异常情况及时处理并报告医生。

9）核对：检查腕带、脚环、被牌；与家长确认。

（四）注意事项

（1）重复使用的用物需注意一人一用一消毒。

（2）严格掌握新生儿沐浴时机，应注意避免在新生儿饥饿时沐浴。

（3）操作者应动作轻柔，注意保暖，避免新生儿受凉及损伤。

（4）沐浴时勿使水进入新生儿的耳、鼻、口、眼内。

(5)新生儿腕带、脚环、被牌脱落应双人核对无误后及时完善。

第三节　妇产科常用检查技术

预习案例

陈女士，27 岁，G_1P_0，孕 40^{+6} 周，产妇于 5:00 开始出现规律宫缩，6:00 到达医院，生命体征平稳，胎心反应好。

思考:

1. 现应立即做哪些检查?

2. 需要从哪些方面对产妇进行评估?

一、产科阴道检查

阴道检查是检查者经阴道评估宫颈、胎先露等产科要素的操作技术。目的是了解产妇骨盆情况;了解宫颈位置、质地、宫颈管消退及扩张情况;明确胎先露类型，评估其位置、胎头俯屈程度、胎先露塑形情况、有无产瘤;查明羊膜囊是否已破，有无脐带脱垂;通过评估对比以了解产程的进展情况。

(一)适应证

(1)临产产妇，以了解产妇产道基本情况。

(2)评估产程进展。

(3)出现胎心异常或阴道异常出血时查找原因。

(4)妊娠女性产道检查。

(二)禁忌证

前置胎盘。

(三)操作步骤

1. 评估

孕妇本次妊娠情况，包括孕周、妊娠合并症和并发症、相关检查结果(B 超等)、腹痛和阴道流血的情况、产程进展情况等;膀胱是否排空;孕妇对阴道检查的认知、接受程度和心理反应。

2. 物品准备

皮肤消毒剂、妇科大棉签、垫单、无菌润滑剂、无菌手套等。

3. 操作

(1)探查宫颈情况:右手示指和中指沿阴道后壁伸入阴道，触诊了解宫颈位置、质地、宫颈管消退及扩张的情况。若宫口已扩张，先触及胎儿的先露部，然后由中心向外触及宫颈的边缘，分别触诊宫颈口 3、6、9、12 点位置以估计宫颈开大的程度(以 cm 为单位)，如摸不到宫颈边缘表明宫口已开全。临床常用 Bishop 宫颈成熟度评分法来评估宫颈的情况。

（2）探查先露部类型及胎先露位置：摸清胎先露类型，以先露部骨质最低点与坐骨棘平面的距离来确定先露位置，在坐骨棘平面定位为 0，在坐骨棘平面以上表达为（-），在坐骨棘平面以下表达为（+），以 cm 为单位。若为胎头先露，可根据颅缝和囟门的位置可确定头先露的胎方位。

（3）探查产道情况：对于产程异常或疑有骨盆异常者需行骨盆内测量。骨盆内测量包括对角径（正常值为 12.5~13 cm）、坐骨棘间径（正常值约为 10 cm）、坐骨切迹宽度（容纳 3 横指为正常，正常值为 5.5~6 cm）。

（四）注意事项

（1）胎膜已破者应注意观察羊水的性状。检查时必须触诊确认有无脐带脱垂。

（2）严格消毒，注意无菌操作，预防感染，尽量减少阴道检查次数。

二、生殖道细胞学检查

女性生殖道上皮细胞受卵巢激素的影响出现周期性变化。因此临床上即可通过检查生殖道脱落上皮细胞（包括阴道上段、宫颈阴道部、宫颈管、子宫、输卵管及腹腔的上皮细胞）反应体内性激素水平变化，也可协助诊断不同部位的恶性病变，是一种简便、经济、适用的辅助诊断方法。

（一）适应证

（1）不明原因闭经。

（2）功能失调性子宫出血。

（3）流产。

（4）生殖道感染性疾病。

（5）妇科肿瘤筛查。

（二）禁忌证

（1）生殖器急性炎症。

（2）月经期。

（三）操作步骤

1. 评估

评估患者的既往病史以及临床表现，询问是否有阴道流液、出血及其量、性质、颜色及气味，评估产妇的心理状况，告知检查的目的、方法、注意事项以及检查过程中可能出现的不适，取得配合。

2. 物品准备

标本盒、阴道窥器、宫颈刮匙、细胞刷、载玻片若干张、不同型号塑料管、0.9%氯化钠溶液、无菌干燥棉签、装有固定液的标本瓶及新柏氏液。

3. 操作步骤

（1）协助患者取膀胱截石位，臀下垫一次性会阴垫。

（2）涂片采集：

①阴道涂片：了解卵巢或胎盘功能，检测下生殖道感染的病原体。已婚者一般采用

木制小刮板在阴道侧壁 1/3 处轻轻刮取,避免将深层细胞混入而影响诊断。无性生活妇女阴道分泌物少,可用浸湿的棉签深入阴道,紧贴阴道壁卷取,薄而均匀地涂于玻片上,将其置于 95% 乙醇中固定。

②宫颈刮片:是筛查早期子宫颈癌的重要方法。在宫颈外口鳞-柱状上皮交界处,用木质刮板以宫颈外口为圆心,轻刮一周,均匀涂于玻片上,避免损伤组织引起出血而影响检查结果。若受检者白带过多,应先用无菌干棉签轻轻擦净黏液,再刮取标本。

③宫颈管涂片:用于筛查宫颈管内病变。先将宫颈表面分泌物拭净,用小型木质刮板进入宫颈管内,轻轻刮取一周做涂片。目前临床多采用细胞刷刮取宫颈管上皮,将细胞刷置于宫颈管内,达宫颈外口 10 mm 左右,在宫颈管内旋转 360° 后取出,旋转"细胞刷"将附着于小刷子上的标本均匀地涂于玻片上或迅速置于细胞保存液。

④宫颈吸片:筛查宫颈内恶性病变,较阴道涂片及宫颈刮片阳性率高。选择直径 1~5 mm 不同型号地塑料管,一端连接无菌注射器,另一端送入子宫腔内达宫底部,轻轻抽吸,上、下、左、右转动方向,将吸出物涂片、固定、染色。而后停止抽吸,去除吸管,以免将宫颈管内容物吸入。

(四)注意事项

(1)取脱落细胞标本时动作应轻、稳、准,避免损伤组织引起出血。

(2)涂片必须均匀地向一个方向涂抹,禁忌来回涂抹,以免破坏细胞。

(3)检查后评估阴道流血情况,询问有无其他不适,发现异常及时通知医生。

(4)做好载玻片标记,标本应立即放入装有 95% 乙醇固定液标本瓶中固定并及时送检。

(五)结果评定及意义

1. 常见女性生殖道脱落细胞的种类及其在内分泌检查方面的应用

(1)鳞状上皮细胞:阴道及宫颈阴道部上皮的鳞状上皮相仿,为非角化性分层鳞状上皮。上皮细胞分为底层、中层和表层,其生长与成熟受卵巢雌激素影响。女性一生中不同时期及月经周期中不同时间各细胞比例均不相同,细胞由底层向表层逐渐成熟。临床上常用嗜伊红细胞指数(eosinophilic index,EI)、成熟指数(maturation index,MI)、致密核细胞指数(karyopyknotic index,KI)及角化指数(cornification index,CI)来代表体内雌激素水平。EI 是计算鳞状细胞中表层红染细胞的百分率,指数越高,提示上皮细胞越成熟。MI 是计算鳞状上皮 3 层细胞百分比,按底层/中层/表层顺序写出,在阴道细胞学卵巢功能检查中最常用。底层细胞百分率高称为左移,提示不成熟细胞增多,雌激素水平下降;表层细胞百分率高称为右移,提示成熟细胞增多,雌激素水平升高。正常情况下,育龄妇女宫颈涂片中表层细胞居多,基本无底层细胞。卵巢功能低落时可见底层细胞,若底层细胞<20%,提示轻度低落;底层细胞占 20%~40%,提示中度低落;底层细胞>40%,提示高度低落。KI 是指鳞状上皮细胞中表层致密核细胞的百分率,KI 越高,提示上皮细胞越成熟。CI 是指鳞状上皮细胞中的表层嗜伊红性致密核细胞的百分率,指数越高,提示上皮细胞越成熟。

(2)柱状上皮细胞:分为宫颈黏膜细胞和子宫内膜细胞两种,在宫颈刮片及宫颈管涂片中均可见到。宫颈黏液细胞呈高柱状或立方状,核在底部,呈圆形或卵圆形,染色质分布均匀，细胞质内有空泡，易分解而留下裸核。子宫内膜细胞为低柱状，核圆形，核大小、形状一致，多成堆出现，细胞质少，边界不清。

（3）非上皮成分：不属于生殖道上皮细胞，如吞噬细胞、白细胞、红细胞等。

2. 生殖道脱落细胞图片用于妇科疾病的诊断

（1）闭经：阴道涂片检查见有正常周期性变化，提示闭经原因在子宫及其以下部位，如子宫内结核、宫颈宫腔粘连等。涂片见中层和底层细胞多，表层细胞极少或无，无周期性变化，提示病变在卵巢。涂片表现不同程度雌激素低落或持续雌激素轻度影响，提示垂体或下丘脑或其他全身性疾病引起的闭经。

（2）功能失调性子宫出血：

①无排卵性功能失调性子宫出血：涂片显示中至高度雌激素影响，但也有较长期处于低至中度雌激素影响。雌激素水平高时 MI 右移显著，雌激素水平下降时出现阴道流血。

②排卵性月经失调：涂片显示有周期性变化，MI 明显右移，排卵期出现高度雌激素影响，EI 可达 90%。但排卵后细胞堆积和皱褶较差或持续时间短，EI 虽有下降但仍偏高。

（3）流产：由于黄体功能不足引起的先兆流产表现为 EI 于早孕期增高，经治疗后 EI 稍下降提示好转。若再度 EI 增高，细胞开始分散，流产可能性大。若先兆流产而涂片正常，表明流产并非黄体功能不足引起，用孕激素治疗无效。

（4）生殖道感染性炎症：根据细胞的形态特征推断生殖感染的病原体种类，如细菌性阴道病，涂片中炎性阴道细胞表现为细胞核呈豆状核，核破裂和核溶解，上皮细胞核周有空晕，细胞质内有空泡。衣原体性子宫颈炎在宫颈涂片上可见化生的细胞质内有球菌样物及嗜碱性包涵体，感染细胞肥大多核。鳞状上皮细胞被人乳头瘤病毒（HPV）感染后在涂片标本中见挖空细胞。

3. 生殖道脱落细胞用于妇科肿瘤诊断

（1）癌细胞特征：主要表现在细胞核细胞及细胞间关系的改变。细胞核改变表现为核增大，核质比例失常；核大小不等，形态不规则；核深染且深浅不一；细胞大小不等，形态各异；癌细胞可单独或成群出现，排列紊乱。

（2）阴道细胞诊断的报告形式：报告形式主要有分级诊断和描述性诊断。目前我国仍有医院采用分级诊断（巴氏分类法），该分级法以级别来表示细胞学改变的程度易造成假象，似乎每个级别之间有严格的区别，使临床医生仅根据分类级别的特定范围处理患者，实际上Ⅰ、Ⅱ、Ⅲ、Ⅳ级之间并无严格的客观标准，主观因素较多。近年来更推荐应用 TBS（The Bethesda System）分类法及其描述性诊断：为使细胞学的诊断与组织病理学术语一致并与临床处理密切结合。TBS 描述性诊断报告主要包括以下内容：①未见上皮内病变细和恶性细胞，即病原体、非瘤样发现；②上皮细胞异常，即鳞状上皮细胞异常（腺上皮细胞改变、其他恶性肿瘤）。

三、宫颈活组织检查

宫颈活组织检查简称活检，常用检查方法有局部或组织检查和诊断性宫颈锥形切除术。取材部位是自病变部位或可疑部位取小部分组织进行病理检查，结果可作为诊断依据。

(一)局部活组织检查

1.适应证

(1)宫颈脱落细胞学涂片检查巴氏Ⅲ级或以上者。宫颈脱落细胞学涂片检查巴氏Ⅱ级经反复治疗无效者。

(2)TBS分类鳞状上皮细胞异常：低度鳞状上皮内病变或以上者。

(3)阴道镜检查反复出现可疑阳性或阳性者。

(4)宫颈恶性病变或宫颈特异性感染，需进一步明确诊断者。

2.禁忌证

(1)生殖道患有急性或亚急性炎症者。

(2)妊娠期、月经期或有不规则子宫出血者。

(3)患血液病有出血倾向者。

3.操作步骤

(1)评估：评估患者的生命体征、相关病史及临床表现，是否处于妊娠期、月经期，是否患有阴道炎症；告知产妇检查目的、方法、注意事项；评估患者的心理状况。

(2)物品准备：阴道窥器、宫颈钳、宫颈活检钳、长镊子、纱布卷、洞巾、妇科大棉签、手套、消毒液、装有固定液标本瓶(后简称标本瓶)、复方碘溶液。

(3)操作：

①协助患者排空膀胱，取膀胱截石位常规消毒外阴，铺无菌洞巾。放置阴道窥器，充分暴露宫颈，用干棉签擦净宫颈表面黏液，局部消毒。

②用活检钳在宫颈外口鳞-柱状交界处或特殊病变处取适当大小组织。临床明确为宫颈癌，只为确定病理类型或浸润程度者可以行单点取材；可疑宫颈癌者，应按时钟位置3、6、9、12点4处钳取组织；为提高取材准确性，在阴道镜引导下取材，或在宫颈阴道部涂以复方碘溶液，选择不着色区域取材。将组织分别放在标本瓶内，做好标记并及时送检。

③宫颈局部填带尾纱布或棉球压迫止血，嘱患者24小时后自行取出。

4.注意事项

(1)患有阴道炎症应治愈后再取活检。

(2)妊娠期原则上不做活检，以免流产、早产，但临床高度怀疑子宫颈恶性病变者仍应检查。

(3)指导患者术后1个月内禁止性生活、盆浴及阴道灌洗。

(4)提醒患者按要求取病理报告单并及时复诊。

(二)诊断性宫颈锥切术

1.适应证

(1)宫颈细胞学检查多次阳性，而宫颈活检阴性者。

(2)宫颈活检为宫颈高级别上皮内病变需确诊者，或可疑为早期浸润癌，为明确病变累及程度及确定手术范围者。

2. 禁忌证

(1)生殖道患有急性或亚急性炎症者。

(2)妊娠期、月经期及伴有不规则子宫出血者。

(3)患有血液病有出血倾向者。

3. 操作步骤

(1)评估：评估患者生命体征、相关病史及临床表现，是否处于妊娠期、月经期，是否患有阴道炎症；告知患者检查目的、方法、注意事项；评估患者的心理状况。

(2)物品准备：无菌导尿包、阴道窥器、宫颈钳、宫颈扩张器4~7号、子宫探针、镊子、尖手术刀、刮匙、持针器、圆针、棉签、洞巾、无菌手套；复方碘溶液、标本瓶、消毒液。

(3)操作：

①在蛛网膜下隙或硬膜外麻醉下，协助患者取膀胱截石位，消毒外阴阴道后，铺无菌洞巾。

②为患者导尿，放置阴道窥器，暴露宫颈并消毒阴道和宫颈。

③协助医生完成宫颈锥形切除术。以宫颈钳钳夹宫颈前唇向外牵引，扩张宫颈管并做宫颈管搔刮术。宫颈涂碘液在病灶外或碘不着色区外0.5 cm处，以尖刀在宫颈表面做环形切口，深度约为0.2 cm，包括宫颈上皮及少许皮下组织。也可用环形电切除术行锥形切除。

④在切除组织的12点处作一标记后，装入标本瓶中做好标记送检。

⑤手术完成用无菌纱布压迫创面止血。若有动脉出血，协助医生缝扎止血，或加用吸收性明胶海绵或止血粉止血。

4. 注意事项

(1)用于诊断时，不宜用电刀、激光刀，以免破坏边缘组织而影响诊断。用于治疗者，应在月经干净后3~7日内进行。

(2)评估阴道出血情况，有无头晕及血压下降等出血反应。

(3)术后注意会阴清洁，使用抗生素预防感染。

(4)告知患者术后休息3日，2个月内禁止性生活及盆浴。嘱患者6周后探查宫颈管有无狭窄。

四、常用穿刺检查

妇产科常用穿刺检查有经腹壁腹腔穿刺、经阴道后穹隆穿刺和经腹壁羊膜腔穿刺。

(一)经腹壁腹腔穿刺术

经腹壁腹腔穿刺术是指在无菌条件下用穿刺针经腹壁进入腹腔抽出腹腔液体或组织，观察其颜色、性状并进行化验检查、细菌培养及脱落细胞学检查等，以达到诊断、治疗的目的，经腹壁腹腔穿刺术还可以用于人工气腹、腹腔积液放液及腹腔化疗术。

1. 适应证

(1)协助诊断腹腔积液的性质。

(2)确定靠近腹壁的肿块性质。

(3)穿刺放出部分腹腔积液，减轻腹压。

(4)穿刺注入抗癌药物进行腹腔化疗。

(5)穿刺注入二氧化碳进行气腹造影。

2.禁忌证

(1)疑有腹腔内的严重粘连时,特别是晚期的卵巢癌发生盆腹腔广泛转移致肠梗阻患者。

(2)疑是巨大的卵巢囊肿患者。

(3)大量腹腔积液伴有严重的电解质紊乱者。

(4)妊娠中晚期孕妇。

(5)有弥漫性血管内凝血者。

(6)精神异常不能配合者。

3.操作步骤

(1)评估:评估患者生命体征、腹围、询问病史,排除禁忌证。评估患者心理状况,鼓励患者,缓解紧张恐惧情绪。告知腹腔穿刺目的、方法、注意事项及检查中的配合要点。

(2)物品准备:无菌腹腔穿刺包、20 mL注射器、无菌手套、无菌纱布块、棉球、标本瓶、胶布、消毒液、无菌导管或橡胶管、引流管、腹带及2%利多卡因注射液(通常穿刺不需要麻醉,若患者精神过度紧张,可用利多卡因予局部麻醉),根据需要准备化疗药物。

(3)操作:

①经腹B超阴道穿刺时,膀胱需充盈,经阴道B超引导穿刺,需排空膀胱。腹腔积液量较多或行囊内穿刺时,患者取仰卧位,液量较少时可取半卧位及侧斜卧位。

②协助医生进行穿刺,穿刺点一般在脐与左髂前上棘连线中外1/3交界处,囊内穿刺点在囊性感明显部位。消毒穿刺皮肤,铺无菌洞巾。

③7号穿刺针从选定点垂直刺入腹腔,穿透腹膜时针头阻力消失,助手用消毒止血钳协助固定针头;术者拔去针芯,见有液体流出,用注射器抽出适量液体送检。腹腔积液细胞学检验需100~200 mL,其他液体仅需10~20 mL。细针穿刺活检常用特制的穿刺针,在超声引导下穿入肿块组织,抽取少量组织送检。

④若为引流,则接导管,导管另一端连接器皿。过程需评估引流是否通畅及引流速度,逐渐束紧腹带或腹部加压沙袋。留取足量标本送检,腹腔积液细胞学检查需200 mL液体,其他检查需20 mL液体,抽出液体标记后即使送检。液体应作细菌培养和药物敏感试验。

⑤若为注入化疗药物,指导患者变换体位以充分吸收药物。

⑥操作结束,拔出穿刺针。再次局部消毒,用无菌纱布覆盖并固定。

4.注意事项

(1)评估患者的生命体征、腹围、腹水性质及引流量并详细记录。

(2)放腹水的速度宜缓慢,每小时不超过1000 mL,一次放腹水不应超过4000 mL,并严密观察患者血压、脉搏、呼吸等生命体征,随时控制放液量及放液速度。若出现休克征象,应立即停止放液。

(3)当行腹腔化疗时,应注意过敏反应等毒副反应。

(4)行气腹造影穿刺的患者,X线摄片后需将气体放出。

（5）术后卧床休息 8~12 小时，必要时给抗生素预防感染。

（二）经阴道后穹隆穿刺术

直肠子宫陷凹是腹腔最低部位，腹腔内的积血、积液、积脓易积存于该处。阴道后穹隆顶端与直肠子宫陷凹贴接，选择经阴道后穹隆穿刺术进行抽出物的肉眼观察、化验病理检查，是妇产科临床常用的辅助诊断方法。

1. 适应证

（1）疑有腹腔内出血，如宫外孕、卵巢黄体破裂等。

（2）疑盆腔内有积液、积脓，穿刺抽液检查了解积液性质；盆腔脓肿穿刺引流及局部注射药物。

（3）盆腔肿块位于直肠子宫凹陷内，经后穹隆穿刺直接抽吸肿块内容物做涂片或细胞学检查以协助诊断，若怀疑恶性肿瘤需明确诊断时，可行细针穿刺活检，送组织学检查。

（4）B 型超声引导下行卵巢子宫内膜异位囊肿或输卵管妊娠部位注药治疗。

（5）在 B 型超声引导下经阴道后穹隆穿刺取卵，用于各种辅助生殖技术。

2. 禁忌证

（1）盆腔严重粘连，直肠子宫凹陷被粘连块状组织完全占据。

（2）疑有肠管与子宫后壁粘连，穿刺易损伤肠管或子宫。

（3）异位妊娠采用非手术治疗时应避免穿刺，以免引起感染。

3. 操作步骤

（1）评估：阴道检查了解子宫、附件情况，注意阴道后穹隆是否膨隆。评估患者心理状况，鼓励患者，缓解紧张恐惧情绪；告知腹腔穿刺目的、方法、注意事项及检查中的配合要点；评估患者膀胱排空情况。

（2）物品准备：阴道窥器、宫颈钳、长镊子、腰椎穿刺针或 22 号长针头、20 mL 注射器、无菌试管、洞巾、纱块、棉球、手套、消毒液。

（3）操作：

①协助患者取膀胱截石位，外阴、阴道常规消毒，铺巾。阴道窥器充分暴露宫颈及阴道后穹隆并消毒。宫颈钳钳夹宫颈后唇，向前提拉，充分暴露阴道后穹隆，再次消毒。

②用腰椎穿刺针或 22 号长针头接 5~10 mL 注射器，于后穹隆中央或稍偏病侧（最膨隆处），即阴道后壁与宫颈后唇交界处稍下方平行宫颈管快速进针刺入 2~3 cm，当针穿过阴道壁有落空感后开始抽吸，如无液体抽出，边抽吸边缓慢退针，必要时适当改变方向。见注射器内有液体抽出时，停止退针，继续抽吸至满足化验检查需要为止，行细针穿刺活检时采用特制的穿刺针。

③穿刺检查完毕针头拔出后，穿刺点用棉球压迫片刻，及时送检标本。

4. 注意事项

（1）穿刺点在阴道后穹隆中点，进针方向应与宫颈管平行，深入至直肠子宫凹陷，不可过分向前或向后，避免进入宫体或进入直肠。

（2）抽出液体应注明标记及时送检，做常规检查或细胞学检查，脓性液体应行细菌培养和药物敏感试验；抽吸物若为血液，应放置 5 分钟，若凝固则为血管内血液；或滴在纱布上出现红晕，为血管内血液。放置 6 分钟后仍不凝固，可判定为腹腔内出血。

(3)未抽出血液，不能完全排除宫外孕和腹腔内出血，内出血量少、血肿位置高或与周围组织粘连时，均可造成假阴性。

(4)准备急诊手术的患者应立即做好术前准备，建立静脉通道。

(三)经腹壁羊膜腔穿刺

经腹壁羊膜腔穿刺术是在妊娠中晚期时用穿刺针经腹壁、子宫壁进入羊膜抽取羊水，供临床分析诊断，或注入药物或生理盐水用于治疗的一种方法。

1.适应证

(1)胎儿异常或死胎需做羊膜腔内注药(如依沙吖啶等)引产终止妊娠。

(2)胎儿未成熟但须在短时间内终止妊娠，需行羊膜腔内注入地塞米松 10 mg 以促进胎肺成熟。

(3)胎儿无畸形而羊水过多，需放出适量羊水以改善症状及延长孕期；胎儿无畸形而羊水过少，可间断向羊膜腔内注入适量 0.9%氯化钠注射液，减少胎儿肺发育不良或胎儿窘迫。

(4)胎儿无畸形而生长受限者，可向羊膜腔内注入氨基酸等药物。

(5)母儿血型不合，需给胎儿输血者。

(6)产前诊断。羊水细胞染色体核型分析、基因及基因产物检测。对经产前筛查怀疑有异常的高危孕妇，通过检查以明确胎儿性别、确诊胎儿染色体病及遗传病等。

2.禁忌证

(1)心、肝、肺、肾疾病在活动期或功能严重异常。

(2)孕妇有流产征兆。

(3)术前 24 小时内，两次体温在 37.5℃以上。

3.操作步骤

(1)评估：

①时间评估：胎儿异常引产者，宜在妊娠 16～26 周之内；产前诊断者，宜在妊娠 16～22 周，此时子宫轮廓清楚，羊水量相对较多，易于抽取，不易伤及胎儿，且羊水细胞易存活，培养成功率高。

②部位定位评估：手法定位-助手固定子宫，于宫底下 2～3 横指中线或两侧选择囊性感明显部位作为穿刺点；B 型超声定位-穿刺前可先行胎盘及羊水暗区定位标记后操作，穿刺时尽量避开胎盘，在羊水量相对较多的暗区进行；也可在 B 型超声引导下直接穿刺。

③产妇评估：测量生命体征，有发热者暂缓操作；评估孕妇的手术史、生育史、本次妊娠史、不良用药史等。评估产妇相关病史及临床表现，注意是否存在盆腔肿瘤、子宫畸形，评估宫颈发育情况。检测血、尿常规，出凝血时间，血小板计数和肝功能；评估患者膀胱排空情况；评估孕心理状态，向产妇及家属讲解手术目的及方法，取得产妇的积极配合。

(2)物品准备：无菌腰椎穿刺针、弯盘、长镊子、洞巾、棉球、纱布块、20 mL 注射器、标本瓶、消毒液、2%利多卡因注射液、手套及胶布。

（3）操作：

①协助孕妇取仰卧位，腹部皮肤常规消毒，铺无菌孔巾。

②在选择好的穿刺点用 0.5%利多卡因行局部浸润麻醉。用 22 号或 20 号腰穿针垂直刺入腹壁，穿刺阻力第一次消失表示进入腹腔。继续进针又有阻力表示进入宫壁，阻力再次消失表示已达羊膜腔。拔出针芯即有羊水溢出。抽取所需羊水量或直接注药。

③将针芯插入穿刺针内，迅速拔针，敷以无菌干纱布，加压 5 分钟后胶布固定。

4.注意事项

（1）进针不可过深过猛，尽可能一次成功，避免多次操作。最多不得超过两次。

（2）羊水可能经穿刺孔进入母体血循环而发生羊水栓塞。穿刺与拔针前后应注意孕妇有无呼吸困难、发绀等异常。警惕发生羊水栓塞可能。

（3）穿刺用于产前诊断时，穿刺后严密观察胎心率和胎动变化，若有异常，及时报告医生。

第四节　产科常用手术

预习案例

> 陈女士，27 岁，G_1P_0，孕 39 周，规律产检，无异常。产妇于凌晨 6:00 行阴道检查，宫口开大 4 cm，骨盆条件良好，初步评估可以顺产。现上午 9:00 再次行阴道检查，宫口仍为 4 cm，宫缩间歇时间为 6~7 分钟，持续时间 20 秒，强度(+)，胎心监护反应好。
>
> **思考：**
> 1. 现在可以采取哪些助产/护理措施?
> 2. 需要从哪些方面进行观察?

一、人工破膜术

人工破膜即人为的方式使羊膜破裂，以便观察羊水的颜色性状，了解胎儿在宫内的情况，促进胎头下降，反射性引起子宫收缩，加速产程进展。

（一）适应证

（1）怀疑胎儿窘迫时，可根据羊水量、颜色、性状及有无胎粪，结合胎心胎动情况判断是否存在胎儿窘迫并予以及时处理。

（2）胎膜未破，或胎膜已破但形成新的羊膜囊，若无明显头盆不称且产程延长或停滞，可予破膜。

（3）宫口开全后胎膜仍未自然破裂者。

(二)禁忌证

有明显头盆不称、产道梗阻、胎位异常等情况,难以经阴道分娩;脐带先露;胎盘前置。

(三)操作步骤

1. 评估

评估产妇既往病史,有无阴道分娩禁忌证;评估产妇生命体征、胎心监护情况、宫颈条件;评估产妇心理状况。

2. 物品准备

胎心监护仪、妇科大棉签、安尔碘消毒液、无菌手套、组织钳。

3. 操作

(1)会阴消毒。

(2)操作者戴无菌手套,右手示指和中指深入阴道,了解软产道及骨产道有无异常,然后将两指深入子宫颈内,在宫缩间歇期,稍扩张子宫颈,另一手持钳,在右手示指和中指的指引下将长钳前端钳破胎膜,使羊水缓慢流出,手指抵住胎头,观察羊水的颜色、性状和量,注意胎心情况,至少等待一次宫缩过后,未触及脐带再把手退出。

(3)撤去会阴垫。协助整理衣物,查看产妇面色、神志,交代注意事项。

(四)注意事项

(1)破膜前后及时监测胎心,观察胎心率变化,注意阴道口有无胎盘组织、脐带或搏动的血管,以免引起母胎出血或脐带脱垂。

(2)破膜时组织钳不要扣合,不能用暴力钳夹,避免损伤软产道组织和胎儿头皮。

(3)破膜操作应在两次宫缩间歇期进行,防止羊水栓塞。

二、会阴切开及缝合术

会阴切开及缝合术是在阴道分娩时,切开会阴组织以扩大产道,减少胎儿娩出阻力而采用的技术操作,以避免会阴严重裂伤,缩短第二产程,减少母婴并发症。常用的术式有会阴侧切开术(lateral episiotomy)和会阴正中切开术(median episiotomy)。临床上以前者为多用。

会阴侧斜切开与
会阴正中切开的对比

(一)适应证

1. 需要缩短第二产程

胎儿窘迫、妊娠合并内外科疾病等无法耐受较长产程。

2. 产道严重裂伤难以避免

会阴体过长、过短及伸展不良(会阴较紧、组织硬韧或发育不良、会阴瘢痕、炎症、水肿等)。

3. 阴道助产

产钳助产术、胎头吸引术、肩难产、臀位牵引术。

(二)禁忌证

1. 绝对禁忌证

估计不能经阴道分娩(如梗阻性难产)及不宜经阴道分娩(如活动期疱疹)者。有严重出血倾向者。

2. 相对禁忌证

会阴条件好或者胎儿较小者，人免疫缺陷病毒感染者。

(三) 操作步骤

1. 评估

(1) 确定会阴切开的方式：一方面评估产妇会阴条件、胎儿大小、是否急需娩出、经阴道分娩的难易度等。如阴道助产、会阴体短、巨大儿等，宜行会阴侧切术，且侧切口宜适当延长 (一般 4~5 cm)。另一方面还要考虑助产经验少者，尽量少作会阴正中切开术。

(2) 切开时机的把握：取决于宫缩强度、产道及盆底软组织的弹性、胎先露的位置及产程进展情况。切开时间应预计在胎儿娩出前 5~10 分钟，不宜过早，以免伤口暴露时间过长，易感染，且出血多。以胎头拨露 3~4 cm、会阴明显膨隆时为佳，且宜在宫缩时。若行胎头吸引或产钳助产、臀牵引等手术助产时需要会阴切开，则应在导尿术前准备就绪后进行。

(3) 确定切口的长度和深度：依产妇会阴条件、胎儿大小及是否行器械助产等因素而定。小切口皮肤切口长约 3 cm，大切口一般情况下为 4~5 cm。避免因估计错误而造成Ⅲ度以上会阴裂伤和复杂会阴裂伤。

2. 物品准备

灭菌产包、侧切剪、纱布、带尾纱布、2-0 号或 3-0 号可吸收线、丝线、20 mL 注射器、9 号细长腰穿刺针、无菌手套、0.5%利多卡因 10 mL 或 0.5%~1%的普鲁卡因、0.9%氯化钠注射液 10 mL、皮肤消毒液。

3. 操作

1) 麻醉：采用局部浸润麻醉和阴部神经阻滞。缓解产妇的疼痛和松弛盆底肌肉。术者将一手示指及中指深入阴道内，触及切开侧 (一般为左侧) 坐骨棘和骶棘韧带，并在整个穿刺过程中一直保持在阴道内胎头与阴道壁中间，防止针头刺伤胎儿头皮。另一手持套有 9 号细长腰穿刺针头的 20 mL 注射器，在宫缩间歇时，在该侧坐骨结节与肛门连线中点处进针，先注射一个皮丘，然后在阴道内左手示指的指引下向坐骨棘尖端的内侧约 1 cm 处伸入，当针穿过骶棘韧带时有一落空感，是穿刺成功的标志。回抽无血，注射 0.5%利多卡因液或 1%普鲁卡因 5~10 mL。在针头退出的同时进行注射，直至皮下，沿侧切方向的大小阴唇、会阴体皮下做扇形注射，边退边推注药液。如需要正中切开时，则在会阴体局部行浸润麻醉。

2) 会阴切开术常见以下 2 种术式：

(1) 会阴侧切术 (左侧为例)：术者将左手示指、中指伸入阴道与胎先露之间，撑起左侧阴道壁，右手持侧切剪，以会阴后联合为支点，与正中线成 45°~60°，会阴体高度膨胀时则角度为 60°~70°，以阴唇后联合左上方 0.5 cm 为切口入点。剪刀与皮肤垂直，在宫缩时全层剪开会阴皮肤与阴道黏膜，内外大小一致，若黏膜切口不够长者应延长至皮肤切口等长 (图 4-1)。切开后，用纱布压迫切口止血，如有局部小血管断裂而出血不止者，可结扎或钳夹结扎小动脉。

(2) 会阴正中切开术：宫缩间歇将示指和中指伸入阴道置于胎头和会阴体之间，在宫缩和会阴体膨隆时沿会阴联合正中垂直剪开 2~3 cm(图 4-2)。

3)娩出胎儿和胎盘:一手保护会阴,另一手辅助胎头俯屈,使胎头以最小的径线娩出。胎盘、胎膜等胎儿附属物一般会在胎儿娩出后 30 分钟内排出。

4)缝合:检查会阴切口有无延伸,仔细检查宫颈、产道有无裂伤、血肿以及肛门括约肌的完整性。用生理盐水冲洗切口,消毒会阴后,以带尾纱布塞入阴道后穹隆及阴道上段,以免宫腔血液流出影响手术视野。

(1)缝合阴道黏膜:术者左手用示指、中指压后侧阴道壁,暴露阴道黏膜切口顶端,用 2-0 号可吸收线从切口顶端上方 0.5 cm 处开始缝合,以免小动脉断端退缩,引起术后血肿。以 0.8~1.0 cm 的针距间断或连续缝合阴道黏膜及黏膜下组织,注意对合创缘,止血彻底,处女膜外环处对齐缝合并打结。

(2)缝合肌层:用 2-0 号可吸收线间断缝合,切开的下缘肌肉组织往往会略向下错开,应注意对称缝合,恢复解剖关系。进出针距皮肤切缘约 0.5 cm,注意不留死腔,针距 0.8~1.0 cm。

(3)缝合皮下脂肪层:用 2-0 号或 3-0 号可吸收线间断缝合,对齐上下切口端,使切口宽约 1 cm,便于行皮内缝合。

(4)缝合会阴皮肤:缝合前再次消毒。现多用 2-0 号或 3-0 号可吸收线皮内连续缝合皮肤,应避免缝合过紧以防术后水肿,术后不需要拆线;如用丝线间断皮外缝合则在术后 3~5 天拆线。缝合后记录皮肤针数,擦净周围及外阴血渍,再次消毒会阴。

5)缝合后处理:取出阴道内带尾纱布,检查阴道内有无纱布残留、缝合处有无血肿或渗血、缝合是否对称、有无漏洞。常规肛诊,检查有无缝线穿透直肠黏膜。操作完毕清点器械,整理用物。

6)切口护理:保持外阴清洁,勤换护垫,大小便后清洗外阴。外阴伤口水肿疼痛严重者,以冰敷或硫酸镁湿敷。伤口疼痛加重,肛门坠胀感强烈者应及时做肛门或阴道检查有无血肿。排除血肿后可予以理疗或坐浴。鼓励产妇多采取健侧卧位。

(四)注意事项

(1)一般行一侧阴部神经阻滞麻醉即可,当达不到理想的麻醉效果时可以局部浸润麻醉作为补充。双侧阴部神经阻滞麻醉可使盆底肌肉放松,适于产钳助产。

(2)麻醉穿刺应争取一次成功,避免反复穿刺。注药之前常规回抽证实无血回流方可注药,切忌将局部麻醉药注入血管或胎儿头皮。

(3)常规会阴切开不能预防盆底损伤导致的大小便失禁。

(4)目前主张限制性会阴切开术,即不行常规会阴切开,当有会阴切开指征时才予以切开。

(5)尽量减少进出针次数及缝线接头,缝针勿过密过紧,以免组织水肿或缝线嵌入组织内,影响伤口的愈合。

(6)若会阴裂伤较深,为避免缝线穿透直肠,术者可将左手示指插入肛门,向前抵住直肠前壁作为指示,配合缝合。

三、肩难产助产术

胎儿肩难产是指胎头娩出后，胎肩嵌顿于骨盆入口，停滞于耻骨联合后上方，用常规助产方法不能娩出胎儿双肩引起的难产。足月妊娠发生肩难产率为 0.15%，其中胎儿体重超过 4000 g 者发生率为正常体重胎儿的 10 倍，但有 60% 以上的肩难产发生在胎儿体重正常者。早期识别与及时处理对母婴安全至关重要。肩难产助产术是以正确的方法协助娩出胎肩，避免母亲和新生儿损伤。

肩难产助产术法

(一)适应证

胎头娩出后，发生胎肩娩出困难者。

(二)操作步骤

1.评估

(1)高危因素：母亲肥胖或体重超过 85 kg、妊娠期糖尿病、过期妊娠、骨盆狭窄或畸形、既往有肩难产史、估计胎儿巨大，前次分娩有超过 4000 g 的胎儿史，怀疑有巨大儿可能，应引起警惕。产程延长或停滞、使用胎吸或产钳助产。

(2)肩难产征象：如胎头拔露时比较缓慢，产瘤较大，宫缩间歇胎头回缩至阴道内较高位置，胎头娩出胎儿面部较肥大，青紫，出现龟缩征(胎头回缩面部受压现象)，若排除胸部和颈部畸形，可以确定为肩难产。如胎头娩出后至少等待一次自然宫缩，若胎肩仍未自然娩出或未发生旋转，应怀疑有肩难产可能。

2.急救处理

1)请求帮助：一旦诊断肩难产，立即启动肩难产急救流程，迅速召集有经验的产科医生、助产士、麻醉科医生和儿科医生等相关人员到位，排空膀胱。

2)评估会阴条件：必要时行会阴切开，以增加阴道内操作空间。

3)屈大腿法：助手或产妇将双大腿极度屈曲贴近腹部，双手抱膝，以抬高耻骨联合，减小骨盆倾斜度，使腰骶段和脊柱弯曲度缩小，解除对胎肩的梗阻(图 4-3)。

4)耻骨上加压法：助手在耻骨联合上方触到胎儿前肩部位，在其后方施力，向胎体胸侧推压胎肩(不是向骨盆内方向推压)，使胎肩径缩小、同时助产者可以在阴道内旋转胎肩至与骨盆斜径一致，协助娩出胎儿(图 4-4)。注意两者相互配合，不能使用暴力。

5)旋肩法：

(1)Rubin 法助产者一手(通常右手)沿骶凹伸入阴道内，在胎儿前肩后方向胎儿前胸方向推动肩胛骨使肩内收，以缩小双肩径并旋转胎肩至骨盆斜径上。

(2)Woods 法术者以示、中指伸入阴道，紧贴胎儿后肩前方加压，将后肩向侧上旋转，同时助手协助将胎头同向旋转，当后肩逐渐旋转至前肩位置时，使胎儿双肩径旋转至骨盆斜径上娩出。常和 Rubin 手法配合使用，更易成功(图 4-5)。

(3)反向 Woods 法由后肩胛的后方向前推动胎儿后肩，使胎肩旋转至骨盆斜径上。

6)Remove(后肩娩出法)术者一手上托胎头使之紧贴耻骨联合，另一手沿阴道后壁骶凹处上滑，握住胎儿后上肢，压肘部使其屈曲于胸前，以洗脸式牵拉出后臂，后肩随即娩出(图 4-6)。此时胎肩径已旋转至骨盆斜径上，牵引胎头使前肩入盆后即可娩出。

7) Roll(Gaskin 手法)协助产妇取手膝位,重新开始评估和处理。按照前面的经阴道内操作,尝试解除肩难产。

综上,可总结为五字诀"屈、压、转、牵、翻"。①屈:屈大腿。②压:耻骨联合上施压以松动前肩嵌顿。③转:手入阴道将胎儿双肩径转到骨盆斜径上。④牵:手入阴道牵出胎儿后臂(后肩娩出法)。⑤翻:翻身转为手膝位。

3. 其他方法

其他方法在上述方法都失败后才考虑采用,如胎头复位剖宫产法、胎儿锁骨切断法、耻骨联合切开术。

4. 检查与记录

详细记录操作的步骤、胎心情况、胎儿娩出时间、软产道检查及新生儿检查的情况等。

(三)注意事项

(1)要注意胎头娩出至胎肩娩出有一个胎头复位、肩部下降旋转的生理过程。胎头娩出后,至少等待一次自然宫缩的时间,可有效地减少肩难产误诊。

(2)上述方法为肩难产处理的基本方法,排序为方便记忆,不是必须逐一完成的固定程序。各种处理方法的效果并无明确的优劣之分。在协助人员未到场时可首先协助产妇取手膝位。有可能通过改变产妇体位,增大骨盆径线,让胎肩松解旋转娩出。

(3)禁止按压宫底,以免加重胎肩嵌顿和引起胎儿产伤。

本章小结

本章主要介绍了妇产科常用护理技术、检查及手术的目的、适应证、禁忌证、操作前评估、操作步骤以及注意事项。其中,会阴护理技术以及新生儿护理技术的学习重点在于适应证、操作步骤以及注意事项,需要重点掌握;生殖道细胞学检查、宫颈活组织检查以及常用穿刺检查的学习重点在于术中护理配合以及检查结果的临床意义解读;会阴切开术、人工破膜术以及肩难产术的学习重点在于术中操作与术后观察。

客观题测验

主观题测验

第二十五章

妇女保健及相关法律法规

妇女保健及相关法律法规PPT

学习目标

识记：妇女保健工作的意义、目的、服务范围及相关的法律、法规；妇女保健统计指标。

理解：女性常见病和恶性肿瘤的普查普治。

运用：针对女性一生不同时期实施个性化保健措施；能为育龄夫妇提供计划生育技术指导。

妇女保健（women's health care）是指运用先进的医学科学技术、有效的防治措施和科学管理方法对妇女一生各时期进行健康保健、常见疾病防治、职业劳动保护，计划生育指导，并统计管理保健信息，旨在维护和促进妇女身心健康，提高人口素质。

第一节　妇女保健概述

预习案例

　　陈某，17 岁，现就读于某职高二年级，她平素月经规律，此次月经周期推迟 10 天，在当地医院就诊后发现早孕。陈某因担心父母知情，故选择了一家小诊所进行人工流产。术中因医务人员操作不当导致子宫穿孔，并出现严重阴道出血，转诊至当地医院后，医生采取了多种止血措施，但是效果欠佳，无奈之下只好切除了小芳的子宫。

思考：

1. 小诊所和从事人工流产的医务人员要具备何种资质？
2. 此案例中相关的医务人员要承担哪些法律责任？

一、妇女保健工作的意义

　　妇女保健是以维护和促进妇女健康为目的，以"保健为中心，临床为基础，保健与临床相结合，以生殖健康为核心，面向基层，面向群体"为工作方针，开展妇女保健工作，提高人口素质。

生殖健康

二、妇女保健工作的目的

　　妇女保健工作目的是通过积极的预防、普查、监护和保健措施，做好妇女各期保健，以降低患病率，消灭和控制某些疾病及遗传病的发生，控制性传播疾病的传播，降低孕产妇和围产儿病死率，促进妇女身心健康。

课程思政

传统医学对妇女保健的作用

　　在数千年的历史长河中，传统医学对我国的妇女保健事业发挥了重要作用，其"未病先防"的治未病思想对妇幼常见疾病起到了积极的预防作用。譬如传统医学强调女性在月经期、产褥期、更年期等不同生命阶段，需注意保持清洁、增强营养、劳逸结合、调和情志，以防止疾病的发生。传承和发扬传统医学是发挥妇女保健作用的重要保障，传统医学与现代医学的结合也将成为构建具有中国特色妇女保健事业的坚实基础。

三、妇女保健的服务范围

妇女保健涉及女性的青春期、生育期、围产期、绝经过渡期和老年期。通过研究各期的特点和保健要求，以及影响妇女健康的卫生服务、社会环境、自然环境和遗传等方面的高危因素，为其制订保健对策和管理方法，并开展各期健康服务、常见病和恶性肿瘤的普查普治、计划生育指导、劳动保护、心理保健等工作，以提高妇女健康水平。

四、妇女保健工作的组织机构

(一)行政机构

(1)国家卫生健康委员会设置妇幼健康服务司(简称妇幼司)，负责拟定妇幼卫生和计划生育技术服务政策、规划、技术标准和规范，推进妇幼卫生和计划生育技术服务体系建设，指导妇幼卫生、出生缺陷防治、人类辅助生殖技术管理和计划生育技术服务工作，依法规范计划生育药具管理工作。妇幼司下设综合处、妇女卫生处、儿童卫生处、计划生育技术服务处、出生缺陷防治处。

(2)省(直辖市、自治区)卫生健康委员会下设妇幼健康服务处、计划生育基层指导处、计划生育家庭发展处。

(3)市(地)级卫生健康委员会设妇幼健康科或预防保健科。

(4)县(区)级卫生健康委员会设妇幼保健/妇幼卫生科。

(二)专业机构

各级妇幼保健机构、各级妇产科医院、儿童医院(妇女儿童医院)、综合医院妇产科、儿科、新生儿科、计划生育科、预防保健科，中医医疗机构中的妇产科、儿科，不论其所有制关系(全民、集体、个体)均属妇幼健康服务专业机构。2015年原国家卫生部发布了《关于各级妇幼健康服务机构业务部门设置指南》(简称《设置指南》)，对妇幼健康专业机构的设置提出了明确要求。

(1)省级妇幼健康服务机构：省级妇幼健康服务机构承担全省妇幼保健技术中心任务，并协助卫生与计划生育行政部门开展区域业务规划、科研培训、信息分析利用、技术推广及对下级机构的指导、监督和评价等工作。《设置指南》还明确提出省级妇幼健康服务机构应设妇幼保健科学研究中心、妇幼卫生计划生育适宜技术培训推广中心，承担科学研究和适宜技术培训推广等工作。

(2)地市级妇幼健康服务机构：根据区域卫生规划承担妇幼保健技术分中心任务，并发挥承上启下作用。地市级妇幼健康服务机构主要设有4个部门，孕产保健部、儿童保健部、妇女保健部、计划生育技术服务部。

(3)县区级妇幼健康服务机构：县区级妇幼健康机构是三级妇幼健康服务的基础，侧重辖区管理、人群服务和基层指导。业务部门设置同地市级健康服务机构。

(4)乡级计划生育技术服务机构与乡(镇)卫生院妇幼保健职能整合，村级卫生室和计划生育服务室同时保留。

五、妇女保健工作的方法

2015 年国家卫生健康委员会发布了《关于妇幼健康服务机构标准化建设与规范化管理指导意见》，意见提出了妇幼健康服务机构应按照保健与临床相结合原则，整合服务内容，优化服务流程，做到群体保健与临床保健相结合，防与治相结合。妇幼保健工作是一项社会系统性工作，应充分发挥各级妇幼保健专业机构及三级妇幼保健网的作用，有计划地组织培训和开展继续教育，不断提高专业队伍的业务技能和水平。此外，还需开展广泛的社会宣传和健康教育，提高群众的自我保健意识；同时健全有关法律、法规，保障妇女和儿童的合法权利，加强管理和监督。

六、妇女保健相关的法律

母婴保健是妇幼健康服务的一项重要内容，不仅关乎国家人口素质，而且与人力资源的储备紧密联系。随着《中华人民共和国婚姻法》《中华人民共和国妇女权益保障法》《中华人民共和国母婴保健法》《中华人民共和国母婴保健法实施办法》等法律的颁布实施，我国逐步形成了一套保障妇女儿童权益与促进妇女儿童发展的法律体系。

（一）《中华人民共和国母婴保健法》

《中华人民共和国母婴保健法》（以下简称《母婴保健法》）于 1994 年 10 月 27 日第八届全国人民代表大会常务委员会第十次会议通过，1995 年 6 月 1 日正式实施。它是我国第一部保护妇女儿童健康、提高出生人口素质的法律，其适用范围包括受该法保护的育龄妇女，孕产妇和新生儿，医疗保健机构及其工作人员，地方各级人民政府和卫生行政部门。

1. 婚前保健

《母婴保健法》规定医疗保健机构应当为公民提供婚前保健服务，具体包括：①婚前卫生指导：关于性卫生知识、生育知识和遗传病知识的教育；②婚前卫生咨询：对有关婚配、生育保健等问题提供医学意见；③婚前医学检查：对准备结婚的男女双方可能患影响结婚和生育的疾病进行医学检查，重点对严重遗传性疾病、指定传染病、有关精神病进行检查。医疗保健机构应当出具婚前医学检查证明。对患指定传染病在传染期内或者有关精神病在发病期内的，应当提出医学意见，准备结婚的男女双方应当暂缓结婚；对诊断患医学上认为不宜生育的严重遗传性疾病的，应当向男女双方说明情况，提出医学意见；经男女双方同意，采取长效避孕措施或者施行结扎手术后不生育的，可以结婚。但《中华人民共和国婚姻法》规定禁止结婚的除外。

2. 孕产期保健

孕产期保健服务内容包括：①母婴保健指导，对孕育健康后代以及严重遗传性疾病和碘缺乏病等地方病的发病原因、治疗和预防方法提供医学意见；②孕妇、产妇保健，为孕妇、产妇提供卫生、营养、心理等方面的咨询和指导以及产前定期检查等医疗保健服务；③胎儿保健，监护胎儿生长发育，并提供咨询和医学指导；④新生儿保健，为新生儿生长发育、哺乳和护理提供医疗保健服务。发现或者怀疑患严重遗传性疾病的育龄夫妻，应当提出医学意见。育龄夫妻应当根据医学意见采取相应的措施。

　　经产前检查，发现或者怀疑胎儿异常的，应当对孕妇进行产前诊断。有下列情形之一的，医生应当向夫妻双方说明情况，并提出终止妊娠的医学意见：①胎儿患严重遗传性疾病的；②胎儿有严重缺陷的；③因患严重疾病，继续妊娠可能危及孕妇生命安全或者严重危害孕妇健康的。医疗保健机构还应为产妇提供科学育儿、合理营养和母乳喂养的指导；对婴儿进行体格检查和预防接种，逐步开展新生儿疾病筛查、婴儿多发病和常见病防治等医疗保健服务。

　　3. 终止妊娠及结扎手术的管理

　　《母婴保健法》规定：应经本人同意签名后方可实施终止妊娠或者结扎手术。本人无行为能力，应征得监护人同意，并签署意见。无监护人的特殊公民，应由其所在单位或居住所在地的居民委员会、村民委员会或民政部门担任监护人。依法接受终止妊娠或结扎手术者享受免费服务。医务人员应严格遵守有关操作规程，提高助产技术和服务质量，预防和减少产科并发症。家庭分娩的产妇应由培训合格的接生人员实行消毒接生，并出具统一印制的新生儿出生医学证明。产妇或新生儿死亡、新生儿先天缺陷者应向当地卫生行政部门报告。

　　4. 技术鉴定

　　公民对婚前医学检查，遗传病诊断和产前诊断所提出的医学指导意见有异议，可申请技术鉴定，技术鉴定结论具有法律效力。法律规定县级以上地方人民政府才可以设立医学技术鉴定组织，负责对有异议的医学意见进行技术鉴定。此外，从事医学技术鉴定的人员，必须具有临床经验和医学遗传学知识，并具有主治医师以上的专业技术职务。为保证鉴定结果的公正，医学技术鉴定实行回避制度，凡与当事人有利害关系，可能影响公正鉴定的人员应当回避。

　　5. 关于法律责任

　　违反《母婴保健法》要承担相应的法律责任，具体包括：①行政责任：未按照《母婴保健法》规定取得县级以上卫生行政部门许可的医疗保健机构及非医疗保健机构、医疗保健人员及非医疗保健人员，若从事婚前医学检查、遗传病诊断或医学技术鉴定；或实施终止妊娠手术或结扎术；或出具法律规定的有关医学证明，县级以上地方人民政府卫生行政部门应当予以制止，并根据情节严重程度给予警告或者罚款处罚，其出具的有关婚前医学检查证明、医学技术鉴定证明、遗传病诊断、产前诊断等证明应视为无效。持有从业资格证书的母婴保健工作人员违反规定出具虚假医学证明、文件或违反《母婴保健法》的规定进行胎儿性别鉴定的，按干部人事管理权限由所在的医疗保健机构或所属的卫生行政部门视情节严重性给予行政处分，情节严重者依法取消执业资格。②民事责任：母婴保健工作人员在诊疗护理过程中，因诊疗护理过失造成母婴死亡、残废、组织器官损伤，或导致功能障碍的，应根据《医疗事故处理条例》及《中华人民共和国民法通则》有关规定承担相应的民事责任。③刑事责任：持有从业资格证书的母婴保健人员由于严重失职，造成母婴死亡或者严重损害其身体健康的，依照《刑法》第335条医疗事故罪追究刑事责任。未取得国家颁发的有关资格证，包括取得行医资格而未取得《母婴保健法》规定的执业资格证书者和非法行医者，施行终止妊娠手术或采取其他方法终止妊娠，致人死亡、残疾、丧失或者基本丧失劳动能力的，依照《刑法》第336条有关规定追究刑事责任。

（二）《中华人民共和国人口与计划生育法》

《中华人民共和国人口与计划生育法》于 2001 年 12 月 29 日中华人民共和国第九届全国人民代表大会常务委员会第二十五次会议审议通过，自 2002 年 9 月 1 日起施行。现行版本根据 2015 年 12 月 27 日第十二届全国人民代表大会常务委员会第十八次会议修正。

《中华人民共和国人口与计划生育法》包括：人口发展规划的制定与实施、生育调节、奖励与社会保障、计划生育技术服务和法律责任等部分。和 2001 版相比，新的《中华人民共和国人口与计划生育法》有以下变化：①提倡一对夫妻生育两个子女，这不仅是对生育权的尊重和保护，也有利于解决当前男女比例失调，失独老人等社会问题；②取消了独生子女政策，但对于国家提倡只生育一个子女期间符合规定的独生子女父母仍然享受相关优惠政策，体现了国家对独生子女父母的照顾；③育龄夫妻自主选择计划生育避孕节育措施，预防和减少非意愿妊娠。尊重夫妻自主选择计划生育措施的权力，体现了我国法治的人性化。

第二节 妇女保健工作的内容

预习案例

> 李女士，26 岁，结婚半年，预备怀孕，今日到某区保健院向护士咨询妊娠前、妊娠过程中以及产后要注意的事项。
>
> **思考：**
> 请为李女士制定一份个体化的围产期保健方案。

一、妇女各期保健

（一）女童保健

女童保健（childhood care）是指对青春期前（10 岁以下）女性儿童提供的特殊保健服务，是妇女一生生殖健康的基础。女童保健的目的是保护女童生殖系统健康发育，维护和促进后期的生殖健康。

妇幼健康促进行动社会和政府职责

1. 卫生保健

女童应注意保持外阴清洁，具体措施有：①大小便后及时清洁外阴，以免尿渍、粪便残留污染内裤，引发炎症；②婴幼儿避免穿开裆裤，防止外阴、阴道炎症，或阴道异物损害幼女生殖道健康；③养成每日睡前清洗外阴的习惯，做到洗浴用品专人专用，避免交叉感染；④选用棉质内裤，并每日更换。

2. 预防常见疾病

女童生殖器官较稚嫩, 容易受创伤和感染, 应注意预防和治疗女童生殖系统常见病, 如幼女的外阴阴道炎、外阴阴唇损伤、女童生殖系统肿瘤和畸形等, 保护幼女的生殖健康。

3. 性教育

家庭、幼儿园、学校、社会应根据女童生理发育不同阶段特点及时给予有针对性的指导与教育, 内容包括: 介绍生命的形成和生育过程; 生殖器官的解剖和生理特点; 外阴清洁卫生的重要性; 正确对待女童无意识的性自慰现象; 防范对女童的性骚扰和性侵犯。

4. 营养指导

定期对女童进行生长发育监测, 了解身高、体重变化, 并及时给予适当的营养指导。应重点预防和治疗佝偻病和贫血, 避免影响未来的生育。

(二) 青春期保健

青春期保健 (adolescence care) 应重视健康及行为方面的问题, 保证青春期女性正常发育。青春期保健分为 3 级, 其中一级预防是青春期保健的重点。

1. 一级预防

培养良好的个人生活习惯, 合理安排生活和学习, 劳逸结合, 注意合理的膳食搭配及体育锻炼。通过多种形式的健康教育, 使青少年了解自己生理和心理变化的特点, 以建立良好的行为习惯, 促进心理健康。同时, 进行性教育使少女了解基本的性生理和性心理卫生知识。注意经期卫生, 正确

性健康教育

对待和处理性发育过程中的各种问题, 以减少非意愿妊娠率, 预防性传播疾病。

2. 二级预防

普及青少年体格检查, 及早筛查出健康问题和行为问题。

3. 三级预防

对青春期女性所患疾病进行治疗与康复。

(三) 婚前保健

婚前保健是指为即将婚配的妇女在结婚登记前提供的保健服务, 其目的是为了提高妇女的婚姻保健意识, 并接受系统的生育知识指导, 以保障婚配双方及下一代的健康。

1. 婚前检查

目的是保证健康的婚配, 避免医学上认为不适当的结婚和生育, 以利婚配双方和后代的健康, 防止某些疾病的传播, 特别是遗传性疾病的延续, 以减少人群中的遗传病负荷。婚前检查的内容主要包括询问病史、全身体格检查、生殖器官检查及实验室检查。婚前检查在自愿的基础上进行。

2. 婚前保健指导

婚前保健指导是指对妇女进行婚前的健康指导, 以生殖健康为中心, 提供与结婚、生育以及预防病残儿出生等有关的生殖保健知识教育, 提高妇女的婚育保健意识。内容包括《婚姻法》宣传、性保健指导、生育保健指导、新婚节育指导。

（四）围产期保健

围产期保健（perinatal health care）是指从妊娠前、妊娠期、分娩期、产褥期一直到哺乳期为孕产妇、胎儿及新生儿的健康所进行的一系列保健措施，从而保障母婴安全，降低孕产妇病死率和围产儿病死率。

围产期妇女的保健(微课)

1. 妊娠前保健

选择最佳的受孕时机，有计划地妊娠，以减少危险因素和高危妊娠。建议受孕前 3~6 个月进行孕前健康检查，以保持最佳的健康状态。孕前仔细评估既往慢性疾病史、家族史和遗传病史，积极治疗对妊娠有影响的疾病，如病毒性肝炎、心脏病等，选择适宜时间受孕，两次妊娠的间隔时间最好在 2~5 年，不宜妊娠者应及时告知。妊娠前健康的心理和社会环境也很重要，戒烟酒，避免接触有毒物质和放射线。孕前 3 个月补充叶酸或含叶酸的复合维生素可明显降低胎儿神经管畸形、先天性心脏病等风险，若前次有不良孕产史者，此次受孕应提前咨询医生，做好孕前准备，以减少高危妊娠和高危儿的发生。

2. 妊娠早期保健

妊娠早期是胚胎、胎儿分化发育阶段，易受外界因素及孕妇疾病的影响，导致胎儿畸形或发生流产，应注意防病致畸。此期保健主要内容包括：①尽早确定妊娠和妊娠胎数，排除异位妊娠，确定准确孕龄；②评估孕前保健情况，避免接触有害化学制剂和放射线，避免密切接触某些宠物，避免病毒感染等，预防出生缺陷；③做好预防流产相关知识宣教，指导营养和生活方式，保证充足睡眠，适当活动，避免高强度工作、高噪音环境和家庭暴力，避免精神受刺激，保持心理健康，解除精神压力，预防孕期及产后心理问题的发生；④进行高危妊娠初筛，了解有无不良孕产史、慢性疾病病史，家族成员有无遗传病史，高危妊娠继续妊娠者，严密观察，严格执行转诊制度，对于不宜继续妊娠者应及时告知并终止妊娠；⑤出生缺陷的妊娠早期筛查。在妊娠 10~14 周可以进行早孕期唐氏综合征血清学筛查和胎儿严重畸形的早孕期筛查。

3. 妊娠中期保健

妊娠中期是胎儿生长发育较快的阶段。此期保健的主要内容有：①出生缺陷的筛查，包括中孕期唐氏综合征血清学筛查、无创产前检测技术（NIPT）、胎儿结构异常的超声筛查等；②妊娠并发症筛查，妊娠期糖尿病、早产、前置胎盘等；③胎儿生长监测和评估，及时发现胎儿生长受限；④加强营养，补充铁、钙等矿物质，改变生活习惯，监测胎动、宫缩；⑤孕妇心理评估，做好母亲的角色定位，及时发现抑郁症，并进行相应的处理。

4. 妊娠晚期保健

妊娠晚期胎儿生长发育最快，孕妇体重增加明显。加强营养，进行孕妇自我监护、分娩及产褥期相关知识、母乳喂养、新生儿筛查及预防接种等宣教。定期行产前检查，监测胎儿生长发育的各项指标，防止妊娠并发症，及早发现并纠正胎儿宫内缺氧，做好分娩前的心理准备，选择合适的分娩方式，指导孕妇做好乳房准备，以利产后哺乳。

5. 分娩期保健

分娩期是整个妊娠安全的关键，提倡住院分娩，高危孕妇应提前入院。此阶段保健的重点内容是"五防、一加强"，具体包括：①防产后出血，及时纠正宫缩乏力，及时娩出胎盘，注意产后 2 小时的出血量；②防产褥感染，严格执行消毒隔离制度及无菌操作规程；③防产程停滞，注意胎儿大小、产道情况、产妇精神状态，密切观察宫缩，定时了解宫颈扩张和胎先露下降情况；④防产道损伤，尽量减少不必要的干预及不适当操作，提高接产质量；⑤防新生儿窒息，及时处理胎儿窘迫，接产时做好新生儿抢救准备；⑥"一加强"，加强产时监护和产程处理。

6. 产褥期保健

产褥期是胎儿娩出后全身各个器官（除乳腺外）恢复至未孕状态的时期。此阶段保健重点为预防产后出血、感染等并发症，促进产妇产后生理功能的恢复，具体内容包括：①健康指导，指导产妇注意保持乳房和外阴清洁，保持室内环境安静、舒适，合理膳食搭配，防止便秘，及早下床活动，指导产妇坚持做产后保健操，以利于盆底肌肉和腹肌张力的恢复；②促进家庭成员适应新角色，建立亲子关系；③产后检查，包括产后访视及产后健康检查。产后访视安排在产妇出院后 3 日内、产后 14 日、产后 28 日，共 3 次。了解产妇子宫复旧、会阴切口及剖宫产伤口愈合情况；检查乳房及母乳喂养情况以及产妇的饮食、休息，婴儿的健康情况等，并给予指导和处理。产褥期内禁止性生活。产妇应于产后 42 天到医院接受全面的健康检查。

7. 哺乳期保健

哺乳期是指产后产妇用自己的乳汁喂养婴儿的时期，通常为 1 年。促进和支持母乳喂养是哺乳期保健的中心任务。具体内容包括：①健康教育，告知产妇母乳喂养的优势、影响乳汁分泌的因素、母乳分泌量等知识；指导产妇进行母乳喂养，如选择适宜的喂养方式、乳房的护理等；②计划生育指导，正在哺乳的妇女应避孕，以工具避孕为主。

（五）围绝经期保健

围绝经期是指妇女从接近绝经时出现了与绝经有关的内分泌、生物学和临床特征至绝经后 1 年内的时期。因为性激素减少，部分妇女会出现一系列的躯体和精神心理症状。此期保健的目的是提高围绝经期妇女自我保健意识和生活质量。

（1）健康教育：帮助围绝经期妇女了解这一特殊时期的生理、心理特点，合理安排生活，加强营养，注意锻炼身体，并保持心情愉快。

（2）预防常见疾病：保持外阴部清洁，防止发生感染；防治绝经过渡期月经失调，重视绝经后阴道流血；进行肛提肌锻炼，防治盆底功能障碍性疾病；定期体检，防止发生肿瘤；在医生指导下，采用激素补充治疗、补充钙剂等方法，防治绝经综合征、骨质疏松等疾病的发生。

（3）注意避孕至月经停止 12 个月以后。

（六）老年期保健

国际老年学会规定 65 岁以上为老年期。由于生理和心理上的一些变化，老年妇女较易患各种身心疾病。因此，应指导老年人注意劳逸结合，保持生活规律，从事力所能及的工作和社会活动，定期体格检查，防治老年常见病和多发病。

二、定期进行妇女常见疾病和恶性肿瘤的普查普治

建立健全妇女疾病及防癌保健网，定期进行妇女疾病及恶性肿瘤的普查普治工作。

35 岁以上妇女每 1~2 年普查一次。普查内容包括妇科检查、阴道分泌物检查、宫颈细胞学检查、B 型超声检查。当普查发现异常时，应进一步行阴道镜检查、宫颈活组织检查、分段诊刮术、CT、MRI 等特殊检查。对妇科恶性肿瘤应早发现、早诊断、早治疗，以降低肿瘤发病率，提高治愈率。

三、做好计划生育技术指导

开展计划生育技术咨询，普及节育科学知识，大力推广以避孕为主的综合节育措施。人工流产只能作为避孕失败后的补救手段。指导育龄夫妇选择安全有效的节育方法，以降低非意愿妊娠，预防性病的传播。保证和提高节育手术质量，减少和防止手术并发症的发生，确保术者的安全与健康。

四、做好妇女劳动保护

贯彻预防为主的方针，确保女职工在劳动工作中的安全与健康，制定《女职工劳动保护特别规定》。

(1)对于妊娠 7 个月以上的女职工，用人单位不得延长劳动时间或者安排夜班劳动，并应当在劳动时间内安排一定的休息时间。妊娠女职工在劳动时间内进行产前检查，所需时间计入劳动时间；不得在女职工妊娠期、分娩期、哺乳期降低其基本工资或解除劳动合同；对有 2 次或以上自然流产史，现又无子女的女职工，应暂时调离有可能导致流产的工作岗位。

(2)女职工生育享受 98 日产假，其中产前休假 15 日；难产的，增加产假 15 日；生育多胞胎的，每多生育 1 个婴儿，增加产假 15 日。女职工怀孕未满 4 个月流产的，享受 15 日产假；怀孕满 4 个月流产的，享受 42 日产假。

(3)哺乳期为 1 年，不得安排夜班及加班。用人单位应当在每日的劳动时间内为哺乳期职工安排 1 小时哺乳时间；女职工生有多胞胎的，每多 1 个婴儿每日多增加 1 小时哺乳时间。

第三节　妇女保健统计指标

妇女保健统计可以客观评价妇幼保健工作的质量和效果，并为制订妇幼保健工作计划、指导工作开展和科学研究提供依据。

一、妇女常见病筛查的常用统计指标

(1)妇女常见病筛查率=该年该地区妇女常见病实查人数/某年某地区妇女常见病应查人数×100%。

(2)妇女常见病患病率=该年该地区妇女常见病患病总人数/某年某地区妇女常见病实查人数×10 万/10 万。

(3)妇女病治愈率=治愈例数/患妇女病总例数×100%。

二、孕产期保健指标

(一)孕产期保健工作指标

(1)早孕建册率=辖区内孕 13 周之前建册并进行第一次产前检查的产妇人数/该地该时间段内活产数总数×100%。

(2)产前检查率=期内产妇产前检查总人数/期内活产总数×100%。

妇幼健康促进行动目标

(3)产后访视率=期内接受产后访视的产妇数/期内活产总数×100%。

(4)住院分娩数=期内住院分娩活产数/期内活产总数×100%。

(二)孕产期保健质量指标

(1)高危孕产妇比例=期内高危孕产妇数/期内孕产妇总数×100%。

(2)剖宫产率=期内剖宫产活产数/期内活产总数×100%。

(3)产后出血率=期内发生产后出血的产妇人数/期内产妇总数×100%。

(4)产褥感染率=期内产褥感染产妇人数/期内产妇总数×100%。

(5)会阴侧切率=期内会阴侧切产妇人数/期内阴道分娩产妇总数×100%。

(三)孕产期保健效果指标

(1)围产儿病死率=(孕 28 周以上死胎死产数+生后 7 日内新生儿死亡数)/(孕 28 足周以上死胎死产数+活产数)×1000‰。

(2)孕产妇病死率=年内孕产妇死亡数/年内孕产妇总数×10 万/10 万。

(3)新生儿病死率=期内生后 28 日内新生儿死亡数/期内活产数×1000‰。

(4)早期新生儿病死率=期内生后 7 日内新生儿死亡数/期内活产数×1000‰。

三、人口和计划生育统计指标

(1)人口出生率=某年出生人数/该年平均人口数×1000‰。

(2)人口病死率=某年死亡人数/该年平均人口数×1000‰。

(3)人口自然增长率=年内人口自然增长数/同年平均人口数×1000‰。

(4)计划生育率=符合计划生育活胎数/同年活产数×100%。

(5)节育率=落实节育措施的已婚育龄夫妇任意一方人数/已婚育龄妇女数×100%。

本章小结

　　妇女保健是运用先进的医学科学技术、有效的防治措施和科学管理方法做好妇女一生各时期的健康保健、常见疾病防治、职业劳动保护、计划生育、保健信息统计管理，旨在维护和促进妇女身心健康，提高人口素质。

　　妇女保健的工作组织机构包括妇幼健康服务司、妇幼健康服务处、计划生育基层指导处、计划生育家庭发展处等行政机构和各级妇幼保健、妇产医院、儿童医院等专业机构。

　　《母婴保健法》《人口与计划生育法》等法律的实施，为妇女生殖健康提供了法律保障，有助于促进母婴健康，提高人口素质。

　　妇女保健工作的内容主要包括妇女各期的保健、定期进行妇女常见疾病和恶性肿瘤的普查普治、计划生育技术服务指导、妇女劳动保护等。

　　妇女保健统计指标是反映妇幼保健工作质量和效果的客观指标，为制订妇幼保健工作计划、指导工作开展和科学研究提供依据。其主要涉及妇女常见病筛查的常用统计指标、孕产期保健指标、人口和计划生育统计指标等。

客观题测验

主观题测验

参考文献

[1] 张朋. 以家庭为中心的护理模式在儿科的应用现状和展望[J]. 吉林医学, 2009, 30(4): 332-333.

[2] 何菁菁, 罗碧如. 基于知识图谱的国内助产专业研究现状与发展趋势分析[J]. 护理研究, 2018, 32(2): 202-207.

[3] 谢幸, 孔北华, 段涛. 妇产科学[M]. 9版. 北京: 人民卫生出版社, 2018.

[4] 安力彬, 陆虹. 妇产科护理学[M]. 9版. 北京: 人民卫生出版社, 2018.

[5] 安力彬. 妇产科护理学[M]. 6版. 北京: 人民卫生出版社, 2017.

[6] 丁郭平, 吴斌. 妇产科护理[M]. 长沙: 中南大学出版社, 2011.

[7] 王玉琼. 莫洁玲. 母婴护理学[M]. 6版. 北京: 人民卫生出版社, 2017.

[8] 谢幸, 苟文丽. 妇产科学[M]. 8版. 北京: 人民卫生出版社, 2013.

[9] 余艳红, 陈叙. 助产学[M]. 北京: 人民卫生出版社, 2017.

[10] Yin pingzhang. Obstetric and Gynecological Nursing [M]. BEIJING: People's Medical Publishing House (PMPH), 2006.

[11] 郑修霞, 安力彬, 陆虹, 等. 妇产科护理学[M]. 北京: 人民卫生出版社, 2017.

[12] 中华医学会妇产科学分会产科学组. 孕前和孕期保健指南(2018)[J]. 中华妇产科杂志, 2018, 53 (1): 7-13.

[13] World Health Organization. WHO recommendations on antenatal care for a positive pregnancy experience [M]. Geneva: WHO, 2016.

[14] 沈铿, 马丁. 妇产科学[M]. 3版. 北京: 人民卫生出版社, 2015.

[15] 郑修霞. 妇产科护理学[M]. 5版. 北京: 人民卫生出版社, 2012.

[16] 王卫平. 儿科学[M]. 8版. 北京: 人民卫生出版社, 2013.

[17] 任钰雯, 高海凤. 母乳喂养理论与实践 [M]. 北京: 人民卫生出版社, 2018.

[18] 张秀平. 妇产科护理学[M]. 3版. 北京: 人民卫生出版社, 2018.

[19] 任珂, 赵扬玉. 高龄女性孕前管理[J]. 中国实用妇科与产科杂志, 2018, 34(12): 1335-1337.

[20] 朱旭红, 姜李媛. 2015—2017 年妊娠高危因素变化情况及分级分层管理应用分析[J]. 中国全科医学, 2019, 22(26): 3217-3221.

[21] 郑静, 卓越, 李彩玉, 等. 产前筛查、无创DNA产前检测与改良的羊水产前诊断比较分析[J]. 中国妇幼保健, 2015, 30(34): 6063-6066.

［22］杜少韵，程小梅. 远程胎心监护在妊娠晚期孕妇中应用［J］. 中国医药科学，2017，7（12）：74-76.

［23］张建平. 复发性流产诊治的专家共识［J］. 中华妇产科杂志，2016，51（1）：3-9.

［24］陆琦，王玉东. 2018 年美国妇产科医师学会《输卵管妊娠》指南解读［J］. 中国实用妇科与产科杂志，2018，34（3）：270-274.

［25］中华医学会妇产科学会妊娠期高血压疾病学组. 妊娠期高血压疾病诊疗指南（2015）［J］. 中华妇产科杂志，2015，50（10）：721-728.

［26］中华医学会妇产科学分会产科学组. 前置胎盘的临床诊断与处理指南［J］. 中华妇产科杂志，2013，48（2）：148-151.

［27］虞人杰，叶鸿瑁，朱建幸，等. 新生儿窒息诊断的专家共识［J］. 中华围产医学杂志，2016，19（1）：3-6.

［28］余海燕，刘兴会. 胎儿窘迫诊断标准的国外指南解读［J］. 现代妇产科进展，2011，20（10）：764-767.

［29］孙路明，赵扬玉，段涛，等. 双胎妊娠临床处理指南（第二部分）——双胎妊娠并发症的诊治［J］. 中华产前诊断杂志，2015，7（4）：57-63.

［30］陈川碧，郑通喜，陈洁. 胎儿附属物异常对围产儿的影响［J］. 中国妇幼保健，2010，25（1）：130-132.

［31］杨慧霞，贺晶，马润玫，等. 胎盘早剥的临床诊断与处理规范（第 1 版）［J］. 中华妇产科杂志，2012，47（2）：957-958.

［32］陈自励，刘敬，封志纯. 新生儿窒息诊断和分度标准建议［J］. 中国当代儿科杂志，2013，15（1）：1.

［33］葛均波，徐永健. 内科学［M］. 9 版. 北京：人民卫生出版社，2018.

［34］郑修霞. 妇产科护理学［M］. 6 版. 北京：人民卫生出版社，2017.

［35］余艳红，陈叙. 助产学［M］. 北京：人民卫生出版社，2017.

［36］段涛，李婷主译. 威廉姆斯产科手册［M］. 北京：科学出版社，2018.

［37］曹泽毅. 中华妇产科学［M］. 21 版. 北京：人民卫生出版社，2014.

［38］刘喆. 妊娠晚期促宫颈成熟与引产指南（2014）［A］. 重庆市科学技术协会、中华医学会杂志社、中华妇产科杂志. 中华医学会杂志社指南与进展巡讲（产科）暨第四届两江母胎医学论坛论文汇编［C］. 重庆市科学技术协会、中华医学会杂志社、中华妇产科杂志，2014：11.

［39］宋文婷. 冥想放松减痛法配合活跃期自由体位待产对自然分娩的影响［J］. 护理研究，2019，33（11）：1988-1990.

［40］顾春怡，丁焱，朱新丽. 剖宫产术后阴道试产妇女的围产期评估与管理现状［J］. 中华护理杂志，2015，50（4）：463-467.

［41］陈旭菲. 剖宫产术后阴道分娩成功因素及母婴结局的回顾性分析［D］. 南方医科大学，2015.

［42］夏海鸥. 妇产科护理学［M］. 第 3 版. 北京：人民卫生出版社，2016.

［43］蒋丽，蔡晓红. 妇产科护理学［M］. 北京：中国医药科技出版社，2018.

［44］朱方玉，漆洪波. ACOG 实践简报"产后出血（2017 版）"解读［J］. 中国实用妇科与产科杂志，2018，34（6）：623-627.

［45］陈莉，漆洪波. 英国皇家妇产科医师协会"产后出血指南（2016 版）"要点解读［J］. 中国实用妇科与产科杂志，2017，33（11）：1158-1163.

［46］刘兴会，陈锰. 全球产后出血指南异同［J］. 中国实用妇科与产科杂志，2017，33（06）：556-559.

［47］余艳红，陈叙. 助产学［M］. 北京：人民卫生出版社，2017.

［48］蒋丽，蔡晓红．妇产科护理学［M］．北京：中国医药科技出版社，2018．

［49］丁辉，陈林，邸晓兰．产后抑郁障碍防治指南的专家共识(基于产科和社区医师)［J］．中国妇产科临床杂志，2014，15(6)：572-576．

［50］张瑞，吴菠，傅东霞，等．产妇产褥期感染相关因素分析［J］．中华医院感染学杂志，2018，28(11)：1704-1706．

［51］单伟颖，柳韦华．妇产科护理学［M］．北京：中国医药科技出版社，2016．

［52］欧阳振波，尹倩，全松，等．中、美、加滴虫阴道炎诊治指南解读［J］．现代妇产科进展，2016，25(2)：143-144．

［53］中华医学会妇产科学分会感染性疾病协作组．滴虫阴道炎诊治指南(草案)［J］．中华妇产科杂志，2011，46(4)：318．

［54］中华医学会感染病学分会艾滋病丙型肝炎学组，中国疾病预防控制中心．中国艾滋病诊疗指南(2018年版)［J］．中华内科杂志，2018，57(12)：867-884．

［55］李乐之，路潜．外科护理学［M］．6版．北京：人民卫生出版社，2018．

［56］樊尚荣，刘丹．2015年美国疾病控制中心性传播疾病的诊断和治疗指南(续)——人乳头瘤病毒感染的诊断和治疗指南［J］．中国全科医学，2015，18(29)：3513-3515．

［57］中华医学会妇产科学会妇科内分泌学组．异常子宫出血诊断与治疗指南［J］．中华妇产科杂志，2014，49(10)：1-3．

［58］中华医学会妇产科分会内分泌学组．闭经诊断与治疗指南(试行)［J］．中华医学会第八次全国计划生育学术会议论文汇编，2011，46(9)：712-716．

［59］Burnett M，Lemyre M．No. 345-Primary Dysmenorrhea Consensus Guideline［J］．Journal of Obstetrics and Gynaecology Canada，2017，39(7)：585-595．

［60］中华医学会妇产科分会绝经学组．绝经期管理与激素补充治疗临床应用指南(2012版)［J］．中华妇产科杂志，2013，48(10)：795-799．

［61］Catherine Caruso. Screening Tool for Gynecologic Cancers Assessed［J］．Cancer Discovery，2018，8(5)：525-526．

［62］Takeda T，Tsuji K，Banno K，et al. Screening for Lynch syndrome using risk assessment criteria in patients with ovarian cancer［J］．J Gynecol Oncol，2018，29(3)：29．

［63］曹泽毅．中华妇产科学［M］．北京：人民卫生出版社，2014．

［64］向阳，周琦，吴小华，等．妊娠滋养细胞疾病诊断与治疗指南(第四版)［J］．中国实用妇科与产科杂志，2018，34(9)：994-1001．

［65］吴鸣．协和妇科肿瘤手册［M］．北京：人民卫生出版社，2012．

［66］朱斌，黄建宏．加速康复外科在我国发展现状、挑战与对策［J］．中国实用外科杂志，2017，37(1)：26-29．

［67］戴润清．快速康复护理对妇科腹腔镜患者术后疼痛的影响研究［J］．实用临床医药杂志，2017，21(4)：220-221．

［68］孔凌娟．快速康复护理对妇科腹腔镜术后患者的影响［J］．齐鲁护理杂志，2018，11(24)：107-108．

［69］复方口服避孕药临床应用中国专家共识专家组．复方口服避孕药临床应用中国专家共识［J］．中华妇产科杂志，2015，50(2)：81-91．

［70］Corbett MR，Turner KL. Essential elements of postabortion care：origins，evolution and future directions［J］．Int Fam Plan Perspect，2003，29(3)：106-111．

［71］孟群，尹新，梁宸．中国"互联网+健康医疗"现状与发展综述［J］．中国卫生信息管理杂志，2017，

14(2)：110-118.

[72] 于广军，寸待丽. 互联网医疗发展趋势分析[J]. 上海医药，2018，39(18)：3-5+34.

[73] 闫立丽. 互联网模式下的产科门诊流程再造趋势[J]. 中国卫生产业，2016，13(15)：107-109.

[74] https：//en. wikipedia. org/wiki/J. _Marion_Sims.

[75] https：//en. wikipedia. org/wiki/Speculum_(medical)#Vaginal_use.

[76] 顾美皎，戴钟英，魏丽惠. 临床妇产科学[M]. 2 版. 北京：人民卫生出版社，2011.

[77] 徐从剑，华克勤. 实用妇产科学[M]. 4 版. 北京：人民卫生出版社，2018.

[78] 刘兴会，黎洪波. 难产[M]. 北京：人民卫生出版社，2015.

[79] 杨玥，朱桐梅. 会阴切开缝合术不同术式对产妇产后恢复的影响[J]. 全科护理，2019，17(2)：190-191.

[80] 孙丽洲，黄诗韵. 减少会阴切开的循证医学评价[J]. 中国实用妇科与产科杂志，2015，31(2)：127-131.

[81] 马丽丽，梁燕，陈劼. 新生儿抚触护理研究进展[J]. 护理学报，2015，22(20)：20-24.